Medizinische Informatik und Statistik

Band 4: Klartextverarbeitung. Frühjahrstagung, Gießen, 1977. Herausgegeben von F. Wingert. V, 161 Seiten. 1978.

Band 5: N. Wermuth, Zusammenhangsanalysen Medizinischer Daten. XII, 115 Seiten. 1978.

Band 6: U. Ranft, Zur Mechanik und Regelung des Herzkreislaufsystems. Ein digitales Simulationsmodell. XV, 192 Seiten. 1978.

Band 7: Langzeitstudien über Nebenwirkungen Kontrazeption – Stand und Planung. Symposium der Studiengruppe „Nebenwirkungen oraler Kontrazeptiva – Entwicklungsphase", München 1977. Herausgegeben von U. Kellhammer. VI, 254 Seiten. 1978.

Band 8: Simulationsmethoden in der Medizin und Biologie. Workshop, Hannover, 1977. Herausgegeben von B. Schneider und U. Ranft. XI, 496 Seiten. 1978.

Band 9: 15 Jahre Medizinische Statistik und Dokumentation. Herausgegeben von H.-J. Lange, J. Michaelis und K. Überla. VI, 205 Seiten. 1978.

Band 10: Perspektiven der Gesundheitssystemforschung. Frühjahrstagung, Wuppertal, 1978. Herausgegeben von W. van Eimeren. V, 171 Seiten. 1978.

Band 11: U. Feldmann, Wachstumskinetik. Mathematische Modelle und Methoden zur Analyse altersabhängiger populationskinetischer Prozesse. VIII, 137 Seiten. 1979.

Band 12: Juristische Probleme der Datenverarbeitung in der Medizin. GMDS/GRVI Datenschutz-Workshop 1979. Herausgegeben von W. Kilian und A. J. Porth. VIII, 167 Seiten. 1979.

Band 13: S. Biefang, W. Köpcke und M. A. Schreiber, Manual für die Planung und Durchführung von Therapiestudien. IV, 92 Seiten. 1979.

Band 14: Datenpräsentation. Frühjahrstagung, Heidelberg 1909. Herausgegeben von J. R. Möhr und C. O. Köhler. XVI, 318 Seiten. 1979.

Band 15: Probleme einer systematischen Früherkennung. 6. Frühjahrstagung, Heidelberg 1979. Herausgegeben von W. van Eimeren und A. Neiß. VI, 176 Seiten. 1979.

Band 16: Informationsverarbeitung in der Medizin – Wege und Irrwege –. Herausgegeben von C. Th. Ehlers und R. Klar. XI, 796 Seiten. 1979.

Band 17: Biometrie – heute und morgen. Interregionales Biometrisches Kolloquium 1980. Herausgegeben von W. Köpcke und K. Überla. X, 369 Seiten. 1980.

Band 18: R.-J. Fischer, Automatische Schreibfehlerkorrektur in Texten. Anwendung auf ein medizinisches Lexikon. X, 89 Seiten. 1980.

Band 19: H. J. Rath, Peristaltische Strömungen. VIII, 119 Seiten. 1980.

Band 20: Robuste Verfahren. 25. Biometrisches Kolloquium der Deutschen Region der Internationalen Biometrischen Gesellschaft, Bad Nauheim, März 1979. Herausgegeben von H. Nowak und R. Zentgraf. V, 121 Seiten. 1980.

Band 21: Betriebsärztliche Informationssysteme. Frühjahrstagung, München, 1980. Herausgegeben von J. R. Möhr und C. O. Köhler. (vergriffen)

Band 22: Modelle in der Medizin. Theorie und Praxis. Herausgegeben von H.-J. Jesdinsky und V. Weidtman. XIX, 786 Seiten. 1980.

Band 23: Th. Kriedel, Effizienzanalysen von Gesundheitsprojekten. Diskussion und Anwendung auf Epilepsieambulanzen. XI, 287 Seiten. 1980.

Band 24: G. K. Wolf, Klinische Forschung mittels verteilungsunabhängiger Methoden. X, 141 Seiten. 1980.

Band 25: Ausbildung in Medizinischer Dokumentation, Statistik und Datenverarbeitung. Herausgegeben von W. Gaus. X, 122 Seiten. 1981.

Band 26: Explorative Datenanalyse. Frühjahrstagung, München, 1980. Herausgegeben von N. Victor, W. Lehmacher und W. van Eimeren. V, 211 Seiten. 1980.

Band 27: Systeme und Signalverarbeitung in der Nuklearmedizin. Frühjahrstagung, München, März 1980. Proceedings. Herausgegeben von S. J. Pöppl und D. P. Pretschner. IX, 317 Seiten. 1981.

Band 28: Nachsorge und Krankheitsverlaufsanalyse. 25. Jahrestagung der GMDS, Erlangen, September 1980. Herausgegeben von L. Horbach und C. Duhme. XII, 697 Seiten. 1981.

Band 29: Datenquellen für Sozialmedizin und Epidemiologie. Herausgegeben von R. Brennecke, E. Greiser, H. A. Paul und E. Schach. VIII, 277 Seiten. 1981.

Band 30: D. Möller, Ein geschlossenes nichtlineares Modell zur Simulation des Kurzzeitverhaltens des Kreislaufsystems und seine Anwendung zur Identifikation. XV, 225 Seiten. 1981.

Band 31: Qualitätssicherung in der Medizin. Probleme und Lösungsansätze. GMDS-Frühjahrstagung, Tübingen 1981. Herausgegeben von H. K. Selbmann, F. W. Schwartz und W. van Eimeren. VII, 199 Seiten. 1981.

Band 32: Otto Richter, Mathematische Modelle für die klinische Forschung: enzymatische und pharmakokinetische Prozesse. IX, 196 Seiten, 1981.

Band 33: Therapiestudien. 26. Jahrestagung der GMDS, Gießen, September 1981. Herausgegeben von N. Victor, J. Dudeck und E. P. Broszio. VII, 600 Seiten. 1981.

Band 34: C. E. M. Dietrich, P. Walleitner, Warteschlangen-Theorie und Gesundheitswesen. VIII, 96 Seiten. 1982.

Band 35: H.-J. Seelos, Prinzipien des Projektmanagements im Gesundheitswesen. V, 143 Seiten. 1982.

Band 36: C. O. Köhler, Ziele, Aufgaben, Realisation eines Krankenhausinformationssystems. II, (1-8), 216 Seiten. 1982.

Medizinische Informatik
und Statistik

Herausgeber: K. Überla, O. Rienhoff und N. Victor

71

G. Giani   R. Repges (Hrsg.)

Biometrie und Informatik
– neue Wege zur Erkenntnis-
gewinnung in der Medizin

34. Jahrestagung der GMDS
Aachen, September 1989
Proceedings

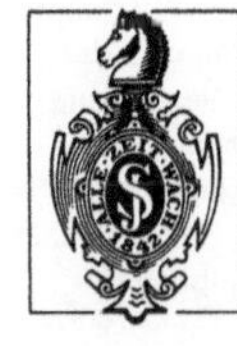

Springer-Verlag

Berlin Heidelberg New York London Paris Tokyo Hong Kong

Reihenherausgeber

K. Überla O. Rienhoff N. Victor

Mitherausgeber

P. Bauer W. van Eimeren P. Epstein E. Greiser S. Koller J. Michaelis
J. R. Möhr A. Neiß G. Wagner J. Wahrendorf E. Wilde

Herausgeber

Guido Giani
Rudolf Repges
Institut für Medizinische Statistik und Dokumentation
Medizinische Fakultät der RWTH Aachen
Pauwelsstraße 30, D-5100 Aachen

ISBN 978-3-540-52550-9   ISBN 978-3-642-48167-3 (eBook)
DOI 10.1007/978-3-642-48167-3

CIP-Titelaufnahme der Deutschen Bibliothek
Biometrie und Informatik: neue Wege zur Erkenntnisgewinnung in der Medizin ; Aachen, September 1989 ;
proceedings / G. Giani ; R. Repges (Hrsg.). – Berlin ; Heidelberg ; New York ; London ; Paris ; Tokyo ; Hong
Kong : Springer, 1990
    (Medizinische Informatik und Statistik ; 71) (... Jahrestagung der GMDS ; 34)
      ISBN 978-3-540-52550-9

NE: Giani, Guido [Hrsg.] ; 1. GT ; Deutsche Gesellschaft für Medizinische Dokumentation, Informatik und Statistik: ... Annual meeting ...

Vorwort

Die 34. Jahrestagung der Gesellschaft für Medizinische Dokumentation, Informatik und Statistik e.V. fand vom 18.–20. September 1989 in Aachen statt. Sie vermittelte über 540 Teilnehmern ein eindrucksvolles Bild von den konkreten Fortschritten in weiten Bereichen der medizinischen und epidemiologischen Forschung, die durch den Einbezug biometrischer Methoden und Werkzeuge der Medizinischen Informatik zum Nutzen des Einzelnen und der Gesellschaft erzielt wurden bzw. erwartet werden können. Entsprechend dem Rahmenthema „Biometrie und Informatik — neue Wege zur Erkenntnisgewinnung in der Medizin" war es gerade die operationale Verknüpfung von Konzepten aus beiden Fachdisziplinen, die in zahlreichen Beiträgen zu erkennen war und von der künftig sicherlich die größten technologischen und methodischen Innovationen ausgehen werden. So wie in der Domäne der Medizinischen Statistik – der Therapieforschung und Epidemiologie – die Informatik bei der Datenspeicherung, -aufbereitung und rechnerbezogenen Auswertung ihren Platz hat, so werden auf dem traditionell der Informatik zugeordneten Gebiet der Expertensysteme bzw. Bildverarbeitung zunehmend statistische Methoden z.B. zur wissensbasierten Entscheidungsunterstützung bzw. zur Entwicklung von bilderzeugenden und -darstellenden Verfahren einbezogen.

Der vorliegende Tagungsband enthält ausgewählte Beiträge zu den thematischen Schwerpunkten „Epidemiologie", „Therapieforschung", „Digitale Radiographie", „Informationssysteme" und „Expertensysteme in Diagnostik und Therapie". Gerade wegen der aus Platzgründen erforderlichen Kürze der Beiträge wurde auf einen hohen Qualitätsstandard besonderer Wert gelegt. Auf Wunsch des Präsidiums der Gesellschaft wurde jeder Aufsatz vor Aufnahme in den Tagungsband von zwei Fachkollegen begutachtet. Dies führte dazu, daß der größte Teil der Beiträge überarbeitet werden mußte und sogar einige Manuskripte nicht berücksichtigt werden konnten. Der Leser möge entscheiden, ob die Verbesserung von Qualität und Lesbarkeit den etwaigen Nachteil einer verminderten Aktualität aufgewogen hat.

Als Herausgeber bedanken wir uns bei allen Autoren und Referenten für die geleistete Arbeit, durch die sie zum Gelingen der Tagung wesentlich beigetragen haben.

Aachen, im Februar 1990

Guido Giani   Rudolf Repges

INHALTSVERZEICHNIS

Feldstudien

Methodische Aspekte in der Therapieforschung

Nachweis therapeutischer Äquivalenz

Diagnostik und Monitoring von Krankheitsprozessen

Modellierung biologischer Mechanismen

Biometrische Methoden

Medizinische Dokumentation

Lösungsansätze für Informationssysteme

Spezielle Hard– und Softwarelösungen

X

QUANTIFIZIERUNG DER VERZERRUNG IN DER PRÄVALENZSCHÄTZUNG DES HOHEN BLUTDRUCKS BEI FEHLERHAFTER BLUTDRUCKMESSTECHNIK

O. Gefeller, H. Steinberg, U. Keil

Abteilung für Sozialmedizin und Epidemiologie,

Ruhr-Universität Bochum, 4630 Bochum 1, F.R.G.

EINLEITUNG

Der Hausarzt spielt bei der Entdeckung und Behandlung von Hypertonikern eine entscheidende Rolle. Die indirekte Methode der Blutdruckmessung nach Riva-Rocci ist dabei für ihn das Standardverfahren zur Diagnose der Hypertonie. Obwohl diese Methode den wahren arteriellen Blutdruckwert nur näherungsweise angibt, ist die gewonnene Information für die Einschätzung des Risikos einer vorzeitigen kardiovaskulären Erkrankung und für die Einschätzung der Behandlungsbedürftigkeit unverzichtbar.

Eine Reihe von Studien hat jedoch gezeigt, daß der Grad der Standardisierung bei der Durchführung des Meßvorgangs trotz einschlägiger Empfehlungen (American Heart Association, Deutsche Liga zur Bekämpfung des hohen Blutdrucks) gering ist. Ziel unserer Studie ist es, den Einfluß fehlerhafter Meßtechnik bei niedergelassenen Ärzten auf die Verteilung der Blutdruckwerte und auf die Prävalenzschätzung des hohen Blutdrucks zu quantifizieren.

METHODEN UND RESULTATE

Daten aus folgenden drei Quellen bilden die Grundlage unserer Berechnung des Einflusses fehlerhafter Blutdruckmeßtechnik:

<u>1. Bochum/Dortmunder Ärztebefragung.</u>
Im Rahmen des internationalen WHO-Projekts HYRAP wurde Anfang 1988 unter allen 442 niedergelassenen Internisten, Allgemeinmedizinern und praktischen Ärzten in Bochum und Dortmund eine schriftliche Befragung zum Thema Hypertonie, u. a. zur Technik der Blutdruckmessung, durchgeführt (Steinberg et al. (1989)). An der Studie nahmen 71 % der Ärzte teil. Ihre Angaben dienen zur Abschätzung der Verbreitung verschiedener Fehler bei der Messung (siehe Tabelle 1).

<u>2. Lübecker Blutdruckstudie (LBS)</u>
Die LBS wurde Ende 1984 als Querschnittsstudie an einer Zufallsstichprobe von 3100 (2833 erreichbaren) Lübecker Bürgern deutscher Nationalität im Alter von 30 bis 69 Jahren durchgeführt, von denen sich 2359 (= 83 %) an der Studie beteiligten. Sie vermittelt ein repräsentatives Bild der Verteilung der Blutdruckwerte in einer deutschen Großstadtbevölkerung (Keil et al. (1986)).

<u>Tabelle 1:</u> Verbreitung verschiedener Abweichungen vom standardisierten Meßverhalten. Ergebnisse der Ärztebefragung in Bochum und Dortmund 1988

<u>Fehlerquellen</u>	<u>Angaben der Ärzte*</u>	<u>Literaturangaben</u>
Bestimmung des diastolischen Blutdruckwerts	Phase IV = 37.1 % Phase V = 62.9 %	Folsom et al. (1984) Hense et al. (1986) Lichtenstein et al. (1986)
Anzahl der Messungen	1 mal = 17.5 % $\geq$ 2 mal = 82.5 %	Döring et al. (1984) Fagan et al. (1988)
Druckablaß- geschwindigkeit	2 mmHg/sec = 32.7 % 5 mmHg/sec = 62.0 % 10 mmHg/sec = 5.3 %	Anlauf M. (1985)

* auf Basis aller gültigen Angaben in der Ärztebefragung in Bochum und Dortmund (n = 315)

3. Studien zur Quantifizierung der Fehlergrößen

In der Literatur wird die mittlere Blutdruckdifferenz zwischen Phase IV und V der Korotkoff-Geräusche mit Werten zwischen 1.9 mmHg und 10.2 mmHg für Männer und zwischen 1.9 mmHg und 2.4 mmHg für Frauen angegeben. Für unsere Berechnung verwendeten wir die Angaben von Hense et al. (1986), welche die mittlere Differenz für Männer mit 3.1 mmHg und für Frauen mit 2.4 mmHg beziffern.

Der durch zu hohe Druckablaßgeschwindigkeit bedingte mittlere Fehler (F) ist abhängig von der Herzfrequenz. Der Absolutbetrag des Fehlers läßt sich wie folgt berechnen (Anlauf (1985)):

$$F = (60/HR) \cdot (\text{Ablaßgeschwingigkeit/sec} - 1)/2.$$

Dabei ist HR die Herzfrequenz in Schlägen pro Minute. Für den systolischen Blutdruckwert (SBD) erhält der berechnete Fehler ein negatives, für den diastolischen (DBD) ein positives Vorzeichen.

Nach Döring et al. (1984) beträgt die Differenz der Werte zwischen erster und zweiter Messung für den SBD bei Männern 2.5 mmHg und bei Frauen 3.0 mmHg, für den DBD wird sie mit 1.7 mmHg bei Männern und 2.1 mmHg bei Frauen angegeben.

In einer Modellrechnung wurde der erwartete mittlere Fehler bei der Messung des SBD und DBD für jeden Probanden der LBS ermittelt und den in der Studie unter standardisierten Bedingungen gemessenen Werten (SYSLBS und DIALBS) hinzugerechnet.

Modelle:

$$SYS = SYSLBS + p_1 \cdot Fehler1 + p_{2i} \cdot Fehler2, \quad i = 1,2$$
$$DIA = DIALBS + p_1 \cdot Fehler1 + p_{2i} \cdot Fehler2 + p_{3j} \cdot Fehler3, \quad i = 1,2; \; j = 1,2,3$$

wobei folgende Bezeichnungen gelten:

FEHLER 1: die geschlechtsspezifische Überschätzung des wahren Blutdruckwerts bei nur einmaliger Messung

FEHLER 2: der von der Herzfrequenz abhängige Fehler durch Verwendung einer zu hohen Druckablaßgeschwindigkeit, kategorisiert in zwei Stufen (5 mmHg/sec ($i = 1$), 10 mmHg/sec ($i = 2$))

FEHLER 3: die aus der fälschlichen Verwendung der Phase IV der Korotkoff-Geräusche resultierende geschlechtsspezifische Überschätzung des wahren diastolischen Blutdruckwerts, in Abhängigkeit von der Ablaßgeschwindigkeit kategorisiert in drei Stufen (2 mmHg/sec ($j = 1$), 5 mmHg/sec ($j = 2$), 10 mmHg/sec ($j = 3$))

Die aus der Bochum/Dortmunder Ärztebefragung gewonnenen Schätzer für die in den Modellgleichungen aufgeführten Verbreitungsgrade p der einzelnen Meßfehler sind mit Ausnahme von $\hat{p}_{3j}$, $j = 1,2,3$, der Tabelle 1 zu entnehmen. Für $\hat{p}_{3j}$, $j = 1,2,3$, ergeben sich durch die Kenntnis der gemeinsamen Verteilung der Fehlergrößen 'Druckablaßgeschwindigkeit' und 'Phase IV-Verwendung' folgende Werte:

$$\hat{p}_{31} = 0.117, \; \hat{p}_{32} = 0.224, \; \hat{p}_{33} = 0.030$$

Auf der Basis dieser veränderten Blutdruckwerte (SYS und DIA) wurden sowohl die zugehörigen Dichtefunktionen mittels Kernschätzverfahren (Fryer (1976), siehe Abbildung 1) als auch die Prävalenz der Hypertonie nach WHO-Kriterien (siehe Tabelle 2) neu geschätzt. Der Vergleich dieser aus dem Modell ermittelten Werte mit den in der LBS gewonnenen Schätzungen gibt Auskunft über den Effekt fehlerhafter Blutdruckmeßtechnik auf Bevölkerungsebene unter der Annahme, daß der tatsächliche Verbreitungsgrad der verschiedenen Fehler bei der Blutdruckmessung den in der Ärztebefragung ermittelten Werten entspricht. Weitere Ärztebefragungen in München (1985) und Stuttgart (1986) stützen diese Annahme, da dort nahezu identische Zahlen ermittelt wurden. Die Ergebnisse unserer Modellrechnung sind der Abbildung 1 und der Tabelle 2 zu entnehmen.

DISKUSSION

Die Abweichung des gemessenen Blutdrucks vom wahren, normalerweise bestehenden Blutdruck ist von zwei prinzipiell verschiedenen Faktoren abhängig, der biologischen Variabilität und der fehlerhaften Meßtechnik. In unserer Studie konnten wir den Einfluß fehlerhafter Blutdruckmeßtechnik auf die Prävalenzschätzung des hohen Blutdrucks

<u>Abbildung 1:</u> Dichteschätzer der diastolischen Blutdruckverteilungen bei den Teilnehmern (n = 2359) in der LBS (———) und unter Einbeziehung von Meßfehlern (- - -)

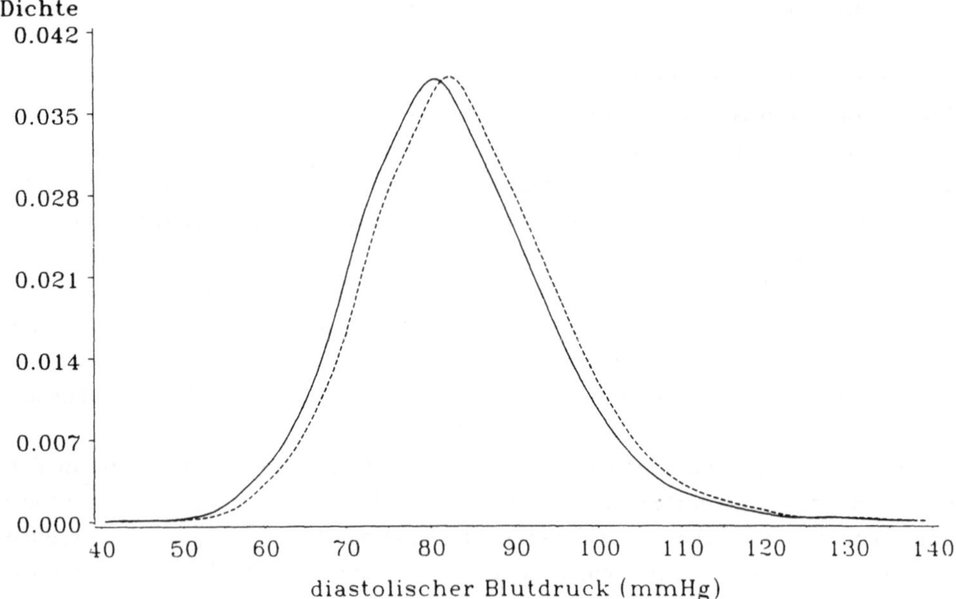

<u>Tabelle 2:</u> Prävalenzschätzung der Hypertonie (WHO-Definition) bei 30-69jährigen in der Lübecker Blutdruckstudie (LBS) und unter Einbeziehung von Meßfehlern (Modell) nach Alter und Geschlecht sowie deren absolute und relative Differenzen

	n	LBS %	Modell %	absolute Differenz %	relativer Anstieg in %
Gesamt	2359	16.4	19.9	3.5	21.3
Männer	1068	19.9	24.5	4.6	23.1
30-39	224	16.1	21.0	4.9	30.4
40-49	381	19.4	24.9	5.5	28.4
50-59	267	19.9	25.5	5.6	28.1
60-69	196	25.0	26.5	1.5	6.0
Frauen	1291	13.5	16.1	2.6	19.3
30-39	265	4.5	5.7	1.2	26.7
40-49	376	12.2	14.4	2.2	18.0
50-59	319	17.9	21.9	4.0	22.3
60-69	331	17.8	20.8	3.0	16.9

und die Verteilung der Blutdruckwerte berechnen. Bei der Quantifizierung der einzelnen Fehlerkomponenten aus Literaturangaben verwendeten wir die niedrigen Werte, um eine untere Abschätzung der Verzerrung zu erhalten. Dennoch fiel der relative Anstieg der Hypertonieprävalenz unter Berücksichtigung fehlerhafter Meßtechnik unabhängig von der Definition der Hypertonie mit mehr als 20 % sehr deutlich aus. Dies ist nahezu vollständig durch eine Überschätzung des diastolischen Blutdruckwerts verursacht. Die wahre Verteilung des diastolischen Blutdrucks wurde unter Einbeziehung des Effekts fehlerhafter Meßtechnik um ca. 2 mmHg verschoben. Dieser 'Shift' ist relativ konstant über alle Geschlechts- und Altersgruppen hinweg. Die Verzerrung in der Prävalenzschätzung des hohen Blutdrucks variiert dennoch sehr stark zwischen Männern und Frauen in den verschiedenen Altersgruppen, da sich die zugrundeliegenden Verteilungen der Blutdruckwerte in den einzelnen Gruppen deutlich unterscheiden.

Unsere Studie demonstriert, daß scheinbar unwesentliche Abweichungen vom standardisierten Blutdruckmessen zu einem erheblichen Anstieg in der Schätzung der Hypertonieprävalenz führen. Dies weist auf die Wichtigkeit der standardisiert durchgeführten Blutdruckmessung hin.

LITERATUR

ANLAUF, M. (1985). Blutdruckmessung. In: Ganten, D., Ritz, E. (Hrsg.). Lehrbuch der Hypertonie. Schattauer, Stuttgart.

DÖRING, A., FILIPIAK, B. (1984). Evaluation of an automatic blood pressure device for use in blood pressure screening programs. Meth. Inform. Med. 23, 75-81.

FAGAN, T.C., CONRAD, K.A., MAYSHAR, P.V. et al. (1988). Single versus triplicate measurements of blood pressure and heart rate. Hypertension 11, 282-284.

FOLSOM, A.R., PRINEAS, R.J., JACOBS, D.R. et al. (1988). Measured differences between fourth and fifth phase diastolic blood pressures in 4885 adults: Implications for blood pressure surveys. Int. J. Epidemiol. 13, 436-441.

FRYER, M.J. (1976). Some errors associated with the non-parametric estimation of density functions. J. Inst. Maths. Applics. 18, 371-380.

HENSE, H.W., STIEBER, J., CHAMBLESS, L. (1986). Factors associated with measured differences between fourth and fifth phase diastolic blood pressure. Int. J. Epidemiol. 15, 513-518.

KEIL, U., REMMERS, A., CHAMBLESS, L. et al. (1986). Häufigkeit, Verteilung, Bekanntheits- und Behandlungsgrad der Hypertonie in der Hansestadt Lübeck. MMW 128, 424-429.

LICHTENSTEIN, M.J., ROSE, G., SHIPLEY, M. (1986). Distribution and determinants of the difference between diastolic phase 4 and phase 5 blood pressure. J. Hypertens. 4, 361-363.

STEINBERG, H., KEIL, U., GEFELLER, O. et al. (1989). Knowledge and attitudes towards hypertension control and management among physicians in major cities in the F.R.G. J. Hypertens. (submitted)

METHODISCHE PROBLEME BEI DER ERHEBUNG DES WOHNORTES IN DER
DESKRIPTIVEN EPIDEMIOLOGIE

Meisner, C.[1]; Pietsch-Breitfeld, B.[2]; Selbmann, H.-K.[2]

[1] Geschäftsstelle "Aktionsprogramm Krebsbekämpfung",
Rotebühlstr. 131, 7000 Stuttgart 1
[2] Universität Tübingen, Institut für Medizinische Informationsverarbeitung,
Westbahnhofstr. 55, 7400 Tübingen

Abstract

There are more and more descriptive epidemiological publications and maps about
regional clusters of diseases found in the last years. Often they are the empirical
base for hypothesis about regional environmental risks for diseases. In the case of
anonymous data collection the degree of the possible regional differentiation for
epidemiological research is limited by medical secrecy and the protection of the patient's data privacy. To solve this problem post-codes can be used for the regional
differentiation of data. Some consequences of this method for epidemiological
research are discussed.

Einleitung

Aufgrund der Erhebung des Wohnortes werden in der deskriptiven Epidemiologie
zunehmend kartographische Darstellungen regionaler Verteilungen des Krankheits-
geschehens in definierten Bevölkerungen veröffentlicht. Beispiel dafür sind Krebsatlanten zur Darstellung der Krebsmortalität und/oder -morbidität
(Boyle/Muir/Grundmann (Eds.) 1989)). In der Bundesrepublik Deutschland ist vor
allem der Krebsatlas (Becker et al. 1984) und das Modellvorhaben im Saarland zu
nennen (Grüger/Schäfer 1989; Schäfer 1987; Schäfer et al. 1984). Basierend auf der
kontinuierlichen Beobachtung der regionalen Unterschiede im Krankheitsgeschehen
können Krankheitsraten (z.B. Mortalität, Inzidenz) einer bestimmten Region mit entsprechenden Vergleichswerten (z.B. Raten von Nachbarregionen oder dem Landes-
durchschnitt) in Beziehung gesetzt werden, wobei statistische Auffälligkeiten als
Hinweise auf mögliche krankheitsverursachende Umweltbedingungen in der betreffenden Region dienen. Durch Vergleiche mit regionalen Verteilungsmustern entsprechender, das heißt auf dem gleichen regionalen Aggregationsniveau vorliegender, Umwelt-
bzw. Strukturdaten können daraus empirisch begründete plausible Hypothesen über

zeitlich und räumlich begrenzt auftretende Gefährdungen der Gesundheit infolge von Umweltbelastungen für die analytische Epidemiologie entwickelt werden (Schäfer 1987, 240).

<u>Möglichkeiten der Erhebung des Wohnortes in der deskriptiven Epidemiologie</u>

Für die Abbildung regionaler Muster sind regional differenzierbare Daten zum Krankheitsgeschehen die Voraussetzung. Die epidemiologisch-statistische Auswertung der Daten wird um so aussagefähiger, je feiner die regionale Differenzierung der Wohnorterhebung gewählt wird, da nur bei kleinen Gebietseinheiten von konstanten Krankheitsraten ausgegangen werden kann. Wenn man Beziehungen zu Umwelt- bzw. Strukturdaten herstellen will, ist in der Regel ein Bezug zu administrativen Gebietseinheiten (Gemeinden, Stadt- und Landkreise), die Bezugsgebiete der amtlichen Statistik sind, wünschenswert.

Dem Differenzierungsgrad der Wohnorterhebung sind dann Grenzen gesetzt, wenn die Erhebung personenbezogener Daten aus Gründen der ärzlichen Schweigepflicht und des Patientendatenschutzes nicht möglich ist und durch zu differenzierte Wohnorterhebung die dann gebotene faktische Anonymität (vgl. z.B. Brennecke 1980) der Daten gefährdet sein könnte. Diesem Problem wird häufig durch die Beschränkung auf die Erhebung (von Teilen) der Postleitzahl des Wohnortes der betroffenen Patienten entsprochen. Es stellt sich dann allerdings die Frage, wie eindeutig die auf dieser Grundlage vorgenommenen regionalen Zuordnungen zu administrativen Gebietseinheiten noch sind.

<u>Abbildbarkeit regionaler Verteilungsmuster auf administrative Gebietseinheiten aufgrund der Postleitzahl am Beispiel Baden-Württemberg</u>

Die Ergebnisse in Tabelle 1 erlauben folgende Schlußfolgerungen:
1. Nur wenn der Wohnort durch die vierstellige Postleitzahl <u>und</u> den Ortsnamen erhoben wird, können alle in Baden-Württemberg vorhandenen administrativen Gebietseinheiten eineindeutig abgebildet werden.
2. 685 Gemeinden in Baden-Württemberg haben eine eigene vierstellige Postleitzahl. 12 von 35 Landkreisen und alle 9 Stadtkreise sind aufgrund der vierstelligen Postleitzahl exakt abgrenzbar. Bei den übrigen 23 Landkreisen ist die Bevölkerung nur teilweise (zwischen 75,6 bis 98,8 Prozent) zuordenbar, da 85 Postleitzahlen die Kreisgrenzen überschreiten. Nur die Zugehörigkeit der Bewohner des Regierungsbezirks Südbaden ist eineindeutig aufgrund der vierstelligen Postleitzahl des Wohnortes feststellbar.

3. Aufgrund der dreistelligen Postleitzahl lassen sich in Baden-Württemberg 96 Regionen bilden. Nur 2 Gemeinden haben eine eigene dreistellige Postleitzahl. Alle Landkreise und Regierungsbezirke sind nicht eineindeutig durch dreistellige Postleitzahlen abgedeckt. Die Zugehörigkeit der Bevölkerung von 8 der 9 Stadtkreise und 10 der 35 Landkreise sind mit der dreistelligen Postleitzahl auch in Teilen nicht bestimmbar, da in diesen Kreisen ausschließlich Postleitzahlen tangiert sind, die die Kreisgrenzen überschreiten. Bei den übrigen 25 Landkreisen schwankt die Zuordenbarkeit zwischen 30,1 und 95,6 Prozent. Die dreistelligen Postleitzahlen erlauben sogar keine eineindeutige Zuordnung auf das Bundesland Baden-Württemberg.

4. Schließlich gibt es in Baden-Württemberg 13 Regionen aufgrund der zweistelligen Postleitzahl. Damit läßt sich keine der administrativen Einheiten mehr exakt abgrenzen, denn alle Postleitzahlen überschreiten deren Grenzen.

Tabelle 1:   Anteile in Prozent der baden-württembergischen Bevölkerung, die eindeutig einer administrativen Gebietseinheit mit Hilfe von Postleitzahlen zuordenbar sind

Zuordnung über	Zahl der Einheiten	Administrative Gebietseinheit			
		Gemeinden	Stadt- u. Landkreise	Regierungs- bezirke	Land
vierstellige Postleitzahl u. Ortsname	1.111	100,0%	100,0%	100,0%	100,0%
vierstellige Postleitzahl	770	87,2%	95,6%	99,2%	100,0%
dreistellige Postleitzahl	96	6,1%	38,0%	81,4%	95,3%
zweistellige Postleitzahl	13	0,0%	0,0%	25,2%	87,0%

n = 9.390.032 Einwohner von Baden-Württemberg
Quelle: Statistisches Landesamt Baden-Württemberg, Stand 31.12.1987

Konsequenzen für die Aussagefähigkeit von regionalen Analysen

Unter der Annahme, daß Krankheitsverteilungen auf der Basis von Postleitzahlen vorliegen und in Beziehung zu Umwelt- bzw. Strukturdaten gesetzt werden sollen, sind zwei Fälle zu unterscheiden:

- Falls die Umwelt- bzw. Strukturdaten auf Gemeindeebene vorliegen, müssen die Daten der Gemeinden mit gleichen Postleitzahlen so zusammengefaßt und damit vergröbert werden, daß sie dem Differenzierungsgrad der Krankheitsdaten entsprechen. Mit dieser Vergröberung werden unter Umständen erhebliche Informationsverluste in Kauf genommen. Studien dieser Art sind aber trotzdem möglich (siehe z.B. Thieme/Lack 1987).

- Falls die Umwelt- bzw. Strukturdaten auf Kreisebene vorliegen, ist eine vollständige Vergleichbarkeit mit den Krankheitsdaten nur in den Kreisen möglich, in denen keine die Kreisgrenzen überschreitenden Postleitzahlen vorhanden sind. In den anderen Landkreisen muß man sich auf den Teil der Kreise beschränken, die eindeutig zuordenbar sind. Auch dies kann unter Umständen zu erheblichen Einschränkungen in der Aussagefähigkeit von Studien führen.

<u>Schlußfolgerungen</u>

Die epidemiologische Nutzung von anonymisierten Krankheitsdaten für die Untersuchung von regional auftretenden Gefährdungen der Gesundheit infolge von Umweltbelastungen ist am besten durch die Erhebung der vierstelligen Postleitzahl einschließlich des Wohnortnamens gewährleistet. Liegen die Daten nur auf der Ebene von Postleitzahlen oder Teilen davon vor, so werden die epidemiologischen Nutzungsmöglichkeiten um so mehr eingeschränkt, je gröber die Differenzierung ist. Insbesondere können nicht alle administrativen Gebietseinheiten gleichmäßig gut epidemiologisch überwacht und miteinander verglichen werden.

<u>Literatur</u>

Becker, N.; Frentzel-Beyme, R.; Wagner, G. (1984): Krebsatlas der Bundesrepublik Deutschland. Berlin; Heidelberg; New York; Tokyo.

Boyle, P.; Muir, C.S.; Grundmann, E. (eds., 1989): Cancer Mapping. Berlin; Heidelberg; New York; London; Tokyo (= Recent Results in Cancer Research No. 114).

Brennecke, R. (1980): Kriterien zur Operationalisierung der faktischen Anonymisierung. In: Kaase, M.; Krupp, J.-J.; Pflanz, M (Hrsg.): Datenzugang und Datenschutz. Königsstein, 158-175.

Grüger, J.; Schäfer, T. (1989): Cancer Morbidity Atlas of the Saarland: An outline of the model project for the analysis of health and environmental data in the Saarland. In: Boyle/Muir/Grundmann (eds.), 34-40.

Schäfer, T. (1987): Auswertungsansätze zur Abklärung auffälliger geographischer Muster in Krebsatlanten am Beispiel des saarländischen Krebsatlasses. In: Krasemann, E.O.; Laaser, U.; Schach, E. (Hrsg.): Sozialmedizin. Schwerpunkte Rheuma und Krebs. Berlin; Heidelberg; New York, 240-253.

Schäfer, T. u. a. (1984): Modellvorhaben zur Regionalanalyse von Gesundheits- und Umweltdaten im Saarland, Bd. 1-3. Erarbeitet von Dornier-System GmbH. In: Umweltbundesamt (Hrsg.) Texte 7/86.

Thieme, C.; Lack, N. (1987): Zur Gefährdung von Schwangerschaften nach Tschernobyl: Auswertung der Daten der Perinatalerhebungen Bayerns und Niedersachsens zu potentiellen Folgen der Strahlenexposition vom 30.4. bis 6.5.1986. In: Der Frauenarzt 28, 65-76.

Mortalitäts-Follow up im Rahmen einer epidemiologischen Fall-Kontroll-Studie
zu Risikofaktoren des Bronchialkarzinoms

K.-H.Jöckel, I.Jahn - Bremer Institut für Präventionsforschungs und Sozialmedizin
K.Drescher - Universität Bremen
A.Dittmann, E.Kaukel, G.Koschel - Allgemeines Krankenhaus Hamburg-Harburg
H.Fabel, W. Imhorst - Medizinische Hochschule Hannover
W. Hartmann, K.Eberhardt - Zentralkrankenhaus Bremen-Ost

Einleitung

Eine wesentliche Fehlerquelle bei epidemiologischen Fall-Kontroll-Studien besteht in Verzerrungen bei der Erhebung der Fälle (vgl. Schlesselman (1982)). Neben der Frage nach der Repräsentativität für die Studienpopulation spielt insbesondere das Problem des sogenannten "Survival-Bias" eine große Rolle. Im folgenden wird dargestellt, welche methodischen Möglichkeiten bestehen, in einer epidemiologischen Fall-Kontroll-Studie, die nur einen Teil des Patientenguts mehrerer Kliniken einbezogen hat, Aussagen über das Vorhandensein und ggf. über die Größenordnung der o.g. Verzerrungen zu erhalten. Obgleich in diese Studie nur inzidente Fälle einbezogen wurden, mußte die Möglichkeit eines Survival-Bias in Betracht gezogen werden, da beim Verlauf der Krankheit Lungenkrebs risikofaktorenabhängiges selektives Überleben bereits in dem für diese Studie festgelegten Zeitraum zwischen Diagnosestellung und Befragung von maximal 3 Monaten vorkommen kann. Darüberhinaus sollen abschließend Grenzen und Möglichkeiten eines solchen Ansatzes allgemeiner diskutiert werden.

Datengrundlage

In einer Fall-Kontroll-Studie zu Risikofaktoren des Bronchialkarzinoms (UBA 1988) wurden in drei Kliniken in Bremen, Hamburg und Hannover insgesamt 100 Personen mit einem histologisch oder zytologisch gesicherten Bronchial-Karzinom (73 Männer und 27 Frauen, im folgenden Gruppe I) persönlich interviewt. Dies bedeutet in bezug auf alle die Einschlußkriterien erfüllenden Personen (neben der Diagnosesicherung, inzidente Fälle deutscher Staatsangehörigkeit ohne Verdacht auf pulmonale Metastasen eines Primärtumors anderer Lokalisation, vgl. UBA (1988)) einen Erfassungsanteil von rund 16 % bei den Männern und rund 27 % bei den Frauen. In Ausdehnung des ursprünglichen Fall-Kontroll-Konzepts wurde eine Vollerhebung aller im Studienzeitraum in den Kliniken diagnostizierten bzw. behandelten Patienten durchgeführt und wesentliche Informationen aus den Krankenakten extrahiert. Daraus ergab sich eine Grundgesamtheit von insgesamt 448 Personen, 377 Männern und 71 Frauen, im folgenden Gruppe II, die alle o.g. Einschlußkriterien erfüllen; ohne Berücksichtigung histologischer oder zytologischer Diagnosesicherung (sogenannte erweiterte Grundgesamtheit) waren es insgesamt 600 Personen, davon 494 Männer und 106 Frauen, im folgenden Gruppe III. Einen Teil der nachfolgend vorgestellten Auswertungen konnten wir aus Gründen vorhandener Informationen nur für die Patientinnen und Patienten durchführen, die auch stationär aufgenommen waren. Dies sind für Gruppe I 92, davon 65 Männer und 27 Frauen, für Gruppe II 395, davon 335 Männer und 60 Frauen, für Gruppe III 494, davon 412 Männer und 82 Frauen. Zusätzlich wurde ein Mortalitäts-Follow up aller Patienten, sowohl derer der Fall-Kontroll-Studie als auch derer des Gesamtpatientenkollektivs vorgenommen. Die Überlebenszeitanalysen beziehen sich auf 518 Personen, davon 421 Männer und 97 Frauen, wobei die Einschlußkriterien der Gruppe III zugrundegelegt wurden. Die Berechnung der empirischen Überlebenszeitkurven erfolgte nach der KAPLAN-MEIER-Methode (KALBFLEISCH, PRENTICE 1980).

Ergebnisse

Zur Klärung der Frage nach möglichen Verzerrungen der Risikoschätzungen in der Fall - Kontroll - Studie aufgrund nicht repräsentativer Auswahl des Studien-Kollektivs werden einige wesentliche Variablen untersucht: Alter, die Risikofaktoren Rauchen und berufliche Exposition sowie die Verteilung der Histologie (wegen des bekannten Zusammenhangs vor allem mit dem Rauchen) und des Tumorstadiums (als wichtiger prognostischer Faktor für die Überlebenszeit) und die Überlebenszeit.

Nach dem Referenzgruppen-Vergleich sind signifikante Unterschiede nur in der Altersverteilung festzustellen (vgl. Tabelle 1 für Männer und Tabelle 2 für Frauen). Diese sind ganz überwiegend der geringeren Präsenz über 75jähriger Patienten und Patientinnen in Gruppe I geschuldet und bei Frauen stärker ausgeprägt als bei Männern. Da in der Fall-Kontroll-Studie nach Alter gematcht wurde, hat dieser Sachverhalt für sich genommen keinen Einfluß auf die Risikoschätzungen. (Gleiches gilt auch für die oben angegebenen geschlechtsspezifisch unterschiedlichen Erfassungsanteile.) Mittelbar können sich Auswirkungen ergeben auf die Verteilung von altersabhängigen Variablen. Dies zeigt sich bei uns erwartungsgemäß sowohl bei der Verteilung des Histologischen Typs (insbesondere in einem höheren Anteil von Plattenepithel-Karzinomen bei über 75 Jahre alten Personen, vgl. dazu auch GREENBERG et al. (1984)) als auch in der Einstufung des Tumorstadiums. Der Anteil der Personen, für die eine Einstufung des Tumorstadiums nicht vorliegt, steigt von rund 25 % bei unter 70 Jahre alten auf mehr als 50 % bei den 75 Jahre und älteren Personen (vgl. UBA 1988).

Im Hinblick auf die Überlebenszeit nach Diagnosestellung haben wir eine signifikant (GEHAN-Test) längere Überlebenszeit der in die Fall-Kontroll-Studie einbezogenen Personen von im Mittel 2 Monaten. Für 15 Personen in Gruppe I und 23 Personen in Gruppe II lagen die für einen Vergleich der Überlebenszeiten notwendigen Angaben nicht vor. Daß der LOGRANK-Test nicht signifikant ist, weist darauf hin, daß diese Unterschiede aus dem Verlauf in den ersten Monaten nach Diagnosestellung resultieren. Im Nachhinein ist für die Fall-Kontroll-Studie zu sagen, daß bei Befragung nur inzidenter Fälle und rasch nach Diagnosestellung ein Survival-Bias nicht zu erwarten ist.

Abbildung 1
Überlebenszeitverteilung und Überlebenswahrscheinlichkeiten (nach Diagnosestellung) für das Fall-Kontroll-Kollektiv (Gruppe I, N = 85) und die Grundgesamtheit (Gruppe II, N = 425)

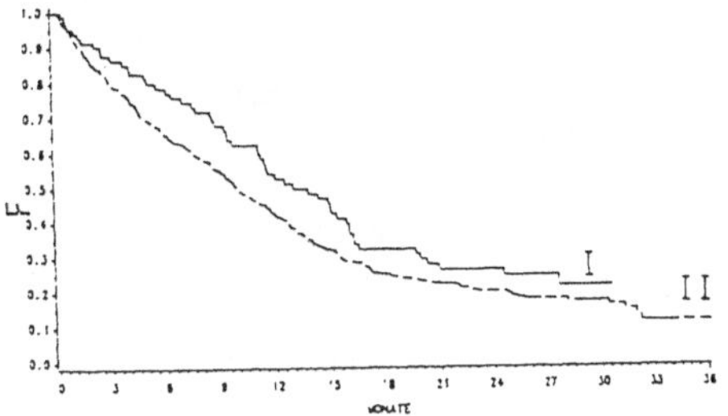

	6 Monate	12 Monate	24 Monate	Median*	95%-KI
Gruppe I	76 %	52 %	25 %	12.6	(9.5, 15.9)
Gruppe II	65 %	42 %	20 %	9.9	(8.8, 11.3)

Test auf Unterschiede: Gehan: p = 0.04, Logrank: p = 0.11
* mediane Überlebenszeit in Monaten

Im folgenden soll untersucht werden, welche Abhängigkeiten der Überlebenszeit von ätiologischen und/oder klinischen Faktoren bestehen. Diese Analysen sollten Aufschluß darüber geben, hinsichtlich welcher Variablen eine repräsentative Erhebung zur Vermeidung eines Survival-Bias besonders wichtig ist. Es zeigte sich erwartungsgemäß ein starker Zusammenhang der Überlebenszeit mit den klinischen Faktoren Tumorstadium (UICC 1978) und damit zusammenhängend der Therapie. Die Überlebenswahrscheinlichkeit für die ersten 6 Monate nach Diagnosestellung betrug bei TNM I 93 % gegenüber 79 bzw. 76 % bei TNM II bzw. III und 41 % bei TNM IV; die Zwei-Jahres-Überlebenswahrscheinlichkeit nimmt von 68 % bei TNM I über 17% und 16 % bei TNM II und III auf 3 % bei TNM IV ab. Bei durchgeführter kurativer Operation betrug die Überlebenswahrscheinlichkeit für die ersten 6 Monate nach Diagnosestellung 94 %, gegenüber 71 % bei palliativer Operation, 61 % bei Strahlentherapie, 69 % bei Chemotherapie bis hin zu 50 % bei anderer oder keiner Therapie. Die entsprechenden Werte für den Zwei-Jahres-Zeitraum sind 75 %, 41 %, 10 %, 9%, 11 %. Berücksichtigt ist hier nur die "Erste Therapie" ohne Beachtung von Kombinationen. Im Hinblick auf die histologischen Formen des Bronchialkarzinoms sind keine signifikanten Unterschiede in der Überlebenszeit erkennbar. Desgleichen konnten wir - wie in den Abbildungen 2 und 3 zu sehen ist - keinen Zusammenhang mit vorhergehender Exposition durch Rauchen und beruflich bedingte Karzinogene finden.

Diskussion: Grenzen und Möglichkeiten
In epidemiologischen Fall-Kontroll-Studien werden in der Regel - um Verzerrungen vorzubeugen - inzidente Fälle bevorzugt, die möglichst repräsentativ für die Klinik sind, in der die Studie durchgeführt wird. Mit Hilfe der nachträglichen Beschreibung der Grundgesamtheit konnte für die durchgeführte Fall-Kontroll-Studie gezeigt werden, erstens, daß auch bei weniger strengen Vorgaben zur Auswahl der zu befragenden Personen und bei sehr geringen Erfassungsanteilen Repräsentativität recht weitgehend erreicht werden kann und zweitens, daß das Problem des Survival-Bias für diese Studie relativ gering ist, da die Überlebenszeiten nicht mit den untersuchten Risikofaktoren Rauchen und berufliche Belastung im Zusammenhang stehen. Auch bei Einbezug prävalenter Fälle in diese Lungenkrebsstudie wäre ein relevanter Survival-Bias nicht zu erwarten gewesen. Allerdings müßten bei einem solchen Design die zum Teil massiven Auswirkungen von Therapien auf das Allgemeinbefinden und damit die Interviewbarkeit der Patientinnen und Patienten besonders berücksichtigt werden.

Allgemein bietet sich durch die Kombination dieser beiden Methoden prinzipiell eine größere Flexibilität bei der Durchführung epidemiologischer Fall-Kontroll-Studien. Bei seltenen Erkrankungen mit relativ guter Prognose (Beispiel Leukämie) würde es möglich, in eine Fall-Kontroll-Studie auch prävalente Fälle einzubeziehen und mit Hilfe einer reduzierten Vollerhebung parallel oder nachträglich Verzerrungen durch risikofaktorenabhängiges selektives Überleben abzuschätzen. Eine zusätzliche Flexibilität kann auch erreicht werden, wenn wenig eindeutiges Wissen über die untersuchten Risikofaktoren vorhanden ist (zum Beispiel große Spannweite der Angaben zum Vorhandensein von Expositionen durch aromatische Amine in der Chemischen Industrie als Risikofaktor für Urothel-Karzinome). Allerdings muß berücksichtigt werden, daß die in Krankenakten vorhandenen Informationen nicht Ersatz für ausführliche Datenerhebung in einer epidemiologischen Studie zur Ätiologie sein können. Ihre Bedeutung ist - abhängig von den spezifischen Erfordernissen und Kenntnissen der untersuchten Krankheit - überwiegend eine zusätzliche. Es werden Validitätsabschätzungen ermöglicht, von denen die o.a. Flexibilität abhängig ist. Abschließend sei noch angeführt, daß durch eine solche Kombination von methodischem Vorgehen ätiologische Studien erweitert würden durch die Dimension der Rehabilitation, andererseits in Rehabilitationsuntersuchungen ätiologische Faktoren einbezogen werden können.

Abbildung 2

Überlebenswahrscheinlichkeiten (nach Diagnosestellung) nach Rauchstatus

1 = Raucher (n = 440),   2 = Nichtraucher (n = 39)

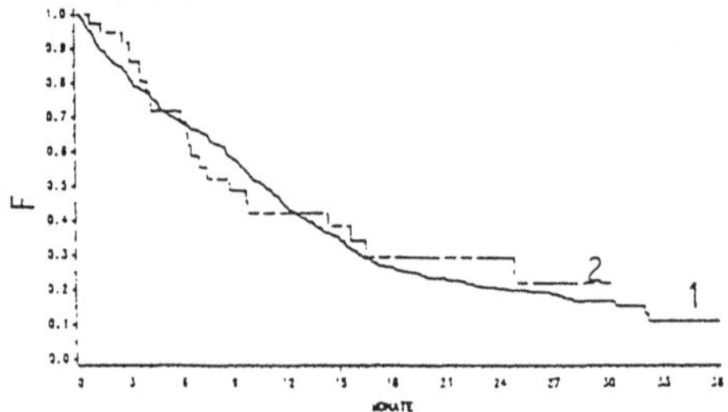

	6 Monate	12 Monate	24 Monate	Median*	95%-KI
1	68 %	44 %	20 %	10,8	(9,6, 11,8)
2	69 %	42 %	29 %	8,8	(6,2, 16,5)

Test auf Unterschiede: Gehan: p = 0.86, Logrank: p = 0.813

* mediane Überlebenszeitverteilung in Monaten

Abbildung 3

Überlebenswahrscheinlichkeiten (nach Diagnosestellung) nach der Beruflichen Exposition (nach Berufsangaben)

0 = nicht exponiert (n = 256),   1 = mittlere Exposition (n = 72), 2 = hohe Exposition (n = 30),

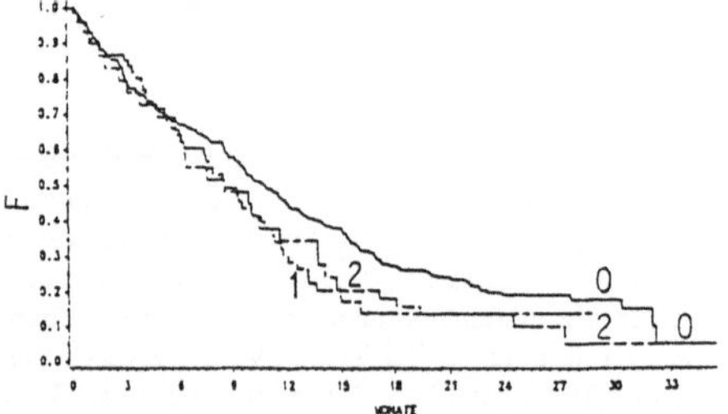

	6 Monate	12 Monate	24 Monate	Median*	95%-KI
0	67 %	45 %	19 %	10,8	(9,3, 12,7)
1	64 %	30 %	14 %	8,6	(6,1, 11,2)
2	66 %	35 %	14 %	8,6	(4,7, 13.6)

Test auf Unterschiede: Gehan: p = 0.33, Logrank: p = 0.15

* mediane Überlebenszeitverteilung in Monaten

Tabelle 1: Referenzgruppen - Vergleich zur Repräsentativität des Fall-Kontroll-Kollektivs (Gruppe I) mit den Grundgesamtheiten (Gruppen II und III) - Männer

nach Alter in Jahren	- 49	50-59	60-69	70-74	75 +	Median
Gruppe I (N = 73)	4 (5%)	26 (36%)	26 (36%)	11 (15%)	6 (8%)	62,3
Gruppe II (N = 377)	39 (10%)	94 (25%)	109 (29%)	67 (18%)	68 (18%)	63,8
Gruppe III (N = 494)	48 (10%)	114 (23%)	148 (30%)	91 (18%)	93 (19%)	64,4

Test auf Altersunterschiede zwischen I und II (adjustiert nach Klinik und Geschlecht)
p = 0.01 (4 Freiheitsgrade) nach Alter < 75 : p = 0.10 (3 Freiheitsgrade)

nach beruflicher Exposition (nach Berufsangaben) (nur stationäre Patienten)	keine Exposition	mittlere Exposition	hohe Exposition	nicht einstufbar
Gruppe I (N= 65)	33 (51%)	11 (17%)	6 (9%)	15 (23%)
Gruppe II (N= 335)	203 (61%)	54 (16%)	18 (5%)	60 (18%)
Gruppe III (N= 412)	259 (63%)	65 (16%)	26 (6%)	62 (15%)

Test auf Unterschiede zwischen I und II (adjustiert nach Klinik und Geschlecht und Alter) p = 0.31 (3 Freiheitsgrade)

nach Rauchstatus (nur stationäre Patienten)	Nieraucher	Exraucher	Raucher	keine Angabe
Gruppe I (N= 65)	2 (3%)	5 (8%)	56 (86%)	2 (3%)
Gruppe II (N= 335)	8 (2%)	46 (14%)	247 (74%)	34 (10%)
Gruppe III (N= 412)	11 (3%)	57 (14%)	302 (73%)	42 (10%)

Test auf Unterschiede zwischen I und II (adjustiert nach Klinik und Geschlecht und Alter) p = 0.15 (3 Freiheitsgrade)

nach Histologischem Typ	Plattenepithel-Karzinom	Kleinzell. Karzinom	Adeno-Karzinom	Großzell. Karzinom	sonst. keine Angabe
Gruppe I (N= 73)	34 (47%)	23 (31%)	10 (14%)	2 (3%)	1 (5%)
Gruppe II (N= 377)	168 (44%)	104 (28%)	63 (17%)	9 (2%)	10 (9%)
Gruppe III (N= 494)	197 (40%)	118 (24%)	72 (15%)	11 (2%)	19 (19%)

Test auf Unterschiede zwischen I und II (adjustiert nach Klinik und Geschlecht und Alter) p = 0.78 (4 Freiheitsgrade)

Fortsetzung Tabelle 1:

nach Tumorstadium (UICC 1978) (nur stationäre Patienten)	I	II	III	IV	Ohne Ein- stufung
Gruppe I (N = 65)	14 (22%)	4 (6%)	11 (17%)	21 (32%)	15 (23%)
Gruppe II (N = 335)	52 (15%)	12 (4%)	64 (19%)	111 (33%)	96 (29%)
Gruppe III (N = 412)	57 (14%)	17 (4%)	78 (19%)	126 (31%)	134 (32%)

Test auf Unterschiede zwischen I und II (adjustiert nach Klinik und Geschlecht und Alter) p = 0.99 (4 Freiheitsgrade)

Tabelle 2: Referenzgruppen - Vergleich zur Repräsentativität des Fall-Kontroll-Kollektivs (Gruppe I) mit den Grundgesamtheiten (Gruppen II und III) - Frauen

nach Alter in Jahren	- 49	50-59	60-69	70-74	75 +	Median
Gruppe I (N = 27)	5 (18%)	11 (41%)	6 (22%)	4 (15%)	1 (4%)	58,8
Gruppe II (N = 71)	9 (13%)	11 (15%)	26 (37%)	15 (21%)	10 (14%)	64,2
Gruppe III (N = 106)	14 (13%)	19 (18%)	36 (34%)	18 (17%)	19 (18%)	63,7

Test auf Altersunterschiede zwischen I und II (adjustiert nach Klinik und Geschlecht)
p = 0.01 (4 Freiheitsgrade) nach Alter < 75 : p = 0.10 (3 Freiheitsgrade)

nach beruflicher Exposition (nach Berufsangaben) (nur stationäre Patientinnen)	keine Exposition	mittlere Exposition	hohe Exposition	nicht einstufbar
Gruppe I (N = 27)	16 (59%)	3 (11%)	--	8 (30%)
Gruppe II (N = 60)	43 (72%)	2 (3%)	--	15 (25%)
Gruppe III (N = 82)	58 (71%)	4 (5%)	--	20 (24%)

Test auf Unterschiede zwischen I und II (adjustiert nach Klinik und Geschlecht und Alter) p = 0.31 (3 Freiheitsgrade)

nach Rauchstatus (nur stationäre Patientinnen)	Nieraucherin	Exraucherin	Raucherin	keine Angabe
Gruppe I (N = 27)	5 (19%)	3 (11%)	18 (67%)	1 (4%)
Gruppe II (N = 60)	19 (32%)	5 (8%)	27 (45%)	9 (15%)
Gruppe III (N = 82)	22 (27%)	7 (9%)	43 (52%)	10 (12%)

Test auf Unterschiede zwischen I und II (adjustiert nach Klinik und Geschlecht und Alter) p = 0.15 (3 Freiheitsgrade)

nach Histologischem Typ	Plattenepithel- Karzinom	Kleinzell. Karzinom	Adeno- Karzinom	Großzell. Karzinom	sonst. keine Angabe
Gruppe I (N = 27)	2 (7%)	14 (52%)	7 (26%)	1 (4%)	3 (11%)
Gruppe II (N = 71)	21 (30%)	18 (25%)	22 (31%)	4 (6%)	6 (8%)
Gruppe III (N = 106)	25 (24%)	26 (24%)	25 (24%)	4 (4%)	26 (24%)

Test auf Unterschiede zwischen I und II (adjustiert nach Klinik und Geschlecht und Alter) p = 0.78 (4 Freiheitsgrade)

nach Tumorstadium (UICC 1978) (nur stationäre Patientinnen)	I	II	III	IV	Ohne Ein- stufung
Gruppe I (N = 27)	3 (11%)	--	7 (26%)	9 (33%)	8 (30%)
Gruppe II (N = 60)	12 (20%)	2 (3%)	12 (20%)	20 (33%)	14 (23%)
Gruppe III (N = 82)	13 (16%)	3 (4%)	15 (18%)	24 (29%)	27 (33%)

Test auf Unterschiede zwischen I und II (adjustiert nach Klinik und Geschlecht und Alter) p = 0.99 (4 Freiheitsgrade)

Literatur

Greenberg,E.R., R.Korson, J.Baker, J.Barrett, J.A.Baron, J.Yates: Incidence of Lung Cancer by Cell Type:
A Population-Based Study in New Hampshire and Vermont, JNCI (1984), 72,3:599-603
Kalbfleisch LD., R.L. Prentice: Statistical analysis of failure time data, New York, Wiley (1980)
Schlesselmann,J.J.: Case Control Studies. Design, Comment and Analysis. Oxford University Press, Oxford (1982)
Umweltbundesamt (UBA) (Hg.): Luftverschmutzung und Lungenkrebsrisiko - Untersuchungen zu Risikofaktoren
des Bronchialkarzinoms. Abschlußbericht. Berlin (1988)

Dieser Beitrag entstand im Rahmen des Forschungsprojektes "Luftverschmutzung und Lungenkrebsrisiko - Untersuchungen zu Risikofaktoren des Bronchialkarzinoms", das unter 10 606 044/01-03 und 11 606 072/01-02 vom Umweltbundesamt gefördert wurde.

<u>PREDICTION OF AIDS CASES FROM REPORTED SURVEILLANCE DATA</u>

S.H.Heisterkamp

M.J.J.C.Poos

J.C.Jager

National Institute of Public Health and Environmental Protection (RIVM)

P.O.Box 1, 3720 BA Bilthoven, The Netherlands

Estimation of the magnitude and the course of an ongoing epidemic like AIDS, from reported surveillance data is severely hampered by missing data. This is true for estimation of the present incidence, and certainly also for expected future incidences. However, policy makers and health care planners do also ask for quantitative information for the present and the future. In this paper we give an overview of methods used in the last few years for AIDS data, and apply a method proposed by Heisterkamp et al (Heisterkamp et al, 1989) on a simple mathematical model for describing the AIDS epidemic.

One of the apparent problems in AIDS surveillance data is the time of reporting. Figure 1a and 2a gives an example of the data reported to the WHO Collaborating Centre in Paris for the Netherlands and the Federal Republic of Germany. Other problems are of course: underreporting and false diagnosis. In our approach we limit ourselves to the problem of delay.

Several strategies could be applied in tackling the problem of estimation of present and future incidences. One of these is simply creating more missing data: i.e. deleting the last reported cases for the last period of diagnosis. This clearly will give a underestimation of the epidemic. Healy and Tillet (Healy and Tillet, 1988) and Downs (Downs et al, 1987) tackled the problem by adjusting the reporting incidences for delay and in a second step fitting a curve (Poisson regression or log normal) to the adjusted data.
A third approach undertaken by Medley and Cox (in a note to Healy and Tillet 1988) and Heisterkamp (Heisterkamp et al, 1989) is to estimate simultaneously the pattern in the delay and the relevant parameters for the trend of the epidemic. As with latter approach it is possible to assess the whole process of curve fitting, we feel that this approach has some advantage over the preceeding ones.
Model fitting can be done by suitable standard packages (Glim or Genstat) using generalised linear models, however we also developed a stand alone program for the

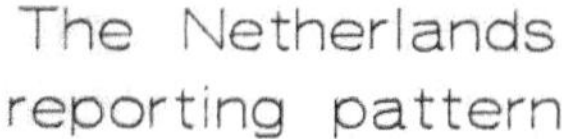

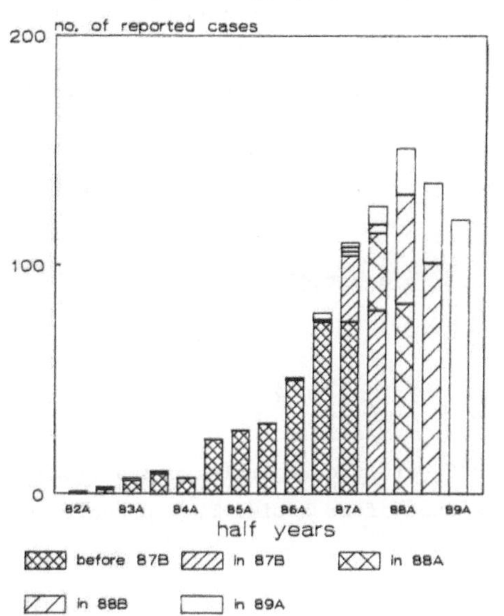
The Netherlands
reporting pattern
no. of reported cases
200
100
0
82A 83A 84A 85A 86A 87A 88A 89A
half years
before 87B
in 87B
in 88A
in 88B
in 89A

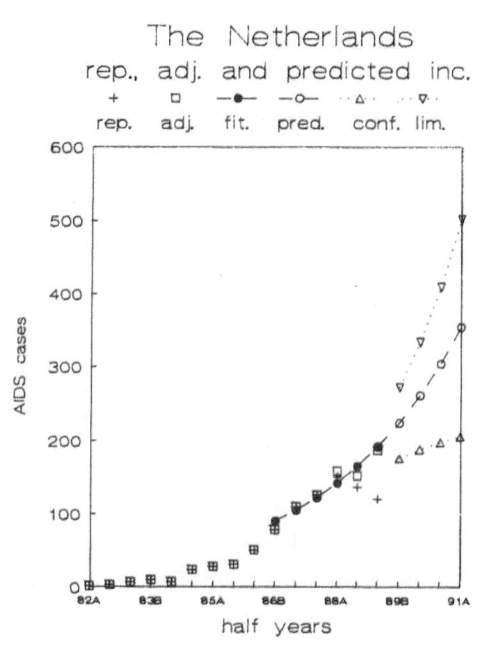
The Netherlands
rep., adj. and predicted inc.
+ rep. adj. fit. pred. conf. lim.
AIDS cases
600
500
400
300
200
100
0
82A 83B 85A 86B 88A 89B 91A
half years

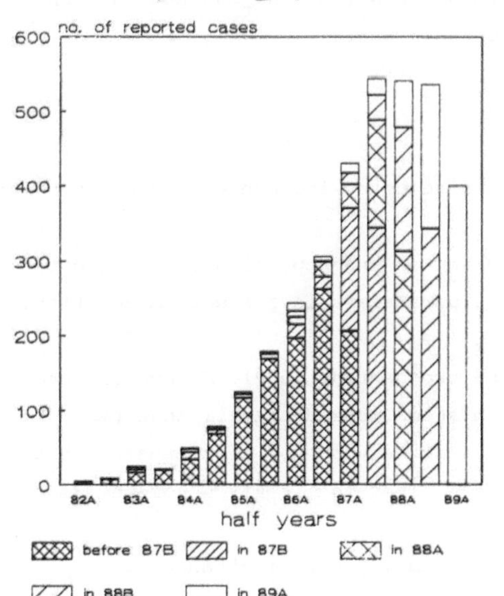
FRG
reporting pattern
no. of reported cases
600
500
400
300
200
100
0
82A 83A 84A 85A 86A 87A 88A 89A
half years
before 87B
in 87B
in 88A
in 88B
in 89A

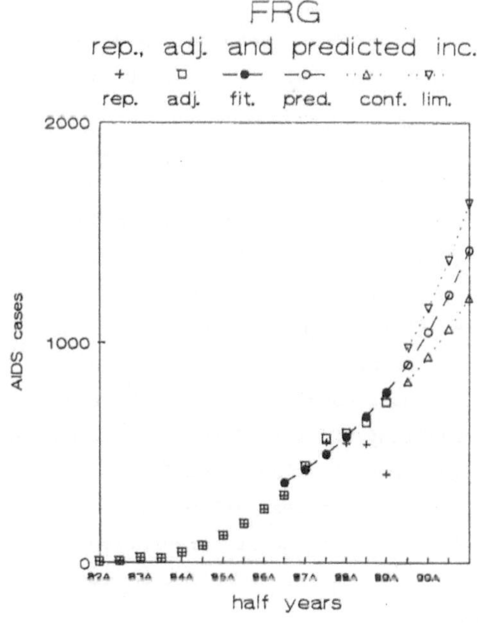
FRG
rep., adj. and predicted inc.
+ rep. adj. fit. pred. conf. lim.
AIDS cases
2000
1000
0
82A 83A 84A 85A 86A 87A 88A 89A 90A
half years

PC. Summarizing the model assumptions we have the following.

Let N_{ij} be the number of newly reported cases in reporting period i as being diagnosed in period j. As the reporting mostly started some time after the first period of diagnosis, the first reported cases are aggregated numbers (since the data of reporting was 'lost'). Let $N_{.1} \ldots N_{.t}$ be the actual number of AIDS cases, which are however not observable we assume that the following statistical model holds:

$$N_{ij} \sim Poi\ (\theta_{ij})$$

$$\theta_{ij} = N_{.j}\ P_k \qquad k = i-j$$
$$1 \leq j \leq i < t \qquad and\ t_0 \leq i$$

$$and \qquad \theta_{ij} = N_{.j} \sum_{k=0}^{t_0-j} P_k \qquad j = 1,\ 2\ \ldots. t_0$$

where t_0 is the first period of reporting and P_k are the reporting proportions. Clearly a sick condition is needed, we assume that after a time T, a proportion of Q cases are still not reported:

$$\sum_{k=0}^{T} P_k = 1-Q$$

We discriminate between a model free approach where $N_{.1} \ldots. N_{.t}$ do not have any relationship with each other, and a model approach where

$$N_{.j} = f(\beta,t;) \qquad is\ chosen.$$

The model free approach is equivalent with the adjusted incidence as used by Downs (Downs et al, 1988).

In figure 1b and 2b the model free estimates and an exponential model is plotted. By stating a model a substantial reduction of parameters is reached. Model fitting is assessed by using the deviance.

The most popular model until recently, is the exponential model. However, since doubling times tend to increase extrapolation seems more doubtfull then ever.

In stead of using an empirical function, it is agreed upon by most experts that the use of a mathematical model is more appropriate. That is: it gives somewhat more confidence in future predictions.

We tried therefore to fit a simple compartment model to the incidence data.

$$\frac{dY_1}{dt} = \lambda - \alpha Y_1 \qquad\qquad \text{(susceptibles)}$$

$$\frac{dY_i}{dt} = \alpha \, (Y_{i-1} - Y_i) \qquad\qquad i = 2 \ldots. r$$

$$\text{(infectives)}$$

$$\frac{dA}{dt} = \alpha Y_r \qquad\qquad \text{(AIDS)}$$

It can be shown that the resulting distribution of cumulative AIDS cases is a Gamma with shape r and mean $D = r/\alpha$, the incubation time.

We fitted the model to the 3 risk groups, drugsusers, homo/bisexual men and hetero men and women, for several choices of r (2 .... 7). The results are a bit disappointing all models fit equally well with regard to the mean deviance ($\leqslant$ 1). However, the parameter estimates are quite different. Clearly one has to use information from outside the system. We decided not to use the model with r = 2, and than to look for models with fitted numerically stable. In table 1 we give estimates for the incubation time. We feel that the main message is that on clearly lacks information about the real motor of the epidemic: the number of HIV-positives.

Table 1. Estimated incubation time for several risk groups (1989, The Netherlands)

Risk group	incubation time	s.e.
IVDA	8.2	17
Homo/bisexual	12.3	4.1
Heterosexuals	6.6	4.3

References:

Downs, A.M., Ancelle, R.A., Jager, J.C., Heisterkamp, S.H., Druten J.A.M.van, Ruitenberg, E.J., and Brunet, J.-B. 'The statistical estimation, from routine surveillance data, of past, present and future trends in AIDS incidence in Europe', in Jager, J.C. and Ruitenberg, E.J. (eds.) 'Statistical Analysis and Mathematical Modelling of AIDS', Oxford University Press, Oxford, 1988, 1-16.

Healy, M.J.R. and Tillett, H.E. 'Short-term extrapolation of the AIDS epidemic', Journal of the Royal Statistical Society, Series A, 151, 50-61 (1988).

Heisterkamp, S.H., Jager, J.C., Ruitenberg, E.J., Druten, J.A.M.van, and Downs, A.M. 'Correcting reported AIDS incidence: A statistical approach', Statistics in Medicine, vol.8, 963-976 (1989).

Epidemiologie bösartiger Neubildungen bei jungen Erwachsenen

H. Brenner [1], G. Seitz [2], H. Wiebelt [3]

[1] Statistisches Amt des Saarlandes, Krebsregister, 6600 Saarbrücken
[2] Pathologisches Institut der Universität Homburg, 6650 Homburg
[3] Institut für Biometrie und Epidemiologie, DKFZ, 6900 Heidelberg

Einleitung:

Über die Epidemiologie bösartiger Neubildungen im jungen Erwachsenenalter ist wenig bekannt. Dies liegt in erster Linie in der Seltenheit bösartiger Neubildungen in dieser Altersgruppe begründet. So
spiegeln beispielsweise die zu regionalen Vergleichen oder Trendanalysen häufig herangezogenen altersstandardisierten Inzidenz- bzw. Mortalitätsraten überwiegend das Krebsgeschehen der älteren Generation
wider. Andererseits kommt der Überwachung der Inzidenz und Prognose
gerade in den jüngeren Altersgruppen eine besondere Funktion bei der
Früherkennung möglicher neuer gesundheitlicher Risiken (Surveillance)
bzw. bei der Beurteilung von Fortschritten in Vorsorge und Therapie
(Evaluation) zu. In der BRD ist eine dazu erforderliche, kontinuierliche Krebsregistrierung in den vergangenen zwei Jahrzehnten lediglich
im Saarland mit ausreichender Vollständigkeit erfolgt (1).

Methode:

Anhand von Daten des saarländischen Krebsregisters werden das Spektrum
bösartiger Neubildungen sowie die Entwicklung der Inzidenz und Prognose ausgewählter Tumorlokalisationen der 15 - 44jährigen saarländischen
Wohnbevölkerung im Zeitraum 1968 - 1987 untersucht. Zur Überwachung
der Inzidenz werden kumulative Inzidenzraten über die Altersspanne von
0 -44 Jahren herangezogen. Ferner werden altersspezifische Inzidenzraten aufgeschlüsselt nach 5-Jahres-Geburtskohorten dargestellt. Die Beurteilung der Prognose erfolgt mittels der Berechnung "relativer"
Überlebensraten. Dabei werden die Sterberaten der Krebspatienten um
die Sterblichkeit der altersentsprechenden "Allgemeinbevölkerung"
(entnommen aus Sterbetafeln für das Saarland) bereinigt. Die daraus
ermittelten relativen Überlebensraten können approximativ als Überle-

bensraten in der hypothetischen Situation angesehen werden, in der der Krebs die einzige Todesursache der Patienten darstellt (2), ohne vom Problem der mangelnden Validität der Todesursachenstatistik tangiert zu sein. Schließlich wird das jährliche relative Zusatzrisiko der Patienten, an dem jeweiligen Krebs zu sterben, für die Diagnosezeiträume 1974 - 79 und 1980 - 86 im Vergleich zum Zeitraum 1968 - 73 mittels eines Regressionsmodells, das eine Verallgemeinerung des bekannten Cox-Modells (3) darstellt und die simultane Berücksichtigung weiterer prognostisch wesentlicher Faktoren (Histologie, Stadium, Follow-up Jahr) erlaubt, quantitativ abgeschätzt (4). Die Berechnungen wurden mit einem speziellen Programmpaket (5) und GLIM (6) durchgeführt.

Ergebnisse und Diskussion:

Das Spektrum der Tumorerkrankungen im jungen Erwachsenenalter unterscheidet sich erheblich von dem bekannten Bild der Gesamthäufigkeit aller Lebensalter. So steht beispielsweise bei den 15 - 29jährigen Männern der Hodenkrebs mit Abstand an der Spitze aller Malignome (Saarland 1968 - 87: 30 %). Bei den 30 - 44jährigen Frauen entfallen mehr als die Hälfte aller bösartigen Tumoren auf Brust und Gebärmutterhals. Einer insgesamt deutlichen Zunahme der Gesamtinzidenz bösartiger Neubildungen bei 15 - 44jährigen Männern, die für die Hodentumoren besonders ausgeprägt ist, steht ein leichter Rückgang bei den Frauen gegenüber, der in erster Linie auf stark rückläufige Inzidenzraten des Zervixkarzinoms (bei gleichzeitigem leichtem Anstieg der Brustkrebsraten) zurückzuführen ist (Tab. 1, Abb. 1 + 2). Bei den Hodentumoren ist erfreulicherweise eine sehr starke Verbesserung der Prognose zu verzeichnen (Tab. 2, Abb. 3). Beim Mammakarzinom finden sich trotz intensiver Bemühungen um eine verbesserte Früherkennung und Therapie allenfalls geringfügige Anhaltspunkte für eine günstigere Stadienverteilung bei Diagnose bzw. verbesserte Überlebensraten (Tab. 3).

		1968 - 73	1974 - 79	1980 - 86
FRAUEN	gesamt	2.98 (2.82, 3.14)	2.68 (2.53, 2.84)	2.97 (2.82, 3.13)
	Mamma	0.71 (0.64, 0.79)	0.84 (0.76, 0.93)	0.96 (0.87, 1.05)
	Zervix	0.70 (0.62, 0.77)	0.40 (0.34, 0.46)	0.36 (0.31, 0.42)
MäNNER	gesamt	1.86 (1.73, 1.98)	2.00 (1.87, 2.13)	2.48 (2.34, 2.61)
	Hoden	0.18 (0.14, 0.21)	0.25 (0.21, 0.30)	0.36 (0.30, 0.41)

Tab. 1.:   Kumulative Inzidenz bis zum 45. Lebensjahr (%, in Klammern: 95 % Konfidenzintervalle) bösartiger Neubildungen insgesamt (ICD-9 Positionen 140 - 208) und ausgewählter Lokalisationen.

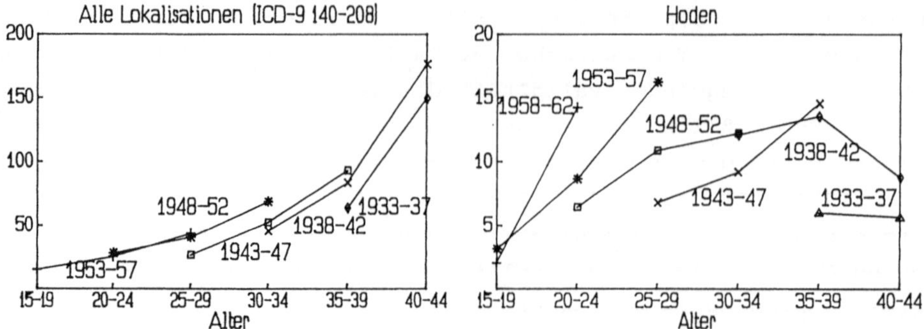

Abb. 1: Alters- und geburtskohortenspezifische Inzidenz bösartiger Neubildungen bei jungen Männern (Fälle/100 000 Personenjahre)

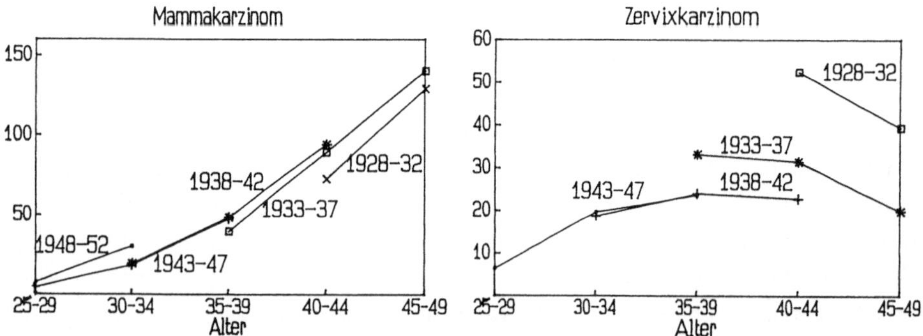

Abb. 2: Alters- und geburtskohortenspezifische Inzidenz bösartiger Neubildungen bei jungen Frauen (Fälle/100 000 Personenjahre)

Dagegen spricht die starke Abnahme der invasiven Zervixkarzinome bei erhöhten Diagnoseraten der präinvasiven, als vollständig heibar anzusehenden Tumorvorstadien für den Erfolg der Vorsorgemaßnahmen. Die etwas schlechtere Prognose invasiver Tumoren in den 80er Jahren dürfte vor diesem Hintergrund am ehesten durch einen Selektionseffekt durch das Screening erklärt werden (Tab. 4).

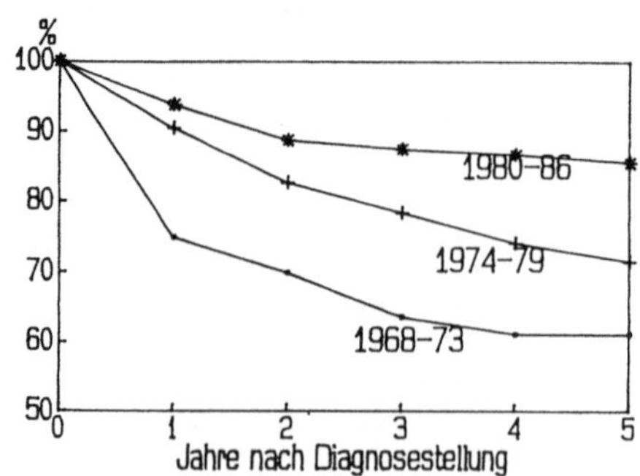

Abb. 3: Kumulative relative Überlebensrate Hodenkrebs (< 45 Jahre)

Histologie	1968 - 73	1974 - 79	1980 - 86
Teratome	47.5 %	51.8 %	47.1 %
Seminome	40.0 %	35.1 %	38.1 %
Sonstige	12.5 %	13.1 %	14.8 %
RR (95 % K.I.)	1.0	0.60 (0.35, 1.04)	0.30 (0.16, 0.54)

Tab. 2.: Hodentumoren: Anteil histologischer Typen und relatives Zusatzrisiko der Mortalität (RR, adjustiert für Follow-up Jahr und Histologie; 1968 - 73 = Referenzgruppe)

LK- oder Fernmetastasen	1968 - 73	1974 - 79	1980 - 86
nein	31.6 %	37.4 %	40.4 %
ja	45.8 %	44.3 %	44.4 %
ohne Angabe	22.6 %	18.3 %	15.2 %
RR (95 % K.I.)	1.0	1.03 (0.74, 1.42)	0.87 (0.62, 1.22)

Tab. 3.: Mammakarzinom: Ausbreitung bei Diagnose und relatives Zusatzrisiko der Mortalität (RR, adjustiert für Follow-up Jahr und Ausbreitung, 1968 - 73 = Referenzgruppe)

Stadium	1968 - 73	1974 - 79	1980 - 86
Ca. in situ	266	382	300
invasive Karzinome	317	178	178
davon			
FIGO I	51.1 %	47.8 %	48.9 %
FIGO II	21.5 %	19.7 %	24.2 %
FIGO III + IV	17.0 %	18.5 %	11.2 %
ohne Angabe	10.4 %	14.0 %	15.7 %
RR (95 % K.I.)	1.0	0.85 (0.55, 1.31)	1.68 (1.10, 2.56)

Tab. 4.: Zervixkarzinom: Stadium bei Diagnose und relatives Zusatzrisiko der Mortalität an invasiven Karzinomen (RR, adjustiert für Follow-up Jahr und Stadium, 1968 - 73 = Referenzgruppe)

Literatur:

1. Hoffmeister,H.(Hrsg.)(1987): Bevölkerungsbezogene Krebsregister in der Bundesrepublik Deutschland. MMV Medizin Verlag München.
2. Ederer, F., Axtell, L.M., Cutler, S.J. (1961): The relative survival rate: a statistical methodology.Nat. Cancer Inst. Monogr. 6: 101 - 121.
3. Cox, D.R. (1972): Regression models and life tables. J. Roy. Stat. Soc. B 34: 187 - 220.
4. Hakulinen, T., Tenkanen, L. (1987): Regression analysis of relative survival rates. Appl. Stat. 36: 309 - 317.
5. Hakulinen, T., Abbeywickrama, K.H. (1985): A computer program package for relative survival analysis. Comp. Progr. Biomed. 19: 197 - 207.
6. Payne, C.D. (Hrsg) (1986): The GLIM System Release 3.77. Generalized Linear Interactive Modelling Manual. Numerical Algorithms Group, Oxford.

Epidemiologie und Prognose maligner Kindestumoren aus der Sicht
des Saarländischen Krebsregisters

KOLLES H.(*), v.SEEBACH H.B.(*), STEGMAIER Christa (**)

Aus dem Pathologischen Institut des Städtischen Krankenhauses
Neunkirchen/Saar (*) und dem Saarländischen Krebsregister (**)

Unter den onkologischen Erkrankungen gehören die malignen
Kindestumoren zu den vergleichsweise selten auftretenden
Tumorleiden. Dem Krebsregister des Statistischen Amtes des
Saarlandes wurden von 1980-1986 insgesamt 139 bösartige Tumoren
bzw. Systemerkrankungen bei Patienten unter 16 Jahren gemeldet.
Dabei schwankt die Meldefrequenz zwischen 14 und 28 Fällen pro
Jahr bei einer Wohnbevölkerung im Saarland von etwa 1,05 Millionen
Einwohnern und einem Anteil von unter 16-Jährigen in der Größen-
ordnung von 15% (STATISTISCHES AMT DES SAARLANDES, 1988).

Ergebnisse:
Die gemeldeten Tumorerkrankungen gehen am häufigsten vom Gehirn
aus (22,3%), dicht gefolgt von der akuten lymphatischen Leukämie
(ALL) (20,9%). Die Non-Hodgkin Lymphome (NHL) machen 10,8%, die
Nephroblastome (Wilms-Tumoren) 7,2% und die malignen Knochentumoren (Osteo- und Ewingsarkome) 5,8% der Meldungen aus. Hodgkin-
Lymphome und Neuroblastome wurden im Untersuchungszeitraum je 6
mal registriert (4,3%). Andere Tumorentitäten wurden nur
vereinzelt gemeldet.
Das Geschlechtsverhältnis der Tumorpatienten ist annähernd 1:1
(männlich:weiblich = 73:66), wobei bei den einzelnen Tumorformen

keine nennenswerten Geschlechtsunterschiede zu verzeichnen sind.

Bezüglich der Altersverteilung bestehen deutliche Unterschiede: So beträgt das mittlere Diagnosealter bei den Wilms-Tumoren und den Neuroblastomen 3,5 Jahre, die beiden malignen Systemerkrankungen NHL und ALL treten im Schnitt im Alter von 5 Jahren auf. Gehirntumoren treten mit 7 Jahren auf, wohingegen die Knochensarkome und die Hodgkin-Lymphome mit 11 bzw. 11,5 Jahren schon zu den Erkrankungen des beginnenden Jugendalters gehören.

Zwischen den einzelnen Tumorarten bestehen beträchtliche Prognoseunterschiede: Während die zahlenmäßig bedeutsamsten Neoplasien, die Gehirntumoren und die ALL mit einer 5-Jahres-Überlebensrate von 50,2 bzw. 54,1% eine gleichermaßen schlechte Prognose besitzen, ist bislang keiner der im Register gemeldeten unter 16-jährigen Hodgkin-Lymphom-Patienten verstorben. Wegen den sehr geringen Fallzahlen können bei den übrigen Kindestumoren keine verläßlichen Überlebenszeiten berechnet werden. Als Anhaltspunkt für die Prognose möge hier das Verhältnis von gestorbenen zu gemeldeten Patienten dienen, das beim Nephroblastom 1:10, bei den NHL 4:15, bei den Knochensarkomen 4:16 und beim Neuroblastom 2:6 beträgt.

Diskussion:

Hirntumoren machen im eigenen Untersuchungsgut den größten Anteil aus. Diese Beobachtung wird auch von anderen Untersuchern gemacht (SCHWEISGUTH, 1984). Dabei sind die Astrozytome und die Medulloblastome die am häufigsten vorkommenden Subtypen. Während es sich bei den Medulloblastomen um eine Entität mit schlechter Prognose handelt, verbirgt sich unter dem Begriff "Astrozytom" eine heterogene Tumorgruppe mit unterschiedlicher Prognose (LAWS, 1984). Nach der WHO-Klassifikation werden hier deshalb anhand morphologischer Kriterien vier Malignitätsgrade unterschieden. Die oben genannten Überlebensraten für Hirntumoren sollten deshalb nur als grober Anhalt für die Prognose dieser Tumorgruppe auf Landesebene gesehen werden.

In der Häufigkeitsskala folgen im eigenen Untersuchungsgut nach den Hirntumoren die akute lymphatische Leukämie (ALL) und die Non-Hodgkin-Lymphome (NHL). Unter dem Begriff NHL werden im Saarländischen Krebsregister die ICD-Positionen 200 und 202 zusammengefaßt, die im wesentlichen den obsoleten Begriffen des "Lymphosarkoms" und des "Retikulumzellsarkoms" entsprechen. Ihre Abgrenzung gegenüber den akuten Leukämien erscheint im Register ungenau. Dies ist hauptsächlich durch die Unzulänglichkeit der ICD-Klassifikation bedingt, die in diesem Bereich nicht die heute aktuellen und weitgehend eindeutigen Klassifikationen, wie z.B. die Kieler-Klassifikation (LENNERT K. , 1978) oder die Einteilung nach LUKES und COLLINS (1974), berücksichtigt. Faßt man deshalb die ALL und die NHL zusammen, so stellt diese Gruppe die häufigsten bösartigen Neubildungen. So erklären sich die zum Teil widersprüchlichen Angaben in älteren Arbeiten über die Häufigkeit dieser Tumorgruppe im Vergleich zu den übrigen Kindestumoren (LAMPERT, 1977). Die Prognose der kindlichen ALL ist laut Register mit einer 5-Jahres-Überlebensrate von 54% schlechter als in der Literatur mitgeteilt, wo Raten bis zu 60% (DOLD & SACK, 1985) angegeben werden. Es muß aber bei den oben genannten Absterberaten berücksichtigt werden, daß es sich dabei um Zahlen auf Bundesland-ebene handelt, die sich natürlich nicht mit den Überlebensraten von pädiatrisch-onkologischen Spezialkliniken messen können.

Die im eigenen Untersuchungsgut beobachtete sehr gute Prognose des M. Hodgkin wird auch in der Literatur (SCHWEISGUTH, 1984) beschrieben. Sie ist das Ergebnis einer weitgehend standardisierten Therapie in Abhängigkeit von einer international anerkannten klinischen Stadieneinteilung (Ann-Arbor-Konfernez: CARBONE P.P. et al. 1971).

Auch das Nephroblastom, der sog. Wilms-Tumor, das im Saarland in der gleichen Häufigkeit vorkommt wie in der Literatur beschrieben (Übersicht in SCHWEISGUTH, 1984), zeigt mit nur einem gemeldeten Todesfall auf 10 Tumormeldungen eine sehr gute Prognose. Hier scheint sich ebenfalls das seit mehr als 15 Jahren verfolgte Konzept streng geführter internationaler Gemeinschaftsstudien zu bewähren.

Im Gegensatz zu diesen guten Ergebnissen stehen die Überlebens- chancen beim Neuroblastom, wo von 6 gemeldeten Patienten mittlerweile schon 2 im Untersuchungszeitraum verstorben sind. Beim Neuroblastom existiert auch heute noch kein optimales Therapiekonzept (DOLD & SACK, 1985). Die typischen Knochentumoren des Kindes- und des Adoleszentenalters, das Osteo- sowie das Ewingsarkom, liegen im eigenen Untersuchungsgut so selten vor, daß hier verläßliche Aussagen nicht möglich sind.

Literatur:

CARBONE P.P., KAPLAN H.S., MUSSHOFF K., SMITHERS D.W., TUBIANA M.:
Report of the Committee on Hodgkin's Disease Staging
Classification, Cancer Res. 31 (1971): 1860-1861
DOLD U., SACK H.:
Praktische Tumortherapie, Thieme (1985)
LAMPERT F.:
Krebs im Kindesalter, Urban & Schwarzenberg (1977)
LAWS E.R., TAYLOR W.F., CLIFTON M.B., OKAZAKI H.:
Neurosurgical management of low grade astrozytoma of the cerebral
hemispheres, J. Neurosurg. 61 (1984): 665-673
LENNERT K.:
Malignant lymphomas other than Hodgkin's disease, Springer (1978)
LUKES R.S., COLLINS R.D.:
Immunological characterization of human malignant lymphomas,
Cancer 35 (1974): 1488 ff.
SCHWEISGUTH O.:
Solide Tumoren im Kindesalter, Enke (1984)
STATISTISCHES AMT DES SAARLANDES:
Morbidität und Mortalität an bösartigen Neubildungen im Saarland
1986, Saarland in Zahlen, Bd. 143 (1988)

Auswertung eines Klinischen Krebsregisters und vergleichende Interpretation der Ergebnisse

K. Kaufmehl, R. Klar, H.Simonis

Kinderklinik (ehemals Tumorzentrum), Abteilung Medizinische Informatik
und Tumorzentrum der Universität Freiburg

Einleitung

Seit 1983 wird am Universitätsklinikum Freiburg eine Tumorbasisdokumentation nach den Richtlinien der Arbeitsgemeinschaft Deutscher Tumorzentren (ADT) durchgeführt. Bis zum Juni 1989 wurden knapp 13.000 Patienten dokumentiert. Die Daten zu den am Tumorzentrum häufigsten Malignomlokalisationen wurden ausgewertet: Mamma, Cervix uteri, Corpus uteri, Ovar, Kolon und Rektum, Magen, Lunge und Prostata. Die Tumorbasisdokumentation dieser Malignome ist im Vergleich mit der Diagnosenstatistik nach der Bundespflegesatzverordnung zu etwa 80% vollständig und kann als repräsentativ für das Klinikkollektiv bezeichnet werden, da ein Selektionsbias bei den vorhandenen Patientenmerkmalen nicht beobachtet werden konnte.

Methode

Die Datenerhebung erfolgt durch Ärzte in den beteiligten Kliniken. Dokumentarinnen des Tumorzentrums erfassen die Daten und überprüfen sie auf Plausibilität und Vollständigkeit. Um ein vollständiges Follow-Up zu erreichen, wurden ca. 8000 Anfragen an Einwohnermeldeämter gerichtet, der Rücklauf betrug ca. 99%. Die aus den Anfragen gewonnenen Daten wurden als Folgeerhebungen erfaßt. Ein Cobol-Programm diente zur Selektion der relevanten Daten aus der Tumorzentrums-Datenbank (UDS unter BS 2000). Zur Auswertung wurde SPSS-X eingesetzt, Überlebensraten werden dabei nach einer Sterbetafelmethode (Berkson und Gage) errechnet. Die Stadieneinteilung erfolgte aufgrund der postoperativen TNM-Angaben. Fehlten diese oder waren sie unvollständig, wurde auf praetherapeutische TNM-Angaben zurückgegriffen.

Ergebnisse

Untersucht wurden die Altersverteilung (Alter bei Diagnosestellung) der Krebspatienten, die Stadienverteilung sowie Überlebensraten. Überlebensraten wurden sowohl in Abhängigkeit vom Stadium als auch für das jeweilige Gesamtkollektiv berechnet.

Aus Abbildung 1, der Altersverteilung für das Gesamtkollektiv wird ersichtlich, daß das Haupterkrankungsalter bei Krebspatienten zwischen dem 55sten und 75sten Lebensjahr liegt. Mehr als 50%

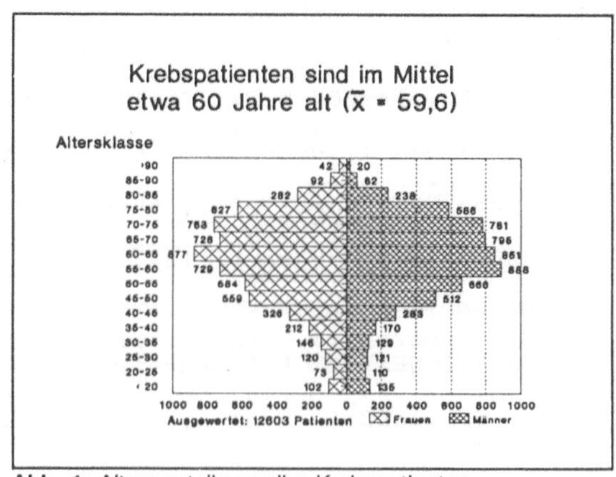

Abb. 1: Altersverteilung aller Krebspatienten

aller Patienten gehören zu dieser Altersgruppe. Zwischen Männern und Frauen bestehen keine Altersunterschiede.

Abbildung 2 zeigt die Altersverteilung für Malignome der Mamma und Lunge. Während die Altersverteilung beim Mammakarzinom breitbasig ist und eine angedeutete Zweigipfligkeit erkennen läßt, ist bei Malignomen der Lunge ein eindeutiger Altersgipfel im Bereich von 60 bis 65 Jahren vorhanden. Vor dem 40sten Lebensjahr ist das Bronchialkarzinom eine Seltenheit. Bösartige Neubildungen des Corpus Uteri treten praktisch nur postmenopausal auf, dementsprechend liegt das mittlere Alter bei 65,8 Jahren. Zervixkarzinome zeigen dagegen eine deutlich zweigipflige Altersverteilung, der praemenopausale Altersgipfel liegt zwischen 30 und 35 Jahren, der postmenopausale zwischen 55 und 60 Jahren.

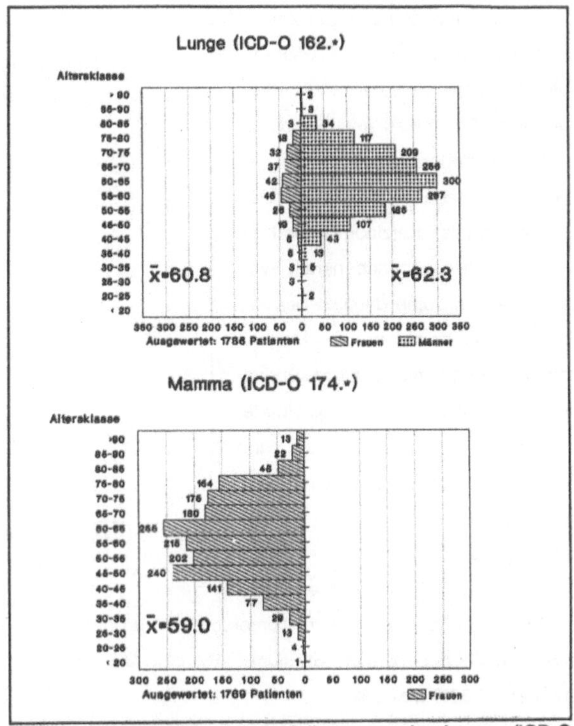

Abb. 2: Altersverteilung bei Malignomen der Lunge (ICD-O 162) und der Mamma (ICD-O 174)

Aus der Stadieneinteilung (Abbildung 3) wird ersichtlich, daß beim Mamma- und Korpuskarzinom die Stadien I und II deutlich überwiegen. Beim Zervixkarzinom sind die Anteile von Stadium I, II bzw. III, IV ausgeglichen, während bei den übrigen Malignomen die fortgeschrittenen Stadien III und IV überwiegen. Bei den gynäkologischen Tumoren ist der Anteil von Patienten mit Stadium II auffallend gering, er beträgt beim Zervixkarzinom 20% und beim Korpus- sowie Ovarialkarzinom 10%.

Abbildung 4 zeigt Überlebenskurven in Abhängigkeit von der Tumorlokalisation. Bei Malignomen der Mamma,

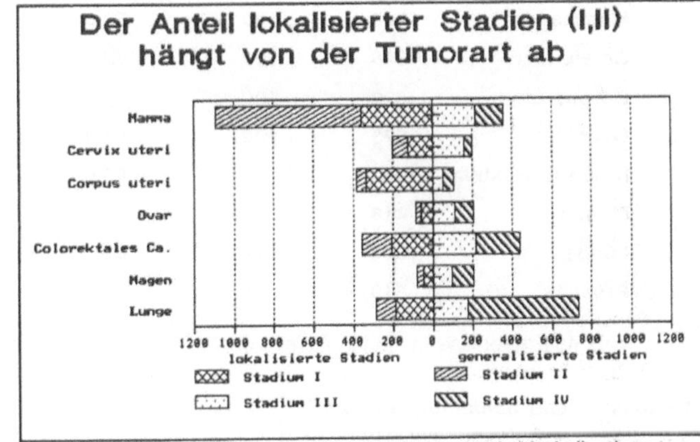

Abb. 3: Stadieneinteilung in Abhängigkeit von der Lokalisation

Cervix uteri und des Corpus uteri ist die Prognose mit einer Fünfjahresüberlebensrate von ca. 60% relativ gut. Beim Prostatakarzinom liegt die Fünfjahresüberlebensrate trotz des hohen Patientenalters bei 44% Ovarial- und kolorektales Karzinom haben mit einer Fünfjahresüberlebensrate von ca. 35 % noch eine deutlich bessere Prognose als Karzinome des Magens und der Lunge mit Fünfjahresüberlebensraten von 20% bzw. 10%. Überlebenskurven beim Mamma- und Prostatakarzinom zeigen einen annähernd linearen Verlauf im Gegensatz zum exponentiellen Kurvenverlauf der übrigen Karzinome. Überlebenskurven in Abhängigkeit vom Tumorstadium ergaben für das Mamma- und Bronchialkarzinom folgende Fünfjahresüberlebensraten: Stadium I 78% bzw. 27%, Stadium II 62% bzw. 26%, Stadium III 37% bzw 12% und Stadium IV 32% bzw 3%.

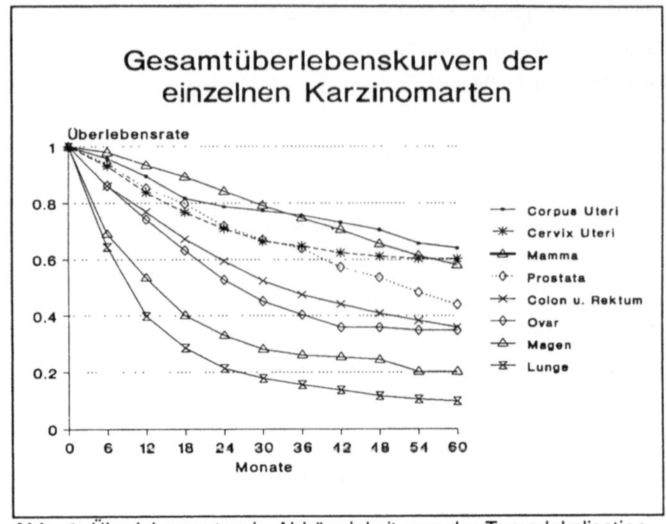

Abb. 4: Überlebensraten in Abhängigkeit von der Tumorlokalisation

Eine zusammenfassende Darstellung der wichtigsten Ergebnisse dieser Untersuchung gibt folgende Tabelle:

SYNOPSE

	Patienten	davon Frauen (%)	mittleres Alter	Stadieneint. möglich (%)	5-Jahres- Überl.rate (%)
Mamma	1808	100	59,0	94	58
Cervix uteri	546	100	52,7	86	60
Corpus uteri	622	100	65,8	83	64
Ovar	373	100	57,4	78	35
Kolon u. Rektum	1047	49	65,0	81	36
Magen	418	36	63,5	80	20
Lunge	1800	14	62,1	62	10
Prostata	619	0	69,6	56	44

Tab. 1: Ergebnisse in Abhängigkeit von der Tumorlokalisation

Diskussion und Schlußfolgerungen

Altersverteilung: Währen in unserem Kollektiv das mittlere Alter bei 59,6 Jahren lag, lieferte die zentrale Auswertung der Daten aus allen Klinischen Krebsregistern der BRD in Gießen mit 60,8 Jahren einen höheren

Mittelwert (1). Das Alter variiert mit der Tumorart: Prostatapatienten sind mit 69,6 Jahren im Mittel fast 20 Jahre älter als Patientinnen mit Cervixkarzinom, die im Mittel 52,7 Jahre alt sind (noch größer ist der Unterschied zu den hier nicht aufgeführten Patienten mit Hodenkarzinom). Die Altersverteilungen bestätigen insgesamt die Literaturangaben.

Stadieneinteilung: Aufgrund der teilweise ungenauen TNM-Angaben (Tx,Nx,Mx) konnte in vielen Fällen kein Stadium ermittelt werden. Beim Prostatakarzinom wird neben TNM-Angaben auch das Grading zur Stadieneinteilung benötigt, deshalb konnte nur bei 56% der Fälle das Stadium ermittelt werden. Bei gynäkologischen Tumoren, bei denen die Stadieneinteilung primär nach der FIGO-Klassifikation erfolgt, entsprach die Stadienverteilung nicht den Literaturangaben (2), Stadium II war unterrepräsentiert. Eine weniger differenzierte Erfassung des Stadiums nach der jeweils klinisch relevanten Klassifikation (FIGO, Dukes), würde zu einer vollständigeren Datenbasis führen und damit die Aussagekraft der Auswertungen erhöhen.

Überlebenskurven: Bei Tumorarten mit schlechter Prognose ist der Anteil der Stadien III und IV deutlich erhöht, was unter anderem damit zusammenhängt, daß aufgrund anatomischer Gegebenheiten diese Malignome relativ spät diagnostiziert werden. Tumoren mit einer guten Prognose und einem hohen Patientenalter zeigen eher lineare Überlebenskurven (Prostata, Mamma), bedingt durch die Überlagerung von Tumor und Alterssterblichkeit. Die 5-Jahresüberlebensraten bei Malignomen von Lunge, Cervix uteri und Ovar entsprechen den Literaturangaben (3,2). Die 5-Jahresüberlebensrate beim Magenkarzinom liegt über und die beim Korpus- und Mammakarzinom unter den Literaturangaben (4,2,5,6). Zu den übrigen fanden wir keine vergleichbaren Angaben über ein entsprechendes unselektiertes Klinikkollektiv.

Schlußfolgerungen: Im Gegensatz zu klinischen Studien, deren Kollektiv Ein- und Ausschlußkriterien unterworfen ist, liefern Klinische Krebsregister Daten über das Gesamtkollektiv einer Klinik. Klinische Krebsregister erleichtern die Planung prospektiver Studien, indem sie Daten über das Patientenkollektiv und bisherige Behandlungsergebnisse liefern. Zur Qualitätssicherung tragen Klinische Krebsregister bei, indem sie den Vergleich von Behandlungsergebnissen in Form von Überlebensraten zwischen Kliniken ermöglichen. Behandlungsergebnisse von Studienkollektiven können mit denen des "normalen" Klinikkollektivs verglichen werden.

Literatur:

1)   J.Dudeck, K.D.Ahrendt, C.Pöckentrup, Zentrale Auswertung der Daten aus Klinischen Krebsregistern, Erhebungszeitraum 1987, Gießen, 1988

2)   F.Petterson, Annual Report on the results of treatment in gynecological cancer, Stockholm 1988

3)   Z.Vich, Cancer registry data: actuarial survival estimation in lung cancer patients, Neoplasma 1988, 35(2), 129-33

4)   G.Lundegardh, HO.Adami, B.Malker, Gastric cancer survival in Sweden, Ann Surg, 1986, 204(5)

5)   E.Giese, Zur Bedeutung prognostischer Faktoren beim Mammakarzinom, Inaugural-Dissertation, Freiburg, 1989

6)   W.Heidenreich, A.Majewski, Therapie und Behandlungsergebnisse beim Mammakarzinom, Geburtshilfe und Frauenheilkunde, 1986, 46, 11-14

GRUNDSÄTZE ZUR ABLEITUNG UMWELTBEZOGENER GRENZWERTE
AUS EPIDEMIOLOGISCHEN UND TOXIKOLOGISCHEN UNTERSUCHUNGEN

H.E. Wichmann

Bergische Universität - Gesamthochschule Wuppertal

FB 14 - FG "Arbeitssicherheit und Umweltmedizin"

Gaußstr. 20, 5600 Wuppertal 1

ZUSAMMENFASSUNG

Es wird ein Überblick gegeben über die wichtigsten Verfahren, die im "Risk assessment" von Umweltrisiken Verwendung finden. Zunächst sind die Typen von gesundheitlichen Auswirkungen (z.B. toxisch, kanzerogen, mutagen, teratogen) zu charakterisieren. Aus der Art der Schädigung, der Eintrittswahrscheinlichkeit und der Zahl betroffener Personen werden dann tolerierbare Konzentrationen in Luft, Wasser und Nahrung abgeleitet. Für toxische (nicht-kanzerogene) Substanzen, bei denen man von der Existenz eines Schwellenwertes ausgehen kann, orientiert man sich an tierexperimentell oder epidemiologisch bestimmten Minimalkonzentrationen (NOEL = no-observed-effect level, LOEL = lowest-observed-effect level, FEL = frank-effect level). Aus diesen werden Grenzwerte berechnet (ADI = acceptable daily intake, MIK = maximale Immissionskonzentrationen), wobei zusätzlich Sicherheitsfaktoren verwendet werden, um experimentelle Unsicherheiten und unterschiedliche Empfindlichkeiten in den Zielpopulationen zu berücksichtigen.

Bei Stoffen ohne Schwellenwert werden Extrapolationsmedelle verwendet (lineares, loglineares Modell, Power-Modell, Probit-, Logit-, Multistagemodell). Die Ableitung tolerierbarer Konzentrationen hat hierbei die (willkürliche) Festsetzung eines hinzunehmenden Erkrankungsrisikos zur Voraussetzung, da man davon ausgeht, daß auch bei niedrigsten Dosen ein von Null verschiedenes Risiko vorliegt. Besondere Bedeutung haben das unit-risk Konzept (Erkrankungsrisiko bei lebenslanger Exposition gegenüber der Konzentration von 1 mg/m^3 der Substanz) sowie die Comparative Potency Method (Analogievergleich zwischen experimentellen und epidemiologischen Daten).

Schließlich werden Verfahren diskutiert, die es gestatten, unterschiedliche toxische Wirkungen, unterschiedliche Expositionsdauern und -pfade sowie Kombinationswirkungen zu berücksichtigen. Die dargestellten Methoden werden anhand von Anwendungsbeispielen erläutert.

EINLEITUNG

Im folgenden sollen Methoden zur Quantifizierung von Risiken im Umweltbereich sowie zur Grenzwertableitung vorgestellt werden. Diese gewinnen zunehmend an Bedeutung, zum einen, weil die "umweltrelevanten" Schadstoffe ständig zunehmen (jedenfalls nimmt die Zahl der Stoffe zu, für die ein Regelungsbedarf besteht), zum anderen, weil die bisherigen Verfahren zur Risikobeschreibung in weiten Bereichen unsystematisch und ohne klare Struktur sind. Diese Ansätze, die versuchen, die Risikobewertung transparenter zu machen, lassen sich unter dem Stichwort "Risk Assessment" zusammenfassen. Sie stellen den Versuch dar, möglichst einfache Rechenvorschriften zur Ableitung von Risikokenngrößen auf der Basis tierexperimenteller und epidemiologischer Daten bereitzustellen.

1. GRUNDLAGEN FÜR EIN TRANSPARENTES "RISK ASSESSMENT"

Die Risikoabschätzung stützt sich auf zwei Pfeiler, nämlich die Toxikologie und die Epidemiologie. Ausgehend von tierexperimentellen oder epidemiologischen Daten werden Berechnungen und Abschätzungen durchgeführt, die letztlich zu einem Grenzwert führen. Daher ist zu Beginn darüber nachzudenken, welche Mindestqualität die Daten erfüllen müssen, die in solche Betrachtungen überhaupt Eingang finden sollen. Ausgehend von den Forderungen von Erdreich (1988) sind hierbei drei Aspekte zu beachten: Die Stärke des Zusammenhangs, die Konsistenz und die biologische Plausibilität.

Je stärker der Zusammenhang zwischen Dosis und Wirkung ist, desto sicherer kann man sein, daß der angeschuldigte Stoff die Wirkung auch wirklich verursacht. Kriterien hierfür sind eine hohe toxische Potenz des Stoffes, eine Zunahme der Wirkung mit Zunahme der Dosis, eine hohe Inzidenz bzw. ein hohes Exzeßrisiko sowie eine kleine Irrtumswahrscheinlichkeit in den relevanten Studien.

Die Forderung nach Konsistenz besagt, daß der gefundene Zusammenhang unter verschiedenen Bedingungen bestehen sollte: er sollte sich für mehrere Spezies zeigen, die Wirkungen sollten bei Aufnahme über unterschiedliche Aufnahmepfade auftreten, sie sollten unter unterschiedlichen Expositionsbedingungen nachweisbar sein, die vorhandenen epidemiologischen Daten sollten deskriptiv dazu passen, im Idealfall sollten analytische epidemiologische Studien existieren, die die gleichen Ergebnisse wie der Tierversuch zeigen.

Im Hinblick auf die biologische Plausibilität ist zu fordern, daß der Zusammenhang plausibel im Hinblick auf andere wissenschaftlichen Informationen über die Kausalität des Mechanismus ist. So sollte ein Gradient von Wirkungen unterschiedlicher biologischer Schwere beobachtbar sein, vergleichbare Wirkungen sollten sich bei Kurzzeittests oder in vitro-Tests ergeben, die gefundenen Zusammenhänge sollten zur Kenntnis über die Pharmakokinetik der Substanz sowie zum Ablauf pathophysiologischer Veränderungen passen, es sollte eine Struktur-Wirkungs-Beziehung bestehen, schließlich sollten bei schwächerer Belastung präklinische Indikatoren gefunden werden bzw. es sollte die Exposition im biologischen Monitoring nachweisbar sein.

Die genannten Forderungen werden nur in Ausnahmefällen für eine Substanz vollständig erfüllt sein, dennoch ist eine solche Checkliste wichtig, um die Vertrauenswürdigkeit der auf diesen Daten basierenden Risikoabschätzung einstufen zu können.

Definitionen

Zu Beginn der quantitativen Risikoabschätzung ist es erforderlich, einige Grundbegriffe einzuführen. So ist zunächst das Risiko zu definieren. Hierunter soll im folgenden die bedingte Wahrscheinlichkeit für das Auftreten einer Wirkung bei Vorliegen einer Exposition verstanden werden.

Die betroffenen Stoffe werden in Konzentrationen gemessen, also z. B. in Milligramm pro Einheit des kontaminierten Mediums (Luft, Wasser, Nahrung) oder im parts per million (ppm). Hieraus wird die aufgenommene Dosis D (z.B. in Milligramm pro Kilogramm Körpergewicht) berechnet sowie die Dosisrate d, welche die Dosis pro Zeiteinheit angibt, z.B. Milligramm pro Kilogramm Körpergewicht und Tag.

Ferner werden die üblichen toxikologischen Definitionen NOEL (no observed effect level), NOAEL (no observed adverse effect level), LOEL (lowest observed effect level), LOAEL (lowest observed adverse effect level) und FEL (frank effect level) verwendet.

Unter Wirkungen (effects) versteht man dabei z.B. Enzyminduktion oder andere biochemische Effekte ohne pathologische Veränderung, subzelluläre Proliferation oder andere Veränderungen in Organellen, Hyperplasie, Hypertrophie oder Atrophie, die mit oder ohne Gewichtsveränderungen von Organen einhergehen können (Stara et al., 1987, Durkin, Colman, 1983).

Nachteilige Wirkungen (adverse effects) umfassen reversible zelluläre Veränderungen wie die Flüssigkeitsansammlung in oder die Verfettung von Zellen. Hierzu zählen ebenfalls Nekrosen oder Metaplasien mit oder ohne Veränderung der Organfunktion sowie leichte Neuropathien.

Unter schweren nachteiligen Wirkungen (frank effects) schließlich wird nach den Präzisierungen der genannten Autoren die Nekrose, Atrophie, Hypertrophie oder Metaplasie mit Beeinträchtigung der Organfunktion verstanden. Noch schwerer wiegen Neuropathien mit Verlust der sensorischen, motorischen oder verhaltensmäßigen Kontrolle, ferner Beeinträchtigungen der Reproduktion, und maternale Toxizität. Als schwerste Stufe schließlich werden Tod oder ausgeprägte Verkürzung des Lebens und teratogene Effekte angesehen.

2. RISK ASSESSMENT FÜR STOFFE MIT SCHWELLENWERT

Für Stoffe mit Schwellenwert geht man so vor, daß man aus der Expositionskonzentration c, bei welcher eine der genannten Wirkungen beobachtet wurde, zunächst die Dosisrate d (NOEL, NOAEL, LOEL etc.) der täglichen Aufnahme gemäß der Formel

$$d = cI/W \; [mg/kg/Tag]$$

berechnet. c gibt dabei die Expositionskonzentration an (z.B. in mg/ m^3), I die Aufnahme pro Tag (z.B. 20 m^3 Luft/Tag), und W das Körpergewicht (z.B. 75 kg). Die hierbei verwendeten Konstanten für die Aufnahme und das Körpergewicht werden dabei aus Referenztabellen entnommen (Beispiele in Hallenbeck, Cunningham, 1986).

Diese Dosisrate wird, um die Unsicherheiten bei der Übertragung der Studienergebnisse auf die Risikopopulation zu berücksichtigen, mit Sicherheitsfaktoren versehen. Daraus berechnet sich die adjustierte Dosisrate

$$d_{adj} = \frac{c\,I}{W \cdot F1 \cdot F2 \cdot \ldots \cdot Fn} \; .$$

n gibt dabei die Zahl der Unsicherheitsquellen an, Fj die zugehörigen Sicherheitsfaktoren (j = 1, 2, ..., n). Die Sicherheitsfaktoren werden üblicherweise zwischen 1 und 10 gewählt und sollen Unterschiede in der Sensitivität verschiedener Tierspezies oder Menschen, mögliche synergistische Effekte mit anderen Schadstoffen, den Aufnahmepfad sowie zusätzliche Fehlerquellen berücksichtigen. Das Produkt aller Sicherheitsfaktoren liegt i.a. zwischen 10 und 1000.

Ein wichtiges Beispiel für eine adjustierte Dosisrate ist der ADI-Wert (acceptable daily intake). Hierunter versteht man die duldbare, tägliche Aufnahmemenge für den Menschen bei lebenslanger Aufnahme, also die Dosisrate eines Stoffes, die als unbedenklich angesehen wird.

Aus der adjustierten Dosisrate wird die akzeptierbare (lebenslange) Gesamtdosis D berechnet:

$$D = d_{adj} \cdot T \cdot 365.$$

Dabei gibt T die mittlere Expositionszeit in Jahren an, gegebenenfalls nach Korrekturen (Berücksichtigung von Latenzzeiten etc.).

Insgesamt wird auf diesem Wege somit aus tierexperimentellen Daten eine für den Menschen akzeptierbare Gesamtbelastung berechnet.

Quantifizierung der Wirkung aus epidemiologischen Studien

Dienen epidemiologischen Studien zur Risikoabschätzung, so wird zunächst der Anteil der Personen berechnet, die eine Wirkung zeigen. Dies geschieht in der üblichen Weise, indem man die Zahl der beobachteten Fälle (Personen mit Wirkung) in einer exponierten Gruppe und einer Kontrollgruppe bestimmt und zur Gesamtzahl der Personen in diesen Gruppen ("persons at risk") in Beziehung setzt. Dies kann z.B. durch die Berechnung von relativen Risiken, odds ratios oder attributiven Risiken geschehen. Die hieraus gebildeten Dosis-Wirkungs-Beziehungen führen dann zu einer ähnlichen Ableitung von Dosisraten und akzeptierbaren Dosen wie für das Tierexperiment.

Metaanalyse

Wenn unterschiedliche experimentelle oder epidemiologische Studien zu den gleichen Sachverhalten Aussagen machen, ist ferner zu prüfen, wie diese miteinander in Einklang zu bringen sind. Ein einfaches Vorgehen wäre die Übernahme der jeweils niedrigsten gefundenen Wirkkonzentration. Dies wird aber möglicherweise der unterschiedlichen Qualität von Untersuchungen nicht gerecht. Daher empfiehlt es sich, Verfahren der Metaanalyse anzuwenden. Hierbei ist eine gemeinsame Bewertung aller vorliegenden Studien zu einer Fragestellung angestrebt. Dies kann auf verschiedenen Ebenen geschehen, z.B. durch Zusammenfassung der Irrtumswahrscheinlichkeit der Teststatistiken, durch Zusammenstellung und Mittelung von Effektmaßen oder bei vergleichbaren Daten durch Bestimmung des Effektmaßes aus den gepoolten Einzeldaten. Verfahren hierzu wurden in anderem Zusammenhang entwickelt und sind in den Bereich der Risikobewertung durchaus übertragbar (z.B. Boissel et al., 1986). Es darf jedoch nicht übersehen werden, daß Probleme dadurch entstehen, daß negative Studien oft nicht veröffentlicht werden und generell eine Vorabauswahl von aussagekräftigen Studien vor Beginn der Metaanalyse erforderlich ist.

Berücksichtigung unterschiedlicher Schweregrade der Wirkung

Die oben angegebene Unterscheidung der Wirkungen in effects, adverse effects und frank effects sowie eine verfeinerte Untergliederung dieser Gruppen gestattet die Berechnung von Dosisraten und akzeptieren Dosen im Hinblick auf unterschiedliche Schweregrade (Stara et al., 1987).

Berücksichtigung unterschiedlich empfindlicher Personengruppen

In den meisten Richtlinien ist es üblich, einen Sicherheitsfaktor zur Berücksichtigung der Intraspeziesvariabilität einzuführen. Wenn Daten über unterschiedlich empfindliche Tierspezies oder Personengruppen vorliegen, können diese auch direkt berücksichtigt werden (Stara et al., 1987).

Die Abschätzung, wie groß der Anteil empfindlicher Personen in der interessierenden Risikogruppe ist, kann dann über die Daten geeigneter bevölkerungsbezogener Morbiditätsstatistiken erfolgen. Hierzu sind für die jeweiligen Stoffe zunächst die sensitiven Gruppen in der Bevölkerung zu identifizieren (z.B. Personen mit eingeschränkter Leberfunktion, Bronchitiker etc.). Dann wird über die Prävalenz in der Allgemeinbevölkerung berechnet, wieviel sensitive Individuen in der exponierten Population zu erwarten sind.

Berücksichtigung unterschiedlicher Expositionsdauern

Um unterschiedliche Expositionsdauern und unterschiedliche Schweregrade der Wirkung in den zugrundeliegenden Studien vergleichbar zu machen, besteht die Möglichkeit, eine Umrechnung in äquivalente menschliche Expositionsdauern und äquivalente menschliche Dosen vorzunehmen. Die daraus entstehenden Dosis-Zeit-Wirkungs-Plots eignen sich zur qualitativen oder semiquantitativen Einteilung in expositionsdauerabhängige Bereiche unterschiedlicher Schweregrade (Stara et al., 1987).

Kombinationswirkungen

Bei fehlender Kenntnis wird bisher in der Regel ein Sicherheitsfaktor zur Berücksichtigung synergistischer Effekte verwendet. Ein anderer Weg ist das explizite Einbeziehen unterschiedlicher Aufnahmepfade und mehrerer Substanzen.

Unterschiedliche Aufnahmepfade lassen sich z.B. durch Addition der resorbierten Dosisraten der Einzelpfade berechnen.

Wenn es um die Berücksichtigung mehrerer Substanzen geht, besteht in einigen Fällen die Möglichkeit der Addition der Dosisrate. Dies ist möglich, wenn man annehmen kann, daß die Substanzen im Gemisch sich so verhalten, als ob sie Verdünnungen oder Konzentrationen von einander wären. Dann kann die Wirkung der Mischung dadurch berechnet werden, daß die Einzeldaten nach Adjustierung hinsichtlich ihrer toxischen Potenz addiert werden.

Wenn diese Möglichkeit nicht gegeben ist, kann man eine <u>Addition von Wirkungen</u> vornehmen. Dies kann über die Einzelwirkungen unter Berücksichtigung ihrer paarweisen Korrelationen erfolgen (Stara et al., 1987) oder über die Relativen Risiken der Einzelsubstanzen und der Gemische (US-EPA, 1987).

3. RISK ASSESSMENT FÜR STOFFE OHNE SCHWELLENWERTE

Stoffe ohne Schwellenwert, also solche, bei denen selbst in kleinster Konzentration Wirkungen zu erwarten sind, findet man vor allem im Bereich kanzerogener Substanzen. Häufig wird vereinfachend angenommen, daß alle kanzerogenen Substanzen zu dieser Gruppe gehören.

Die Bestimmung von Dosis-Häufigkeits-Beziehungen für diese Stoffe hat eine lange Tradition, und eine Vielzahl von Interpolations- und Extrapolationsmodellen ist hierfür entwickelt worden. Es seien nur das lineare Regressionsmdell, die Potenzfunktion, das One Hit-Modell, das Multiple Hit-Modell, das Multistage-Modell, das Logit-Modell, das Probit-Modell, die Hockey-Stick-Funktion und andere erwähnt. Diese statistischen Ansätze, denen entweder unterschiedliche Karzigonesemodelle zugrunde liegen oder die rein heuristisch vorgehen, ist eines gemeinsam: es läßt sich nicht von vornherein festlegen, welches das "richtige" Modell ist, und wenn man mehrere Modelle zur Extrapolation in den Niedrigdosisbereich verwendet, dann unterscheiden sich die Ergebnisse nicht selten um mehrere Zehnerpotenzen. Man kann vereinfacht sagen: Bei der Extrapolation in den Niedrigdosisbereich mit diesen Modellen ist die Auswahl des Modelles wichtiger als die zugrunde liegenden Daten. Wegen dieser unbefriedigenden Situation versucht man, im Niedrigdosisbereich eine einheitliche Vorgehensweise zu etablieren. Als Beispiel sei hierbei das lineare Extrapolationsverfahren der amerikanischen Food and Drug Administration (FDA) genannt (zitiert nach Hallenbeck, Cunningham, 1986):

1. Verwende ein geeignetes mathematisches Modell, das eine gute Aproximation der Dosis-Wirkungs-Beziehung im Bereich der gemessenen Daten ergibt (Interpolation).

2. Bestimme die obere Grenze des Vertrauensbereichs auf der Basis der Exzeß-Tumorrate (= Tumorrate bei Exposition - Spontan-Tumorrate) im Bereich der gemessenen Daten.

3. Verbinde eine Gerade vom Ursprung zum oberen Wert des Vertrauensbereichs bei der niedrigsten Dosis, die eine signifikante Wirkung gezeigt hat (Extrapolation).

4. Entnehme die (obere) Risikoabschätzung für niedrige Dosen aus dieser Extrapolationsgeraden.

Abbildung 1 zeigt beispielhaft, wie man bei diesem Verfahren vorgeht.

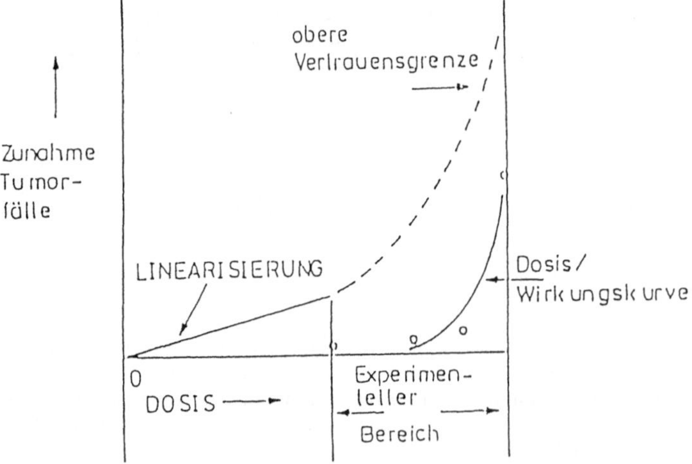

<u>Abbildung 1:</u> **Lineare Extrapolation der oberen Vertrauenskurve zu kleinen Dosen hin (aus Schlatterer, 1989)**

Das Unit-Risk-Konzept

Unter dem "Unit-Risk" eines Stoffes versteht man das zusätzliche Krebsrisiko bei lebenslanger Exposition gegenüber einem Mikrogramm pro Kubikmeter dieser Substanz. "Lebenslang" wird dabei als 70 Jahre lang angesetzt. Dem Unit-Risk-Konzept liegt somit ein lineares Extrapolationsmodell zugrunde, und das eben angegebene Verfahren ist hierfür z.B. verwendbar. Es werden aber auch andere Ansätze zur Berechnung des Unit-Risks (oder der "potency" oder des "slope factors) verwendet. Die EPA z.B. benutzt für ihr Integrated Risk Information System (IRIS) ein linearisiertes Multistage-Verfahren. Hierbei wird zunächst ein Multistage-Modell (Exponentialfunktion eines Polynoms der Dosis) an die Daten angepaßt. Dann wird die obere Vertrauensgrenze für das Risiko unter Verwendung eines geeigneten linearen Terms berechnet. Für hinreichend kleine Dosen ist der Graph der oberen Vertrauensgrenze praktisch linear. Seine Steigung gibt dann das Risiko pro mg/kg/Tag an. Ein Beispiel für die schematische Berechnung des Krebsrisikos durch (Benzo(a)pyren (BaP) in der Außenluft ist in Tabelle 1 angegeben.

Tabelle 1: Anwendung des "unit risk-Konzepts auf das Lungenkrebsrisiko durch polyzyklische aromatische Kohlenwasserstoffe (PAH) im Ruhrgebiet - charakterisiert durch die Leitsubstanz Benzo(a)pyren (BaP).

Unit risk: Zusätzliches Krebsrisiko bei lebenslanger (70 jähriger) Exposition gegenüber 1 $\mu g/m^3$ des Stoffes

Unit risk für BaP: 0.09 (WHO, 1987); mittlere Belastung im Ruhrgebiet 5 ng/m^3

Lungenkrebsrisiko durch BaP (PAH)

lebenslang: $0.09 * 0.005 = 45 * 10^{-5}$; jährlich: $4.5 * 10^{-5}/70$
$= 0.64 * 10^{-5}$

zum Vergleich:

jährliches Lungenkrebsrisiko insgesamt (alle Risikofaktoren)
= jährliche Mortalitätsrate:

männliche Bevölkerung $90 * 10^{-5}$; weibliche Bevölkerung $15 * 10^{-5}$

Die Verwendung des Unit-Risks ist einfach und nachvollziehbar, sie hat aber einige Probleme, auf die hinzuweisen ist. Zunächst ist, wenn das Unit-Risk über den 95 % Vertrauensbereich definiert ist, sein Wert dann besonders groß, wenn die Datenlage schlecht ist, d.h. der Vertrauensbereich entsprechend groß ist. Das kann dazu führen, daß unbekannte, schlecht untersuchte Kanzerogene ein höheres Unit-Risk erhalten als bekannte, gut untersuchte Stoffe. Ferner ist naturgemäß ein Vergleich der Wirkungen verschiedener Stoffe problematisch. Ist z.B. das Leukämie-Risiko durch Benzol vergleichbar mit dem Lungenkrebsrisiko durch Asbest?

Comparative Potency Method

Dieses Verfahren beruht auf einem Analogie-Vergleich zwischen experimentellen und epidemiologischen Daten für verschiedene Substanzen: Die kanzerogene Potenz (z.B. des unit risk) berechnet sich dabei nach der Formel

$$\frac{\text{geschätzte kanzerogene Potenz von Substanz A beim Menschen}}{\text{bekannte kanzerogene Potenz von Substanz B beim Menschen}} = \frac{\text{experimentell bestimmte kanzerogene Potenz von Substanz A}}{\text{experimentell bestimmte kanzerogene Potenz von Substanz B}}$$

Beispiel: Die kanzerogene Potenz für das Auftreten von Hauttumoren bei Mäusen ist bei Kokerei-Abgasen zweimal so hoch wie bei Diesel-Abgasen. Nach der comparative potency method wird angenommen, daß auch für den Lungenkrebs beim Menschen die kanzerogene Potenz von Kokerei-Abgasen zweimal so hoch ist wie diejenige von Diesel-Abgasen. Das Verfahren wird zur Zeit kontrovers diskutiert, wird aber trotz seiner Unsicherheit von der EPA in Ermangelung besserer Alternativen verwendet (zitiert in Wichmann, 1988).

<u>Unterschiedliche Wirkungen des gleichen Stoffes</u>

Bei dem gleichzeitigen Vorliegen von toxischen, karzinogenen, mutagenen, teratogenen oder embryo-toxischen Wirkungen besteht die Schwierigkeit, zu einer Gesamtbewertung eines Stoffes zu kommen. Dies läßt sich z.B. durch den Vergleich von Gefährdungsprofilen ("hazard profiles") angehen (Brown et al., 1987). Für die genannten Gefährdungsgruppen werden dabei Aussagen über den Grad der Evidenz für die jeweiligen Wirkungen gemacht, die zugrunde gelegt werden für eine Gesamtbewertung.

<u>"Akzeptierbares" Risiko</u>

Das wichtigste Problem bei der Bewertung kanzerogener Stoffe ist die Frage des akzeptierbaren Risikos, da ja ein "Null-Risiko" bei fehlendem Schwellenwert nicht möglich ist. In den USA wird ein akzeptierbares lebenslanges Risiko von 1 pro 1 Million bis 1 pro Zehntausend diskutiert. Das bedeutet, eine Konzentration der kanzerogenen Substanz in der Umwelt ist akzeptabel, wenn bei lebenslanger Exposition weniger als eine Person von Zehntausend bis 1 Million exponierten Personen zusätzlich verstirbt. Durch Wahl eines einheitlichen Bezugswertes für das akzeptierbare Risiko ist somit eine transparente und stoffübergreifende Vergleichbarkeit herzustellen, und es sind Vorgaben möglich, welche Schadstoffbelastungen in Luft, Nahrung, Wasser etc. hinnehmbar sind und welche nicht.

4. AUSBLICK

Die angeführten Prinzipien für eine transparente Risiko-Abschätzung sind als Versuch zu verstehen, den Prozeß der Grenzwertfindung soweit wie möglich zu operationalisieren, in kleine, abgegrenzte Teilschritte zu zerlegen und so schlußendlich zu einem nachvollziehbaren Ergebnis zu gelangen. Die angegebenen Prinzipien sind dabei durchaus nicht immer einfach umzusetzen. Darüber hinaus besteht auch keine Einigung, exakt so vorzugehen, wie es oben skizziert wurde. Dennoch wird gerade im Umweltbereich die Notwendigkeit für derartige Vorgehensweisen gesehen.

Dies gilt für viele Anwendungsgebiete, und erste Versuche einer halbwegs transparenten Risikoabschätzung für die Bundesrepublik sei beispielhaft für Smogsituationen (Csicsaky, Wichmann, 1986), für die Gruppe der krebserzeugenden Luftschadstoffe (LAI, 1987) und hierbei speziell für Dieselmotorabgase (Schlipköter et al., 1987) genannt.

Abschließend sei das komplexe Problem der Risikobewertung von Bodenkontaminierungen angesprochen. In einer derart komplizierten Situation - wo z.B. in einer industriellen Altlast verschiedenste Substanzen und Substanzgemische in unterschiedlicher Tiefe im Boden vorkommen, die teils gebunden sind, teils durch Pflanzen aufgenommen werden können, teils ins Grundwasser versickern und teils ausdünsten - ist die "klassische" Art der toxikologischen Bewertung von Einzelsubstanzen nicht mehr praktikabel. Hinzu kommt, daß die Existenz der Stoffe im Boden noch nichts über ihr Risiko für den Menschen aussagt, denn es ist ein Unterschied, ob es sich um eine Altlast in einem Industriegelände handelt, ob darauf ein Kleingarten mit intensiver Gartennutzung angelegt ist, oder ob hier Wohnungen gebaut wurden und Kinder spielen. Deshalb ist es kein Zufall, daß gerade für diesen Bereich, z.B. in dem zur Zeit laufenden Superfund-Projekt der EPA versucht wird, ein sehr detailliertes Risk Assessment einzusetzen (US-EPA 1986). Wie man dabei vorgehen kann, ist in Abbildung 2 skizziert.

In der Bundesrepublik gibt es z.T. Vorbehalte, die angesprochenen Verfahren des Risk assessment anzuwenden. Man wirft ihnen vor, die Kenntnisse über Metabolismus und Wirkungsweise einzelner Substanzen, über tumorpromovierende und tumorinitiierende Eigenschaften und weiteres Detailwissen nicht in adäquater Weise zu berücksichtigen und rein schematisch vorzugehen. Da andererseits in vielen Bereichen die Notwendigkeit für eine mehr statistisch orientierte Risiko-Abschätzung unabweisbar ist, ist hier ein intensiver Dialog zwischen Biostatistikern, Epidemiologen, Toxikologen und Umwelthygienikern erforderlich.

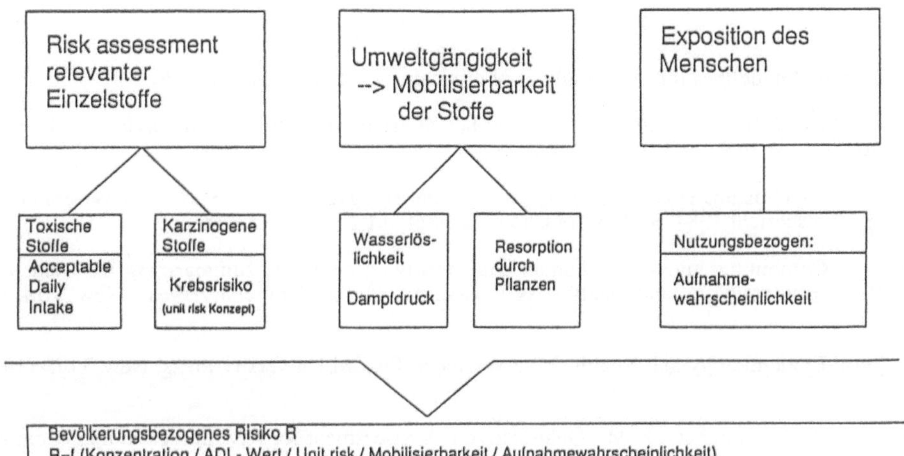

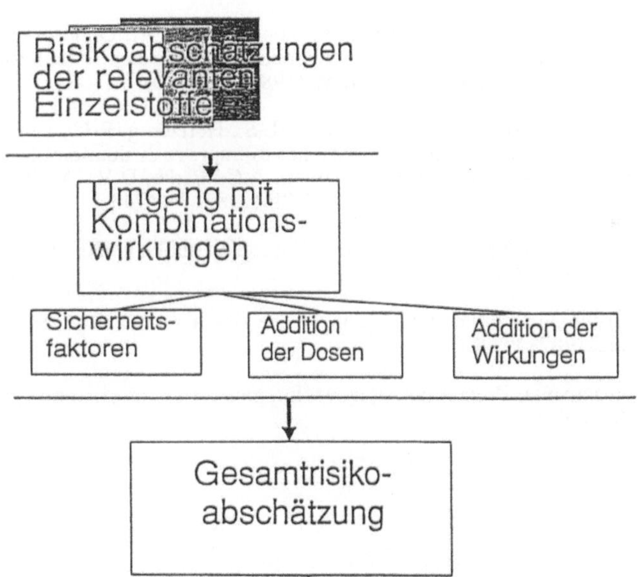

Abbildung 2: **Vorgehensweise beim Risk assessment für Altlasten.**
Oben: Risikobewertung für Einzelstoffe, unten: Gesamtbewertung

Literatur:

Boissel, J.P. et al.: Guidelines for meta-analysis of clinical trials. IARC, Lyon (1986) 1-37

Brown, H.S., West, C.R., Bishop, D.R.: Chemical health effects assessment - Methodology for airborne contaminants. Risk Analysis 7 (1987) 389-402

Csicsaky, M.J., Wichmann, H.E.: Grundzüge der neuen Smogverordnung Nordrhein-Westfalens. Umwelthygiene Jahresbericht 1984. Silikoseforschung, Düsseldorf 17 (1985) 41-78

Erdreich, L.S.: Combining animal and human data: resolving conflicts, summarizing the evidence. In: Goris, L. (Ed.): Epidemiology and Health risk assessment. Oxford University Press, New York (1988) 197-207

Goris, L. (Ed.): Epidemiology and Health risk assessment. Oxford University Press, New York (1988) 1-294

Hallenbeck, W.H., Cunningham, K.M.: Quantitative risk assessment for environmental and occupational health. Lewis Publishers, Chelsea USA (1986) 1-199

LAI (Länderausschuß für Immissionsschutz): Beurteilungsmaßstäbe für krebserzeugende Luftverunreinigungen. Berichtsentwurf (1987)

Schlatterer, B.: Polychlorierte Dioxine und Furane - toxikologische Bewertungsgrundlagen. In: Die Grenzenlosigkeit der Grenzwerte - Alternative Konzepte 63 (1989) 32-47

Schlipköter, H.W., Brockhaus, A., Einbracht, H., Königshausen, T., Ohnesorge, F.K., Wichmann, H.E., Wittig, R., Worth, H.: Zur Frage der krebserzeugenden Wirkung von Dieselmotorabgasen. Minister für Umwelt, Raumordnung und Landwirtschaft NRW (1987) 1-76

Stara, J.F., Bruins, R.J.F., Dohrson, M.L., Erdreich, L.S., Hertzberg, R.C., Durkin, P.R., Pepelko, W.E.: Risk assessment is a developing science: Approaches to improve evaluation of single chemicals and chemical mixtures. In: Vonk, V.B., Butler, G.C., Upton, A.C., Parke, D.V., Asher, S.C. (Eds): Methods for assessing the effects of mixtures of chemicals. SCOPE (1987) 719-743

US-EPA (US-Environmental Protection Agency): Superfund public health evaluation manual EPA/540/1-86/060, Washington (1986) 1-175

US-EPA (US-Environmental Protection Agency): The risk assessment guidelines of 1986. EPA/600/8-87/045, Washington (1987) 1.1-5.16

US-EPA (US-Environmental Protection Agency): Integrated risk information system (IRIS). Federal Register 53 (1988) 20162-4

PROBLEME EINER REGIONALISIERTEN RISIKOABSCHÄTZUNG
für Luftkanzerogene am Beispiel einer großstädtischen Bevölkerung
Schümann M, Flesch-Janys D, Neus H
Behörde für Arbeit, Gesundheit und Soziales
Amt für Gesundheit und Veterinärwesen
Abteilung Gesundheit und Umwelt
Tesdorpfstr. 8, 2000 Hamburg 13

1. Zielsetzung

Um Vorsorgemaßnahmen des umweltbezogenen Gesundheitsschutzes unter Prioritätsge-
sichtspunkten nach rationalen Kriterien auswählen zu können, muß die absolute und die
relative Bedeutung von Stoffen und Stoffgruppen für ausgewählte luftgetragene Kanzerogene bewertet werden. Über Methoden der approximativen Abschätzung von Individual-,
Populations- und Teilpopulationsrisiken sollen unterschiedlich präzise Näherungs-
stufen der Problembeschreibung in Abhängigkeit von der Datenlage erarbeitet werden.
Hierbei sind pro Substanz und Region folgende Einflußgrößen zu berücksichtigen:
Immissionssituation, toxische Potenz bzw. entsprechendes Einheitsrisiko (unit risk),
Aufenthaltsdauer, Populationsgröße und -merkmale.

2. Individual- und Kollektivrisiko

Die Wohnregion ist Basis der regionalen Personenzuordnung. Differenzierte, das regionale Zeitbudget der untersuchten Population berücksichtigende Methoden sind auf dem
gegenwärtigen Kenntnisstand nicht realisierbar. Das erwartete individuelle Lebenszeitrisiko $IR_{s.i}$ bezogen auf eine Region i wird als Produkt aus der Belastung $E_{s.i}$
durch die Substanz bzw. Substanzgruppe s (hochgerechnet auf eine konstante 70jährige
theoretische Expositionszeit) und dem substanzbezogenem Unit-Risk-Wert UR_s (als Erwartungswert der dosisbezogenen Wirkung) berechnet.

Erwartetes individuelles Lebenszeitrisiko $IR_{s.i}$ für Region i:

$$IR_{s.i} = E_{s.i} * UR_s \qquad [1]$$

Entsprechend ist das erwartete jährliche regionale Populationsrisiko $PR_{s.i}$ als Produkt aus dem erwarteten individuellen Lebenszeitrisiko $IR_{s.i}$ und der Populationsgröße
in der Region N_i, normiert auf die erwartete Lebenszeitsspanne von 70 Jahren, definiert.

$$PR_{s.i} = (IR_{s.i} * N_i)/70 \qquad [2]$$

Das erwartete jährliche Populationsrisiko $PR_{s.i}$ ist als Näherungswert der geschätzten Anzahl von Personen aus einer Geburtskohorte, die p.a. an durch Luftschadstoffe
verursachtem Krebs sterben, zu interpretieren. Das erwartete regionale kollektive
Populationsrisiko $PR'_{s.i}$ (kollektives Risiko nach TIMM & MOSBACH 1989) liegt ohne die
Normierung auf die Lebenserwartung um den Faktor 70 höher. Durch Summation über alle
betrachteten Substanzen und Regionen kann die Höhe des individuellen und des
kollektiven Gesamtrisikos sowie die Bedeutung einzelner Substanzen für eine zu
bewertenden Fläche geschätzt werden (SCHÜMANN,FLESCH-JANYS,NEUS 1989).

Die Immission wird in Abhängigkeit von der Datenlage näherungsweise berechnet
(Tab.1).

Datenlage	Schätzmethode
keine regionalen Bezugsdaten vorhanden	konstante Schätzwerte (CZICSAKY 1988)
Indikatoren für die Immissions- situation verfügbar	gestufte oder kontinuierliche Schätzung der Immissionswerte
flächendeckende, aber nicht gitterförmig oder systematisch erhobenen Immissionsdaten	Ergänzung um plausible Größen für Reinluftgebiete bzw. aus Emissionsdaten abgeleitete Größen
flächendeckende,repräsentative Immissionsmessungen mit regel- mäßiger Verteilung (Gitter o.ä)	Interpolation ohne Korrektur

Tab. 1: Schematische Darstellung der Datengrundlage
für Approximationen an die reale Immissionssituation

3. Kompatibilität zwischen Bevölkerungs- und Immissionsdaten

Die Voraussetzung für die direkte Berechnung von Populationsrisisken, eine standardisierte gitter-bezogene Verfügbarkeit von Expositions- und Populationsdaten, ist nicht
erfüllt.

Immissionsdaten aus dem Luftüberwachungsprogramm der Hansestadt Hamburg liegen für
ein gitterförmiges Meßnetz vor (z.B. Arsen). Andere Daten zur Immissionssituation
sind teilweise in emittentenbezogener Form (Benzol), für eine Vielzahl weiterer Stoffe nur als Einzelmeßwerte verfügbar. Bei Interpolation vorhandener Meßwerte werden je
nach Datenlage systematische Fehler auftreten. Diese sind in einer Einzelfallbetrach-
tung zu analysieren, zu bewerten und zu korrigieren.

In Tab. 2 sind exemplarisch Daten zur Beschreibung der Immissionssituation, die zugrundegelegten Einheitsrisiken und die gewählte Interpolationsmethode zusammengestellt.

	Anzahl gemess. Punkte	Anzahl Schätz- punkte	Charakterisierung des Schätzers	Unit Risk
Arsen	28 3-24 ng/m^3	10 3 ng/m^3	Punktschätzung Immission Quadr.-Meth. r=3	$4.3*10^{-3}$ EPA
Benzol	12 5-19.3 µg/m^3	11 5 µg/m^3	Punktschätzung Immission in Emittentenumgebung Quadr.-Meth. r=4	$4*10^{-6}$ EPA ($7*10^{-6}$ WHO)

Tab. 2: Approximationsgrundlage für zwei Substanzen, die im Länderausschuß
für Immissionsschutz (LAI) diskutiert werden

Die Daten der Bevölkerungsdichte liegen flächenbezogen für Bezirke, Stadtteile, Ortsteile vor.

Es wurde in erster Näherung eine Methode zur Vereinheitlichung des Bezugsmaßstabes entwickelt; der Wert der Populationsdichte wurde als Interpolationsstützpunkt auf den Flächenmittelpunkt der Ortsteile gelegt und eine summenerhaltende Interpolationsmethode als Verteilungsschätzung über die betrachtete Region angewandt.

Folgende Parameter bestimmen dabei die Güte der Flächenapproximation: die Anzahl der Netzlinien bzw. Distanz (hier 80*80 Flächen je 500*500 m), die Interpolationsmethode:

$$z = \frac{\sum\limits_{i=1}^{N} (z_i/(d_i)^r)}{\sum\limits_{i=1}^{N} (1/(d_i)^r)}$$

z : zu berechnender Gitterwert
N : # der in die Rechnung ein-
       gegehenden Werte
d_i : Distanz zum Gitterwert
r : Gewichtungsparameter

Bei regelmäßig verteilten Stützpunkten wurde in der Regel r=3 gewählt (inverse distance cubed weighted averaging technique, Berry 1988) bei unregelmäßig verteilten Daten bzw. bei emittentenbezogenen Meßpunkten r=4. Wesentlich wird die Interpolation weiter durch den Selektionsalgorithmus der lokal in die Approximation einzubeziehenden Datenpunkte, durch die Zahl der lokal einzubeziehenden Punkte, durch die Festlegung des Suchradius und die Suchmethode bestimmt.

Die Selektionsmethode hängt von der Verteilung der Messungen über die Fläche und die Zahl verfügbarer Daten ab. Die Anwendung der Quadranten- bzw. Oktantenmethode führt zu einer höheren Glättung der resultierenden Flächenschätzung.

Kleinräumige Variationen der Bevölkerungsdichteverteilung werden vernachlässigt. Es wird, da auftretende Über- oder Unterschätzungen unsystematisch über die Region verteilt sind, angenommen, daß dieses Verfahren, bezogen auf den untersuchten Gesamtbereich und die Zielsetzung, keinen systematischen Einfluß nimmt. Je nach angewandter Interpolationsmethode variiert die Genauigkeit gemessen an der Gesamtsumme der Einwohner zwischen ± 4 und 12 Prozent.

Abb. 1 zeigt beispielhaft die interpolierte Arsen-Immissionssituation auf der Grundlage des Meßprogramms von 1986 (LPR 1986), Abb. 2 gibt die Werte des erwarteten individuellen Risikos wieder, Abb. 4 zeigt die multiplikative Kombination des regionalen schadstoffbedingten individuellen Lebenszeitrisikos und der regionalen Bevölkerungszahl (Abb. 3).

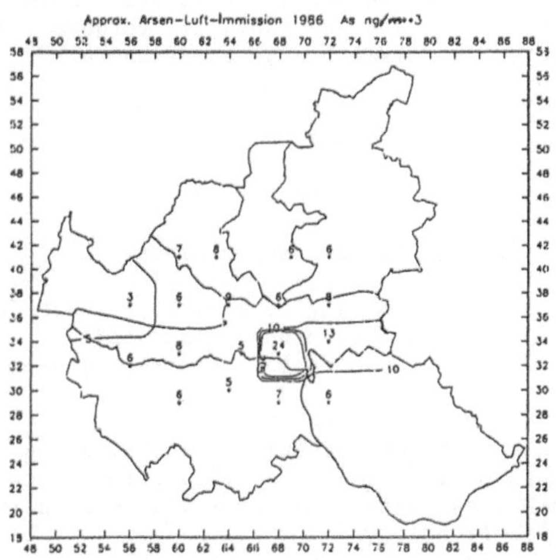

Abb.1 Interpolation Arsen 1986

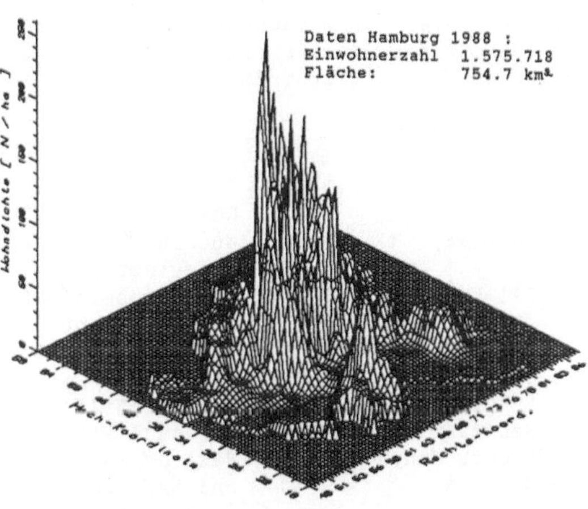

Abb.2: Bevölkerungsdichte pro ha

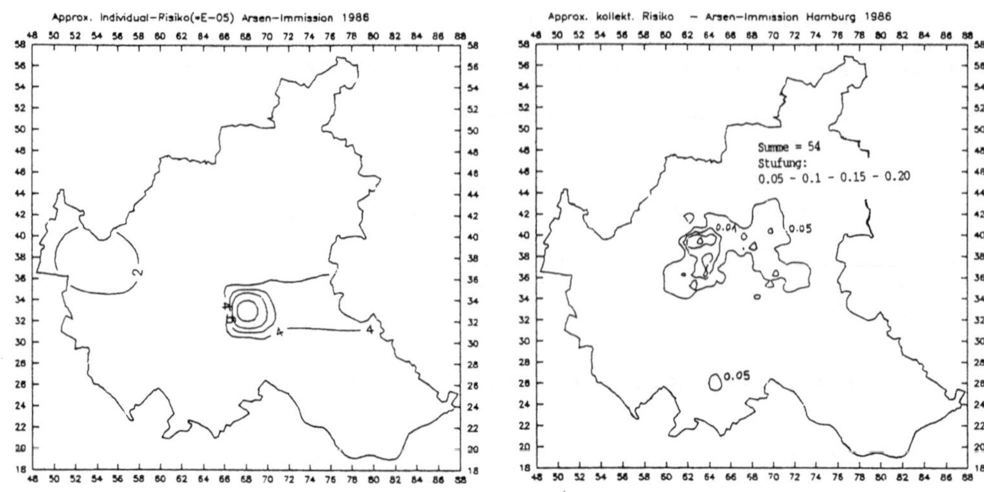

<u>Abb.3 Approxim. Individualrisiko (As)</u>   <u>Abb.4: Approx. Kollektivrisiko (As)</u>

4. Bewertung der Methode und Schlußfolgerungen

Die Ergebnisse sollten als Abschnitt eines schrittweisen Verfeinerungsprozesses betrachtet werden. Für eine Vielzahl von Substanzen (z.B. BaP, Dieselruß, Chrom) liegen keine oder unvollständige Meßdaten vor. Die Schritte der regionalisierten Risikoabschätzung müssen einzeln und im Zusammenwirken auf Fehlerfortpflanzung sowie systematische Verzerrungen geprüft werden.

Unter Berücksichtigung der Einschränkungen können dennoch folgende Schlüsse bereits jetzt gezogen werden: Die Methode erlaubt eine differenziertere Beschreibung der regionalen Verteilung von Risiken als die gängige Abschätzung über konstante Flächenbelastungen (Mittelwert der Messungen, Schätzung des LAI 1987). Die regionale Verteilung der regionenbezogenen individuellen Risiken weicht deutlich von der des kollektiven Risikos ab.

Für die Begrenzung von Umweltrisiken müssen Strategien entwickelt werden, die gleichzeitig individuelle und kollektive Risiken durch kanzerogene Luftschadstoffe minimieren. Unter der Voraussetzung einer erweiterten Datengrundlage kann die vorgestellte Methode bei der Prioritätenfestlegung im Bereich der umweltbezogenen Gesundheitsvorsorge Unterstützung liefern.

5. Literatur

Berry, J.   (1988)   Surfer Ref.Man., Golden Software Inc., Version 3;
                            Golden / Colorado, USA
Czicsaky, M.   (1988)   Gutachten für den Länderausschuß für Immissionsschutz (LAI),
                            Düsseldorf, April 1988
LAI-Entwurf   (1987)   Länderausschup für Immissionsschutz (LAI): Berichtsentwurf der
                            Arbeitsgruppe: "Krebsrisiko durch Luftverunreinigungen":
                            Beurteilungsmaßstäbe für krebserzeugende Luftverunreinigungen,
                            Januar 1987
LPR 1986   (1986)   Luftreinhalteplan Hamburg , Umweltbehörde Hamburg
Schümann, M.&   (1989)   Regional Population Risk Evaluation for Multiple Inhaltation
Flesch-Janys, D.&   Hazards, Symp. "Assessment of Inhalation Hazards: Integration
Neus, H.   and Extrapolation Using Diverse Data", Hannover 1989, erscheint
                            im Herbst in: Experimental Pathology
Timm, J. &   (1989)   Mathematische Modelle zum Risikomanagement, unver. Bericht an
Mosbach, O.   den LAI, Univ. Bremen Mai 1989

DAS UNIT RISK ALS ZIELPARAMETER DER RISIKOABSCHÄTZUNG FÜR UMWELTKANZEROGENE AM BEISPIEL VON ARSEN

Heiko Becher & Jürgen Wahrendorf
Deutsches Krebsforschungszentrum
Institut für Epidemiologie und Biometrie
D-6900 Heidelberg

1.   Einführung

Quantitative Risikoabschätzung wurde zu einem unverzichtbaren Bestandteil regulatorischer Maßnahmen zur Krebsbekämpfung. Nach einer qualitativen Einstufung kann eine Einstufung des kanzerogenen Risikos bei gegebener Exposition für den Menschen in verschiedener Weise quantitativ erfolgen, wobei Daten von Kurzzeittests, Tierexperimenten oder epidemiologischen Untersuchungen Eingang finden können. Generell schließen solche Analysen sorgfältige Dosis-Wirkungsbetrachtungen experimenteller oder epidemiologischer Studien ein. Diese Analysen werden oft mit bevölkerungsbezogenen Daten über Morbidität oder Mortalität und mit Daten über Umweltbelastung kombiniert. Bei tierexperimentellen Studien ist normalerweise eine präzisere Information über die Exposition vorhanden, aber es müssen zahlreiche, zum Teil kritische Annahmen gemacht werden, um die Resultate auf den Menschen zu übertragen. Epidemiologische Studien haben den Vorteil, daß die Relevanz für den Menschen direkt gegeben ist. Zudem liegen die Expositionshöhen in solchen Studien nicht sehr weit von dem Bereich entfernt, für den regulatorische Grenzen geschaffen werden müssen.

In dieser Arbeit stellen wir den Parameter "Unit Risk (UR)" vor, der zur Beschreibung der kanzerogenen Potenz einer Substanz in jüngster Zeit Beachtung findet und beschreiben einige Schätzverfahren. Am Beispiel von Arsen werden Resultate dargestellt und diskutiert.

2.   Dosis-Wirkungs-Analysen

In einer Reihe von Lehrbüchern werden Methoden zur Analyse von epidemiologischen Daten [?] oder experimentellen Daten [8] im Detail beschrieben. Relevante Daten stammen oft aus Kohortenstudien zu beruflichen Expositionen.

Es gibt verschiedene Möglichkeiten, eine geeignete Dosisvariable zu definieren und diese in die Analyse einzubeziehen. Folgende Methoden sind üblich: - kumulative Exposition, - zeitgewichtete kumulative Exposition, - kumulative Exposition mit einer Verzögerungskomponente, - maximale Exposition, - durchschnittliche Exposition. Sofern nicht biologische Kenntnisse die Wahl eines bestimmten Modells nahelegen, wird die

Auswahl der benutzten Methode normalerweise nach statistischen Argumenten (Anpassungsgüte) getroffen.

Moderne Dosis-Wirkungsanalysen basieren auf verschiedenen Regressionverfahren. Für gruppierte Kohortendaten ist die Poisson-Regression zu nennen. Wenn eine Analyse auf der Basis individueller Daten durchgeführt wird, kann eine Erweiterung des Cox-Modells [4] benutzt werden [2,3].

Als einfaches Modell, das für Tierexperimente relevant ist, ist das "One-Hit-Modell" zu nennen. In diesem Modell wird die Zeit bis zum Tumor nicht berücksichtigt. Ein Beispiel eines solchen Modells ist das Weibull Multi-Hit-Multi-Stage Modell. Mehr Details findet man in [18]. Eine geeignete Übertragung vom Tierexperiment zum Menschen ist Gegenstand kontroverser Diskussionen. Eine einfache Lösung ist nicht vorhanden. Die Diskussion wird durch die Tatsache erschwert, daß für eine Reihe von Substanzen ein karzinogener Effekt nur in einigen Tierarten nachgewiesen werden konnte, oder daß für einige Substanzen die kanzerogene Potenz für den Menschen wesentlich stärker zu sein scheint als bei den betrachteten Tiermodellen.

3. "Unit risk" - Definition und Schätzung

Die Definition des "unit risk" (UR) ist sehr einfach. Es ist die zusätzliche Wahrscheinlichkeit, bei einer lebenslangen Exposition gegenüber 1 $\mu g/m^3$ gegenüber der untersuchten Substanz eine Krankheit zu entwickeln oder daran zu sterben.

$$UR = Pr(D \mid \text{lebenslange Exposition von } 1\mu g/m^3) - Pr(D \mid \text{keine Exposition})$$
$$= P_1 - P_0$$

In der Literatur werden verschiedene Schätzmethoden für das Unit Risk vorgeschlagen. Alle Methoden erfordern die Inzidenz- oder Mortalitätsraten der durch die Substanz hervorrufbare Krankheit und für alle Todesursachen. Normalerweise sind die Mortalitätsraten pro 100 000 für siebzehn 5-Jahresaltersgruppen bis zu dem Alter von 85 gegeben, sowie für eine nach oben offene Altersgruppe (85+). Dann kann P_0 geschätzt werden durch

$$P_0 = \sum_{i=1}^{17} 5 \, r_i / 100000 \; \pi \prod_{j=1}^{i-1} (1 - 5 \, s_j / 100000)$$

$$+ \, r_{18} / s_{18} \; \pi \prod_{j=1}^{17} (1 - 5 \, s_j / 100000)$$

wobei r_i die Mortalitätsrate der betreffenden Krankheit und s_i die Gesamtmortalitätsrate im Altersintervall i ist. In der Bundesrepublik Deutschland ist P_0 für Lungenkrebs 0.049 bei

Männern und 0.009 bei Frauen, was zu einem Durchschnittswert von 0.029 führt [14]. Der entsprechende Wert für die USA ist $P_0 = 0.0451$ [7].

Die WHO [12] benutzt eine einfache Methode, um das Unit Risk zu schätzen. Es wird dabei angenommen, daß das relative Risiko eine lineare Funktion der kumulierten Dosis ist. Sie ist bereits anwendbar, wenn nur das relative Risiko der Studienpopulation im Vergleich zu einer nicht exponierten Gruppe und die mittlere kumulative Exposition bekannt sind. Dann ist

$$UR_{WHO} = P_0 \left(1 + \frac{RR-1}{X}\right) - P_0 = P_0 \frac{RR-1}{X}$$

wobei P_0 wie oben definiert ist, RR ist das geschätzte relative Risiko und X die lebenslange Exposition (standardisierte lebenslange Exposition für die Studienpopulation auf der Basis einer lebenslangen stetigen Exposition): im Fall von Berufskrebsstudien ergibt sich X aus einer Übertragung von einem 8-Stundentag, 240-Tage pro Jahr über einer angegebenen Zahl von Jahren und kann angegeben werden als X = TWA · 8/24 · 240/365 · (durchschnittliche lebenslange Exposition [in Jahren]) / (Lebenserwartung [70 Jahre]), wobei TWA ist der 8-Stunden zeitgewichtete Durchschnitt ($\mu g/m^3$), oder äquivalent X = kumulative Exposition ($\mu g/m^3$ · Jahre) · 8/24 · 240/365 / (Lebenserwartung [70 Jahre]).

Diese Methode hat den Vorteil, daß einfache veröffentlichte Resultate direkt verwendet werden können. Eine Dosis-Wirkungsanalyse, wie oben dargestellt, ist nicht notwendig, weil eine Linearität angenommen wird. Es gibt jedoch einige Einschränkungen dieser Methode. Die Linearität der Dosis-Wirkungskurve ist nicht immer eine hinreichende Approximation des wahren Zusammenhangs. Es gibt einige Studien für verschiedene Substanzen, die eine konkave, konvexe oder nicht monotone Dosis-Wirkungsfunktion nahelegen. Wenn in einer Veröffentlichung eine relative Risikoschätzung für verschiedene Expositionsgruppen gegeben ist, wird diese Information mit der WHO-Methode nicht benutzt.

In einer detaillierteren Methode, P_1 zu schätzen, werden die Mortalitätsraten mit relativen oder absoluten Risikoschätzern kombiniert, die man unter dem statistischen Modell erhalten hat. Dies kann sowohl mit Originaldaten epidemiologischer Studien als auch mit publizierten und damit zusammengefaßten Daten erfolgen. Eine Übertragung von Berufsexposition zu einer Umweltexposition ist ebenfalls erforderlich. Eine Konzentration von k $\mu g/m^3$ im Arbeitsbereich wird dabei äquivalent gesetzt zu einer Konzentration von k · 8/24 · 240/365 $\approx$ k · 0.22 im Umweltbereich.

Angenommen, eine Dosis-Wirkungs Funktion RR(x) wurde aus den Daten unter Verwendung eines der vorher beschriebenen Modelle abgeleitet. Unter der Annahme, daß die relative Risikobeziehung für alle Altersgruppen zutreffend ist, ergibt sich $r_i(x)$, die Mortalitätsrate für Altersgruppe i für die betreffende Krankheit unter einer Exposition x, durch

$$r_i(x) = r_i \cdot RR(x)$$

und $s_i(x)$, die Mortalitätsrate für alle Ursachen für Altersgruppe i durch

$$s_i(x) = s_i + r_i(x) - r_i$$

Die Wahrscheinlichkeit für die Krankheit, gegeben eine (kumulative) Exposition x, kann dann geschätzt werden durch

$$P_X = \sum_{i=1}^{17} 5\, r_i(x) / 100000 \ \pi \prod_{j=1}^{i-1} (1 - 5\, s_j(x) / 100000)$$

$$+ r_{18}(x) / s_{18}(x) \ \pi \prod_{j=1}^{17} (1 - 5\, s_j(x) / 100000)$$

Es ist zu beachten, daß sich x über die Zeitintervalle verändert, weil die kumulative Exposition mit ansteigendem Alter anwächst. Wenn man eine 5-Jahres Verzögerungs-periode annimmt und eine konstante Exposition von k $\mu g/m^3$, dann ist die effektive kumulative Exposition x_i für das Altersintervall i approximativ $x_i = k \cdot 5(i-1)\mu g/m^3 \cdot$ Jahre. Für eine Unit Risk Schätzung wird eine konstante Exposition von $1\mu g/m^3$ angenommen und die effektive kumulative Exposition x_i im Altersintervall i ergibt sich aus $x_i = 5(i-1)\ \mu g/m^3 \cdot$ Jahre. Die Wahrscheinlichkeit für die Krankheit unter der Exposition kann so durch die oben angegebene Gleichung geschätzt werden. Der Unit Risk Schätzer ist dann die Differenz beider geschätzter Wahrscheinlichkeiten

$$UR = P_1 - P_0.$$

In einigen Fällen erlauben die verfügbaren Daten keine detaillierte Dosis-Wirkungsanalyse nach der eben beschriebenen Methode, aber relative Risiken sind für mindestens zwei Expositionsuntergruppen angegeben. Um diese Information auszunutzen, wird der folgende Schätzer für das UR vorgeschlagen: Wir nehmen an, daß für jede Expositionsgruppe i die mittlere Exposition X_i, das relative Risiko RR_i und die Personenjahre (PY_i) gegeben sind. Dann ergibt sich als Schätzer

$$UR = P_0 \cdot \sum_{i=1}^{k} \frac{RR_i - 1}{X_i} \ \frac{PY_i}{PY}$$

Dies ist ein gewichtetes Mittel der Unit Risk Schätzer für jede Untergruppe nach der WHO-Methode. Wir bezeichnen diese Methode als 'erweiterte WHO-Methode'. Die Gewichte ergeben sich aus den Personenjahren in jeder Gruppe. Falls die Personenjahre nicht angegeben sind, kann die erwartete Anzahl der Todesfälle benutzt werden. Die sich daraus ergebende Differenz ist dabei vernachlässigbar. Diese Methode erlaubt auch eine einfache Prüfung, ob die Annahme der Linearität der relativen Risikofunktion zutrifft. Die Unit Risk Schätzer, die sich aus jeder Untergruppe ergeben, sollten dann in derselben Größenordnung liegen. Bemerkenswerte systematische Abweichungen davon können Indikatoren für eine nicht lineare Dosis-Wirkungsbeziehung sein.

4. Arsen

Arsen gilt als kanzerogen für den Menschen [9]. Epidemiologische Studien arsenexponierter Berufskohorten zeigten klar eine Erhöhung von Lungenkrebsfällen [5,6,10,11,12,15]. In einigen Kohortenstudien sind Informationen zur Exposition vorhanden und wurden deshalb als geeignet für quantitative Risikoabschätzungen angesehen, siehe EPA. [7] oder WHO [13]. Für diese Arbeit benutzten wir Daten von vier großen Kohortenstudien, die in Tabelle 1 zusammengefaßt sind.

Für eine Reanalyse wurden sowohl individuelle Daten als auch veröffentlichte Schätzwerte des relativen Risikos benutzt. Für Unit Risk Schätzungen wurden Lungenkrebsmortalitätsdaten der Bundesrepublik Deutschland herangezogen. Verschiedene Dosis-Wirkungsmodelle, die das relative Risiko abhängig von Expositionshöhe beschreiben, wurden an die Daten dieser Kohortenstudien angepaßt. Lineare, exponentielle oder zusammengesetzte Modelle wurden an individuelle oder gruppierte Daten angepaßt oder direkt aus den Veröffentlichungen entnommen.

TABELLE 1: Einige relevante Kohortenstudien zur Arsenexposition

Studienpopulation	Literatur
Anaconda Kupferhüttenarbeiter, USA, 8047 Individuen	[10,11,15]
Tacoma Kupferhüttenarbeiter, USA, 2802 Individuen	[5]
Insektizidherstellende Firma, USA, 603 Individuen	[12]
Arbeit aus acht Kupferhütten, USA, 6078 Individuen	[6]

Das UR wurde danach nach den oben beschriebenen Methoden geschätzt, wobei unterschiedliche Ergebnisse bei derselben Kohorte durch verschiedene Kategorisierung oder durch verschiedene Einschlußkriterien einzelner Teilgruppen zu erklären sind. Abbildung 1 zeigt die Schätzwerte des UR. Mehr Details zu der jeweils verwendeten statistischen Methode findet man in [1,14].

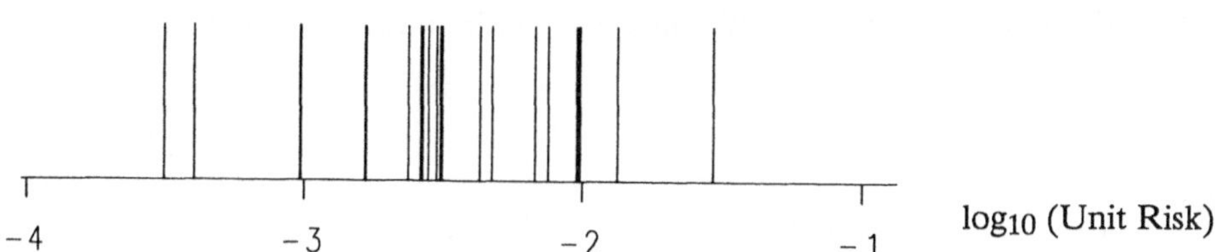

Abbildung 1: Unit Risk Schätzer für Arsen

Die Mediane der Schätzwerte für die vier Kohorten sind: Anaconda: 0.0021; Tacoma: 0.0097; Acht Hütten: 0.0062; Pestizidfabrik: 0.0052. Der Mittelwert dieser Mediane ist 0.0057 und damit geringfügig größer als der Gesamtmedian oder Mittelwert. Der von der EPA. errechnete Schätzer ist 0.0043 [7]. Wir kommen damit zu dem Ergebnis, daß die Schätzungen, die sich unter verschiedenen statistischen Modellen und aus verschiedenen Datensätzen ergeben, nicht wesentlich von diesem Schätzwert abweichen. Wir schlagen hier das Intervall $[10^{-3}, 10^{-2}]$ als Schätzung für das UR von Arsen vor, wobei betont wird, daß mit Angabe der einzelnen Schätzwerte eine systematische Variation dargestellt wurde, wobei eine zusätzliche Varianz durch die Schwankungen der Expositionsabschätzung und durch das statistische Modell selbst hervorgerufen wird.

5. Diskussion

Quantitative Analysen sind ein wesentlicher Bestandteil der Risikoabschätzung, welche die Einrichtung von Expositionshöchstwerten am Arbeitsplatz oder in der allgemeinen Umwelt ermöglicht. Viele vereinfachende pragmatische Annahmen müssen bei diesem Prozeß gemacht werden. Es wurde häufig befürchtet, daß solche Vereinfachungen zu einer großen Variabilität der daraus resultierenden Schätzwerte führen können.

Die beobachtete systematische Variation der Unit Risk Schätzungen liegt innerhalb einer Zehnerpotenz. Solche Schätzwerte können daher mit einigem Vertrauen für eine Risikoabschätzung benutzt werden. Es muß jedoch deutlich angemerkt werden, daß die statistische Variation, die durch eine Variabilität der Expositionsmessungen und des Modells selbst hervorgerufen werden, einen nicht geringen zusätzlichen Beitrag zur Gesamtvarianz beitragen können.

In Übereinstimmung mit der Literatur ist festzustellen, daß epidemiologische Daten, falls in entsprechender Form vorhanden, tierexperimentellen Daten vorgezogen werden sollten, da bei diesen zusätzliche Annahmen über ein Übertragungsmodell Tier-Mensch gemacht werden müssen, für das zur Zeit keine hinreichende Kenntnis besteht.

Acknowledgement:

Die Arbeit wurde gefördert vom Umweltbundesamt, Berlin unter Nr. 106 06 067.

Literatur:

1. Becher, H. & Wahrendorf, J. (1989) Variability of Unit Risk Estimates under Different Statistical Models and between Different Epidemiological Data Sets. *In: Scientific Issues in Quantitative Cancer Risk Assessment.* S. Moolgavkar & D. Thomsen (eds.) Birkhäuser Boston.

2. Breslow, N.E. & Day, N.E. (1987) Statistical methods in cancer research Vol. II - The design und analysis of cohort studies. *IARC Scientific Publications No. 82.*

3. Breslow, N.E., Lubin, J.H., Marek, P., Langholz, B. (1983) Multiplicative models und cohort analysis. *J.Am.Stat.Assoc.*, **78**, 1-12.

4. Cox, D.R. (1972) Regression models und life tables (with discussion). *J.R.Stat.Soc. B*, **34**, 187-220.

5. Enterline, P.E., Henderson, V.L. & Marsh, G.M. (1987) Exposure to arsenic und respiratory cancer. A.Reanalysis. *Am.J.Epidemiol.*, **125**, 929-38.

6. Enterline, P.E., Marsh, G.M., Esmen, N.A., Henderson, V.L., Callahan, C.M. Paik, M. (1987) Some effects of cigarette smoking, arsenic, und SO_2 on mortality among US copper smelter workers. *J.Occup.Med.*, **29**, 831-8.

7. Environmental Protection Agency (1984) The carcinogen assessment group's final risk assessment on arsenic. EPA-600/8-83-02IF.

8. Gart, J.J., Krewski, D., Lee, P.N., Tarone, R.E., Wahrendorf, J. (1986) Statistical methods in cancer research Vol. III - The design und analysis of long-term animal experiments. *IARC Scientific Publications No. 79.*

9. International Agency for Research on Cancer (1987) Overall Evaluations of Carcinogenicity: An Updating of IARC Monographs Volumes 1 to 42. *IARC Monograph*, Suppl. 7.

10. Lee-Feldstein, A. (1986) Cumulative exposure to arsenic und its relationship to respiratory cancer among copper smelter employees. *J.Occup. Med.*, **28**, 296-302.

11. Lubin, J.H., Pottern, L.M., Blot, W.J., Tokudome, S:, Stone, B.J., Fraumeni, J.F. (1981) Respiratory cancer among copper smelter workers: recent mortality statistics. *J.Occup.Med.*, **23**, 779-784.

12. Ott, M.G., Holder, B.B. & Gordon, M.D. (1974) Respiratory cancer und occupational exposure to arsenicals. *Arch.Environ.Health*, **29**, 250-255.

13. WHO (1987) Air quality guidelines for Europe. WHO regional publications. European series No. 23.

14. Wahrendorf, J., Becher, H. (1989) Quantitative Risikoabschätzung für ausgewählte Umweltkanzerogene, *Forschungsbericht Nr. 106 06 067,* Umweltbundesamt, Berlin.

15. Welch, K., Higgins, I., Oh, M., Burchfiel, C. (1982) Arsenic exposure, smoking, und respiratory cancer in copper smelter workers. *Arch.Environ.Health*, **37**, 325- 335.

STATISTISCHES VERFAHREN ZUR
BEGRÜNDUNG VON SCHWELLENWERTEN

von

K. Ulm, H. -J. Lange, L. Pache

Institut für Medizinische Statistik und Epidemiologie
der Technischen Universität München
Ismaninger Str. 22, 8000 München 80

SUMMARY

In this paper methods for estimating and testing threshold values are described. An important field of application is occupational medicine, where for many chemical compounds and other agents which are health hazards but not carcinogenic, so-called threshold limit values (= TLV, in FRG : MAK-Werte = maximum concentration at the workplace) are specified to reduce the risk for the workforce. A threshold in this situation means there is no risk of the agent below a certain concentration. The risk is increasing only at higher concentrations. A method for estimating this threshold is presented within the framework of the generalized linear models widely used in the analysis of the relationship between some explanatory variables and a dependent dichotomous outcome. In most programs available for using these models the concept of a threshold is disregarded. The threshold is estimated by maximum-likelihood techniques and tested with the log-likelihood-ratio statistics R. Also an approach for calculating a confidence-interval is presented. The method is finally applied on the data of two epidemiological studies analyzing the relationship between silica dust and silicosis and dust exposure in coal mines and chronic bronchitis.

1. EINLEITUNG

Häufiges Ziel epidemiologischer Studien in der Arbeitsmedizin ist es festzustellen, ob bestimmte Arbeitsstoffe ein Gesundheitsrisiko darstellen. Ist die Annahme einer Gesundheitsgefährdung begründet, so erhebt sich die Frage nach den Konsequenzen. In der Prävention gilt es, bei Stoffen, die keine bösartigen Tumore verursachen, eine Schadstoffgrenzkonzentration bzw. einen Schwellenwert festzulegen. Dieser Schwellenwert wird in der Bundesrepublik als MAK-Wert bezeichnet und ist lt. Definition die höchstzulässige Konzentration eines Arbeitsstoffes am Arbeitsplatz, die nach gegenwärtigem Kenntnisstand auch bei wiederholter und langfristiger, täglich 8-stündiger Exposition im allgemeinen die Gesundheit der Beschäftigten nicht beeinträchtigt (Henschler, 1989). Dies bedeutet, daß bei entsprechender Exposition gegenüber diesem Arbeitsstoff unterhalb des MAK-Wertes kein Erkrankungsrisiko besteht und erst oberhalb des MAK-Wertes das Risiko ansteigt.

In Abb. 1 sind die beiden Fälle mit bzw. ohne Schwellenwert grafisch veranschaulicht, falls kein konzentrationsunabhängiges Grundrisiko vorhanden ist. Besteht ein solches, verschiebt sich die Kurve entsprechend nach oben.

Vom statistischen Gesichtspunkt aus stellt sich die Frage, ob die Dosis-Wirkungsbeziehung besser durch eine oder zwei segmentweise Regressionsgleichungen beschrieben werden kann und wo im Falle von zwei Regressionsgleichungen der Wendepunkt (= MAK-Wert) liegt.

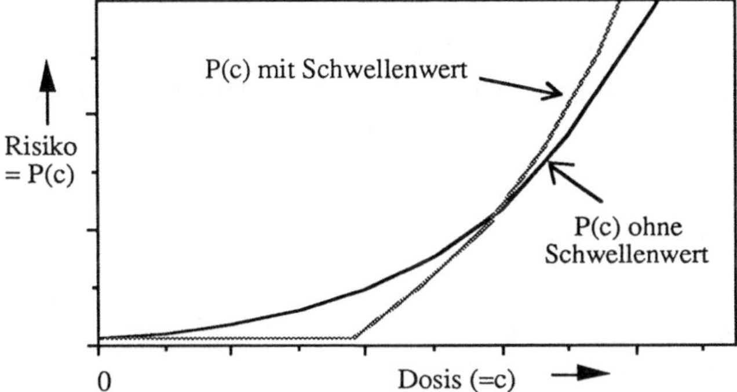

Abb. 1 Vergleich zweier Dosis Wirkungskurven ohne bzw. mit einem Schwellenwert

Ziel der vorliegenden Arbeit ist es, derartige Methoden zur Festlegung eines MAK-Wertes bei qualitativen Zielmerkmalen (erkrankt: nein/ja) vorzustellen. In der Literatur gibt es eine Reihe von Lösungsansätzen (Ulm, 1989), die sich aber in der Regel auf quantitative Zielmerkmale beziehen. Die Methode wurde an den Daten zweier epidemiologischer Studien erprobt.

2. METHODIK

Wir betrachten die Situation, in der die abhängige Variable (=Y) nur zwei mögliche Ausprägungen besitzt, 0 für nicht erkrankt und 1 für erkrankt. Die Einflußfaktoren werden mit $x_1,...,x_p$ bezeichnet. Um die Notation zu vereinfachen, wird zunächst nur ein Merkmal (=x) berücksichtigt. Sehr häufig wird zur Analyse epidemiologischer Studien das Risiko $P(Y=1|X=x) = P(x)$ durch ein verallgemeinertes lineares Modell beschrieben. Hierzu wird $P(x)$ durch eine geeignete Transformation $F(P(x))$ linearisiert:

$$F(P(x)) = \beta_0 + \beta_1 x \tag{1}$$

Die Verwendung der sog. logit-Transformation $F(P(x)) = \text{logit } P(x) = \ln P(x)/(1-P(x))$ führt zum logistischen Modell, $F(P(x)) = P(x)$ zum linearen Modell.

Angenommen, das Merkmal x besitzt einen Schwellenwert ($= \tau$) im Sinne von Abbildung 1, dann ist das Modell (1) zu modifizieren:

$$F(P(x)) = \begin{cases} \beta_0 & \text{für } x \leq \tau \\ \beta_0 + \beta_1(x - \tau) & \text{für } x > \tau \end{cases}$$

bzw. alternativ in

$$F(P(x)) = \beta_0 + \beta_1(x - \tau)\, I_+(x - \tau) \tag{2}$$

$$\text{mit } I_+(x - \tau) = \begin{cases} 0 & \text{für } x \leq \tau \\ 1 & \text{für } x > \tau \end{cases}$$

Modell (2) läßt sich analog wie Modell (1) auf mehrere Merkmale ohne bzw. mit Schwellenwerten erweitern.

Schätzung der Modellparameter

Im Modell (2) sind meist die Parameter $\beta = (\beta_0, \beta_1)$ und τ unbekannt und müssen anhand vorliegender Daten geschätzt werden. Zur Schätzung der Parameter wird meist die likelihood Funktion oder besser die log-likelihood Funktion maximiert :

$$\ln L(\beta,\tau) = \sum_{j=1}^{n} [\delta_j \ln P(x_j) + (1-\delta_j) \ln (1-P(x_j))] \; \text{--> max} \qquad (3)$$

$$\text{mit } \delta_j = \begin{cases} 0 & \text{Proband j ist nicht erkankt} \\ 1 & \text{Proband j ist erkankt} \end{cases}$$

(n = Stichprobenumfang)

In den meisten Programmen, z.B. GLIM oder BMDP, kann ein Schwellenwert nicht direkt geschätzt werden. Eine einfache Möglichkeit besteht darin, die Parameter β in Abhängigkeit eines vorgegebenen Wertes für τ zu schätzen und die Kombination (β,τ), bei der $\ln L(\beta,\tau)$ maximal ist, als Schätzwerte zu verwenden. Diese Prozedur läßt sich z.B. in GLIM in Verbindung mit einem Makro realisieren.

Testverfahren

Die interessierende Sachhypothese (= Alternativhypothese) lautet:

H_1: $\tau > \min(x)$ (Merkmal x besitzt einen Schwellenwert)

Die entsprechende Nullhypothese ist daher wie folgt:

H_0: $\tau \leq \min(x)$ (Merkmal x besitzt keinen Schwellenwert)

Die Hypothese bzgl. eines Parameters β_i (H_0: $\beta_i = 0$ gegen H_1: $\beta_i \neq 0$), geschätzt aufgrund der likelihood Funktion, wird meist mit der log-likelihood-ratio Statistik $R = 2 * [\ln L(H_1) - \ln L(H_0)]$ getestet. Die Testgröße R ist unter Gültigkeit der Nullhypothese χ^2 – verteilt mit einem Freiheitsgrad. Diese Aussage gilt nur, falls der zu testende Parameter β_i keinen Beschränkungen hinsichtlich seines Wertebereiches unterliegt. Im vorliegenden Fall kann der Schätzwert für τ allerdings nur in einem einge- schränkten Bereich liegen, nämlich zwischen $\min(x)$ und $\max(x)$, außer es gibt zusätzliche Infor- mationen über das sog. background-risk $P(0)$, das Risiko bei $x = 0$. Aufgrund umfangreicher Simulationstudien und bootstrap-Anwendungen konnte gezeigt werden, daß obige Hypothese mit einer Irrtumswahrscheinlichkeit von α abzulehnen ist, falls $R > \chi^2_{1,1-2\alpha}$ (Ulm, 1989), in Analogie zum Test einer einseitigen Fragestellung.

Konfidenzbereich

Neben der Schätzung $\hat{\tau}$ und der Berechnung der Testgröße ist auch die Angabe eines Konfidenzbereichs für den wahren Wert τ von Interesse. Der zweiseitige P% Konfidenzbereich enthält alle Werte, die folgende Bedingung erfüllen:

$$D(\tau) = 2 * [\ln L(\hat{\tau}) - \ln L(\tau)] < \chi^2_{1,2P-1} \qquad (4)$$

3. ANWENDUNG

3.1 MAK-Wert für quarzhaltigen Kohlengrubenstaub

Für eine in der Diskussion befindliche neue Festlegung des MAK-Wertes für quarzhaltigen Kohlengrubenstaub standen uns Daten über die Entwicklung der Silikose im Nordrhein-Westfälischen Steinkohlenbergbau zur Verfügung (Reisner et al. 1985). Die Begründung für die vorgeschlagene Neufestsetzung dieses MAK-Wertes, die Auswahl der Daten und die Definition der Silikose findet sich bei Woitowitz et al. (1989). Die Daten lagen in gruppierter Form differenziert nach der durchschnittlichen Konzentration des quarzhaltigen Feinstaubs (=c) zusammengefaßt in 5 Untergruppen vor. Für die Analyse wurde ein lineares Modell ($F(P(c)) = P(c)$) gewählt (s. Ulm et al., 1989). Da eine Silikose ohne vorhergehende Exposition gegenüber Quarzstaub nicht auftreten kann, ergab sich folgendes Modell:

$$P(c) = \begin{cases} 0 & \text{für } c \leq \tau \\ \beta(c - \tau) & \text{für } c > \tau \end{cases}$$

Aufgrund der relativ groben Schätzung der Staubexposition wurde zur Bestimmung des Schwellenwertes als Schrittweise 0.5 mg/m^3 gewählt. Diese Schrittweite wurde verwendet, um eine Scheingenauigkeit zu vermeiden. Das Maximum der log-likelihood Werte bei dieser Schrittweite war bei $\hat{\tau}$ = 2.5 mg/m^3 zu beobachten. Der zugehörende Wert von R = 15.92 liegt deutlich über dem kritischen Wert von $\chi^2_{1,.90}$ = 2.71 (p < 0.05). In Tabelle 1 sind die Daten zusammmen mit den Risiken, geschätzt mit Hilfe des linearen Modells mit und ohne Schwellenwert, ersichtlich.

Tabelle 1: Daten zur Festlegung des MAK-Wertes für quarzhaltigen Feinstaub (s. Reisner et al., 1985) zusammmen mit den Ergebnissen bei der Anwendung des linearen Modells

durchschnittliche. Konzentration (mg/m^3)	Anzahl der Exponierten	beobachtetes Risko (%)	Risiko, geschätzt mit dem linearen Modell ohne MAK-Wert	mit
1,25	40	0	2.3	0
3,75	350	2.9	6.9	3.9
6.25	206	12.6	11.4	11.6
10.00	149	22.8	18.2	23.3
17.00	22	45.5	30.9	44.9
ln L		-218.69	-227.27	-219.31

Der Vergleich der log-likelihood Werte ergibt, daß die Schätzungen des linearen Modells mit Schwellenwert nur geringfügig vom tatsächlich beobachteten Risiko (= sog. volles Modell) abweichen (Deviance = 2*[-218,69 - (-219.31)] = 1.24). Abbildung 2 zeigt den Verlauf der log-likelihood Werte zur Ermittlung eines 95% Konfidenzbereichs, der von ca. 1.8 bis 3.2 mg/m^3 reicht. Diese Egebnisse sind identisch mit denen, die sich bei Verwendung der least-square Methode ergeben (Ulm et al,.1989).

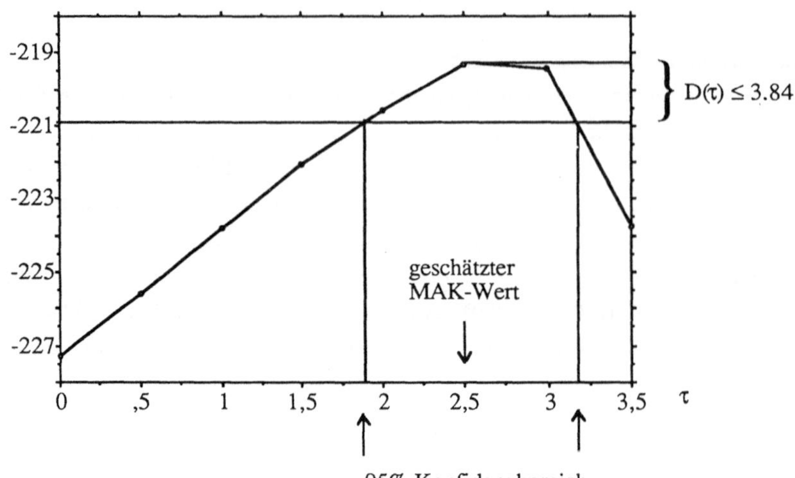

Abb. 2: Verlauf der log-likelihood Werte (=ln L) in Abhängigkeit eines vorgegebenen Schwellenwertes τ. Das Maximum von ln L liegt bei $\hat{\tau}$ = 2.5 mg/m³. Der 95% Konfidenzbereich (D(τ) ≤3.84) reicht von 1.8 bis 3.2 mg/m³.

3.2 Festlegung des allgemeinen Staubgrenzwertes

Für die Festlegung des allgemeinenen Staubgrenzwertes wurden die Daten aus der DFG-Studie "Chronische Bronchitis" (s. DFG-Bericht, 1981) verwendet. Im folgenden wollen wir als Beispiel die Ergebnisse der beiden Bergbaukollektive Bochum und Recklinghausen zeigen. Zielkriterium war das Vorliegen einer chronisch-bronchialen Reaktion (CBR). Die Feststellung einer CBR erfolgte anhand anamnestisch-klinischer sowie lungenfunktionsanalytischer Hinweise. Als Einflußgrößen wurden neben der durchschnittlichen Staubkonzentration (c), die Expositionsdauer (t) und das Rauchverhalten (R) mit den beiden Ausprägungen 0 für Nicht- bzw. Exraucher und 1 für Raucher berücksichtigt. Ausgewertet wurden alle Arbeiter mit einer Expositiosdauer über 10 Jahre und einem Eintrittsalter unter 23 Jahren. Damit ist eine andere Vorbelastung weitgehend ausgeschlossen. Tabelle 2 gibt einen Überblick über die beiden Kollektive in Bezug auf Fallzahlen und Durchschnittswerte der Einflußgrößen.

Tabelle 2: Daten zur Schätzung eines allgemeinen Staubgrenzwertes

Merkmal		chronisch-bronchiale Reaktion (CBR)			
		nein	ja	nein	ja
		Nicht- bzw. Exraucher		Raucher	
Anzahl		198	67	372	442
Feinstaub (mg/m³)	$\bar{x} \pm s$	7.9 ± 3.0	8.7 ± 3.7	8.0 ± 3.6	8.7 ± 3.5
Expositiosdauer (Jahre)	$\bar{x} \pm s$	29.3 ± 11.3	23.4 ± 7.2	24.0 ± 7.5	26.7 ± 8.8

Für die Analyse dieser Daten wurde mit x=(c,t,R) ein logistisches Modell verwendet (F(P(x) = ln P(x)/(1-P(x))) mit und ohne Berücksichtigung eines Schwellenwertes für die Staubexposition. Der Wert für ln L ohne Schwellenwert betrug -685.14. Der maximale Wert für ln L mit Berücksichtigung eines Schwellenwertes wurde bei $\hat{t}$ = 6.74 mg/m^3 errreicht und betrug ln L = -683.74. Der log-likelihood ratio Wert R = 2.80 überschreitet knapp die Signifikanzschwelle von 2.71 (p < 0.05). Der 90% Konfidenzbereich erstreckt sich von 3 - 9 mg/m^3 (s. Abb. 3).

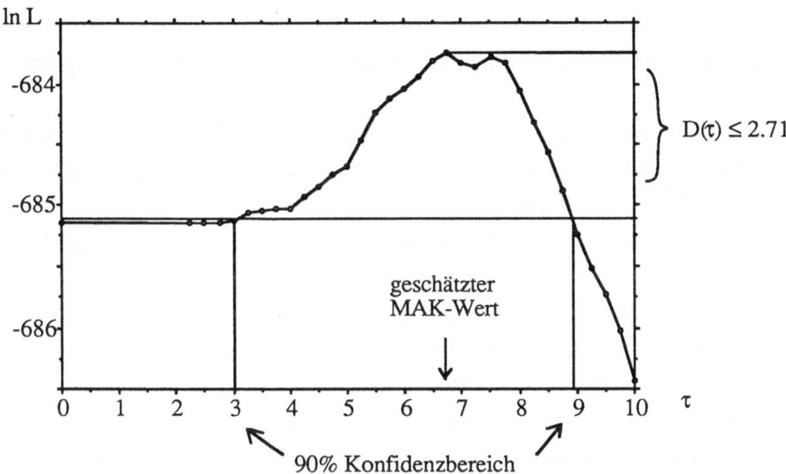

Abb. 3: Verlauf der log-likelihood Werte (=ln L) in Abhängigkeit eines vorgegebenen Schwellenwertes τ. Das Maximum von ln L liegt bei $\hat{t}$ = 6.75 mg/m^3 Der 90% Konfidenzbereich (D(τ) ≤ 2.71) reicht von 3 bis 9 mg/m^3.

Für die Festlegung des allgemeinen Staubgrenzwertes auf 6 mg/m^3 wurden selbstverständlich die Daten aller Kollektive verwendet.

4. Diskussion

Es wird ein Verfahren zur Festlegung von Schwellenwerten vorgestellt. Ein wichtiger Anwendungsbereich auf dem Gebiet der Arbeitsmedizin ist die Festlegung von MAK-Werten. Das Verfahren wurde anhand der verallgemeinerten linearen Modelle beschrieben. In den Programmen zur Anwendung dieser Modelle ist das Konzept eines Schwellenwertes nicht berücksichtigt.

Für die Schätzung eines Schwellenwertes ist erforderlich, die Dosis-Wirkungsbeziehung mit Hilfe eines mathematischen Modells zu beschreiben. Man unterscheidet zwischen sog. erklärenden und beschreibenden Modellen. Im Bereich der Arbeitsmedizin wurden, wie in der Epidemiologie üblich, fast ausschließlich beschreibende Modelle verwendet (Lange und Ulm, 1983). Dies gilt auch für die hier geschilderten Beispiele. So gibt es z.B. für die bisher bekannte Pathogenese der Silikose keine adäquate Umsetzung in ein entsprechendes mathematisches Modell. Ansätze gibt es auf dem Gebiet der Karzinogenese. Daher stehen eine Vielzahl möglicher Modelle zur Verfügung.

So kann im 1.Beispiel (MAK-Wert für quarzhaltigen Kohlengrubenstaub) bei Anwendung eines logistischen Modells kein Schwellenwert geschätzt werden (s. ULM et al., 1989). Die Anpassung an die Daten ist aber schlechter als beim linearen Modell. Die Auswahl des Modells kann z.B. anhand des Kriteriums "Güte der Anpassung" erfolgen. Daher wurde in diesem Beispiel dem linearen Modell der Vorzug gegeben.

Ein anderes Kriterium für die Festlegung eines Schwellenwertes könnte die Übereinstimmung zwischen verschiedenen Modellen sein. So wurden im 2. Beispiel mehrere Modelle erprobt. Neben dem logistischen Modell waren dies noch das Probit- $(F(P(x))= \Phi^{-1}(P(x)))$ und das complementary log-log Modell $(F(P(x))= \ln(-\ln(1-P(x))))$ (s. ULM, 1989). Beide Modelle bestätigten das Ergebnis des logistischen Modells.

Die Modellauswahl wird noch dadurch erschwert, daß ja auch offen ist, in welcher Form die Einflußgrößen in das Modell einzubeziehen sind. Selbst wenn nur ein Merkmal vorliegt, stellt sich die Frage, wie dieses Merkmal im Modell zu berücksichtigen ist, original oder eventuell transformiert (logarithmiert, exponentiell, quadriert). Liegen mehrere Merkmale vor, so ist diese Frage für jedes Merkmal einzeln zu beantworten und zusätzlich sind noch mögliche Wechselwirkungen zwischen den Merkmalen zu berücksichtigen. Bedingt durch die verschiedenen Modelle und die möglichen Transformationen der einzelnen Merkmale entsteht eine Kombinationsvielfalt an denkbaren Ansätzen, aus denen nur wenige erprobt werden können. Gesichtspunkte wie Einfachheit und Güte der Anpassung entscheiden über die Auswahl und damit möglicherweise über die Annahme oder Ablehnung der Hypothese eines Schwellenwertes bzw. desen Lage. Um diese Zufallskomponenten soweit wie möglich zu eliminieren, sind immer mehrere Modelle zu erproben.

LITERATUR

DFG-Forschungsbericht Chronische Bronchitis, Teil 2,
    Harald Boldt Verlag, Boppard (1981)

LANGE, H.-J., ULM, K.(1983): Mathematische Modelle zur Frage eines allgemeinen
    Staubgrenzwertes. Verlag Chemie, Weinheim

HENSCHLER, D.(1989):
    Maximale Arbeitsplatzkonzentration und Biologische Arbeitsstofftoleranzwerte 1989
    DFG: Mitteilung der Senatskommission zur Prüfung gesundheitsschädlicher Arbeitsstoffe; 25
    VCH Verlagsgesellschaft, Weinheim

REISNER M.T.R., KOTITSCHKE, G. NIESERT, E (1985):
    Pneumokoniose und Staubexposition - Epidemiologische Untersuchungen im Steinkohlen-
    bergbau an der Ruhr über einen Zeitraum von 29 Jahren
    Silikosebericht Nordrhein-Westfalen, Band 15, 445-485

 ULM, K.(1989): Statistical Method for Assessing a Threshold in Epidemiological Studies.
    Statistics in Medicine (Submitted for Publication)

ULM, K., LANGE, H.-J., PACHE, L. (1989):
    Statistisches Verfahren zur Festlegung von Schadstoffgrenzkonzentrationen
    Zbl Arbeitsmed 39 :126-131

WOITOWITZ, H.-J., ARMBRUSTER, L., BAUER, H.-D., BREUER, H., BRUCH, J.,
LANGE, H.-J., RÖDELSPERGER, K., SIEBEN, J., STALDER, K.(1989):
    Überprüfung des Grenzwertes für quarzhaltigen Kohlengrubenstaub
    Zbl Arbeitsmed 39 132-146

QUANTIFIZIERUNG DES XYLITEFFEKTS AUS
EINER KARIESSTUDIE IN UNGARN 1981-1984

H.Busse[1], A.Scheinin[2], J.Bánóczy[3], P.Zimmermann[3],
P.Kertész[3], R.Pados[4]

1) Institut für Sozialmedizin und Epidemiologie
   des Bundesgesundheitsamtes, Berlin
2) Zahnmedizinisches Institut, Universität Turku
3) Klinik für Konservierende Zahnheilkunde,
   Semmelweis Universität Budapest
4) Landesinstitut für Medizinische Information, Budapest

Diese longitudinale Feldstudie hatte zum Ziel, den karieshemmenden
Einfluß des Zuckeraustauschstoffes Xylit zu untersuchen und mit dem
gleichfalls karieshemmenden Einfluß des Fluorids zu vergleichen. Den
1985 publizierten Ergebnissen dieser Studie folgt hier eine Nachaus-
wertung auf der Basis generalisierter linearer Modelle.

Daten

Die Stichprobe bestand aus 11 ungarischen Kinderheimen mit weitgehend
gleichen Ernährungsbedingungen, in denen 1981 eine Basisuntersuchung
an Kindern zwischen 6 und 11 Jahren erfolgte. Abhängig von der
geplanten bzw. vorhandenen Kariesprophylaxe wurden diese 11 Heime in
3 Gruppen eingeteilt. In der Xylitgruppe aus 5 Budapester Heimen
wurden alternativ zu zuckerhaltigen Süßigkeiten xylithaltige
angeboten, und einer fluoridhaltigen Zahnpasta wurde Xylit beige-
mischt. 3 ländliche Heime wurden zur Fluoridgruppe zusammengefaßt,
weil das Trinkwasser besonders fluoridhaltig war oder die Trinkmilch
seit 3 Jahren fluoridiert wurde; die später ausgefallene Milchfluo-
ridierung wurde dann durch eine fluoridierte xylitfreie Zahnpasta
kompensiert. 3 ländliche Heime wurden als Kontrollgruppe definiert.

Der Basisuntersuchung an 990 Probanden im Frühjahr 1981 folgten jährlich bis zum Frühjahr 1984 weitere Untersuchungen in dieser Kohorte.
In die Auswertung gingen jene 689 Probanden ein, die 1981 und auch
1984 untersucht werden konnten, aufgeteilt in 278 aus der Xylitgruppe, 266 aus der Fluoridgruppe und 145 aus der Kontrollgruppe.

Bis auf die Basisuntersuchungen bei 40 Kindern stammen die zahnärzt-
lichen Befunde von einem einzigen Untersucher. Für Fluorid existieren
neben der Fluoridkonzentration im Trinkwasser auch Individualdaten,
jedoch nur für Teilstichproben. Als Indikator der Fluoridexposition
gibt es für 335 über alle 11 Heime verteilte Probanden den Quotienten
f von Fluorid zu Kreatinin aus einmaligen Urinproben; arithmetische
Mittel je Heim ersetzen die unbekannten f-Werte der übrigen 354 Probanden. Einmalige Befragungen nach der Häufigkeit des Süßigkeitenverzehrs sind noch seltener: Zuckerverzehr bei 262 Probanden aus 8 Heimen, Inanspruchnahme des Xylitangebots bei 97 Probanden aus nur 4 von
5 Heimen der Xylitgruppe.

Modellierung

Der Regressand y ist die Kariesinzidenz an bleibenden Zähnen zwischen
Basisuntersuchung 1981 und Enduntersuchung 1984. Karies wird als DMF-
Anzahl gemessen (D=decayed, M=missing, F=filled), wobei hier 6
Varianten von DMF Verwendung finden: Zähleinheit ist entweder der
Zahn (DMFT) oder die Zahnfläche (DMFS), unter D=decayed werden
Läsionen ab dem Grad 1 ($D_{14}MF$) oder 2 ($D_{24}MF$) oder 3 ($D_{34}MF$)
verstanden.

Der Erwartungswert des Regressanden $E(y)=\mu=r*i(x)$ wird als Produkt
der Anzahl r von Risikoeinheiten (Zähne oder Zahnflächen) und der von
einem Regressorvektor x abhängenden Inzidenzrate i modelliert.
Linkfunktionen für die Inzidenzrate i sind Logarithmus oder Logit,
entsprechend relativem Risiko oder odds ratio.
Die Aggregation der Urbefunde über Zahnflächen und Zahnpositionen
hinweg zu DMFS und DMFT verletzt die Homogenitätsannahme des
Binomialmodells. Eine adäquate Modellierung der daraus resultierenden
Überdispersion ist in der Zahnepidemiologie noch nicht gefunden.
Daher wurden die folgenden in den Maximum-Likelihood-Schätzer des
Programms GLIM eingehenden Verteilungsannahmen, definiert durch
Varianzfunktionen V, alternativ modelliert: $V=\mu*(1-\mu/r)$ für
Binomialverteilung, $V=\mu$ für Poissonverteilung, $V=\mu*(1+\mu/K)$ für
Negativ-Binomialverteilung und (nur zum Zwecke der Demonstration)
auch $V=1$ für Normalverteilung.
Es wurde das GLIM-System DEEP (DEntal EPidemiology) eingesetzt. Zum
Vergleich zweier Devianzen D_1 und D_2 mit Freiheitsgraden d_1 und d_2
wurde Fisher's $F=(D_1/D_2-1)/(d1 /d_2-1)$ benutzt. Verteilungs annahmen V
wurden durch die Quasilikelihood $L=-n*(1+\log(D/n))-sum.$ y)) mit
Stichprobenumfang n bewertet.

Die r_0 kariesfreien Einheiten (Zähne bzw. Zahnflächen) zu Studienbeginn und die erst danach durchgebrochenen r_1 Einheiten werden mit einem zu schätzenden Gewicht α zur Gesamtzahl $r=r_0+\alpha*r_1$ von Risikoeinheiten zusammengefaßt.

In den Regressorvektor x haben zuerst jene Merkmale einzugehen, die nach zahnärztlicher Erfahrung einen ubiquitären Zusammenhang mit der Kariesinzidenz erwarten lassen bzw. mit solchen Merkmalen stark korrelieren, also eine Basishypothese begründen; und erst danach werden die speziell interessierenden Indikatoren für Fluorid und Xylit hinzumodelliert.

Um die Brauchbarkeit des explorativ gewonnenen Modells einzuschätzen, wurde es an zweierlei Teilstichproben überprüft. Zum einen wurde die nach Kinderheim und Geschlecht geschichtete Stichprobe zufällig dichotomisiert, die Datenanalyse an jeder Halbstichprobe wiederholt und an der Gesamtstichprobe um das Zufallsaufteilungsmerkmal erweitert. Zum anderen wurde entweder ein Ausreißerproband eliminiert und/oder die Stichprobe auf jene Probanden reduziert, für die es Individualdaten sowohl über eine Urinanalyse als auch über die Häufigkeit süßer Zwischenmahlzeiten gibt.

Diese Vorgehensweise wurde verbunden mit einer simultanen Betrachtung von Linkfunktion und Varianzfunktion und geht somit über nur den Prädiktor optimierende Techniken wie stepwise regression hinaus.

Ergebnisse

Unter wechselnden Annahmen erwies sich das folgende Modell mit 5 Parametern für die hauptsächlich interessierende Kariesinzidenz $D_{24}MFS$ als das stabilste von allen:

$$E(D_{24}MFS) = (r_0 + 0.35*r_1) * 2.00^p * 3.37^c * 0.73^f / 144$$

mit r_0 = initiale Anzahl kariesfreier Zahnflächen

      r_1 = Anzahl später durchgebrochener Zahnflächen

      p = mittlere Plaquerate aller Zähne aller Beobachtungen

      c = initiale Kariesprävalenzrate bleibender Zähne

      f = Fluorid/Kreatinin aus Urinproben nur der Xylitgruppe.

Die logarithmische Linkfunktion unterscheidet sich kaum von der logistischen. Nach Tab. 1 ist für $D_{24}MFS$ Poissonverteilung etwas besser als Binomialverteilung und fast so gut wie die beste Negativ-Binomialverteilung . Normalverteilung ist erwartungsgemäß ungeeignet und täuscht sogar Effekte vor, die unter den anderen Verteilungsannahmen unerheblich sind.

Verteilung	Zahnflächen			Zähne		
	D_{14}MFS	D_{24}**MFS**	D_{34}MFS	D_{14}MFT	D_{24}MFT	D_{34}MFT
binomial	2388	**1678**	1601	1469	1077	1035
	738	**508**	487	438	328	317
Poisson	2388	**1676**	1599	1468	1087	1043
	738	**508**	486	445	331	319
neg-binomial K=10	2402	**1674**	1591	1508	1103	1054
	741	**508**	483	455	338	324
neg-binomial K=5	2418	**1680**	1592	1526	1116	1063
	746	**510**	485	462	343	327
normal	2765	**2173**	2147	1737	1373	1366
	863	**657**	647	508	411	406

Tabelle 1: Negative Quasilikelihoods für 6 Kariesinzidenzen von DMFS,DMFT zu minimalen Läsionsgraden 1,2,3 aus allen Inzidenzen (oben n=689) bzw. nur mit individuellem Fluorid und nur individuellem Zuckerkonsum ohne den "Ausreißer (unten n=217)

Für Poissonverteilung mit logarithmischer Linkfunktion zeigt Tab. 2, wie die F-Werte mit dem gewählten Kariesmaß schwanken.

Das Vorwissen über den Einfluß von Plaquerate c und initialer Kariesprävalenzrate p wird deutlich bestätigt. Auffällig ist jedoch, daß das relative Kariesrisiko neuer Zähne geringer ist als das von kariesfrei gewesenen mindestens 3 Jahre alten Zähnen.

5 potentiell wichtige Regressoren fielen aus dem Modell heraus: 1) das mit der initialen Kariesprävalenzrate c korrelierende Alter, 2) das mit der Plaquerate p korrelierende Geschlecht, 3) die Fluoridkonzentration im Trinkwasser, 4) der Unterschied zwischen Fluoridgruppe und Kontrollgruppe, 5) die (nur wenig variierenden) Angaben über die Häufigkeit des Süßigkeitenverzehrs.

Die Wechselwirkung zwischen Xylitgruppe und individueller Fluoridexposition f ist gleichmäßig stärker als der alternativ modellierte Haupteffekt der Xylitgruppe. Sie läßt sich in eine 10%ige D_{24}MFS-Karieshemmung zwischen dem 10. und 90. Perzentil von f in der Xylitgruppe umrechnen, während der Xylit-Haupteffekt einer 30%igen D_{24}MFS-Karieshemmung entspricht. Xylit-Effekte zeigen sich jedoch nur dann, wenn auch die Schmelzkaries (Läsionsgrad 2) in die Kariesdefinition eingeht. Die Zähleinheit Zahnfläche führt zu deutlicheren Resultaten, als wenn man nur nach ganzen Zähnen gezählt hätte.

Effekt	Zahnflächen			Zähne		
	$D_{14}MFS$	$D_{24}MFS$	$D_{34}MFS$	$D_{14}MFT$	$D_{24}MFT$	$D_{34}MFT$
α Zahnalter	21	**14**	14	12	5	4
	17	**9**	8	11	4	3
p Plaquerate	62	**57**	36	60	46	27
	17	**20**	17	21	19	15
c initiale.	28	**67**	80	0	4	3
Kariesrate	15	**47**	55	0	13	18
f Fluorid	42	**22**	1	11	10	0
. Xylit	13	**10**	1	4	6	0
Xylit	36	**17**	1	5	6	0
statt f	11	**6**	0	1	2	0

Tabelle 2: F-Werte zu 4 Effekten α,p,c,f für 6 Kariesinzidenzen
von DMFS,DMFT zu minimalen Läsionsgraden 1,2,3
mit 1 und 684 (oben) bzw. 212 (unten) Freiheitsgraden
aus allen Inzidenzen bzw. nur mit individuellem Fluorid
und nur individuellem Zuckerkonsum (ohne den "Ausreißer)

Der einzige "Ausreißer" mit einem Pearsonresiduum > 6 bzw. mit dem zugehörigen Devianzresiduum > 4 beeinflußt das Ergebnis kaum; die Beschränkung auf die 218 Probanden mit individuellen Daten sowohl über Fluoridexposition als auch Süßigkeitenverzehr schwächt die Effekte zwar etwas ab, zeigt jedoch keine wesentlich andere Residuenverteilung. Die geschichtete Zufallshalbierung der Stichprobe ändert das Ergebnis auch nicht.

Diskussion

Gegenüber der Erstauswertung von 1985 hat das erweiterte Modell ein zusätzliches Ergebnis gebracht. Durch die simultane Einbeziehung von dichotomisiertem Zahnalter, mittlerer Plaquerate und initialer Kariesprävalenzrate wurde eine wahrscheinlichere Alternative für den Haupteffekt der Xylitgruppe gefunden, nämlich die Wechselwirkung zum Fluorid. Obwohl in der Fluoridgruppe höhere und auch stärker variie-rende Fluorid/Kreatinin-Quotienten f beobachtet wurden, zeigte sich dort ebensowenig wie in der Kontrollgruppe ein Fluorideffekt, der nur in der Xylitgruppe sichtbar wird, welche mit der Hauptstadtgruppe identisch ist. Eine Erklärung hierfür fällt umso schwerer, als in der

Hauptstadtgruppe ceteris paribus ein erhöhtes Kariesrisiko vermutet wurde.

Wie die Analyse einer anderen longitudinalen Kariesstudie inzwischen ergeben hat, dürfte eine weitere Differenzierung der Befunde nach der Zahnflächenart und nach dem Zahnalter die Überdispersion erheblich abbauen und vielleicht ein klareres inhaltliches Ergebnis bringen.

In einer mehrere solcher Studien aus mehreren europäischen Ländern zusammenfassenden Datenanalyse soll dies noch abgeklärt werden.

Die Quantifizierung des Xylitgruppeneffekts (30% Karieshemmung über 3 Jahre) wäre durch eine qualitativ bessere Aussage zu ersetzen.

Literatur

A.Scheinin & J.Bánóczy (1985) Collaborative WHO xylitol field studies in Hungary. An overview. Acta Odontologica Scandinavica 43: 321-324

A.Scheinin,J.Bánóczy,J.Szöke,I.Esztári,K.Pienihäkkinen,U.Scheinin, J.Tiekso,P.Zimmermann & E.Hadas (1985) Collaborative WHO xylitol field studies in Hungary. I. Three-year caries activity in institutionalized children. Acta Odontologica Scandinavica 43: 327-347

J.Bánóczy,A.Scheinin,R.Padas,G.Ember,P.Kertész & K.Pienihäkkinen (1985) Collaborative WHO xylitol field studies in Hungary. II. General background and control of the dietary regimen. Acta Odontologica Scandinavica 43: 349-357

J.Szöke,K.Pienihäkkinen,K.Esztári,J.Bánóczy & A.Scheinin (1985) Collaborative WHO xylitol field studies in Hungary. V. Three-year development of oral hygiene. Acta Odontologica Scandinavica 43: 371-376

AUSWERTUNG RANDOMISIERTER UND NICHT-RANDOMISIERTER PATIENTEN IN KLINISCHEN STUDIEN

M. Olschewski, M. Schumacher, K. Davis*

Institut für Medizinische Biometrie und Medizinische Informatik
der Universität Freiburg
Stefan-Meier-Str. 26, D-7800 Freiburg

*CASS Coordinating Center, University of Washington
1107 N.E. 45th Street, Seattle, USA

1. Einleitung

Kontrollierte klinische Studien sind die allgemein anerkannte wissenschaftliche Methode zum Wirksamkeitsnachweis von Therapien. In einer korrekt geplanten und durchgeführten Studie kann man aufgrund der zufälligen Zuteilung der Behandlungen davon ausgehen, daß der Therapievergleich in der betrachteten Studienpopulation als valide anzusehen ist, was wir als interne Validität bezeichnen. Die Konsequenzen, die eine Studie für die medizinische Praxis erhält, hängen jedoch stark von ihrer Verallgemeinerungsfähigkeit ab, was wir als externe Validität bezeichnen.

Die Studienpatienten stellen in der Regel meist nur einen geringen Prozentsatz derer dar, die die klinischen Einschlußkriterien erfüllen. Klinisch geeignete Patienten verweigern nach erfolgter Aufklärung vielfach die Zustimmung zur Randomisation, weil sie oder ihr behandelnder Arzt eine klare Präferenz für die eine oder die andere Therapie haben. Um in einer solchen Situation die Studienergebnisse aus der randomisierten Studie für zukünftige Patienten verallgemeinern zu können, muss deren Gültigkeit auch für die Patienten überprüft werden, die zwar die klinischen Einschlußkriterien erfüllen, aber nicht in die randomisierte Studie aufgenommen werden konnten.

Zur Abschätzung der externen Validität ist es notwendig, randomisierte Patienten mit den nicht-randomisierten, aber klinisch geeigneten Patienten hinsichtlich Basisdaten und Zielkriterien zu vergleichen. Falls Unterschiede zwischen beiden Patientengruppen bestehen, so müssen deren Auswirkungen auf die Studienergebnisse sorgfältigst untersucht werden. Aber auch im Falle, daß beide Gruppen nicht unterschiedlich sind, kann es sein, daß bezüglich des Zielkriteriums unterschiedliche Therapieeffekte vorhanden sind, die abzuklären sind.

Einen Rahmen zur Überprüfung der externen Validität stellt das Konzepts der übergreifenden Kohortenstudie (Comprehensive Cohort Study, CCS, Scheurlen et al., 1984) dar. Dabei werden alle klinisch geeigneten Patienten rekrutiert, unabhängig davon, ob sie einer Randomisation zustimmen oder nicht. Es handelt sich also um eine prospektive Kohortenstudie mit einer Subkohorte randomisierter Patienten.

In dieser Arbeit verwenden wir verschiedene Coxsche Proportional Hazards-Regressionsmodelle für Überlebenszeiten (Cox, 1972) zur statistischen Modellierung der übergreifenden Kohortenstudie, um die externe Validität der Ergebnisse der randomisierten Studie zu überprüfen. Als Beispiel zur Illustration und Diskussion der vorgestellten Methoden dient die Coronary Artery Surgery Study (CASS, Principal Investigators of CASS and their Associates, 1981), die bei Patienten mit koronarer Herzerkrankung die Wirksamkeit einer Bypassoperation gegenüber einer medikamentösen Behandlung überprüft.

2. Statistische Modelle und Methoden

Wir nehmen im folgenden an, daß in einer klinischen Studie zwei Therapien A und B miteinander verglichen werden sollen, wobei die Wirksamkeit anhand der Überlebenszeiten der Patienten beurteilt wird. Um diese Modellierung durch das Coxsche Proportional Hazards-Regressionsmodell möglichst anschaulich einzuführen, beginnen wir zunächst mit seiner einfachsten Form. Dazu modellieren wir die Hazardfunktion $\mu(t)$, die die Wahrscheinlichkeit zum Zeitpunkt t zu sterben, bedingt bis zu diesem Zeitpunkt überlebt zu haben, darstellt, mit folgendem Regressionsansatz:

$$\mu(t;Y) = \mu_0(t)\ \exp(\alpha Y) \qquad (1)$$

wobei $\mu_0(t)$ eine unspezifizierte Baseline-Hazardfunktion und Y eine Indikatorfunktion ist, die gleich 1 für Behandlung A und gleich 0 für Behandlung B ist. Der zugehörige Regressionskoeffizient α kann dabei als das log-relative Risiko von Behandlung A zu B interpretiert werden und mit Hilfe der Methoden des Maximum Partial Likelihood (Cox, 1972, Kalbfleisch and Prentice, 1980) geschätzt werden. Die Score-Statistik für den Test der Hypothese, daß kein Therapieunterschied vorhanden ist, d.h. $H_0 : \alpha = 0$, ist hier äquivalent zum bekannten univariaten Logrank-Test (Peto et al., 1976, 1977).

Das Konzept der CCS ist durch Modell (1) noch nicht adäquat beschrieben. Man kann a priori nicht davon ausgehen, daß der Behandlungseffekt bei randomisierten und nicht-randomisierten Patienten gleich ist. Stattdessen muß man mit möglichen Verzerrungen der Therapieeffekte rechnen, da hier eine Mischung von randomisierter Studie und Beobachtungsstudie vorliegt (Byar and Corle, 1977, Peto, 1978, Green, 1982). Zur Berücksichtigung dieser besonderen Situation nehmen wir über das Modell (1) hinausgehend an, daß das log-relative Risiko von Behandlung A zu B bei den randomisierten Patienten α und bei den nicht-randomisierten Patienten $\alpha + \tau$ ist. Weiterhin erlauben wir, daß randomisierte and nicht-randomisierte Patienten ein unterschiedliches Sterberisiko aufweisen dürfen, d.h. das log-relative Risiko von nicht-randomisierten zu randomisierten Patienten sei ß unter Behandlung B und ß + τ unter Behandlung A. Diese Modellannahmen sind in der folgenden 2x2-Tafel dargestellt. Daraus kann man die verschiedenen Log-relative Risiken jeweils durch Subtraktion entsprechender Zellen berechnen. Diese Annahmen lassen sich durch eine Erweiterung des Modells (1) erfassen, indem man für den Randomisationsstatus eines Patienten eine Indikatorfunktion Z definiert, die gleich 1 für einen nicht-randomisierten, und gleich 0 für einen randomisierten Patienten ist. Dies führt zum folgenden Modell

	Behandlung	
	A	B
randomisiert	α	0
nicht-randomisiert	$\alpha+\beta+\tau$	B

Tab. 1: Log-relative Risiken in der CCS

$$\mu(t;Y,Z) = \mu_0(t)\ \exp(\alpha Y + \beta Z + \tau YZ) \qquad (2)$$

mit derselben Notation wie in (1). Dabei wird mit dem Produktterm YZ und dem zugehörigen Regressionskoeffizienten τ eine Wechselwirkung zwischen Y und Z definiert. Das Log-relative Risiko von Behandlung A zu B hängt damit vom Wert der Kovariablen Z ab und ist gleich $\alpha + \tau Z$. Das Log-relative Risiko α innerhalb der randomisierten Patienten stellt den 'Gold-' oder internen Standard des Therapievergleichs der übergreifenden Kohortenstudie (CCS) dar. Diese Interpretation ist identisch der in einer klassischen randomisierten Studie, welche lediglich randomisierte Patienten enthält.

Das Regressionsmodell (2) erlaubt es, die Struktur der CCS zu untersuchen. Dazu definieren wir 'stabile Verhältnisse' für den Therapieeffekt (Olschewski und Scheurlen, 1985) innerhalb der Studie, dann und nur dann, wenn keine Interaktion zwischen Behandlung und Randomisationsstatus besteht, was in unserem Modell $\tau = 0$ entspricht. In diesem Falle repräsentiert α das Log-relative Risiko von Behandlung A zu B für alle Patienten. Nur für diese Situation ist in der CCS ein valider Therapievergleich bei simultaner Analyse von randomisierten und nicht-randomisierten Patienten möglich. Es ist zu beachten, daß auch bei Vorliegen stabiler Verhältnisse weiterhin Unterschiede zwischen randomisierten und nicht-randomisierten erlaubt sind.

Obwohl in dem bislang betrachteten einfachen Modell ein Test auf Therapieunterschiede valide sein kann (Gail et al., 1988), ist es bei der Analyse klinischer Studien üblich und notwendig, gleichzeitig andere prognostische Variable miteinzubeziehen. Dadurch ist es möglich, bzgl. des Einflusses von Imbalancen in diesen Variablen zu adjustieren (Simon, 1986) und Verzerrungen in der Schätzung der Therapieeffekte zu verhindern, sowie Gewinne an Power beim Testen zu erzielen. Schumacher et al. (1987) haben gezeigt, daß die Modelle (1) und (2) nicht adäquat sind, wenn andere Kovariable prognostisch relevant sind. Stattdessen sollte das Modell (2) erweitert werden zu

$$\mu(t;Y,Z,X) = \mu_0(t) \exp(\alpha Y + \beta Z + \tau YZ + \Sigma \Theta_i X_i) \qquad (3)$$

wobei X_i weitere Kovariable und Θ_i (i=1,...,p) die zugehörigen Regressionskoeffizienten sind. Das Log-relative Risiko von Behandlung A zu B bleibt dabei identisch zum Modell (2), ebenso die Definition stabiler Verhältnisse des Therapieeffekts durch $\tau = 0$.

Die Adjustierung der Therapieeffekte mittels Kovarianzanalyse wird von einer Reihe von Autoren für die Auswertung aller Studien gefordert (Altman, 1985, Senn, 1989). Altman behauptet sogar, daß es selbst bei randomisierten Studien ungerechtfertigt wäre, zu vermuten, daß Variable, die nicht signifikant unterschiedlich auf die Therapiegruppen verteilt sind, keinen Einfluß auf die Studienergebnisse haben könnten. Die Einbeziehung prognostischer Faktoren in ein multiples Regressionsmodell erlaubt eine Adjustierung ihrer Effekte und möglicher Verteilungsimbalancen.

Dies ist im Rahmen einer CCS sicherlich noch wichtiger, da man hier a priori davon ausgehen muß, daß ernsthafte Verteilungsimbalancen der prognostischen Faktoren zwischen den Behandlungsgruppen zumindest bei den nicht-randomisierten Patienten vorliegen. Daher müssen die prognostischen Faktoren als mögliche Confounder angesehen werden. Im Rahmen der CCS als Mischung einer randomisierten Studie mit einer Beobachtungsstudie bedeutet das aber, daß dies Confounding eher durch die Wechselwirkung zwischen prognostischen Faktoren und Randomisationsstatus repräsentiert wird. Deshalb ist es wichtig, diese Wechselwirkungsterme als deren adjustierende Faktoren in ein vollständiges Regressionsmodell aufzunehmen. Derartige Techniken sind Routineverfahren in epidemiologischen Studien, in denen eine Randomisation von vorne herein ausscheidet. Das entsprechend erweiterte Cox-Modell ist dann

$$\mu(t;Y,Z,X) = \mu_0(t) \exp(\alpha Y + \beta Z + \tau YZ + \Sigma(\Theta_i X_i + \pi_i X_i Z)). \qquad (4)$$

Obwohl dieses Modell sämtliche mögliche Adjustierung durch bekannte Kovariable erlaubt, ist der Behandlungseffekt in der Gesamtpopulation noch als homogen definiert. Falls es Gründe gibt, diese Annahme fallenzulassen und stattdessen Heterogenität des Therapieeffektes über die verschiedenen Untergruppen anzunehmen, mag es sinnvoll sein, zu dessen Berücksichtigung auch Wechselwirkungen zwischen Therapie und Kovariablen zuzulassen. Es scheint fraglich, ob eine Interpretation aller in einem solchen Modell geschätzten Effekte noch sinnvoll möglich ist.

An dieser Stelle erscheint es wichtig, noch einmal explizit darauf hinzuweisen, daß in allen hier betrachteten Modellen die Abschätzung der prognostischen Relevanz der betrachteten Kovariablen und ihrer Wechselwirkungen mit dem Randomisationsstatus nicht von Interesse ist, sondern ihre Einbeziehung in die entsprechenden Modelle lediglich der bestmöglichen Adjustierung des Therapieeffekts dient.

Diese Überlegungen legen es nahe, ein Proportional-Hazards-Modell der Form (3) oder (4) als natürlichen Startpunkt zur Analyse einer CCS anzusetzen. Die Schätzung von τ und der Test von $\tau = 0$ (siehe etwa Kalbfleisch und Prentice, 1980, Cox und Oakes, 1986) spielt die zentrale Rolle bei der weiteren Analyse der CCS hinsichtlich der Entscheidung, ob der Therapieeffekt als stabil angesehen werden kann oder nicht. Zum Nachweis einer fehlenden Interaktion zwischen Behandlung und Randomisation ist eine ausreichende Power des entsprechenden Interaktionstests notwendig. Dessen Powerfunktion kann durch eine Verallgemeinerung der Methoden von Schoenfeld (1981,1983) hergeleitet werden.

Diese Powerbetrachtungen können sinnvoll ergänzt werden durch Konfidenzintervalle zur Abschätzung des möglichen Bereiches für den wahren Wert τ sowie durch Techniken, wie sie im Rahmen der Beurteilung von Äquivalenzstudien verwendet werden (siehe etwa Mau, 1988). Falls die Nullhypothese $\tau = 0$ nicht mit ausreichender Power abgelehnt werden kann, so kann der entsprechende Term aus den Modellen (3) oder (4) entfernt werden. Nur in dieser Situation können wir auf stabile Verhältnisse des Therapieeffekts schließen und eine gemeinsame Analyse randomisierter und nicht-randomisierter Patienten vornehmen.

Falls der Interaktionsterm τ signifikant von 0 verschieden ist, können wir nicht von stabilen Verhältnissen sprechen. In dieser Situation müssen wir folgern, daß die randomisierte Studie keine externe Validität besitzt, was impliziert, daß ihre Resultate nicht für die gesamte Patientenpopulation verallgemeinert werden können. Obwohl der Therapieeffekt aus der randomisierten Studie seine interne Validität besitzt, ist das Ergebnis auf einen zukünftigen Patienten nicht übertragbar. Randomisierte und nicht-randomisierte Patienten müssen dann separat mit geeigneten Methoden ausgewertet werden. Eine sinnvolle Interpretation solcher heterogenen Resultate dürfte jedoch nicht einfach sein.

3. Resultate für die Coronary Artery Surgery Study (CASS)

Die Coronary Artery Surgery Study (CASS) wurde im Jahre 1972 vom National Heart, Lung and Blood Institute initiiert und sollte bei Patienten mit koronarer Herzerkrankung die Wirksamkeit einer Bypass-Operation gegenüber einer konventionellen medikamentösen Behandlung überprüfen. Einzelheiten zu Studiendesign und -protokoll finden sich an anderer Stelle (Principal Investigators of CASS and Their Associates, 1981).

An der Studie nahmen 15 Zentren aus den U.S.A. und Kanada teil. Das Studiendesign der CASS bestand aus einem randomisierten Kern innerhalb eines größeren Registers. Dieses Register setzt sich zusammen aus Patienten, die sich im Verlauf der Rekrutierungsperiode von 1974 bis 1979 zur diagnostischen Absicherung des Verdachts auf eine ischämische Koronarerkrankung einer Koronarangiographie an einem der 15 teilnehmenden Zentren und die nach erfolgter Aufklärung ihre Zustimmung zur Teilnahme gaben. Die insgesamt 24 959 rekrutierten Patienten entsprechen 94% aller geeigneten Patienten. Für die randomisierte Studie kamen Patienten in Frage, die leichte Angina pectoris hatten, Grad I oder II der Canadian Heart Klassifikation hatten oder nach einem Myokrdinfarkt asymptomatisch waren. Diese Patienten wurden um ihre Zustimmung zu randomisierter Zuteilung von operativer oder medikamentöser Therapie gebeten. Von den 2099 klinisch geeigneten Patienten akzeptierten 780 die Randomisation, 1319 verweigerten ihre Zustimmung. Diese 2099 Patienten bilden nun die übergreifende Kohortenstudie. Sie werden bis heute kontinuierlich nachbeobachtet.

Da methodische Aspekte und nicht eine Studienauswertung im Vordergrund stehen, beschränken wir uns bei der Analyse auf die Teilpopulation von 1694 Patienten, bei der die Ejektionsfraktion gemessen werden konnte, um für alle Modelle vergleichbare Kollektive zugrunde zu legen.

Die gemeinsame Verteilung von Therapie und Randomisationsstatus zeigt die Tabelle 2. Die Kaplan-Meier-Schätzer der Überlebenswahrscheinlichkeiten dieser vier Untergruppen zeigen hier keinerlei auffällige Unterschiede.

	chirurg.	medikament.	
		Behandlung	
randomisiert	369	365	734 (43%)
nicht-randomisiert	433	527	960 (57%)
	802	892	1694
	(47%)	(53%)	

Tab. 2: Verteilung von Therapie- und Randomisationsstatus in der CASS

Bei der Berechnung der Cox-Modelle beginnen wir mit der Anpassung des einfachsten Modells (2) an die CASS-Daten. Dazu definieren wir die Indikatorvariablen Y und Z, wobei Y = 1 ist, wenn chirurgisch behandelt wurde, andernfalls ist Y = 0, sowie Z = 1, wenn der Patient randomisiert wurde, andernfalls ist Z = 0. Die für dieses Modell geschätzten Regressionskoeffizienten findet man in der Tabelle 3. Bei der Bewertung dieser Zahlen sollte beachtet werden, daß in Cox-Modellen mit Wechselwirkungen die Parameterschätzungen nicht mehr als die Haupteffekte der zugehörigen Kovariablen interpretiert werden können. Es lassen sich jedoch mit Hilfe der geschätzten Koeffizienten für randomisierte und nicht-randomisierte die log-relativen Risiken von chirurgischer zu medikamentöser Therapie sowie deren 95%- Konfidenzintervalle berechnen:

Kovariable	geschätzter Koeffizient	Standardabweichung	P-Wert
Behandlung	-0.08	0.15	
Randomisation	0.07	0.15	
Behandlung x Randomisation	-0.10	0.23	0.65

Tab.3: Cox-Modell (2): Schätzung der Modellparameter

$$Z = 0 \text{ (nicht-randomisiert)}: \quad -0.076 \quad [-0.370, 0.221]$$
$$Z = 1 \text{ (randomisiert)} \quad : \quad -0.180 \quad [-0.514, 0.155]$$

Ein leichter Trend zugunsten der operativen Behandlung läßt sich aus diesen Ergebnissen ablesen, der sich jedoch weit entfernt von jeglicher Signifikanz bewegt, was in diesem Beispiel auch für die Schätzung des

Interaktionsterms gilt. Eine Bewertung dieses Resultats erlaubt die Betrachtung der Powerfunktion für den Interaktionstest auf $\tau = 0$ zu einem Signifikanzniveau von 5% wie in der Abbildung 1 dargestellt.

Dabei zeigt sich, daß eine Power des Interaktionstests größer als 60 % für Werte $|\tau| \geq 0.5$ erreicht werden kann, was mit einer 65%-igen Zu- oder Abnahme des relativen Risikos für die Behandlung und den Randomisationsstatus durch deren Interaktion einhergeht. Für das Intervall [-0.5; 0.5] erhalten wir jedoch aufgrund der Ergebnisse der Studie eine Konfidenz größer als 95 % (Mau, 1988), so daß Werte von $|\tau| > 0.5$ mit ausreichender Sicherheit ausgeschlossen werden können.

Für unser erweitertes Cox-Modell betrachten wir nun die folgenden Kovariablen, die sich bei koronaren Herzerkrankungen als prognostisch relevant angesehen werden:

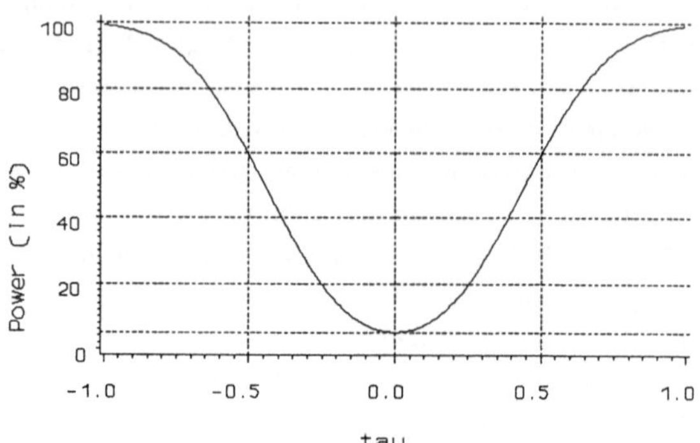

Abb. 1: Powerfunktion des Randomisations-Therapie-Interaktionstests in der CASS

$X_1 = 1$, falls das Alter größer als das mediane Alter aller Patienten ist und 0 sonst,

$X_2 = 1$, falls die Angina pectoris-Klasse größer als I ist und 0 sonst,

$X_3 = 1$, falls ein Präinfarkt berichtet wurde und 0 sonst,

$X_4 = 1$, falls 'proximal LAD disease $\geq$ 70%' und 0 sonst,

$X_5 = 1$, falls der linksventrikuläre Score größer gleich 10 ist und 0 sonst,

$X_6 = 1$, falls eine Drei-Gefäß-Erkrankung vorliegt und 0 sonst, und

$X_7 = 1$, falls die Ejektionsfraktion kleiner als 50% ist und 0 sonst.

KOVARIABLE	RANDOMISIERT				NICHT-RANDOMISIERT			
	N = 734	MEDIKAM. N = 365	CHIRURG. N = 369	P-Wert	N = 962	MEDIKAM. N = 433	CHIRURG. N = 527	P-Wert
X1 (Alter)	50.5	50.5	50.4	0.680	49.0	45.8	53.1	0.281
X2 (Angina)	62.9	65.8	59.9	0.036	66.1	63.1	69.5	0.345
X3 (Präinfarkt)	59.7	62.6	56.9	0.029	57.2	59.1	54.9	0.486
X4 (LAD-Krankheit)	31.7	30.1	33.3	0.285	34.2	25.3	45.1	<0.001
X5 (Ventr.-Score)	22.3	20.8	23.8	0.041	18.8	18.6	18.9	0.860
X6 (# Gefäße)	32.4	34.4	30.4	0.173	32.8	22.5	45.5	<0.001
X7 (EF < 50)	21.8	22.4	21.1	0.328	19.0	19.0	19.1	0.334

Tab. 4: Kovariablenverteilung in den einzelnen Untergruppen der CASS (P-Werte für Therapiezuteilung aus logistischer Regression getrennt für Randomisationsstatus)

Die Verteilung dieser Kovariablen bezüglich des Randomisationsstatus, die der Tabelle 4 zu entnehmen ist, zeigt keine substantiellen Imbalancen, was auch durch eine multiple logistische Regression mit dem Randomisationsindikator als abhängiger Variable belegt werden konnte. Betrachtet man nun die Verteilung der Kovariablen bezüglich der Therapiezuteilung für randomisierte und nicht-randomisierte Patienten separat, so zeigen sich in beiden Patientengruppen eine Reihe signifikanter Imbalancen. Dabei erweisen sich Imbalancen bei den nicht-randomisierten für X_4 und X_6, wie auch bei den randomisierten Patienten für X_2, X_3 und X_5 als signifikant, was durch separate logistische Regression in beiden Subgruppen nachgewiesen werden konnte. In einer gemeinsamen logistischen Regression auf Therapiezuteilung in der CCS unter Hinzufügung von Z und Wechselwirkungstermen ZX_i äußern sich diese Effekte auch in signifikanten Randomisations-Kovariablen-Interaktionstermen für ZX_2, ZX_4 und ZX_6. Diese Diskrepanzen bei der Therapiezuteilung deuten auf den möglichen vermengenden Effekt durch Kovariable hin und erfordern die Aufnahme der prognostischen Faktoren $X_1,...,X_7$ und zusätzlich deren Wechselwirkungen mit dem Randomisationsindikator $ZX_1,...,ZX_7$ in das Modell (4).

Die Schätzungen der entsprechenden Modellparameter für die CASS-Daten finden sich in der Tabelle 5. Man sieht hier ebenfalls, daß der zentrale Parameter, nämlich der Behandlungs-Randomisations-Interaktionsterm von vernachlässigbarer Größenordnung ist. Wir können deshalb für die CASS folgern, daß hier stabile Verhältnisse für den Therapieeffekt vorliegen. Diese Ergebnisse decken sich mit dem Resultat, das die CASS selbst publiziert hat (1984).

Die geschätzten Log-relativen Risiken von chirurgischer zu medikamentöser Therapie berechnet aus dem Modell (4) sind vergleichbar mit denen des Modells (2).

KOVARIABLE	HAUPTEFFEKTE	Z-INTERAKTION
X1 (Alter)	0.312 (2.076)	0.061 (0.260)
X2 (Angina)	0.262 (1.584)	-0.456 (-1.879)
X3 (Präinfarkt)	0.316 (1.772)	0.113 (0.408)
X4 (LAD-Krankheit)	-0.036 (-0.223)	0.434 (1.802)
X5 (Ventr.-Score)	0.565 (2.897)	-0.486 (-1.587)
X6 (# Gefäße)	0.465 (2.865)	-0.344 (-1.400)
X7 (EF < 50)	0.550 (2.789)	-0.085 (-0.279)
Y (Behandlung)	-0.232 (-1.462)	0.030 (0.129)

Tab. 5: Cox-Modell (4): CCS mit Interaktion von X_i und Z (geschätzte Regressionskoeffizienten und standardisierte Schätzer)

4. Diskussion

In dieser Arbeit beschreiben wir eine Vorgehensweise zur Analyse einer klinischen Studie, in die alle klinisch geeigneten Patienten sowohl randomisierte, als auch nicht-randomisierte, eingehen. Eine derartige Strategie ist in der Regel dann unnötig, wenn ein hoher Prozentsatz von Patienten nach erfolgter Aufklärung einer Randomisation zustimmen. In vielen klinischen Studien erweist sich jedoch die Ablehnung der Randomisation als ernstes Problem, insbesondere dann, wenn qualitativ unterschiedliche Therapiemodalitäten zur Wahl stehen. In solchen Fällen hängt der Grad der Verallgemeinerungsfähigkeit der randomisierten Studie sehr stark von der Anzahl und der Struktur der randomisierten Patienten ab.

Um die externe Validität einer Studie untersuchen zu können, verwenden wir die Methodologie der übergreifenden Kohortenstudie und, darauf aufbauend, verschiedene Ansätze des Cox-Modells. Die wesentliche Basis aller Analysen stellt die Annahme eines 'Gold-Standards' für den Behandlungseffekt innerhalb der randomisierten Patienten dar, was konform zur impliziten Annahme in einer klassischen randomisierten Studie ist, bei der nicht-randomisierte Patienten gar nicht aufgenommen werden.

Mit der Einführung einer neuen Kovariablen für den Randomisationsstatus eines Patienten modellieren wir die mögliche Heterogenität, die durch die Einbeziehung der Nicht-randomisierten eingeführt wird und die nicht durch andere bekannte Kovariable erklärt werden kann. Diese Modellierung erlaubt Unterschiede zwischen randomisierten und nicht-randomisierten Patienten und eine Interaktion zwischen Therapie and Randomisationsstatus. Die letzere spielt auch eine zentrale Rolle bei der Entscheidung, ob beim Therapieeffekt von stabilen Verhältnissen ausgegangen werden kann oder nicht.

Falls eine derartige Interaktion vernachlässigbar ist, können wir eine simultane Analyse aller klinisch geeigneten Patienten durchführen und zudem von externer Validität der Studienergebnisse sprechen. Andernfalls bedeuten signifikant unterschiedliche Therapieeffekte bei randomisierten und nicht-randomisierten Patienten, daß die Ergebnisse der randomisierten Studie allein nicht ohne weiteres verallgemeinert werden dürfen. In einer solchen Situation würde die Beschränkung auf eine reine randomisierte Studie oder den randomisierten Teil einer CCS nur von geringem Wert sein, da die so erhaltenen Resultate für einen zukünftigen Patienten nur bedingt übertragbar wären. Um in dieser Hinsicht aber zu einer Entscheidung zu kommen, ist das Konzept einer CCS vonnöten, in der ein Follow-up aller klinisch geeigneten Patienten unabhängig von deren Randomisationsstatus durchgeführt wird.

Wichtig erscheint uns die Feststellung, daß die CCS einen randomisierten Therapievergleich nicht ersetzen kann. Deshalb muß der randomisierte Teil der Studie groß genug sein, um einerseits eine valide Schätzung des 'Gold Standards' des Behandlungseffekts zu ermöglichen (CASS Principal Investigators and Their Associates, 1984) und andererseits eine genügend große Power des Interaktionstests auf Therapie-Randomisations-Wechselwirkung zu gewährleisten.

Die von uns vorgeschlagene Analyse basiert auf den üblichen Annahmen für das Cox-Modell, so daß es notwendig ist, etwa die Proportionalität der Hazardfunktionen zu überprüfen. Standardmethoden dazu werden z.B. bei Kay (1984) vorgeschlagen. Eine zusätzliche Überprüfung der Stabilität der für die CCS vorgeschlagenen Analysemethoden ergibt sich durch Anpassung von Cox-Modellen separat für Randomisierte und Nicht-Randomisierte. Relative Risiken für den Therapieeffekt können für jede Subpopulation separat berechnet werden und zusammen mit ihren 95%-Konfidenzintervallen miteinander und den entsprechenden Schätzungen aus den Gesamtmodellen verglichen werden.

Die hier vorgeschlagene Methodologie erlaubt eine simultane Analyse des Einflusses von Therapie- und Randomisationseffekt unter Adjustierung der Effekte von Imbalance und Confounding durch andere prognostische Faktoren. Ein derartiges Vorgehen ist neu im Vergleich zur sonst üblichen Praxis, entweder auf die Nicht-randomisierten ganz zu verzichten, oder lediglich die Basisdaten Randomisierter und Nicht-randomisierter miteinander zu vergleichen. Vergleichbare Ansätze nicht-randomisierte Patienten in Studien mitaufzunehmen, finden sich bei Machin (1979) oder bei Rücker (1988), wobei letztere zusätzlich versucht, zu Aussagen über Selektionseffekte zu gelangen.

Obwohl eine Reihe von Punkten noch der weiteren Untersuchung bedürfen, erscheint uns das Konzept der übergreifenden Kohortenstudie als ein geeigneter Ansatz, die Qualität einer randomisierten Studie hinsichtlich der Generalisierbarkeit ihrer Ergebnisse für zukünftige Patienten abzuschätzen.

7. Literatur

Altman D. G. (1985): Comparability of randomized groups. The Statistician 34, 125-136.

Byar, D. P. and Corle, D. K. (1977): Selecting optimal treatment in clinical trials using covariate information. J Chron Dis 30, 445-459.

CASS Principal Investigators and their Associates (1984): Coronary Artery Surgery Study (CASS): a randomized trial of coronary artery bypass surgery. Comparability of entry characteristics and survival in randomized and nonrandomized patients meeting randomization criteria. J Am Coll Cardiol 3, 114-128.

Principal Investigators of CASS and their Associates (1981): National Heart, Lung, and Blood Institute Coronary Artery Surgery Study. Circulation 63 (suppl I), 1-82.

Cox, D. R. (1972): Regression models and life tables (with discussion). J R Stat Soc B 34, 187-220.

Cox D. R. and Oakes D. (1984): Analysis of survival data. Chapman and Hall, London.

Gail, M. et al. (1988): Tests for no treatment effect in randomized clinical trials. Biometrika 75, 57-64.

Green, S. B. (1982): Patient heterogeneity and the need for randomized clinical trials. Contr Clin Trials 3, 189-198.

Kalbfleisch J. D. and Prentice R. L. (1980): The analysis of failure time data. Wiley and Sons., New York.

Kay R. (1984): Goodness-of-fit methods for the proportional hazards regression model: A review. Rev Epidem Santé Publ 32, 185-198.

Machin, D. (1979): On the possibility of incorporating patients from non-randomising centres into a randomised clinical trial. J Chron Dis 32, 347-353.

Mau, J. (1988): A statistical assessment of clinical equivalence. Stat. Med. 7, 1267-1277.

Olschewski, M. and Scheurlen, H. (1985): Comprehensive Cohort Study: an alternative to randomized consent design in a breast preservation trial. Meth Inf Med 24, 131-134.

Peto, R. et al. (1976,1977): Design and analysis of clinical trials requiring prolonged observation of each patient (Part I and II). Br J Cancer 34, 585-612 and 35, 1-39.

Peto, R. (1978): Clinical trial methodology. Biomedicine 28, 24-36.

Rücker, G. (1988): A two-stage trial design for testing treatment, self-selection and treatment preference effects. Stat Med 8, 477-485.

Scheurlen, H. , Olschewski, M. and Leibbrand, D. (1984): Zur Methodologie kontrollierter klinischer Studien über die Primärbehandlung des operablen Mammakarzinoms. Strahlentherapie 160, 459-468.

Schoenfeld D. (1981): The asymptotic properties of nonparametric tests for comparing survival distributions. Biometrika 68, 316-318.

Schoenfeld D. (1983): Sample size formula for the proportional hazards regression model. Biometrics 39, 499-503.

Schumacher M., Olschewski M. and Schmoor C. (1987): The impact of heterogeneity on the comparison of survival times. Stat Med 6, 773-784.

Senn S. J. (1989): Covariate imbalance and random allocation in clinical trials. Stat Med 8, 467-475.

Simon, R. (1976): in Buyse, M. E. et al. (eds.). Cancer clinical trials - methods and practice. Oxford University Press, Oxford.

Verlaufskurvenanalyse und Crossover-Pläne in der Therapieforschung

W. Lehmacher

Gesellschaft für Strahlen- und Umweltforschung (GSF)
Institut für Medizinische Informatik und Systemforschung (Medis)
Neuherberg bei München

Zusammenfassung

Aus beiden Themenkreisen werden übersichtsartig neuere Entwicklungen vorgestellt: Bei der <u>Analyse zweier Stichproben von Verlaufskurven</u> wird auf den Einsatz der <u>Summenstatistiken</u>, die von O'BRIEN (1984) oder POCOCK et al. (1987) zur Analyse multipler Endpunkte vorgeschlagen wurden, hingewiesen. Dann wird für das Problem der <u>Mehrfachtestung</u> gezeigt, welche Strategien zur Kontrolle des experimentweisen Niveaus eingesetzt werden können, z.B. die Variante der Holm-Prozedur, die Abschlußtest-Prozedur oder die Methode a priori geordneter Hypothesen. - Bei der <u>Auswertung des Crossover-Plans</u> wird gezeigt, welcher Bias bei Residual-Effekten auftreten kann, wie die Ergebnisse des Crossover-Tests richtig zu interpretieren sind und wie ein positiver Residual-Effekt zu liberalen und ein negativer zu konservativen Testentscheidungen führt. Es wird eine multiple Test-Prozedur vorgestellt, die einen eventuell vorhandenen Residual-Effekt berücksichtigt und das experimentweise Niveau einhält.

1. Analyse von 2 Stichproben von Verlaufskurven

Ein in der Therapieforschung häufig angewandter Versuchsplan ist der Vergleich zweier Gruppen bzgl. eines über die Zeit gemessenen Merkmals. Bei der Analyse von 2 Stichproben von Verlaufskurven werden meist, wenn Korrelationen von über 0,5 zwischen den Meßwerten erwartet werden, statt der Folgemeßwerte deren Veränderungen (Zuwächse, Differenzen) zur Ausgangslage verwendet. Für die weiteren Überlegungen ist es aber gleichgültig, ob die Folgemeßwerte selbst oder deren Veränderungen zugrunde liegen; es wird stets von T Meßwerten ausgegangen. - Für die Analyse einer Stichprobe von Verlaufskurven vgl. LEHMACHER (1988a) und für die Analyse von K Stichproben vgl. LEHMACHER (1988b).

1.a. Teststatistiken

Die wohl wichtigste multivariate Teststatistik ist der <u>T^2-Test nach HOTELLING</u>. Ein interessanter Vorschlag als Alternative hierzu stammt von O'BRIEN (1984) im Zusammenhang mit der Analyse zweier Stichproben mit multiplen Endpunkten: Statt der quadratischen Form der HOTELLING-Statistik schlägt er eine Teststatistik vor, die die Summe der Z-Scores pro Patient bildet und diese Summen dann über 2-Stichproben-Tests vergleicht. Diese Prüfgröße ist sinnvoll, wenn erwartet werden kann, daß unter der Alternative <u>alle</u> Zielvariablen unter Therapie 1 nur besser als unter Therapie 2 sein können; vgl. auch POCOCK et al. (1987). Daneben schlägt er noch ähnliche Statistiken vor, wobei eine davon ein analoger Rang-Test ist. Ein solcher war bereits zuvor schon im Zusammenhang mit dem Vergleich zweier Stichproben von Verlaufskurven von KOZIOL et al. (1981) vorgeschlagen worden. Für die Analyse von Verlaufskurven sind solche Summenstatistiken immer dann als Alternative zum üblichen T^2-Test anwendbar, wenn aus medizinischen Gründen klar ist, daß bei Überlegenheit der Therapie 1 gegenüber Therapie 2 der gesamte Mittelwertsverlauf 1 nur größer (oder stellenweise gleich) dem Mittelwertsverlauf 2 sein kann.

1.b. Multiple Testprozeduren

Bei der Analyse von 2 Stichproben von Verlaufskurven tritt oft das Problem der Mehrfachtestung am gleichen Datenmaterial auf. Im weiteren sollen entsprechende Methoden des multiplen Testens, die alle das experimentweise (multiple) Niveau einhalten, zusammengestellt werden.

1. **HOLM-Prozedur:** Als Alternative zu multivariaten Verfahren ist der simultane Vergleich über univariate t-Tests an den T Zeitpunkten oft angebracht; dabei darf dann statt der BONFERRONI-Methode die HOLM-Methode (1979) angewandt werden mit den schrittweise adjustierten HOLM-Niveaus $\alpha/(T)$, $\alpha/(T-1),\ldots,\alpha$.

2. **Variante der Holm-Prozedur (Folgeanalyse):** Hierbei werden nach einem signifikanten multivariaten Test der Global-Hypothese mit einer Prüfgröße aus 1.a. zum Niveau α als Folgeanalyse schrittweise die T Einzel-Tests an den Zeitpunkten durchgeführt, wobei jedoch, anders als bei der HOLM-Prozedur, der erste mit $\alpha/(T-1)$ statt mit $\alpha/(T)$ durchgeführt werden darf; vgl. SHAFFER (1986) und speziell für Verlaufskurven LEHMACHER (1987, 1988a).

3. **Abschlußtest-Prozedur:** Hierbei werden nach einem signifikanten multivariaten Test der Global-Hypothese zum Niveau α schrittweise alle geringer-dimensionalen Marginal-Hypothesen jeweils zum Niveau α getestet; nach dem Abschlußtest-Prinzip von MARCUS, PERITZ und GABRIEL (1976) werden alle Hypothesen abgelehnt, die selbst mit allen entsprechenden sie implizierenden höherdimensionalen Marginal-Hypothesen zum Niveau α signifikant sind. Diese Methode ist nicht nur für T^2- bzw. t-Tests durchführbar (SONNEMANN, FINNER, KUNERT (1986), LEHMACHER (1987)), sondern mit allen unter 1.a. genannten Prüfgrößen (LEHMACHER, WASSMER, REITMEIR (1990)).

4. **A priori-geordnete Hypothesen:** Dabei werden beliebige N Hypothesen in einer a priori festgelegten Reihenfolge solange jeweils zum Niveau α getestet, bis ein Test nicht mehr signifikant ist. Bei Verlaufskur-

ven bietet sich diese Methode an, wenn klar ist, daß unter der Alternative die Mittelwertsverläufe "auseinander klaffen": Man testet schrittweise vom letzten Zeitpunkt an nach vorne. Diese Methode bietet einen Vorteil gegenüber der einfachen Endpunktanalyse, da sie ohne Güteverlust eventuell weitere Hypothesen testen kann; vgl. SONNEMANN et al., 1986, MAURER, 1987, MENG, 1988, oder LEHMACHER, 1990.

1.c. Folgerungen und Empfehlungen für die praktische Anwendung

1. **Summenstatistiken statt T^2-Tests:** Wenn als Alternative unterstellt werden kann, daß ein Mittelwertsverlauf <u>ganz</u> über (oder stellenweise auf) dem anderen liegt, sind die Summenstatistiken effizienter.

2. **Abschlußtest-Prozedur oder Variante der HOLM-Prozedur:** Die Abschlußtest-Prozedur hat den theoretischen Vorteil, daß sie in allen Schritten nicht-konservative Tests durchführt; sie kann aber recht aufwendig sein. Die Variante der HOLM-Prozedur ist dagegen einfacher durchzuführen, da sie nach der T-variaten Global- nur die T Zeitpunkt-Hypothesen prüft. Eine gleichmäßige Überlegenheit einer der beiden Prozeduren besteht nicht, aber in relevanten Fällen liefern sie recht ähnliche Ergebnisse; deshalb dürfte die Variante der HOLM-Prozedur als Standardmethode vorzuziehen sein (vgl. LEHMACHER, 1987, 1988a).

3. **A priori geordnete Hypothesen:** Diese Methode ist bei der Alternative auseinander klaffender Mittelwertsverläufe die Methode der Wahl statt der üblichen Endpunktanalyse.

4. **Parameterreduktion:** Die Anwendung auch der neueren multiplen Testprozeduren erreicht bei zunehmender Zahl von Zeitpunkten T schnell die Grenzen der Effizienz. Es ist deshalb stets zu raten, die Anzahl der Zeitpunkte möglichst klein zu halten bzw. die Verlaufskurven auf wenige relevante Parameter zu reduzieren.

5. **Studienprotokoll:** Die Auswahl der Teststatistiken und multiplen Testprozeduren muß selbstverständlich a priori erfolgen, um der Gefahr der Ergebnismanipulation vorzubeugen, die durch die Flexibilität dieser Verfahren äußerst groß ist. Dies muß nicht nur der wissenschaftlichen Redlichkeit wegen geschehen, sondern sollte auch aus formalen Gründen sehr deutlich gemacht werden, um die hiermit erreichten Ergebnisse (etwa gegenüber Zulassungsbehörden) glaubhaft machen zu können.

2. Crossover-Pläne

Es wird der übliche Crossover-Plan mit 2 Behandlungen und 2 Perioden betrachtet; vgl. GRIZZLE (1965) oder HILLS und ARMITAGE (1979).

2.a. Residual-Effekte und ihre Auswirkungen

Der Crossover-Test ist verfälscht, wenn Residual-Effekte existieren. Residual-Effekte äußern sich dadurch, daß der Unterschied zwischen

Behandlung 1 und 2 in der 2. Periode ein anderer ist als in der 1. Periode. GRIZZLE (1965) schlug einen Vortest auf Residual-Effekte vor, um zu entscheiden, ob (bei nicht-signifikantem Ausgang) der Crossover-Test oder (sonst) der Test, der nur die Daten der 1. Periode vergleicht, anzuwenden sei. BROWN (1980) wies darauf hin, daß dieser Vortest nur eine geringe Güte hat und somit der Crossover-Test oft zum Einsatz kommt, wenn er wegen Residual-Effekten verfälscht ist.

Es läßt sich jedoch zeigen, daß der Residual-Effekt 2 Richtungen und unterschiedliche Auswirkungen hat: Wenn er _positiv_ ist (z.B. bei _Über-hangs_-Effekten), verkleinert sich der Behandlungsunterschied vom Übergang von der 1. zur 2. Periode; wenn er _negativ_ ist (z.B. bei _Entzugs-_Effekten), vergrößert sich der Behandlungsunterschied. Bei positivem Residual-Effekt wird der Behandlungs-Effekt _unter_schätzt und der entsprechende Crossover-Test ist _konservativ_; bei negativem Residual-Effekt wird der Behandlungs-Effekt _über_schätzt und der entsprechende Test ist _liberal_. WILLAN und PATER (1986) zeigten, daß der Crossover-Test hier aber trotz seiner Konservativität in relevanten Situationen trennschärfer ist als der Vergleich der Daten der 1. Periode.

Genauer gilt, daß der Crossover-Test als eigentliche Nullhypothese die Parallelität der Mittelwertsverläufe testet und daß ein signifikantes Ergebnis _korrekt interpretiert_ werden muß als _positiver_ Behandlungs-Effekt _oder negativer_ Residual-Effekt; vgl. LEHMACHER (1987, 1989). Diese Interpretation ist jedoch bei vielen Fragestellungen voll befriedigend, weil entweder negative Residual-Effekte aus medizinischen Gründen ausgeschlossen werden können oder die Nicht-Identität der beiden Behandlungen, auf die hierbei in jedem Falle geschlossen werden kann, ausreicht (z.B. bei Pilotstudien). - Als weitere Folgerung ergibt sich: Da nur der negative Residual-Effekt liberale Ergebnisse des Crossover-Tests impliziert, sollte der Vortest nach GRIZZLE - wenn er schon angewandt wird - nur als _1_-seitiger Test durchgeführt werden; vgl. LEHMACHER (1989).

2.b. Multiple Testprozedur

Es läßt sich eine multiple Testprozedur herleiten, die in einem 1. Schritt die Global-Hypothese fehlender Behandlungs- und Residual-Effekte zum Niveau α testet (mit einem T^2-Test nach ZIMMERMANN und RAHLFS, 1980) und bei signifikantem Ausgang in einem 2. Schritt simultan den Crossover-Test, den Test des Vergleichs der Daten der 1. Periode und den Test gegen Residual-Effekt jeweils zum Niveau α durchführt. Diese Prozedur hält das experimentweise Niveau ein (LEHMACHER, 1987). Der Vorteil liegt darin, daß man gleichzeitig die Tests des 2.

Schritts interpretieren darf und sich - anders als GRIZZLE - nicht zwischen den Tests entscheiden braucht. Man ist damit auch, wenn man den 2. Schritt erreicht, weniger konservativ als mit der Maximum-Statistik-Methode von WILLAN (1988); vgl. LEHMACHER (1989). - Eine interessante Alternative zum 2-Stichproben-t-Test des Vergleichs der Daten der 1. Periode ist die Bias-freie Teststatistik von GRIEVE (1987), die alternativ zum Vergleich der Daten der 1. Periode in diese Prozedur einbezogen werden kann.

2.c. Folgerungen und Emfpehlungen für die praktische Anwendung

1. Verschiedene Auswirkungen des Residual-Effekts: Bei <u>positivem</u> Residual-Effekt (<u>Überhangs</u>-Effekt) ist der Crossover-Test <u>konservativ</u>, bei <u>negativem</u> (<u>Entzugs</u>-Effekt) ist er <u>liberal</u>.

2. GRIZZLES Vortest als 1-seitiger Test: Wenn überhaupt, sollte er nur als <u>1</u>-seitiger Test durchgeführt werden.

3. Interpretation eines signifikanten Crossover-Tests: Ein signifikantes Ergebnis muß als <u>positiver</u> Behandlungs- <u>oder</u> <u>negativer</u> Residual-Effekt interpretiert werden. Diese Interpretation ist bescheidener, da sie auch einen möglichen negativen Residual-Effekt zuläßt, aber bei den meisten Fragestellungen ausreichend, da sie eine Nicht-Identität der beiden Behandlungen beinhaltet.

4. Kombination der Tests zu einer multiplen Prozedur: Sie erlaubt eine gute Informationsausbeute mit Kontrolle des experimentweisen Niveaus.

5. Indikation des Crossover-Plans: Wenn <u>keine oder nur positive</u> Residual-Effekte vorausgesetzt werden können, oder wenn die Interpretation (3.) eines positiven Behandlungs- oder negativen Residual-Effekts ausreichend ist. - In allen anderen Fällen darf der Crossover-Plan nicht angewandt werden, da er nicht in der Lage ist, aus seinen Daten heraus seine Voraussetzungen zu überprüfen.

Literaturangaben

BROWN, B. W., 1980: The Crossover Experiment for Clinical Trials. *Biometrics 36, 60-79.*

GRIEVE, A. P., 1987: A Note on the Analysis of the Two-Period Crossover Design When the Period-Treatment Interaction is Significant. *Biom. J. 29, 771-775.*

GRIZZLE, J. E., 1965: The Two-Period Change-Over Design and its Use in Clinical Trials. *Biometrics 21, 467-480.*

HILLS, M. und ARMITAGE, P., 1979: The Two-Period Cross-Over Clinical Trial. *Br. J. Clin. Pharmac. 8, 7-20.*

HOLM, S., 1979: A Simple Sequentially Rejective Multiple Test Procedure. *Scand. J. of Statistics 6, 65-70.*

KOZIOL, J. A., MAXWELL, D. A., FUKUSHIMA, M., COLMERAUER, M. E. M. und PILCH, Y. H., 1981: A Distribution-Free Test for Tumor Growth Curve Analyses with Application to an Animal Tumor Immunotherapy Experiment. *Biometrics 37, 383-390.*

LEHMACHER, W., 1987: Verlaufskurven und Crossover. *Springer, Heidelberg.*

LEHMACHER, W., 1988a: Multiples Testen bei Verlaufskurvenanalysen - T^2-Tests und Folgeanalysen mit t-Tests. In: H.-K. Selbmann, K. Dietz, Hrsg.: Medizinische Informationsverarbeitung und Epidemiologie im Dienste der Gesundheit. 32. Jahrestagung der GMDS in Tübingen 1987. *Springer, Heidelberg, 93-96.*

LEHMACHER, W., 1988b: Analyse von K Stichproben von Verlaufskurven. In: P. Bauer, G. Hommel, E. Sonnemann, Hrsg.: Multiple Hypothesenprüfung. Proceedings, Symposion in Gerolstein 1987. *Springer, Heidelberg, 33-47.*

LEHMACHER, W., 1989: Analysis of the Crossover Design in the Presence of Residual Effects. *Satellite Meeting "Statistical Methods in Biopharmacy", 47th Session of the International Statistical Institute, Paris, 7.-8.9.1989.*

LEHMACHER, W., 1990: Schrittweises Testen a priori geordneter Hypothesen mit Kontrolle des experimentweisen Niveaus. *Eingereicht bei Biometrie und Informatik in Medizin und Biologie.*

LEHMACHER, W., WASSMER, G., REITMEIR, P., 1990: Procedures for Two-Sample Comparisons with Multiple Endpoints Controlling the Experimentwise Error Rate. *Eingereicht bei Biometrics.*

MARCUS, R., PERITZ, E., GABRIEL, K. R., 1976: On Closed Testing Procedures with Special Reference to Ordered Analysis of Variance. *Biometrika 63, 655-660.*

MAURER, W., 1987: Statistische Besonderheiten bei klinischen Studien. *Biometr. Sem. der Region Österreich-Schweiz (ROeS), Locarno.*

MENG, G., 1988: Biometrischer Auswertungsbericht zur klinischen Prüfung "Kontrollierte Studie über die Wirkung von Teb 50 auf die Mikrozirkulation und haemorheologischen Parameter nach parenteraler repetierter Gabe im Vergleich zu Placebo", publiziert in: P. KÖLTRINGER et al.: Mikrozirkulation und Viskoelastizität des Vollblutes unter Ginkgo-biloba-Extrakt. *Perfusion 1, 28-30.*

O'BRIEN, P. C., 1984: Procedures for Comparing Samples with Multiple Endpoints. *Biometrics 40, 1079-1087.*

POCOCK, S. J., GELLER, N. L., TSIATIS, A. A., 1987: The Analysis of Multiple Endpoints in Clinical Trials. *Biometrics 43, 487-498.*

SHAFFER, J. P., 1986: Modified Sequentially Rejective Multiple Test Procedures. *J. Am. Statist. Assoc. 81, 826-831.*

SONNEMANN, E., FINNER, H., KUNERT, J., 1986: Analyse von Verlaufskurven. *Biometriekurs, Universität Trier.*

WILLAN, A. R., 1988: Using the Maximum Test Statistic in the Two-Period Crossover Clinical Trial. *Biometrics 44, 211-218.*

WILLAN, A. R., PATER, J. L., 1986: Carryover and the Two-Period Crossover Clinical Trial. *Biometrics 42, 593-599.*

ZIMMERMANN, H., RAHLFS, V. W., 1980: Model Building and Testing for the Change-over Design. *Biom. J. 22, 197-210.*

Priv.-Doz. Dr. W. Lehmacher
GSF - Medis-Institut
Ingolstädter Landstraße 1
D-8042-Neuherberg

$$\text{Klinische Prüfung einer neuen Substanz}$$
$$\text{gegen eine anerkannte Standardmedikation:}$$
$$\text{Sequentielle Überwachung der Hauptzielgrösse}$$

Lenore Schneider und Hans-Joachim Trampisch

Abteilung f. Medizinische Informatik und Biomathematik

Ruhr-Universität Bochum

Zusammenfassung

Muß in der Phase III der Arzneimittelprüfung aus ethischen Gründen auf einen Wirksamkeitsnachweis (vs. Placebo) verzichtet und statt dessen sofort eine Gleichwirksamkeitsprüfung (vs. Standard) angesetzt werden, so kann ein möglicherweise unzureichend wirksames Behandlungsregime an einer großen Zahl von Probanden zum Einsatz gelangen. Um ärztliche Vertretbarkeit derartiger Prüfungen dennoch zu gewährleisten, wird vorgeschlagen, die Hauptzielgröße sequentiell zu überwachen. Der Sequentialplan wird so konstruiert, daß er nennenswerte Abbruchwahrscheinlichkeiten erst bei klinisch relevanten Unterschieden aufweist und besonders geeignet ist, um ein 'unwirksames' Novum möglichst früh zu erkennen. Sequentielles Monitoring des Wirksamkeitskriteriums mit der Möglichkeit des vorzeitigen Studienabbruches soll den Zielkonflikt zwischen Probandenschutz und dem Bemühen um berechtigte Neuzulassungen entschärfen.

Therapievergleich bei akutem Mycardinfarkt

Ist bei einem akuten Myocardinfarkt eine Lysetherapie indiziert, steht mit Streptokinase (bzw. Urokinase) eine anerkannte Standardmedikation (S) zur Verfügung. Deshalb verbietet sich hier aus ethischen Gründen eine Placebo kontrollierte Phase-III-Prüfung, und für ein neu entwickeltes Fibrinolytikum (N) soll statt dessen Gleichwirksamkeit mit dem Standardfibrinolytikum gezeigt werden. Wirksamkeitskriterium ist der angiographisch ermittelte Öffnungsstatus (offen / geschlossen) des Infarktgefäßes einen Tag nach Infusionsbeginn. Literaturangaben zufolge lassen sich unter dem Standardregime Offenheitsraten von 80% erwarten. Eine Rate von 70% gilt demgegenüber als klinisch relevant unterlegen. U.a. zur zügigen Rekrutierung des Prüfkollektives ist eine multizentrische Abwicklung der Studie geboten.

Ethische Überlegungen

In diesem Stadium ist nicht auszuschließen, daß die Prüfsubstanz gegenüber dem Standard spürbar geringere Öffnungsraten liefert und damit die ethische Vertretbarkeit der Studie
gefährdet ist. Die Situation ist um so kritischer, je gravie-
render die Unterlegenheit des Novums und um so höher die Zahl
derartig behandelter Patienten ist. Die zu erwartende Zahl betroffener Probanden sollte also um so kleiner sein, je aus-
geprägter die therapeutischen Nachteile des Novums sind. Sequentielle Verfahren korrespondieren in ihren Eigenschaften
ideal mit derartigen Anforderungen.

Methodik

$r(N)$ und $r(S)$ bezeichnen die Wahrscheinlichkeiten für die Beobachtung offener Gefäße unter der neuen Substanz (N) bzw. unter Standard (S), also die tatsächlichen Offenheitsraten. Zur
Prüfung von

$$H_0: \ r(N) = r(S) \qquad\qquad H_1: \ r(N) < r(S)$$

ist ein exakter Fisher-Test zum Niveau $\alpha=0.1$ (einseitig) fest-
gelegt. Ein Stichprobenumfang von $2*350$ Patienten sichert für
den klinisch relevanten Unterschied eine Power von $(1-\beta)=0.95$
zur Entscheidung auf H_1.
Die Verlaufskontrolle soll anhand eines einzelsequentiellen
Planes erfolgen. Eine parallele einzelsequentielle Prüfung der
Hauptfragestellung wäre möglich, aber kaum ratsam. Ein solches
Vorgehen könnte zwar eine schnelle Entscheidung bringen, aber
gerade dadurch wichtige begleitende Fragen offen lassen.
Die Frage nach diskrepanten Öffnungsraten $r(N)$ und $r(S)$ wird
in ein Einstichprobenproblem übersetzt, indem nach klassischem
Vorgehen zentrumsintern Paare gematcht werden. Nur Paare mit
diskordanten Öffnungsstaten werden bei der sequentiellen
Analyse ausgewertet und dabei als Erfolg entweder für das
Novum N oder den Standard S gezählt. Mit der bedingten Wahr-
scheinlichkeit

$$p = r(N)*(1-r(S)) \ / \ [r(N)*(1-r(S)) + (1-r(N))*r(S)]$$

wird ein diskordantes Paar zum Erfolg der Prüfsubstanz N. Unterlegenheit von N ist äquivalent zur Bedingung $p < 0.5$ und
liefert negative Erwartungswerte der Größe Z_n, der Zahl der

Erfolge unter N abzüglich der Erfolge unter S nach n diskordanten Paaren.

$r(S)$ =	$r(N)$			
0.8	0.8	0.7	0.65	0.6
p	0.500	0.368	0.317	0.273

Verwendet wird ein Plan vom Typ des 'restricted plan' im Sinne Armitage's (1) in einer Zwei-Entscheidungsversion. 350 begrenzt dabei die Zahl diskordanter Paare. Für p muß ein Bereich $[p_0,1)$ festgesetzt werden, in dem ein Studienabbruch ungerechtfertigt ist und daher unwahrscheinlich ($_{SEQ} \leq 0.1$) sein soll. Die Verlaufskontrolle stellt sich als das einseitige Entscheidungsproblem

$$H_+: p \geq p_0 \qquad\qquad H_-: p < p_0$$

dar, wobei das Erkennen auf H_- zur Diskussion eines Studienabbruchs auffordert. Die sequentielle Entscheidungsregel hat die Form

$$H_+: \text{solange } Z_n \geq \beta_0 + \beta_1*n \qquad\qquad H_-: \text{sonst}$$

Die Verlaufskontrolle soll ein spürbar unterlegenes Novum möglichst schnell erkennen, andererseits aber nicht mit der Zielsetzung der Studie kollidieren. Die vorliegende Prüfung billigt ausdrücklich, daß klinisch nicht-relevante Unterschiede (bis 80% vs. 70%) unerkannt bleiben und beide Medikationen in solchem Fall als gleichwirksam gelten. Unter derartigen Konstellationen sollte die Prüfung deshalb mit der Wahrscheinlichkeit von 90% $(1-\alpha_{SEQ})$ zum regulären Ende kommen. Übernähme man dagegen die Nullhypothese H_0 gleicher Wirksamkeiten als Hypothese H_+ in das sequentielle Entscheidungsproblem, würde bereits bei unbedeutender Unterlegenheit des Novums die Abbruchwahrscheinlichkeit das festgesetzte α_{SEQ} überschreiten. Deshalb wird $p_0 = 0.368$ gewählt.

Die erwartete Anzahl von Paaren bis zu einem Abbruch kann nicht gleichmäßig für alle $p < p_0$ minimiert werden. Die Optimierung gelingt jeweils nur für einen Punkt p_- aus H_- und schreibt den Regressionsparameter $ß_1$ fest. p_- sollte Situationen repräsentieren, in denen ein Studienabbruch am dringlichsten ist. Unverzichtbar sind demnach Überlegungen, ab wann

eine Unterlegenheit als schwerwiegend gelten muß. Klinisch
bedenkliche Unterlegenheit sieht man bei 80% vs. 60% erreicht. Deshalb wird mit p_- = 0.273 gearbeitet. Mit diesen
Festlegungen ermittelt man einen Regressionsparameter
$ß_1$ = -0.362 (vgl. 1, 2) und auf numerischem Weg einen Achsen-
abschnitt $ß_0$ = -9.985.

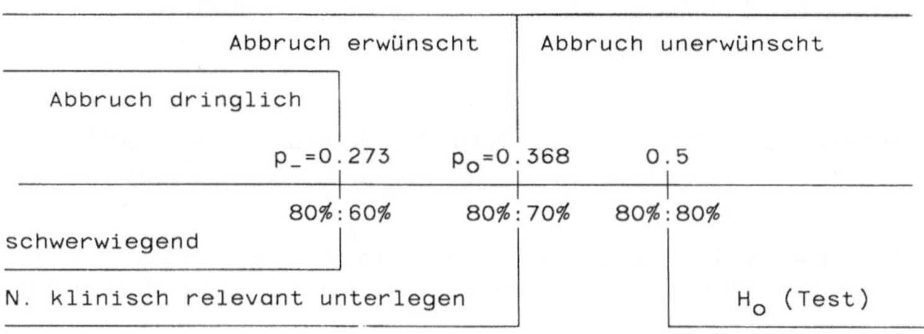

Tatsächlich erhöht der zusätzlich zum Test eingesetzte Sequentialplan die Wahrscheinlichkeit, das Novum als unterlegen einzustufen. Für die Alternative 80%:70% kann die Power jedoch
nach Konstruktion nicht über 0.955 wachsen. Das Niveau des
Tests ist in vernachlässigbarem Maße erhöht. Eine Korrektur
der Testprozedur wäre mit entsprechendem Aufwand möglich.

Bewertung des Sequentialplanes

Bei schwerwiegender Unterlegenheit des Novums (80% vs. 60%)
liegt der erwartete Stichprobenumfang bis zum Studienabbruch
bei 107.04 diskordanten Paaren. Insgesamt wären unter 350
Paaren 154 diskordante zu erwarten. Die Wahrscheinlichkeit,
das Abbruchkriterium vorher erreicht zu haben, beträgt 0.79.
Das sequentielles Monitoring bietet damit gute Chancen, die
Prüfung bei schwerwiegender Unterlegenheit des Novums deutlich
vor dem regulären Studienende abbrechen zu können.

Literatur:

(1) ARMITAGE, P. (1975): Sequential Medical Trial. Blackwell Scientific Publications, Oxford

(2) BAUER, P.; SCHEIBER, V.; WOHLZOGEN, F.X. (1986): Sequentielle statistische Verfahren. Gustav Fischer Verlag, Stuttgart, New York

(3) Bekanntmachung von Grundsätzen für die ordnungsgemäße Durchführung der klinischen Prüfung von Arzneimitteln (1987). Bundesanzeiger, Jahrgang 39, Nr. 24

<u>MONITORING KLINISCHER STUDIEN ZUR THERAPEUTISCHEN ÄQUIVALENZ</u>

Hans-Peter Hucke[1], Jochen Mau[2], David W. Warne[3]

1) und 2) Heinrich-Heine-Universität Düsseldorf, Institut für Sta-
          tistik in der Medizin, Moorenstraße 5, D-4000 Düsseldorf 1

3)   University of Reading, Dept. of Applied Statistics,
          Whiteknights, Reading, RG6 2AN, United Kingdom

Zusammenfassung

Drei Methoden zur statistischen Überwachung langfristiger klinischer
Studien werden skizziert und anhand einer konkreten Studie illustriert.

Der Informationswert dieser Verfahren für die Beurteilung der Er-
folgsaussichten der Studie wird dargestellt, sowie deren Limitationen
und Vor- und Nachteile diskutiert.

1. Einführung

Über die Notwendigkeit und den Nutzen von studienbegleitendem statistischen Monitoring, insbesondere bei langfristig angelegten klinischen Studien gibt es zahlreiche Untersuchungen (vgl. z. B. Pocock,
1981; Koepcke, 1984; Enas et al., 1989).

Von den bislang entwickelten Verfahren werden in der Praxis am häufigsten der klassische Sequentialtest von Wald oder gruppensequenti-
elle Verfahren zur Interim-Analyse angewandt.

Bei den sequentiellen Verfahren geht aber die zur Einhaltung des globalen Testniveaus notwendige Reduktion der Einzeltestniveaus zu Lasten der Trennschärfe der einzelnen Tests.

Verzichtet man bei der Zwischenanalyse auf eine formale statistische Testentscheidung und betrachtet die durchzuführende statistische Beurteilung des Studienverlaufs nur als einen von mehreren Einflußfaktoren auf die Abbruch-Entscheidung, so ergeben sich andere Möglichkeiten für den Biometriker.

Es sind dies

- die Methode des "stochastically curtailed testing", d.h. die Berechnung der bedingten Gütefunktion (Halperin et al., 1982),

- die Berechnung einer sog. "predictive distribution" (Spiegelhalter et al., 1986),

und

- die Konstruktion einer "observed confidence distribution" (Mau, 1988).

Diese drei Methoden werden im folgenden kurz skizziert und ihre Nutzungsmöglichkeiten bei der Entscheidung über Abbruch oder Fortsetzung einer klinischen Studie erläutert. Dabei beschränken wir uns auf Situationen, in denen zwei Behandlungen (I und II) hinsichtlich ihrer Erfolgswahrscheinlichkeiten verglichen werden.

2. Problemstellung und Lösungsansätze

Ausgangspunkt ist die folgende Situation: Eine klinische Studie mit vorgegebenen Umfängen n_I und n_{II} soll durchgeführt werden, in der die Patienten längere Zeit unter Beobachtung bleiben.

Im Laufe dieser Studie soll durch eine Zwischenanalyse eine Entscheidungshilfe gegeben werden, ob die Studie vorzeitig abgebrochen werden soll oder wie geplant weiter geführt werden kann.

Für die Durchführung dieser Zwischenauswertung stehen folgende Daten zur Verfügung: m_I und m_{II}, die bis zum Stichtag aufgenommenen Patientenzahlen; r_I und r_{II}, die Anzahl der "Ereignisse" bis zum Stichtag.

Ziel der Studie sei die Überprüfung der Nullhypothese identischer Ereigniswahrscheinlichkeiten der beiden Behandlungen H_0: $p_I = p_{II}$ zum Niveau α (das wir hier als 0.05 annehmen wollen).

Neben dieser Frage nach einem statistisch signifikanten Unterschied der Ereigniswahrscheinlichkeiten soll aber auch beurteilt werden können, ob die beiden Behandlungen als klinisch äquivalent anzusehen sind, d.h. ob $|p_I - p_{II}| < \Delta_0$ mit vorgegebenem Δ_0 gilt.

Zur Beantwortung dieser Fragen eignen sich die drei o.g. Verfahren, wobei sich die ersten beiden für Studien zum Nachweis von Unterschieden eignen und das dritte ein Monitoring von Studien zum Nachweis der therapeutischen Äquivalenz gestattet.

2.1 Berechnung der bedingten Gütefunktion

Kern der von Halperin et al. (1982) vorgestellten Methode, die auch als "stochastically curtailed testing" bezeichnet wird, ist die Berechnung der auf die bisherigen Beobachtungen bedingten Gütefunktion des Tests für H_0.

Da die Wahrscheinlichkeit, die Nullhypothese unter Bedingung auf die bisherigen Beobachtungen zu verwerfen, von den wahren Werten (p_I, p_{II}) abhängt, gibt eine grafische Darstellung dieser bedingten Gütefunktion in Abhängigkeit von (p_I, p_{II}) eine Entscheidungshilfe für die Erfolgsbeurteilung der Studie.

Eine Entscheidung, ob die beiden Behandlungen als klinisch äquivalent angesehen werden können, ist mit diesem Verfahren jedoch nicht möglich.

Als Ergänzung zur ausschließlichen Verwendung der Gütefunktion wurde von Spiegelhalter et al. (1986) die Hinzunahme der Bayes'schen Posteriori-Verteilung vorgeschlagen. Bei Annahme einer nicht-informativen, diffusen A-priori-Verteilung, gibt dies einen Anhaltspunkt über die Lokalisation und Konzentration der gegenwärtigen Verteilung von p_I und p_{II} (vgl. Abbildung 1).

Die Integration der bedingten Gütefunktion bezüglich dieser Posteriori-Verteilung erlaubt außerdem die numerische Bestimmung der Wahrscheinlichkeiten für die verschiedenen Testentscheidungen (vgl. Tabelle 1).

Tabelle 1: Posteriori-Wahrscheinlichkeiten der Testentscheidungen für das Beispiel aus Abschnitt 3

| Entscheidung | Parameterkonstellation | | Gesamt |
	$p_I < p_{II}$	$p_I > p_{II}$	
lehne H_0 ab	0.50721	0.00240	0.51011
lehne H_0 nicht ab	0.39092	0.09897	0.48989

2.2 Berechnung der prognostizierten Ereignisverteilung

Spiegelhalter et al. (1986) haben ein weiteres, anschauliches Instrument zur Entscheidungshilfe eingeführt: die Vorhersage-Verteilung (predictive distribution).

Die Vorhersage-Verteilung ist die mit Hilfe der posteriori Verteilung hochgerechnete diskrete Wahrscheinlichkeitsverteilung auf der Menge aller möglichen Ereignis-Kombinationen (E_I, E_{II}) in den verbleibenden ($n_I - m_I$, $n_{II} - m_{II}$) Patienten. Dabei findet ebenfalls der Bayes'sche Ansatz unter Annahme einer nichtinformativen A-priori-Verteilung Verwendung.

Ein Graph dieser zweidimensionalen Verteilung gibt in anschaulicher Weise (durch die Wahrscheinlichkeiten für mögliche Ereignis-kombinationen) einen Einblick in den erwarteten weiteren Verlauf der Studie.

Besonders nützlich ist diese Verteilung, wenn sie in Beziehung zum Ablehnbereich des Tests für H_0 gesetzt wird, wie dies in Abbildung 2 geschieht. Durch Überlagerung des Graphen mit den Grenzen des Ablehnbereiches läßt sich schnell ein Eindruck gewinnen, ob zukünftige Ereignisse, die nicht zur Ablehnung der Nullhypothese führen, aufgrund der bisherigen Beobachtungen wahrscheinlich sind.

2.3 Konstruktion der beobachteten Konfidenzverteilung

Grundgedanke des von Mau (1988) vorgeschlagenen Verfahrens zur Äquivalenzbeurteilung ist die Konstruktion einer Verteilungsfunktion über dem Bereich der möglichen Differenzen $\Delta p = p_I - p_{II}$.

Diese Verteilungsfunktion leitet sich aus einer Serie von Tests der Hypothesen $H_0 : \Delta p = \bar{\Delta}$ gegen $H_1 : \Delta p > \bar{\Delta}$ für variierendes $\bar{\Delta}$ ab. Für die mathematisch exakte Herleitung dieser Verteilungsfunktion muß an dieser Stelle auf die Originalarbeit verwiesen werden.

Die Tatsache, daß durch diese Verteilung leicht Konfidenzintervalle für Δp berechnet werden können, motiviert die Bezeichnung "Konfidenzverteilung" (confidence distribution).

Die Konfidenzverteilung hängt von den möglichen Werten der Zufallsvariablen ab; wird die Konfidenzverteilung auf der Basis der bisher beobachteten Daten berechnet, spricht man daher von der beobachteten Konfidenzverteilung.

Zur Erfolgsbeurteilung läßt sich diese beobachtete Verteilung einsetzen, indem in einen Graphen ihrer Wahrscheinlichkeitsdichte der klinisch äquivalente Bereich $[-\Delta_0 ; \Delta_0]$ eingezeichnet und die Fläche unter der Kurve über diesem Intervall (in Abbildung 3 schraffiert) berechnet wird. Dieser berechnete Wert gibt dann die Wahrscheinlichkeit dafür an, daß die wahre Differenz Δ_p im Äquivalenzbereich liegt, mithin die beiden Behandlungen bei jetziger Datenlage als äquivalent einzuschätzen sind.

Das von Mau vorgeschlagene Verfahren ist bisher das einzige, das zur Beurteilung der klinischen Äquivalenz vorgeschlagen wurde. Vorteilhaft ist die Berechnung einer Kenngröße, der beobachteten Konfidenz dafür, daß Δ_p in das Intervall $[-\Delta_0; \Delta_0]$ fällt, auf deren Basis eine Entscheidung getroffen werden kann. Als nachteilig kann empfunden werden, daß der geplante Gesamtumfang, mithin also die zukünftigen Ereignisse, nicht in die Berechnungen einfließen.

3. Illustration an einem Beispiel

In diesem Abschnitt werden die beschriebenen Verfahren an einem Beispiel aus der Dental-Implantologie illustriert, bei dem zwei Implantat-Formen miteinander verglichen werden.

Die zu Grunde liegenden Daten sind die folgenden: $n_I = 170$, $n_{II} = 170$, $m_I = 51$, $m_{II} = 72$, $r_I = 6$, $r_{II} = 15$, $\alpha = 0.05$, $\Delta_0 = 0.1$. Als Ereignis wurde hier der Verlust der ossären Integration des Implantats gewertet.

Auf dieser Grundlage werden die bereits im Abschnitt 2 erwähnten Grafiken erstellt.

Mit allen drei Methoden läßt sich zusammenfassend feststellen, daß sich zwar ein Unterschied zwischen den Behandlungen feststellen läßt, die Evidenz jedoch nicht so stark ist, daß sie einen Abbruch der Studie rechtfertigen würde.

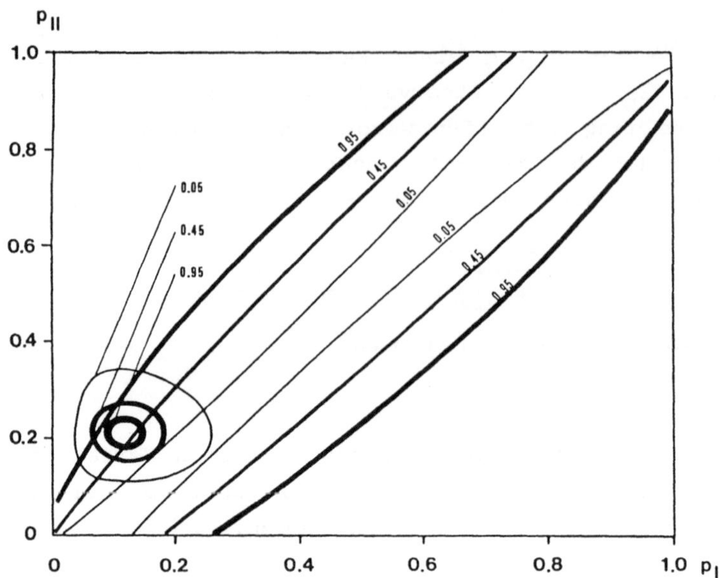

Abb. 1: Höhenlinien der posteriori Verteilung von (p_I, p_{II}) (kreisähnliche Konturen) und der bedingten Gütefunktion des Binomialtests für H_0: $p_I = p_{II}$ (langgestreckte Konturen).

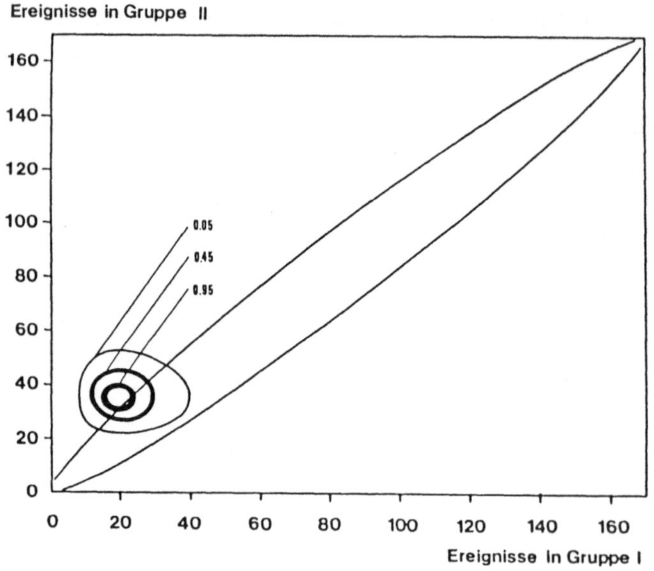

Abb. 2: Konzentrationskurven der Vorhersageverteilung in Prozent der maximalen Ordinate (kreisähnliche Konturen) und Grenzen des Ablehnbereiches des Binomialtests für H_0: $p_I = p_{II}$ (langgestreckte Konturen).

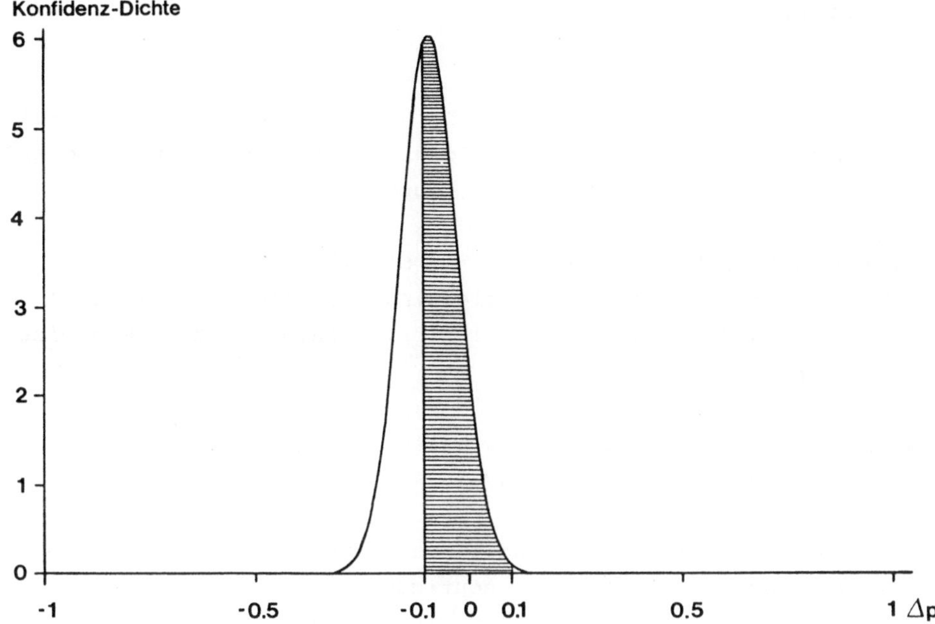

Abb. 3: Grafik der beobachteten Konfidenzdichte. Die dunkel schraffierte Fläche entspricht der beobachteten Konfidenz des Intervalls $-0.1 < \Delta p < 0.1$.

4. Zusammenfassung

Die dargestellten Verfahren zum Monitoring klinischer Studien können als sinnvolle Instrumente zur Entscheidungshilfe über einen vorzeitigen Studienabbruch angesehen werden.

Der Aufwand zur Implementierung der Verfahren auf einem Rechner ist vertretbar, wenn man bedenkt, daß sich damit die Möglichkeit eines kontinuierlichen Studien-Monitorings eröffnet. Da die Methoden vorrangig grafische Entscheidungshilfen liefern, sind die darin enthaltenen Informationen auch von den an der Studie beteiligten Medizinern gut interpretierbar.

Literatur:

Spiegelhalter, D. J., Freedman, L. S., Blackburn, P. R. (1986):
"Monitoring clinical trials: Conditional or predictive power?",
Controlled Clinical Trials (7), pp 8-17.

Spiegelhalter, D. J., Freedman, L. S. (1986):
"A predictive approach to selecting the size of a clinical
trial, based on subjective clinical opinion", Stat. Medicine
(5), pp 1-13.

Mau, J. (1988): "A statistical assessment of clinical equivalence"
Stat. Medicine (7), pp 1267-1277.

Andersen, P. K. (1987): "Conditional power calculations as an aid
in the decision whether to continue a clinical trial",
Controlled Clinical Trials (8), pp 67-74.

Enas, G. C., Dornseif, B. E., Sampson, C. B., Rockhold, F. W., Wuu,
J. (1989):"Monitoring versus interim analysis of clinical
trials: A perspective from the pharmaceutical industry",
Controlled Clinical Trials (10), pp 57-70.

Halperin, M., Lan, K. K. G., Ware, J. H., DeMets, D. L. (1982):
"An aid to data monitoring in longterm clinical trials",
Controlled Clinical Trials (3), pp 311-323.

Pocock, S. J. (1983): "Clinical trials", John Wiley, Chichester.

Koepcke, W. (1984): "Zwischenanalyse und vorzeitiger Abbruch von
Therapiestudien", Springer, Berlin.

STICHPROBENKALKULATION FÜR MEHRARMIGE BIOVERFÜGBARKEITSSTUDIEN

Guido GIANI[1] and Helmut FINNER[2]

[1] Institut für Medizinische Statistik und Dokumentation
RWTH Aachen, Pauwelsstraße 30, D-5100 Aachen

[2] FB IV - Angewandte Mathematik/Statistik
Universität Trier, D-5500 Trier

1 Einleitung

Bioverfügbarkeitsstudien werden in der Mehrzahl als vergleichende Studien durchgeführt mit dem Ziel, die Äquivalenz zweier oder mehrerer Pharmaka hinsichtlich ihrer biologischen Verfügbarkeiten nachzuweisen. Der Begriff *biologische Verfügbarkeit* entstammt der Theoretischen Pharmakokinetik. Man versteht darunter die auf die applizierte Dosis d eines Arzneimittels bezogene insgesamt absorbierte Wirkstoffmenge B, die den großen Kreislauf tatsächlich erreicht. Bei Annahme einer linearen Kinetik mit zeitunabhängiger totaler Clearance κ erhält man nach Integration die bekannte Beziehung $B = (\kappa/d) \cdot \mathrm{AUC}$, in der AUC die Fläche unter der Serumkonzentrationskurve bedeutet (AUC = area under the curve). Wirkungsunterschiede zwischen zwei Pharmaka i und j lassen sich über die relative Bioverfügbarkeit B_i/B_j erfassen. Da in den meisten praktischen Anwendungen davon ausgegangen werden kann, daß sich die Clearance auf individueller Ebene bei Wechsel des Arzneimittels nicht ändert, läßt sich dieser Quotient in Blockplänen (z.B. im Cross-over) für jeden Probanden durch Berechnung von $(\mathrm{AUC}_i/d_i)/(\mathrm{AUC}_j/d_j)$ ermitteln. Ausgehend von dieser Feststellung spricht man naheliegenderweise von Bioäquivalenz von $k \geq 2$ Pharmaka, wenn bezüglich einer geeignet gewählten Toleranz $\gamma > 1$ die Ungleichungen

$$\gamma^{-1} \leq \frac{E(\mathrm{AUC}_i)d_j}{E(\mathrm{AUC}_j)d_i} \leq \gamma \qquad \text{für alle } i,j \ , \ \ 1 \leq i < j \leq k \tag{1.1}$$

erfüllt sind, wobei $E(\mathrm{AUC}_i)$ den in der Bezugspopulation unter Pharmakon i erwarteten AUC-Wert bezeichnet. Unter der Annahme, daß $\ln(\mathrm{AUC}_i/d_i)$ normalverteilt ist mit Erwartungswert ϑ_i und Varianz σ^2, was in weiten Bereichen der allgemeinen Erfahrung entspricht, geht (1.1) wegen $E(\mathrm{AUC}_i) = d_i \exp(\vartheta_i + \sigma^2/2)$ mit $\delta := \ln \gamma$ über in den Äquivalenzbereich

$$\Omega(\delta) = \{\vartheta \in \mathrm{I\!R}^k : \max_{i<j} |\vartheta_i - \vartheta_j| \leq \delta\} \ .$$

Die Frage nach der Bioäquivalenz mehrerer Arzneimittel führt in dieser neuen Schreibweise zwangsläufig auf das Testproblem

$$H_0 : \ \vartheta \notin \Omega(\delta) \qquad \text{gegen} \qquad H_1 : \ \vartheta \in \Omega(\delta) \ . \tag{1.2}$$

In der Literatur wurde bisher ausschließlich der Vergleich *einer* Testformulierung eines Arzneimittelwirkstoffs mit dem entsprechenden Standard, also der Sonderfall $k = 2$, behandelt. Den meisten Raum nehmen dabei die auf Westlake (1972) zurückgehenden Konfidenzintervallinklusionsregeln ein. Die wohl gebräuchlichste, einen Test zum Niveau α liefernde Regel (vgl. Westlake (1981)) sei hier kurz erläutert: Aus zwei einseitigen Konfidenzintervallen $(-\infty, T_o]$ und $[T_u, \infty)$ für $\vartheta_1 - \vartheta_2$ zur Sicherheit von jeweils $1 - \alpha$, bildet man das $(1-2\alpha)$-Konfidenzintervall $K := [T_u, T_o]$ und entscheidet sich nur im Falle $K \subset \Omega(\delta)$ für Bioäquivalenz. Obwohl alle Inklusionsregeln bekanntlich zu stark konservativen Testentscheidungen führen, haben sie sich in der biometrischen Praxis durchgesetzt. Dabei gibt es für $k = 2$ durchaus entscheidungstheoretische Ansätze, die zu optimalen Tests führen (vgl. z.B. Lehmann (1986)). Approximative Tests, wie sie von Anderson & Hauck (1983) und Patel & Gupta (1984) vorgeschlagen wurden, sind wegen ihres antikonservativen Verhaltens bei kleinen Stichprobenumfängen zu kritisieren.

Ziel dieses Aufsatzes ist es, für ein normalverteiltes Zielkriterium, als welches im Sinne obiger Ausführungen die logarithmierte Bioverfügbarkeit angesehen werden kann, Äquivalenztests für den Vergleich von allgemein $k \geq 2$ Arzneimitteln vorzustellen. Zudem wird gezeigt, wie sich Stichprobenkalkulationen durch eine zusätzliche Forderung an die jeweilige Gütefunktion durchführen lassen.

Es seien $X_1, X_2, \ldots, X_n$ unabhängige Beobachtungen aus einer Normalverteilung mit Erwartungswert $\vartheta \in \mathbb{R}^k$ und Kovarianzmatrix $\Sigma = (\sigma_{ij})$, $\sigma_{ii} = \sigma^2$, $\sigma_{ij} = \rho\sigma^2$, $i \neq j$, $1 \leq i, j \leq k$ mit $\sigma^2 > 0$ und $\rho \in (-1/(k-1), 1)$. In dieses Modell fügen sich die wichtigsten Versuchsanlagen ein, wie der vollständig randomisierte einfaktorielle Versuchsplan, der einfaktorielle Blockplan und das k-Perioden Cross-over-Design ohne Wechselwirkungsterme und Residualeffekte.

2 Der Test bei bekanntem ρ und σ^2

Der vorgeschlagene Test basiert auf der Spannweite $R(n) := \max_{i<j} |\overline{X}_i - \overline{X}_j|$ zwischen den Komponenten des Mittelwertvektors $(\overline{X}_1, \ldots, \overline{X}_k) := n^{-1} \sum_{j=1}^{n} X_j$ und verfährt nach folgender Regel:

$$
\begin{aligned}
R(n) \geq a\delta &\implies \text{Entscheidung für } H_0 \\
R(n) < a\delta &\implies \text{Entscheidung für } H_1 \; .
\end{aligned}
\tag{2.1}
$$

Die Prozedurkonstante a ist so zu wählen, daß ein vorgegebenes Niveau $\alpha \in (0,1)$ ausgeschöpft wird, was natürlich die Berechenbarkeit des Supremums A der Gütefunktion über H_0 voraussetzt. Hier hilft ein Resultat von Giani & Finner (1989) weiter, welches zeigt, daß die maximale Güte über H_0 im Punkte $(-\delta/2, 0, \ldots, 0, \delta/2)$ erreicht wird und explizit außer von a nur noch von $b_n :=$ $(\delta/\sigma)\sqrt{n/(1-\rho)}$ abhängt. Zur Bestimmung des kritischen Wertes a hat man deshalb die Gleichung

$$
A(a, b_n) = \alpha
\tag{2.2}
$$

numerisch zu lösen.

Stichprobenkalkulationen resultieren aus einer zusätzlichen Restriktion an die Trennschärfe des Tests. Üblicherweise fordert man, daß die Gütefunktion über einer geeignet festgelegten Teilmenge des Äquivalenzbereiches — er sei hier von der Form $\Omega(\tau\delta)$ mit $\tau \in [0,1)$ — einen vorgegebenen Wert $1 - \beta$ nicht unterschreitet. Glücklicherweise läßt sich auch diese Forderung in eine einfachere und damit rechentechnisch realisierbare Form umschreiben. Die Stelle minimaler Güte über $\Omega(\tau\delta)$ konnte nämlich von Giani & Finner (1989) als der Parametervektor $\tau(-\delta/2, \ldots, -\delta/2, \delta/2, \ldots, \delta/2)$ identifiziert werden, in dem die Anzahl positiver Komponenten gleich $[k/2]$ ist, wobei $[\;]$ die obere Gauß-Klammer bezeichnet. Da sich außerdem die Güte B_τ in diesem Punkt wiederum nur als von a und b_n abhängig erweist, ermittelt man die unter jedem Pharmakon notwendige Anzahl von Beobachtungen jetzt einfach als den kleinsten Stichprobenumfang n, für den neben (2.2) auch noch $B_\tau(a, b_n) \geq 1 - \beta$ erfüllt ist. Zur numerischen Berechnung von n ist es allerdings bequemer, das diskrete Argument b_n durch die stetige Größe b zu ersetzen und das Gleichungssystem

$$
\begin{aligned}
A(a, b) &= \alpha \\
B_\tau(a, b) &= 1 - \beta
\end{aligned}
$$

numerisch zu lösen. Es läßt sich zeigen, daß für $\alpha + \beta < 1$ diese Lösung eindeutig ist und sich das gesuchte n nach

$$
n = [(\sigma b/\delta)^2 (1 - \rho)]
$$

berechnet.

3 Eine Zwei-Schritt-Prozedur bei unbekanntem $\sigma^2(1-\rho)$

Nachstehend wird ein Test für (1.2) bei unbekanntem $\sigma^2(1-\rho)$ vorgestellt, der sowohl ein vorgegebenes Niveau α kontrolliert als auch über $\Omega(\tau\delta)$ mindestens die Trennschärfe $1-\beta$ besitzt. Da die Hypothesen (1.2) nicht in Termini standardisierter Erwartungswerte formuliert sind, wird man einen solchen Test mit vorgegebener Macht unter den sequentiellen Verfahren zu suchen haben. In Anlehnung an die Arbeit von Stein (1945) läßt sich eine Zwei-Schritt-Prozedur wie folgt konstruieren.

Zunächst wird in einem ersten Schritt $\sigma^2(1-\rho)$, was in Blockplänen der intraindividuellen Varianz entspricht, aus n_0 initialen unabhängigen Beobachtungsvektoren $X_1, \ldots, X_{n_0}$ unabhängig von deren Mittelwertvektor geschätzt. Welcher Schätzer S^2 zu welchen Freiheitsgraden ν konkret verwendet wird, richtet sich nach dem jeweiligen Versuchsdesign. Vorausgesetzt werden muß nur, daß $S/(\sigma\sqrt{1-\rho})$ nach der Verteilungsfunktion Q_ν einer $\chi_\nu/\sqrt{\nu}$-Variablen mit ν Freiheitsgraden verteilt ist. Hinweise dazu, in welcher Größenordnung n_0 sinnvollerweise anzusetzen ist, geben die Arbeiten von Seelbinder (1953), Moshman (1958) und Wormleighton (1960).

Zur Ausführung der Testprozedur benötigt man die für $\alpha + \beta < 1$ eindeutige Lösung (a, b) des Gleichungssystems

$$\int_0^\infty A(a, bz)dQ_\nu(z) = \alpha$$
$$\int_0^\infty B_\tau(a, bz)dQ_\nu(z) = 1 - \beta \ .$$

In Abhängigkeit von dem Schätzwert S^2 und dem errechneten Wert b erhebt man in einem zweiten Schritt weitere $N = \max\{0, [(Sb/\delta)^2] - n_0\}$ Beobachtungsvektoren X_j und trifft die finale Entscheidung gemäß der Vorschrift

$$R(n_0 + N) \geq a\delta \implies \text{Entscheidung für } H_0$$
$$R(n_0 + N) < a\delta \implies \text{Entscheidung für } H_1 \ .$$

Die Methodik der Beweisführung, mit der sich zeigen läßt, daß dieses, wie auch das im nächsten Kapitel entwickelte Verfahren, die geforderte Fehlerkontrolle leistet, entspricht weitgehend derjenigen, die zu den Resultaten von Kapitel 2 führte.

4 Ein Test für standardisierte Hypothesen

Wie im vorangehenden Kapitel sei auch hier $\sigma^2(1-\rho)$ als a priori nicht bekannt vorausgesetzt. Zu nichtsequentiellen Tests mit vorgegebener Trennschärfe gelangt man dann nur nach Umformulierung des Bioäquivalenznachweisproblems durch Einführung standardisierter Erwartungswertdifferenzen:

$$H_0 : \vartheta \notin \Omega(\delta\sigma\sqrt{1-\rho}) \quad \text{gegen} \quad H_1 : \vartheta \in \Omega(\delta\sigma\sqrt{1-\rho}) \ .$$

In Anlehnung an den Test (2.1) wird man sich aufgrund von n unabhängigen Beobachtungsvektoren nur dann für Bioäquivalenz entscheiden, wenn $R(n) \leq a\delta S$ gilt. S^2 ist dabei eine versuchsplanabhängige, auf $\nu(n)$ Freiheitsgraden basierende Schätzung für $\sigma^2(1-\rho)$ mit den im vorangehenden Kapitel näher beschriebenen Verteilungseigenschaften. Der kritische Wert a bestimmt sich für einen Niveau-α-Test als Lösung von

$$\int_0^\infty A(az, \sqrt{n}\delta)dQ_{\nu(n)}(z) = \alpha \ . \tag{4.1}$$

Durch die zusätzliche Forderung an die Fehlerwahrscheinlichkeit 2. Art, einen vorbestimmten Level $\beta < 1-\alpha$ bei de facto irrelevanten Unterschieden in den logarithmierten erwarteten Bioverfügbarkeiten über $\Omega(\tau\delta\sigma\sqrt{1-\rho})$, $\tau \in [0,1)$, nicht zu überschreiten, wird wieder der Stichprobenumfang n festgelegt. Die optimale Wahl besteht darin, n als die kleinste natürliche Zahl zu ermitteln, welche neben (4.1) auch noch der weiteren Bedingung

$$\int_0^\infty B_\tau(az, \sqrt{n}\delta)dQ_{\nu(n)} \geq 1 - \beta \tag{4.2}$$

genügt.

Nachstehende Tabelle soll eine Vorstellung von der Größenordnung der für den Bioäquivalenznachweis erforderlichen Probandenzahl n vermitteln. Illustriert wird die Fallzahlschätzung exemplarisch an dem Vergleich von $k = 3$ Pharmaka und Fehlerwahrscheinlichkeiten von $\alpha = \beta = 0.05$. Als Versuchsdesign wird ein Cross-over mit drei nach dem Muster eines lateinischen Quadrates permutierten Applikationssequenzen gewählt.

Lösung (a, n) von (4.1) und (4.2) mit minimalem n für $\alpha = \beta = 0.05$.
Der erste Wert entspricht a, der zweite n.

δ	τ 0.0	0.2	0.4	0.6	0.8
0.5	0.5984	0.6394	0.7245	0.8155	0.9077
	126	162	288	648	2601
1.0	0.6145	0.6501	0.7292	0.8169	0.9077
	36	45	78	174	699
1.5	0.6228	0.6471	0.7346	0.8193	0.9080
	18	21	39	87	348
2.0	0.6336	0.6681	0.7326	0.8176	0.9081
	12	15	24	54	225

Sieht man Arzneimittel bei einer absoluten Differenz in den logarithmierten (erwarteten) Bioverfügbarkeiten von weniger als der einfachen intraindividuellen Standardabweichung ($\delta = 1$) als äquivalent an und möchte man bei tatsächlich vorliegender Homogenität ($\tau = 0$) mit der Wahrscheinlichkeit von höchstens $\beta = 0.05$ eine Fehlentscheidung treffen, so benötigt man laut Tabelle $n = 36$ Probanden. Für jede Sequenz sind folglich 12 Patienten anzusetzen.

Literatur

ANDERSON, S. AND HAUCK, W. W. (1983). A new procedure for testing equivalence in comparative bioavailability and other clinical trials. *Commun. Statist.-Theor. Meth.* **12**, 2663-2692.

GIANI, G. AND FINNER, H. (1989). Some general results on least favorable parameter configurations with special reference to equivalence testing and the range statistic. To appear: *J. Statist. Planning Infer.*

LEHMANN, E. L. (1986). Testing statistical hypotheses. *Wiley, New York.*

MOSHMAN, J. (1958). A method for selecting the size of the initial sample in Stein's two sample procedure. *Ann. Math. Statist.* **29**, 1271-1275.

PATEL, H. I. AND GUPTA, G. D. (1984). A problem of equivalence in clinical trials. *Biom. J.* **26**, 471-474.

SEELBINDER, B. M. (1953). On Stein's two-stage sampling scheme. *Ann. Math. Statist.* 24, 640-649.

STEIN, CH. (1945). A two-sample test for a linear hypothesis whose power is independent of the variance. *Ann. Math. Statist.* 16 , 243-258.

WESTLAKE, W. J. (1972). Use of confidence intervals in analysis of comparative bioavailability trials. *J. Pharmaceutical Sciences* **61**, 1340-1341.

WESTLAKE, W. J. (1981). Bioequivalence testing - A need to rethink (Reader Reaction Response). *Biometrics* **37** , 591-594.

WORMLEIGHTON, R. (1960). A useful generalization of the Stein's two-sample procedure. *Ann. Math. Statist.* **31**, 217-221.

Vorschläge zur Reformulierung der statistischen Definition von Bioäquivalenz

Stefan Wellek

Institut für Medizinische Statistik und Dokumentation der Universität Mainz
Langenbeckstraße 1, D-6500 Mainz 1

ZUSAMMENFASSUNG

Gegen das herkömmliche, nur die Erwartungswerte berücksichtigende Bioäquivalenzkriterium läßt
sich der Einwand mangelnder Relevanz für den Einzelfall geltend machen. Beide zur Behebung
dieses Mangels vorgeschlagenen Ansätze betrachten als primär interessierende Größe die Wahrscheinlichkeit eines Ereignisses, das die individuelle Reaktion gegenüber der Test (T) – und der
Referenzformulierung (R) eines gegebenen Wirkstoffs beschreibt. Ansatz (I) führt auf einen einfachen Binomialtest mit der Anzahl von Probanden, bei denen der individuell beobachtete Bioverfügbarkeitsquotient im Sinne des 80–120%-Kriteriums akzeptabel ist. Der Test ist gleichmäßig
bester unter allen verteilungsfreien Tests zur Entscheidung zwischen den zugehörigen Hypothesen. Ansatz(II) formuliert die Alternativhypothese, daß die Wahrscheinlichkeit, mit der T die
schlechtere Bioverfügbarkeit ergibt als R, nahe bei 1/2 liegt. Unter der Annahme lognormalverteilter Bioverfügbarkeitsquotienten ist diese Hypothese gleichbedeutend mit der Aussage, daß der
standardisierte Erwartungswert einer Normalverteilung, aus der eine einzelne Stichprobe gezogen
wird, in einem engen, zu 0 symmetrischen Intervall liegt. Hierfür existiert ebenfalls ein optimaler
(nämlich gleichmäßig bester invarianter) Test, den man als ''verbundenen t–Test auf Äquivalenz''
bezeichnen kann. Zu der Lösung nach Ansatz (II) existiert eine Zweistichproben-Version. Diese
eignet sich für die Auswertung von Bioäquivalenzstudien, in denen die Applikationsreihenfolge der
Formulierungen im Zweiperioden-Cross-over einen erkennbaren Einfluß auf das Ergebnis der Bioverfügbarkeitsprüfung hat.

1 Einführung

Die Literatur über statistische Methoden zur Auswertung vergleichender Bioverfügbarkeitsstudien
weist mittlerweile beachtlichen Umfang auf. Bei aller Unterschiedlichkeit ist den vorgeschlagenen
Ansätzen fast durchweg gemeinsam, daß die folgende Definition von Bioäquivalenz zugrunde gelegt
wird: Bezeichne X bzw. Y die bei einem zufällig ausgewählten Probanden nach dem interessierenden Zielkriterium (z.B. Fläche unter dem Serumkonzentrations-Profil, engl. AUC) ermittelte
Bioverfügbarkeit eines Wirkstoffs in der Test (T)– bzw. der Referenz (R)– Formulierung. Der
zugehörige Erwartungswert (Mittelwert in der Grundgesamtheit) sei μ_T bzw. μ_R. Die Formulierungen T und R werden genau dann als bioäquivalent betrachtet, wenn die Abweichung der relativen
mittleren Bioverfügbarkeit μ_T/μ_R von 100% unterhalb einer geeigneten Schranke $\epsilon > 0$ bleibt, wenn
also die Bedingung

$$|\mu_T/\mu_R - 1| < \epsilon \tag{1}$$

erfüllt ist. Die Festlegung der "Toleranz" ϵ folgt dabei gegenwärtig in den meisten praktischen Anwendungen der $\pm 20\%$–Konvention, welche sich auf von maßgeblicher Seite herausgegebene Richtlinien für die Durchführung von Bioäquivalenzprüfungen berufen kann [FDA (1985) ; WHO (1986) ; APV (1987)].

Von klinisch-pharmakologischer Seite wird zur Begründung für die Wahl $\epsilon = .20$ in (1) häufig auf konkrete Beobachtungen verwiesen. Danach hat man das Herausfallen des Bioverfügbarkeitsquotienten aus dem 80–120%–Bereich im *Einzelfall* als unerwünschtes Ereignis zu betrachten, bei dem negative Konsequenzen für die therapeutische Brauchbarkeit der Testformulierung nicht ausgeschlossen werden können. Nimmt man diese Begründung wörtlich, bedeutet das klarerweise, daß man beim statistischen Bioäquivalenznachweis primär zu prüfen hat, ob die Wahrscheinlichkeit des Ereignisses $\{\,|X/Y - 1| < .20\,\}$ eine als befriedigend betrachtete Größenordnung erreicht oder nicht. Dem entspricht, daß man bei geeigneter Festlegung einer Schranke $\pi_0 \in (0,1)$ Bioäquivalenz von T mit R anstatt durch (1) definiert durch die Forderung

$$P\,[\,|X/Y - 1| < .20\,] > \pi_0 \quad . \tag{2}$$

Im 2.Abschnitt wird gezeigt, daß selbst unter sehr starken Annahmen über die Verteilung der Zielvariablen X, Y von der herkömmlichen Bioäquivalenzbedingung (1) keinesfalls auf die Gültigkeit von (2) geschlossen werden kann. Im Abschnitt 3 wird eine einfache verteilungsfreie Prozedur für das Testen gegen die Alternativhypothese der Bioäquivalenz von T und R im Sinne von (2) vorgeschlagen. Im häufig verwendeten parametrischen Modell mit lognormalverteilten Fehlern bietet sich noch eine weitere "individualisierte" statistische Definition von Bioäquivalenz an, die in Abschnitt 4 präzisiert wird. Im Rahmen dieses zweiten Ansatzes reduziert sich der Bioäquivalenznachweis auf das Problem, zu zeigen, daß der *standardisierte* Erwartungswert einer Normalverteilung in einem genügend engen Intervall um 0 enthalten ist. Für das zugehörige Testproblem lässt sich ebenfalls eine optimale Lösung angeben.

2 Was bedeutet die herkömmliche Bioäquivalenz-Definition für den Einzelfall ?

Im vorliegenden Abschnitt wird begründet, weshalb die Antwort auf die in der Überschrift gestellte Frage negativ lautet. Genauer gesagt zeigen wir, daß selbst unter sehr starken Annahmen über die Verteilung von (X, Y) und für extreme Werte der involvierten Konstanten (z.B. $\epsilon = .01$, $\pi_0 = .10$) durch den Nachweis von (1) in keinster Weise die Gültigkeit von (2) sichergestellt werden kann.

Für eine eingehendere Analyse dieses Sachverhalts wollen wir speziell die Situation betrachten, daß (X, Y) für einen einzelnen Probanden das Ergebnis eines einfachen Cross-over-Versuchs ohne Perioden- und Residualeffekte bei lognormalverteilten Fehlern wiedergibt [$\to$ Model 2 in Mandallaz & Mau (1981) mit $\pi_1 = \pi_2 = 1$]. Die gemeinsame Verteilung von (X, Y) ist dann bivariat lognormal, in dem Sinne, daß $(\log X, \log Y) \sim \mathcal{N}((\log \mu_T - \frac{\tau^2}{2}), (\log \mu_R - \frac{\tau^2}{2}), \tau^2, \tau^2, \rho)$, $\tau^2 > 0$, $-1 < \rho < 1$. Für die Verteilung des (individuellen) logarithmischen Bioverfügbarkeitsquotienten folgt hieraus:

$$\log(X/Y) \sim \mathcal{N}(\theta, \sigma^2) \ , \quad \text{mit } \theta = \log(\mu_T/\mu_R), \ \sigma^2 = 2\tau^2(1 - \rho) \ . \tag{3}$$

Die Wahrscheinlichkeit, daß im Einzelfall ein Bioverfügbarkeitsquotient innerhalb des 80–120%-Bereichs resultiert, ist unter (3) eine Funktion von (θ, σ), die sich leicht explizit hinschreiben läßt. Verabreden wir nämlich

$$P\left[\,|X/Y - 1| < .20\,\right] =: \pi(\theta, \sigma) \quad , \tag{4}$$

so folgt aus (3) unmittelbar die Beziehung:

$$\pi(\theta, \sigma) = \Phi\Big(\frac{\log 1.2 - \theta}{\sigma}\Big) - \Phi\Big(\frac{\log .8 - \theta}{\sigma}\Big) \quad , \quad -\infty < \theta < \infty, \sigma > 0 \quad , \tag{5}$$

mit $\Phi(\cdot)$ als der Standard-Normalverteilungsfunktion. Ausgehend von (5) läßt sich zeigen, daß

$$\inf_{\log(1-\epsilon) < \theta < \log(1+\epsilon)} \pi(\theta, \sigma) = \begin{cases} \pi(\log(1 - \epsilon), \sigma) & \text{für } \epsilon \geq .20, \sigma > 0 \\ \pi(\log(1 + \epsilon), \sigma) & \text{für } \epsilon \leq .20, \sigma > 0 \end{cases} . \tag{6}$$

Beachtet man, daß $\lim_{\sigma \to \infty} \Phi(u/\sigma) = 1/2 \;\forall\, u \in \mathbb{R}$, wird aus (5) und (6) ersichtlich, daß die Wahrscheinlichkeit, mit der der individuelle Bioverfügbakeitsquotient das 80–120%-Kriterium erfüllt, auch dann beliebig nahe bei 0 liegen kann, wenn die relative mittlere Bioverfügbarkeit für jedes noch so kleine ϵ der Bedingung (1) genügt. Legt man ϵ auf denselben Wert fest wie die obere Grenze für $|X/Y - 1|$ im Einzelfall, i.e. auf .20, folgt aus (5) und (6) insbesondere, daß das auf die mittleren Bioverfügbarkeiten bezogene 80–120%-Kriterium die Bedingung (2) für kein $\pi_0 \geq 1/2$ garantieren kann, auch dann nicht, wenn die Streuung σ von $\log(X/Y)$ extrem klein ist!

Von der formalen Präzisierung im lognormalen Modell (3) abgesehen, ist der Einwand, daß das herkömmliche statistische Bioäquivalenzkriterium (1) den Bezug auf das Verhalten der Wirkstoff-formulierungen im Einzelfall vermissen läßt, durchaus nicht neu. So findet man in Westlake (1979, p.278) die exakt auf diesen Punkt abzielende Feststellung: "... it can be objected that the concentration on population means is a simplification of the real problem and that interest should focus on the respone of each given individual (patient) to the new formulation compared with his response to the standard."

3 Test auf eine genügend hohe Rate akzeptabler Bioverfügbarkeitsquotienten

Akzeptiert man es im Sinne solcher Überlegungen als vernünftiges Ziel des statistischen Bioäquiva-lenznachweises, die Gültigkeit der Aussage (2) zu sichern, führt dies auf das Testproblem

$$H_0^{(1)}: \; \pi := P\left[\,|X/Y - 1| < .20\,\right] \leq \pi_0 \quad \text{gegen} \quad H_1^{(1)}: \pi > \pi_0 \quad , \tag{7}$$

für das sich eine ebenso einfache wie theoretisch befriedigende Lösung angeben läßt. Sei nämlich eine Stichprobe $(X_1, Y_1), \ldots, (X_n, Y_n)$ des Umfangs n aus der Verteilung von (X, Y) gegeben, und werde

$$N_+ := \#\Big\{\, i \in \{1, \ldots, n\} \mid .80 < X_i/Y_i < 1.20 \,\Big\} \tag{8}$$

gesetzt. Die Verteilung von N_+ ist natürlich $\mathcal{B}(n, \pi)$ [d.h. binomial mit Parameter (n, π)], so daß man einen Test zum beliebig vorgegebenen Niveau $\alpha \in (0,1)$ für $H_0^{(1)}$ gegen $H_1^{(1)}$ erhält, indem man die Nullhypothese ablehnt, falls $N_+ > b_{n,\pi_0,\alpha} :=$ oberer 100α−Prozentpunkt von $\mathcal{B}(n, \pi_0)$.

Dieser Test ist offenbar nichts anderes als eine Variante des einseitigen Vorzeichentests, was insbesondere bedeutet, daß er vollständig verteilungsfrei ist. Schöpft man das Signfikanzniveau aus, indem man im Falle $N_+ = b_{n,\pi_o,\alpha}$ eine randomisierte Entscheidung trifft, und bezieht $H_0^{(1)}$ auf die Klasse *aller* auf $(0,\infty) \times (0,\infty)$ konzentrierten zweidimensionalen Verteilungen, läßt sich darüber hinaus zeigen [vgl. Lehmann (1986, S.106f.)], daß es sich um einen gleichmäßig besten (UMP) Test zum Niveau α handelt.

Zur praktischen Bestimmung der kritischen Konstanten sowie der Trennschärfe des UMP Tests auf der Basis von N_+ benötigt man lediglich eine genügend ausführliche Tabelle oder ein Programm für die Verteilungsfunktion von $\mathcal{B}(n,\pi)$. Zum Beispiel findet man für $n = 24$, $\pi_o = .75$ sowie das 5%-Niveau, daß man $H_0^{(1)}$ abzulehnen hat, wenn die Zahl der Probanden mit "akzeptablem" Bioverfügbarkeitsquotienten über 21 liegt. Hingegen hätte man im Sinne der "75%–Regel" (Federal Register, 1978) hier lediglich $N_+ \geq 18$ zu fordern. Es ist evident, daß $(3/4)n$ als kritischer Wert für N_+ nur in Betracht käme, wenn entweder ein praxisfern hohes Signifikanzniveau zugelassen oder die unter der Alternativhypothese geforderte Mindestrate π_o akzeptabler Bioverfügbarkeitsquotienten in der Grundgesamtheit noch wesentlich niedriger angesetzt würde als auf .75. Bei $n = 24$ und $\pi_o = .75$ entscheidet der optimale Test zum Niveau $\alpha = .05$ für das Problem (7) im Falle $N_+ = 21$ mit Wahrscheinlichkeit .1356 für $H_1^{(1)}$. Seine Trennschärfe gegen die Alternative $\pi = .95$ beträgt .8957.

4 Bioäquivalenzbeurteilung anhand der Wahrscheinlichkeit für "Referenz besser als Test"

Die Forderung (2), daß der Anteil akzeptabler Bioverfügbarkeitsquotienten in der Grundgesamtheit genügend groß zu sein hat, ist nicht die einzige sinnvolle Möglichkeit, das herkömmliche Bioäquivalenzkriterium (1) zu ersetzen durch eine auf die individuelle Reaktion bezogene statistische Definition von Bioäquivalenz. Zu einem anderen plausiblen Ansatz gelangt man, wenn man als primär interessierenden Parameter die Größe $P[X < Y]$ heranzieht, d.h. also die Wahrscheinlichkeit, für R die bessere Bioverfügbarkeit zu beobachten als für T. Bei Identität von R und T ist es natürlich, die Verteilung von (X,Y) als symmetrisch anzunehmen, was im stetigen Fall $P[X < Y] = 1/2$ impliziert. Danach bietet es sich an, für bioäquivalente Wirstofformulierungen zu fordern, daß sie sich hinsichtlich des Parameters $P[X < Y]$ von dem "Idealwert" 1/2 nur geringfügig entfernen, daß es also ein genügend kleines $\delta \in (0, 1/2)$ gibt mit

$$|P[X < Y] - 1/2| < \delta \ . \tag{9}$$

Schränken wir die Klasse der zugelassenen Verteilungen im folgenden erneut durch die Annahme (3) lognormalverteilter Bioverfügbarkeitsquotienten ein, ist das durch (9) als Alternativhypothese bestimmte Testproblem gleichbedeutend mit

$$H_0^{(2)} : |\theta|/\sigma \geq \delta^* := \Phi^{-1}(1/2 + \delta) \quad \text{gegen} \quad H_1^{(2)} : |\theta|/\sigma < \delta^* \ , \tag{10}$$

wobei (θ, σ) für Erwartungswert und Standardabweichung der (Gaußschen) Verteilung von $\log(X/Y)$ steht. Zwischen der herkömmlichen Bioäquivalenzdefinition (1) und der gemäß (10) statistisch zu verifizierenden Äquivalenzbedingung besteht ein wichtiger Unterschied: Auf die logarithmische Skala bezogen, beinhaltet die Äquivalenzforderung jetzt eine Restriktion an die *standardisierte* Mittelwertsdifferenz zwischen den Formulierungen. Für das Testen von $H_0^{(2)}$ gegen $H_1^{(2)}$ läßt sich ebenfalls ein optimales Verfahren angeben. Hierzu sei V die aus den Wertepaaren $(\log X_1, \log Y_1), \ldots, (\log X_n, \log Y_n)$ errechnete Prüfgröße des gewöhnlichen verbundenen t−Tests. Außerdem bezeichne $F_{1,n-1,\alpha}(n\delta^{*2})$ den *unteren* 100α−Prozentpunkt einer nichtzentralen F−Verteilung mit Freiheitsgraden 1 und $n-1$ sowie Nichtzentralitätsparameter $\psi = n\delta^{*2}$. Wie in Wellek (1989) gezeigt wird, erhält man für das Testproblem (10) einen gleichmäßig besten invarianten (UMPI) Test zum Niveau α, indem man $H_0^{(2)}$ genau dann ablehnt, wenn $V^2 < F_{1,n-1,\alpha}(n\delta^{*2})$ erfüllt ist.

Die praktische Durchfühung des optimalen Tests für $H_0^{(2)}$ gegen $H_1^{(2)}$ erläutern wir wieder an einem Beispiel. Die gemäß (9) bei bioäquivalenten Formulierungen zu fordernde obere Grenze für die Abweichung des Parameters $P[\,X < Y\,]$ von $1/2$ sei auf $\delta = .15$ festgelegt worden, was bedeutet, daß in (10) als Äquivalenzgrenze $\delta^* = .3853$ gewählt wird. In einer Studie mit $n = 36$ Probanden hat man einen mittleren logarithmierten Bioverfügbarkeitsquotienten von $\bar{Z} = -.01725$ erhalten, mit $S = .10079$ als zugehöriger (empirischer) Standardabweichung, so daß für die quadrierte t−Statistik $V^2 = 1.05450$ resultiert. Andererseits bestimmt sich bei Verwendung von $\alpha = .05$ als Signifikanzniveau die Konstante $F_{1,n-1,\alpha}(n\delta^{*2})$ zu 0.46303. Folglich kann hier der Test die Nullhypothese der Nichtäquivalenz von T und R nicht ablehnen.

Im Unterschied zu dem verteilungsfreien Ansatz (7) läßt sich die parametrische Formulierung (10) des statistischen Bioäquivalenznachweis-Problems ohne weiteres auf den Fall übertragen, daß die Reihenfolge, in der die Applikation von T und R erfolgt, doch einen Einfluß auf das Ergebnis der Bioverfügbarkeitsprüfung hat. Hierzu hat man θ zu interpretieren als erwartete Abweichung zwischen beiden Applikationssequenzen bezüglich der beobachteten Periodendifferenz bzw. des logarithmierten Periodenquotienten. Unter Annahme von Normalverteilungen für diese Variablen läßt sich wiederum zeigen, daß ein gleichmäßig bester invarianter Test für das Problem (10) existiert, der eine Zweistichproben-Version des oben beschriebenen Tests darstellt und identisch ist mit dem Verfahren, das Patel & Gupta (1984) auf heuristischer Basis vorgeschlagen haben.

LITERATUR

APV - Arbeitsgemeinschaft für Pharmazeutische Verfahrenstechnik. (1987). Untersuchungen zur Bioverfügbarkeit, Bioäquivalenz. *Pharm. Ztg. 132*, 1952-1955.

FDA. (1985). *Code of Federal Regulations 21 (Food and Drugs)*, Part 320.22.

Federal Register. (1978). *Tricyclic Antidepressants: Proposed Bioequivalence Requirements 43*, 6965-6969.

Lehmann, E.L. (1986): *Testing Statistical Hypotheses. 2nd. Ed.* New York: John Wiley and Sons.

Mandallaz, D., Mau, J. (1981). Comparison of different methods for decision making in bioequivalence assessment. *Biometrics 37*, 213-222.

Patel, H.I., Gupta, G.D. (1984). A problem of equivalence in clinical trials. *Biom. J. 26*, 471-474.

Wellek, S. (1989). Zur Formulicrung und optimalen Lösung des Bioäquivalenznachweis-Problems in der klassischen Theorie des Hypothesentestens. In Mau, J., Klinger, H. (Hg.): *Bioäquivalenz sofort freisetzender Arzneiformen*. Stuttgart: G.Fischer-Verlag, ***-***.

Westlake, W.J. (1979). Statistical aspects of comparative bioavailability trials. *Biometrics 35*, 273-280.

WHO, Regional Office for Europe. (1986). *Guidelines for the Investigation of Bioavailability*. Copenhagen.

EIN VERLAUFSMODELL DISKRETER THERAPIESTADIEN
AM BEISPIEL VON ADHÄSIVBRÜCKEN[*]

Christoph Paszyna, Jochen Mau

Institut für Statistik in der Medizin

der Heinrich-Heine-Universität,

Düsseldorf

1. Problemstellung

Adhäsivbrücken sind dental-prothetische Hilfsmittel, die kleinere Zahnlücken überspannen. Sie bestehen aus einem Metallgerüst, das auf die lückenbenachbarten Zähne aufgeklebt wird und einer Keramik- oder Kunststoffverblendung, die als Ersatz für fehlende Zähne dient. Sie werden überwiegend als Einzelzahnersatz bei jugendlichen Patienten verwendet, bei denen herkömmliche Brücken wegen der Gefahr einer Pfeilerschädigung beim Beschleifen nicht verwendbar sind.

Zur Beurteilung dieser neuen Prothetik sind Antworten auf folgende Fragen von Bedeutung [5]:

1) Wie lange hält die erste Befestigung einer Adhäsivbrücke ?

2) Wie lange sind Wiederbefestigungen erfolgreich ?

3) Welche Kovariablen beeinflussen das Ablöserisiko ?

4) Ändert sich das Ablöserisiko nach einer Wiederbefestigung ?

2. Verlauf einer Adhäsivbrückentherapie

Der Verlauf einer Behandlung ist durch die zeitliche Abfolge bestimmter therapeutischer Zustände gekennzeichnet. Jeder Therapieverlauf beginnt zunächst im Zustand der Erstbefestigung der Brücke.

Das folgende Zustandsdiagramm zeigt alle möglichen Stadien und Übergänge eines (vereinfachten) Modells des Therapieverlaufs:

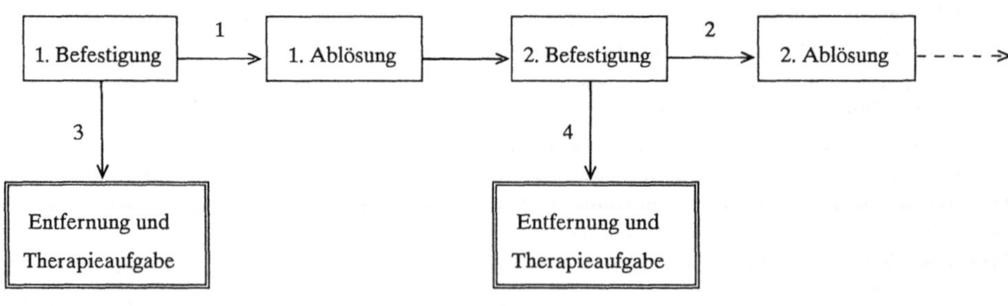

---

[*] Gefördert von der DFG, Az: Ke 378/1-2

Die Ablösung ist wichtigstes Zielkriterium. Die wesentlich seltenere absichtliche Entfernung erfolgt hauptsächlich in zwei Situationen: Erstens, wenn nach einer gewissen Trageperiode die Voraussetzungen für eine konventionelle Brücke erfüllt sind und diese bevorzugt wird. Und zweitens, wenn im Anschluß an eine Ablösung der Entschluß zu einer anderen Therapie gefaßt wird und eine Wiederbefestigung nur als Übergangslösung erfolgt.

Außer den Therapiestadien und den Zeitpunkten von Stadienwechseln werden an jedem Patienten zusätzlich noch gewisse Kovariablen beobachtet, von denen vermutet wird, daß sie Einfluß auf einzelne Übergänge haben.

3. Modellierung des Mehrzustandsprozesses

Über den Gesamtverlauf der Therapie wird folgendes angenommen:

- Jeder individuelle Therapieverlauf stellt eine Realisation eines inhomogenen Markov-Prozesses mit stetigem Parameterraum (Zeit) und diskretem Zustandsraum (Therapiestadien) dar.
- Alle Therapieverläufe beginnen im Zeitpunkt 0 im gleichen Ausgangsstadium. (Als Zeitskala wird nicht die Kalenderzeit, sondern die individuelle Zeit seit Therapiebeginn verwendet.)
- Für alle möglichen Übergänge zwischen Therapiestadien existieren Übergangsintensitäten μ_i (d. h. alle Übergangswahrscheinlichkeiten haben absolutstetige Dichten).

Die Übergangsintensitäten μ_i dürfen außer vom gegenwärtigen Therapiestadium und der Zeit seit Therapiebeginn noch von Kovariablen abhängen, die in der Vergangenheit beobachtet wurden. Wenn keine Kovariablen berücksichtigt werden, sind die μ_i - und damit die Verteilungen der individuellen stochastischen Prozesse - für alle Adhäsivbrücken identisch. Es interessieren dabei jedoch nur die Übergänge 1, 2, 3 und 4.

4. Stochastische Beschreibung der Daten

Zur statistischen Analyse werden drei multivariate stochastische Prozesse formuliert, die von jeder Adhäsivbrücke benötigte Informationen repräsentieren:

a) Ein multivariater Zählprozeß $N = (N_1, \ldots, N_k)$. k ist die Gesamtzahl der interessierenden Übergänge im Zustandsdiagramm. Die i-te Komponente zählt innerhalb eines Therapieverlaufs die Anzahl (0 oder 1) der bisher stattgefundenen Übergänge der Nummer i im Diagramm. Es wird vorausgesetzt, daß keine zwei Komponenten des Prozesses gleichzeitig »springen«.

b) Ein p-dimensionaler Kovariablen-Prozeß $X = (X_1, \ldots, X_p)$. Eine Realisation des Kovariablen-Prozesses X gibt zu jedem Zeitpunkt t die Werte von p beobachteten Kovariablen des Therapieverlaufs unmittelbar vor t an.

c) Als dritter Prozeß wird ein k-dimensionaler Risiko-Indikator-Prozeß $I = (I_1, \ldots, I_k)$ benötigt, dessen Komponenten $\{0,1\}$-wertige Prozesse sind. Diese geben für jeden interessierenden Übergang und jeden Zeitpunkt t an, ob der Patient unmittelbar vor t für diesen Übergang unter Risiko steht.

Ein statistisches Modell der (stochastischen) Intensität λ_i des Zählprozesses N_i für den i-ten Zustandsübergang läßt sich durch $\lambda_i(t) = I_i(t)\mu_i(t)$ formulieren. Dies ist das Modell multiplikativer Intensität von Aalen [1], das eine mathematische Grundlage zur Inferenz über die unbekannte Intensität $\mu_i(t)$ anhand der Realisationen der (an jeder Adhäsivbrücke) beobachtbaren Prozesse $N_i(t)$, $I_i(t)$, $t \geq 0$, bietet. Wegen der Orthogonalität der Martingale

$$N_i(t) - \int_0^t \lambda_i(s)ds \quad \text{und} \quad N_j(t) - \int_0^t \lambda_j(s)ds$$

für $i \neq j$ [2] kann man die Intensitäten mehrerer Zustandsübergänge vergleichen.

Zwei der eingangs gestellten Fragen lassen sich also wie folgt beantworten:

Frage 1): Durch Schätzung der integrierten Intensität $\mu_1(t)$ mit Hilfe des Nelson-Aalen-Schätzers [2].

Frage 4): Durch Vergleich von $\mu_1(t)$ und $\mu_2(t)$ oder $\mu_3(t)$ und $\mu_4(t)$ mit dem verallgemeinerten Savage-Test [1].

Zur Beantwortung von Frage 2) wird man die gesamte Wartezeit bis zum Erreichen eines absorbierenden Zustands nach einem einfachen Todesprozeß (Überlebenszeit) mit globaler Hazardfunktion $\mu(t)$ modellieren.

Zur Analyse der Intensitäten $\mu_3(t)$ und $\mu_4(t)$ der Übergänge in die absorbierenden Zustände kann man auf das Markov-Prozeß-Modell verzichten und benötigt nur einige Stopzeiten der Zustandswechsel zwischen den transienten Zuständen, um mit Hilfe partitionierter Zählprozesse [6] ein »multi-state-exposure«-Modell abzuleiten. Bezüglich der Analyse von $\mu_3(t)$ und $\mu_4(t)$ ergibt sich dasselbe statistische Modell wie aus dem Markov-Prozeß [6].

Für die Beantwortung der Frage 3) bieten sich Regressionsmodelle an:

a) Das Cox'sche Regressionsmodell für Zählprozesse [4]: $\mu(t,X(t),\beta(t)) = h(t)\exp(-X'(t)\beta)$, mit einer baseline hazard function h, einem Vektor X zeitabhängiger Kovariablenwerte und einem Vektor β von unbekannten *zeitunabhängigen* Regressionskoeffizienten.

b) Das Aalen'sche Regressionsmodell für Zählprozesse [2]: $\mu(t,X(t),b(t)) = X'(t)\beta(t)$, mit einem Vektor β von Regressions*funktionen* (d. h. *zeitabhängigen* Regressionskoeffizienten).

Im Gegensatz zum bekannteren Cox'schen Regressionsmodell wirken im Aalen'schen Modell die Einflüsse mehrerer Kovariablen nicht multiplikativ auf die Intensität, sondern additiv. Ein weiterer Unterschied zwischen beiden Modellen ist, daß im Aalen'schen Modell nicht nur die Kovariablen zeitabhängig sein können, sondern auch ihre Einflüsse auf die Intensität zeitabhängig geschätzt werden. Durch die Regressionskoeffizienten wird zu jedem Ereigniszeitpunkt der momentane Beitrag jeder Kovariablen zur Übergangsintensität ausgedrückt. Diese Beiträge werden akkumuliert zu einer integrierten Regressionsfunktion.

Da das Aalen-Regressionsmodell in medizinischen Anwendungen an Bedeutung gewinnt [3, 7, 8], wird die Schätzung der Regressionsfunktionen kurz vorgestellt.

5. Schätzung im Aalen'schen Regressionsmodell

Die Schätzung im Aalen-Modell beruht darauf, daß der stochastische Prozeß

$$N(t) - \int_0^t \lambda(s)ds$$

ein Martingal ist [1]. Setzt man gemäß der Modellgleichung $I(s)X'(s)\beta(s)$ für $\lambda(s)$ ein, erhält man das Martingal

$$N(t) - \int_0^t I(s)X'(s)\beta(s)ds.$$

Da die Erwartung der Zuwächse eines Martingals 0 ist, gilt für alle t: $dN(t)-I(t)X'(t)\beta(t)dt=0$ bzw. $dN(t)=I(t)X'(t)\beta(t)dt$. Die letzte Gleichung bildet den Ausgangspunkt der Schätzung.

Man betrachtet eine Stichprobe von n Therapieverläufen und ihre zugeordneten Zählprozesse $N^{(1)}, ..., N^{(n)}$. Der obere eingeklammerte Index kennzeichnet hier die Adhäsivbrücke. Inferenz über β kann sich nur auf diejenigen Zeitpunkte stützen, in denen ein Zustandsübergang stattfindet.

Faßt man die Gleichungen $dN^{(i)}(t)=Z^{(i)}(t)\beta(t)dt$ mit $Z^{(i)}(t)=I^{(i)}(t)X^{(i)'}(t)$ für alle n Patienten zu einem linearen Gleichungssystem zusammen, dann erhält man ein lineares Modell, in dem $\beta(t)dt$ schätzbar ist, wenn die (n,p)-Matrix $Z(t)$ vollen Rang hat. Die Indikatorvariablen $I^{(i)}(t)$ bewirken hier, daß der Patient i nur in denjenigen Zeitpunkten berücksichtigt wird, vor denen er sich unter Risiko befindet. Durch Multiplikation von links mit einer verallgemeinerten Inversen von $Z(t)$ (falls sie existiert) erhält man eine Schätzung der Zuwächse $\beta(t)dt$ und daraus durch Aufsummieren bis zu einem Zeitpunkt s eine Schätzung der integrierten Regressionsfunktion in s. Die Steigung dieser geglättet gedachten Summenkurve in jedem Zeitpunkt kann als ein Schätzwert der Regressionsfunktion in diesem Zeitpunkt aufgefaßt werden.

6. Beispiele

Basis der Auswertungen ist ein von der DFG gefördertes Adhäsivbrückenregister, das an der Universitäts-Zahn- und Kieferklinik Köln unter Leitung von Herrn Prof. Dr. Th. Kerschbaum geführt wird. Der hier zugrunde liegende (bereits selektierte) Datensatz umfaßt 788 Patienten, die mit genau einer *dreigliedrigen* Adhäsivbrücke (zwei Pfeilerzähne, ein ersetzter Zahn) versorgt sind. Die genauen Selektionskriterien sowie eine Deskription der Patienten sind in einem anderen Zusammenhang zur Veröffentlichung eingereicht [9] und werden hier nicht dargestellt. Hier sollen lediglich Intensitäten für die 1. und 2. Ablösung verglichen sowie eine Schätzung mit dem Aalen'schen Regressionsmodell dargestellt werden.

Abb. 1 vergleicht die geschätzten kumulativen Intensitäten für die *erste* und die *zweite* Ablösung. Beide Kurven beziehen sich auf die Zeit seit der ersten Befestigung der Adhäsivbrücke und sind auch nur in den Zeiträumen dargestellt, in denen mindestens 10 Brücken unter Risiko stehen. Insgesamt wurden unter 788 erstbefestigten Brücken 123 Ablösungen registriert und unter 90 zum zweiten Mal befestigten Brücken 15 Ablösungen. Während der gesamten Zeit zwischen 10 Monaten und 3 Jahren nach Erstbefestigung standen mindestens 25 Adhäsivbrücken für eine Zweitablösung unter

Risiko. Der versetzte Kurvenbeginn für die zweite Ablösung kommt daher, daß nur bei wenigen Patienten bereits kurz nach Erstbefestigung eine Ablösung und Wiederbefestigung stattfand. Das hohe Niveau rührt daher, daß die ersten Zweitablösungen angesichts einer geringeren Anzahl von wiederbefestigten Adhäsivbrücken unverhältnismäßig hohe Risikobeiträge (Sprünge der Treppenfunktion) verursachen. Das momentane Ablöserisiko für erstbefestigte oder zweit-befestigte Adhäsivbrücken wird für jeden Zeitpunkt auf der horizontalen Achse dargestellt durch die Steigung der Tangente im jeweiligen Zeitpunkt an die betreffende, geglättet gedachte Kurve. Die Treppenfunktionen verlaufen nahezu linear und parallel, was für ein praktisch identisches Ablöserisiko erst- und zweitbefestigter Adhäsivbrücken spricht. Für die vorliegende Situation erhält man einen Wert von $T = 2.4$ für die Teststatistik des verallgemeinerten Savage-Tests, der mit dem kritischen Wert von 3.8 aus der Chi^2-Verteilung mit einem Freiheitsgrad (bei $\alpha = 0.05$) zu vergleichen ist und keinen signifikanten Unterschied zwischen den Intensitäten der ersten und zweiten Ablösung erkennen läßt. Die bisher vorliegenden Daten geben also noch keinen Hinweis auf ein verändertes Ablöserisiko nach einer ersten Wiederbefesti-gung. Jedoch ist die Datenbasis eventuell noch zu klein, um vorhandene Unterschiede sichtbar werden zu lassen.

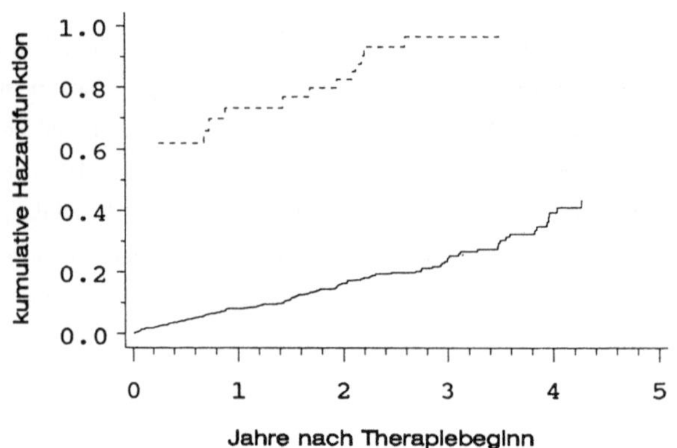

Abb. 1: Geschätzte kumulative Hazardfunktionen für erste (durchgezo-gene Kurve) und zweite (gestrichelte Kurve) Ablösung.

Zur Beurteilung des Einflusses einer neuartigen Gerüstbehandlung auf die Verweildauerverteilung bis zur ersten Ablö-sung wurde ein Aalen'sches Regressionsmodell mit nur einer Einflußgröße (Art der Gerüstbehandlung: neu versus alt) berechnet, in dem der "Behandlungseffekt" als Differenz zum gemeinsamen Grundrisiko (engl.: baseline hazard) reprä-sentiert wird. Die geschätzten integrierten Regressionsfunktionen für das gemeinsame Grundrisiko (Abb. 2) und für den Behandlungseffekt (Abb. 3) sind beide mit punktweisen Schätzern ihrer Standardabweichungen dargestellt. Zu berück-sichtigen ist dabei, daß über die neue Behandlung, die in 197 Fällen verwendet wurde, noch wenig Langzeitbeobachtun-gen vorliegen. 101 Brücken davon stehen über 1 Jahr, aber nur 22 Brücken über 2 Jahre und 7 über 2 ½ Jahre unter Be-obachtung. Bei der alten Gerüstbehandlung stehen von den ursprünglich 591 Brücken nach 1, 2 und 2 ½ Jahren noch jeweils 419, 309 bzw. 234 Brücken unter Risiko. Bei der neuen Gerüstbehandlung ereigneten sich 9 Erstablösungen, bei der alten Gerüstbehandlung 115.

Abb. 2 zeigt einen weitgehend linearen Verlauf, entsprechend einem konstanten Grundrisiko und dem konstanten Risiko für eine Erstablösung ohne Berücksichtigung von Einflußfaktoren (s. Abb. 1, untere Treppenfunktion). Abb. 3 hingegen stellt den geschätzten kumulierten Effekt der neuen Gerüstbehandlung auf das Risiko einer Erstablösung dar. Im ersten Jahr nach Eingliederung ist dabei ein fortwährender risikovermindernder Einfluß der neuen Gerüstbehandlung (fallende Kurve mit geringer Variabilität) erkennbar. In der Folgezeit (nach dem ersten Jahr seit Eingliederung) fallen eine deutlich größere Variabilität und markante, nach oben gerichtete "Zacken" in Abb. 3 auf, die eine weitere Beurteilung des Einflusses der Gerüstbehandlung unsicher machen. Diese "Zacken" stammen von den Ablösungen der Brücken mit der neuen Gerüstbehandlung. Als klinisches Fazit läßt sich feststellen, daß die neue Gerüstbehandlung zwar das Ablöserisiko der Brücke im ersten Jahr zu senken scheint, aber ihr Einfluß auf spätere Jahre noch zweifelhaft ist.

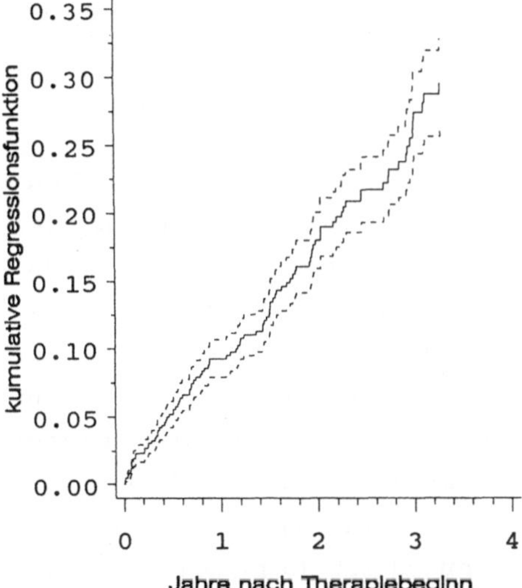
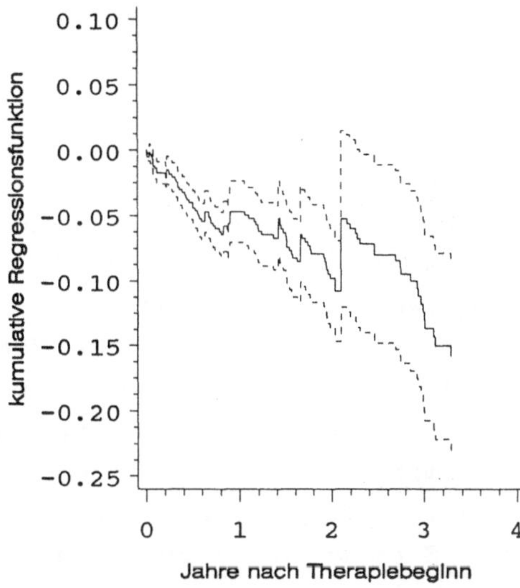

Abb. 2: Geschätzte kumulative Regressionsfunktion (mit punktweisen Standardabweichungen) für das Grundrisiko.

Abb. 3: Geschätzte kumulative Regressionsfunktion (mit punktweisen Standardabweichungen) für den Behandlungseffekt.

7. Literatur

[1] Aalen, O.: Nonparametric inference for a family of counting processes. Ann. Statist. 6, 701-726 (1978).

[2] Aalen, O.: A model for nonparametric regression analysis of counting processes. Springer Lecture Notes in Statistics 2, 1-25 (1980).

[3] Aalen, O.: A linear regression model for the analysis of life times. Statistics in Medicine 8, 907-925 (1989).

[4] Andersen, P. K., Gill, R. D.: Cox's regression model for counting processes: a large sample study. Ann. Statist. 10, 1100-1120 (1982).

[5] Kerschbaum, Th.: Stand der klinischen Bewährung von Adhäsivbrücken. In: W. Ketterl (Hrsg.): Deutscher Zahnärztekalender 1989. München: Hanser (1989).

[6] Mau, J.: Statistical modeling via partitioned counting processes. J. Stat. Plan. Infer. 12, 171-176 (1985).

[7] Mau, J.: On a graphical method for the detection of time-dependent effects of covariates in survival data. Appl. Statist. 35, 245-255 (1986).

[8] Mau, J.: A comparison of counting process models for complicated life histories. Applied Stochastic Models and Data Analysis 4, 283-298 (1988).

[9] Paszyna, Ch., Kerschbaum, Th., Marinello, C. P. und Pfeiffer, P.: Klinische Langzeitbefunde bei Adhäsivbrückenpatienten. Zur Veröffentlichung eingereicht bei Dtsch. Zahnärztl. Z. (1989).

ANSPRUCH UND WIRKLICHKEIT DER EVALUIERUNG DIAGNOSTISCHER TESTS AM BEISPIEL DES FRUKTOSAMIN-ASSAYS IN DER DIAGNOSTIK UND KONTROLLE DES DIABETES MELLITUS.

J. Windeler und H.J. Trampisch

Abteilung f. Medizinische Informatik und Biomathematik

Ruhr-Universität Bochum

Einleitung

Zur Primärdiagnostik des Diabetes mellitus wie auch zur Kontrolle der Stoffwechsellage eines Diabetikers werden in der Praxis sowohl Akutwerte (Blutzucker, Urinzucker) als auch Kontrollwerte, die einen längeren Zeitraum von 2-3 Monaten zusammenfassen (glykosyliertes Hämoglobin, HbA_1) verwendet. Seit einigen Jahren wird dazu ein weiterer Test (Fruktosamin-Test) angeboten, der auf der quantitativen Messung von glykosylierten Serumproteinen beruht. Die Analyse ist methodisch einfacher als die Messung des HbA_1 und der Test soll eine Information über die Stoffwechsellage eines Patienten innerhalb der letzten zwei Wochen erlauben. Damit soll auch eine Diagnose oder ein Screening nach Diabetes mellitus möglich sein. Der Fruktosamin-Test befindet sich auf der Schwelle zur breiten Markteinführung.

Die Notwendigkeit der sorgfältigen Evaluierung diagnostischer Tests wird inzwischen allgemein anerkannt. Der Evaluierungsprozeß kann in drei konsekutive Phasen eingeteilt werden. Während die Phasen 1 und 2 methodische und orientierende Untersuchungen an ausgewählten Patienten umfassen, sind Studien der Phase 3 - die kontrollierten diagnostischen Studien - geeignet, eine unverzerrte Aussage über Testparameter in der klinischen Anwendung zu machen. Sie stellen die wesentliche Grundlage für die Beurteilung diagnostischer Tests dar und sollten vor Verbreitung von Tests mit befriedigenden Ergebnissen abgeschlossen sein.

Im folgenden wird untersucht, inwieweit solche Studien zum Fructosamin-Test anerkannte methodische Anforderungen erfüllen.

Methodik

Aus den Originalarbeiten zum Fruktosamin-Test wurden solche
ausgewählt, die von den jeweiligen Autoren als Untersuchungen
zur klinischen Evaluierung des Tests angesehen wurden. Die Arbeiten sind in solche zur Primärdiagnostik des Diabetes mellitus (im folgenden "Diagnostik-Studien") und solche zur Kontrolle der Stoffwechseleinstellung von Diabetikern ("Monitoring-Studien") zu unterteilen. Weiterhin wurden nur solche Studien berücksichtigt, deren Design dem der Phase 3 entsprach.
Das wesentliche Kriterium war dafür, daß bei Beginn der Studie
der Krankheitsstatus der Patienten (Diabetes / gesund in Diagnostikstudien bzw. gut eingestellter / unzureichend eingestellter Diabetes in Monitoring-Studien) nicht bekannt war. Das
Design und die Darstellung der Ergebnisse wurde mit den Anforderungen an solche Studien verglichen, wie sie in einem Memo-
randum der GMDS formuliert worden sind (1).

Ergebnisse

Insgesamt konnten 24 Studien berücksichtigt werden. Hiervon beschäftigten sich 14 mit der Aussagekraft des Tests beim Monitoring von Diabetikern und 10 mit der Primärdiagnostik, davon 7
ausdrücklich mit dem Screening nach Diabetes mellitus .

Der Vergleich der Studiendesigns, soweit sie in den Publikationen mitgeteilt wurden, mit den Anforderungen des Memorandums
ergab, daß diese in den meisten Fällen nicht erfüllt wurden:

- Eine genaue <u>Definition der Zielkrankheit</u> findet sich in 13
Publikationen. Diese beschäftigen sich überwiegend mit der Diagnostik des Diabetes mellitus (n=7). Beim Monitoring fehlt
häufig sogar die Angabe, daß der Test Patienten mit guter von
solchen mit schlechter Stoffwechseleinstellung unterscheiden
soll.
- Der verwendete <u>golden standard</u> (Referenztest , Außenkriterium)
wird in 14 Fällen angegeben. Bei Diagnostikstudien (n=7) ist
dies der oGTT (die Beurteilungkriterien fehlen jedoch häufig),
bei Monitoring-Studien kommen verschiedene mehr oder weniger
sinnvolle Kombinationen von Laborparametern und klinischen Be-

urteilungen vor. In 7 Monitoring-Studien ist die Basis der Beurteilung allein ein "signifikanter" Korrelationskoeffizient zwischen Fruktosaminen und HbA_1 oder dem Blutzucker. Das HbA_1 wird hier implizit als golden standard angesehen und aufgrund der Korrelation unzulässigerweise auf eine gleiche Aussagekraft der Bestimmung der Fruktosamine geschlossen.

- Die Trenngröße wurde in 5 Studien vor Beginn festgelegt. In den meisten übrigen werden "signifikante" Unterschiede der Fruktosamine zwischen den einzelnen Gruppen (Diabetiker/Gesunde bzw. gut eingestellte/schlecht eingestellte Diabetiker) als Grundlage einer positiven Beurteilung des Tests angegeben.

- Die Beschreibung der Struktur des Patientenkollektivs findet sich in 7 Publikationen, wobei zu diesem Punkt nur Angaben zum Geschlecht und Alter als obligatorisch angesehen wurden. Diese Beschreibung ist deshalb besonders wichtig, weil die Übertragbarkeit der Ergebnisse einer diagnostischen Studie von der Kenntnis der Zusammensetzung der Studienpopulation abhängt.

- In 3 Publikationen werden die Ein- und Ausschlußkriterien für die Patienten in der Studie angegeben. Für alle anderen Untersuchungen sind der Auswahlmodus der Patienten und mögliche Selektionseffekte völlig unklar.

- Eine der zentralen Anforderungen an Diagnosestudien, die wechselseitige Blindheit der Untersucher bzgl. Testergebnis und Diagnosestellung, wird nur in 3 Arbeiten (beide Monitoring-Studien) erwähnt. Interessanterweise wird in zweien das blind erhobene klinische Urteil über die Stoffwechseleinstellung nicht als wesentliche Beurteilungsgrundlage für den Test herangezogen.

- Bezüglich einer einheitlichen Anwendung des golden standards (Vermeidung des work-up bias) bei den untersuchten Patienten gab es keine Probleme. Dies erklärt sich auch daraus, daß in der Regel vorrangig Korrelationskoeffizienten angegeben werden, was natürlich nur bei Patienten mit vollständigen Wertepaaren, d.h. Untersuchung mit Test und golden standard, möglich ist. Es bleibt offen, ob Patienten, die diese Voraussetzung nicht erfüllten, gar nicht erst in die Studien einbezogen wurden (fehlende Ein- und Ausschlußkriterien).

- Die Darstellung der Ergebnisse in einer Kontingenztafel erfolgte in 4 Arbeiten, in 3 davon war die Trenngröße vorher festgelegt worden, in 1 Arbeit wurden mehrere Trenngrößen auf ihre Wertigkeit überprüft. Neben diesen 4 Publikationen wurden in 3 weiteren einzelne <u>Testparameter</u>, insbesondere die Sensitivität, genannt.

Diskussion

Würde es sich bei dem Fruktosamin-Test um ein neues Arzneimittel handeln und die Phase 3 die zulassungsrelevanten Studien umfassen, so würde die Zulassung wahrscheinlich wegen methodisch unzureichender Belege versagt bleiben. In keiner Studie werden alle oben genannten Anforderungen erfüllt. Einer methodisch ausreichenden Studie am nächsten kommt noch die Arbeit von SWAI et al. (2), die aber zu einem negativen Ergebnis kommt: "Die Messung der Fructosamine ist nutzlos als diagnostischer Test."
Bei den hier untersuchten Studien fällt insbesondere die unangemessene Verwendung des Korrelationskoeffizienten als einzigem "Gütemaß" sowie die Überbetonung von "signifikanten" Unterschieden zwischen verschiedenen Vergleichskollektiven auf. Dies allein bildet die Basis für eine positive Beurteilung des Tests, obwohl beiden Interpretationen nur eine sehr eingeschränkte Bedeutung als Maß für die Aussagekraft eines diagnostischen Tests zukommt.
Insgesamt ist festzustellen, daß der Fruktosamin-Test z.Zt. noch unzureichend evaluiert ist und seine breite Verwendung in der Praxis deshalb nicht als sinnvoll angesehen werden kann.

Literatur:

1. Köbberling, J., Trampisch, H.J., Windeler, J. (Hrsg.) (1989)
    Memorandum zur Evaluierung diagnostischer Maßnahmen
    Schriftenreihe der Gesellschaft für Medizinische Dokumentation,
    Informatik und Statistik e.V. Nr. 10. Schattauer Stuttgart

2. Swai, A.B.M., Harrison, K., Chuwa, L.M., Makene, W., McLarty, D.,
    Alberti, K.G.M.M. (1988)
    Screening for diabetes: Does measurement of serum fructosamine help?
    Diabetic Med. 5: 648-652

Eine komplette Liste der untersuchten Arbeiten kann zur Verfügung gestellt werden.

DIE BEDEUTUNG DER PROTEINGEBUNDENEN HEXOSE IN DER DIAGNOSE KOLOREKTALER KARZINOME

B. Reichert, M. Jablonski, H. Putzki
Klinik für Allgemeinchirurgie der Medizinischen Hochschule
Podbielskistraße 380, 3000 Hannover 51

Einführung

Das karzinoembryonale Antigen (CEA) wird mit relativ hoher
Sensitivität u.a. beim kolorektalen Karzinom im Serum erhöht
nachgewiesen. Für den Chirurgen ist es vor allem als frühzeitiger
Indikator eines Tumorrezidivs nach vorangegangener potentiell
kurativer Operation bedeutsam. In Einzelfällen rechtfertigt schon ein
erhöhter CEA-Wert eine erneute Laparotomie, auch wenn durch die
herkömmliche Diagnostik ein Rezidiv nicht nachweisbar ist.
Andererseits weiß man, daß ein CEA-Anstieg bei Tumorrezidiven nicht
obligat ist. Zahlreiche andere Tumorantigene wurden daher eingesetzt,
um diese diagnostische Lücke zu füllen - bislang ohne überzeugenden
Erfolg.

In den vergangenen Jahren hat es ein verstärktes Interesse an den
Akute-Phase-Proteinen gegeben, die in der Diagnostik von
Tumorerkrankungen und in der Nachsorge von Krebspatienten hilfreich
zu sein scheinen. Eine besonders hohe Korrelation wurde zwischen
der proteingebundenen Hexose und dem kolorektalen Karzinom
beschrieben.

Weil kein einzelner heute bekannter Parameter ausreichend verläßlich
ist, wurde verschiedentlich versucht, Kombinationen verschiedener
Tumormarker zu errechnen, um die Sensitivität der Erkennung eines
Tumors zu verbessern.

In dieser Studie wurde geprüft, ob die proteingebundene Hexose bei
den von uns untersuchten Karzinompatienten erhöht nachgewiesen werden
kann, ob sie vergleichbare Sensitivitäten und Spezifitäten wie CEA
erreicht, und ob eine lineare Kombination der beiden Substanzen eine
Verbesserung der Diagnostik erbringen kann.

Patienten und Methode

Bei 80 Patienten mit einem kolorektalen Karzinom wurden die
proteingebundene Hexose und das CEA präoperativ bestimmt. 39
Patienten waren Männer, 41 waren Frauen, mit einer Altersspanne von

44 bis 89 Jahren (Median: 71 Jahre). In 9 Fällen war das Tumorstadium
Dukes A, bei 25 Patienten Dukes B und in den restlichen 46 Fällen
Dukes C.
Die Kontrollgruppe bestand aus 103 Patienten, die wegen nicht-maligner
Erkrankungen wie Struma nodosa, Hernien, Varikosis, Cholelithiasis,
Meniskopathie oder Hämorrhoiden, zur Operation stationär aufgenommen
worden waren. Unter diesen Patienten waren 50 Männer und 53 Frauen,
15 bis 81 Jahre alt (Median: 47 Jahre).
Die statistischen Berechnungen erfolgten mit Hilfe des Programmpakets
SPSS/ PC+ an einem PC.
Ein statistischer Vergleich zwischen beiden Stichproben erfolgte mit
dem Mann-Whitney-Test. Die Unabhängigkeit der beiden Merkmale wurde
mit Spearman's Rankkorrelationskoeffizient überprüft. Zur Maximierung
der Trennung zwischen den beiden Gruppen wurde eine kanonische
Diskriminanzanalyse gerechnet. Die a-priori-Wahrscheinlichkeit für die
Reklassifikation wurde mit 0,5 vorgegeben. Aufgrund der stark
linkssteilen Verteilung der CEA-Werte wurden diese logarithmiert.
Zur graphischen Veranschaulichung der Häufigkeitsverteilungen
wurden umgekehrte Summenhäufigkeitsfunktionen erstellt, aus denen
hervorgeht, welcher Anteil aller Werte größer oder gleich dem Wert x
ist (Abb. 1-3). Die CEA-Werte wurden auch hier logarithmiert.
Sensitivität und Spezifität eines diagnostischen Parameters sind für
den Kliniker besonders interessant. Wenn man für verschiedene
Grenzwerte in der Tumorgruppe die Sensitivität und in der
Kontrollgruppe die dazugehörige Spezifität errechnet, ergeben sich
Wertepaare, die eine graphische Darstellung in Form einer ROC-Kurve
ermöglichen. Sensitivitäten
verschiedener Marker lassen
sich auf der Basis identischer Spezifitäten anschaulich miteinander vergleichen.

Ergebnisse

Die Unabhängigkeit der
beiden Parameter CEA und
Hexose wurde mit r=0,39
bestätigt (p<0,001).
Sowohl bei der Hexose als
auch beim CEA sind in der
Tumorgruppe die höheren
Werte gemessen worden (Abb.
1 und 2).

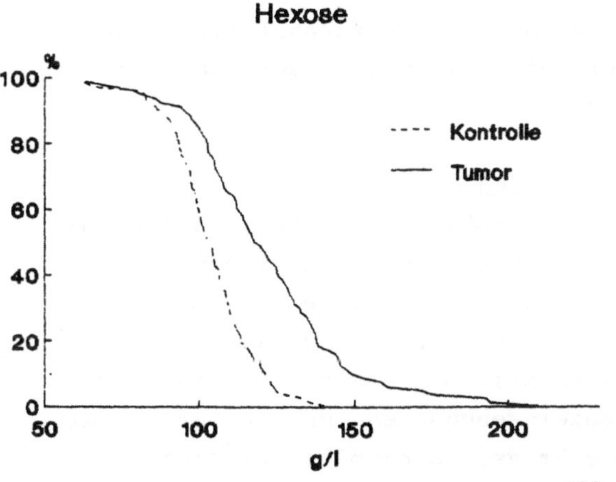

Abb. 1

Die Signifikanztests nach Mann-Whitney zeigen hochsignifikante Unterschiede zwischen den beiden Stichproben für beide Marker (p<0,0001). Bei der Diskriminanzanalyse resultierte eine kanonische Korrelation von R=0,61. Diese wird überwiegend von logCEA getragen, dessen normiertes Gewicht in der Diskriminanzfunktion 0,86 beträgt (Hexose: 0,30). Die Diskriminanzfunktion lautete:

$$D = 1,41 * (\log(CEA)) + 0,015 * (HEXOSE) - 2,56.$$

Werden die Werte für log CEA und Hexose in diese Funktion eingegeben, resultiert eine Häufigkeitsfunktion, die in Abb. 3 invers kumulativ dargestellt ist.

In den ROC-Kurven ist erkennbar, daß CEA besser als die Hexose zwischen den beiden Gruppen unterscheiden läßt (Abb.4). Die Darstellung der Diskriminanzfaktoren entspricht weitgehend der Kurve für CEA.

Diskussion

Die Bedeutung des CEA in der Nachsorge kolorektaler Karzinompatienten ist heute unumstritten. Trotz vielversprechender Hinweise auf die diagnostischen Möglichkeiten der proteingebundenen Hexose erscheint die Frage, ob eine zusätzliche Bestimmung der Hexose beim kolorektalen Karzinom weitere Informationen

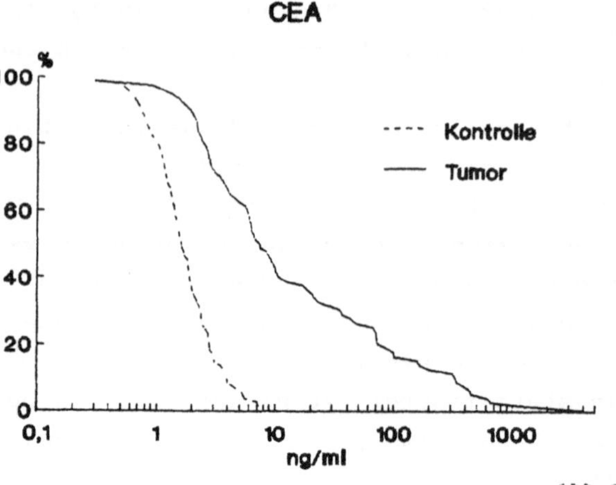

Abb. 2

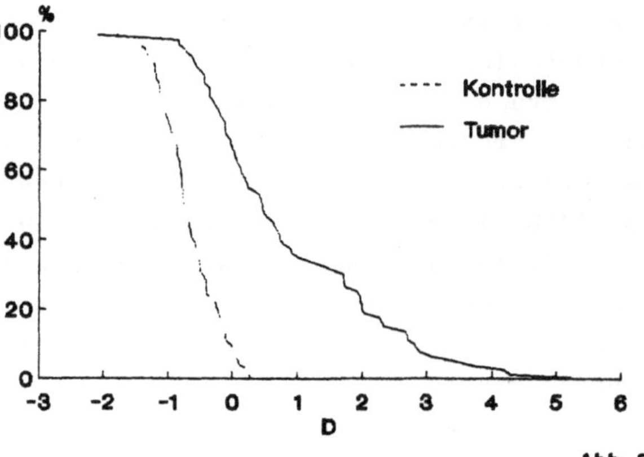

Abb. 3

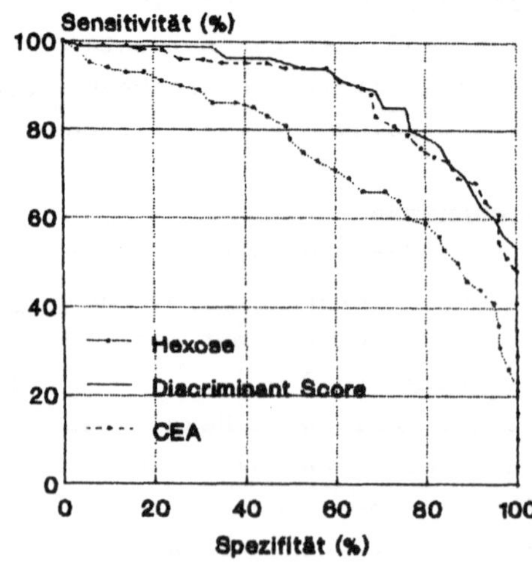

Abb. 4

liefert, nicht klar beantwortet.

Die Auswahl einer geeigneten Kontrollgruppe bei Studien dieser Art ist nicht einfach. Wir haben Patienten mit einer Vielzahl nicht-maligner Erkrankungen gewählt, obwohl in anderen Studien meist gesunde Blutspender verwendet werden. Da unter klinischen Bedingungen Tumormarker entweder bei Tumorkranken oder anderen Patienten bestimmt werden, sollte ein Marker im Idealfall zwischen genau diesen beiden Gruppen differenzieren können. Man sollte also Patienten mit gutartigen Erkrankungen als Kontrollgruppe wählen, weil diese als Quelle falsch-positiver Ergebnisse die klinische Fragestellung am ehesten wiederspiegeln. Andernfalls ist ein überoptimistisches Ergebnis zu erwarten.

In dieser Studie hat CEA die größte Sensitivitat für das kolorektale Karzinom. Diese läßt sich durch die mathematische Verknupfung mit der Hexose nicht weiter steigern. Das überwiegende Gewicht bei der Berechnung der kanonischen Diskriminanzfunktion liegt beim CEA, woraus sich die auffallende Ähnlichkeit der Abb. 2 und 3 sowie die der ROC-Kurven für CEA und den Diskriminanzfaktor erklären läßt.

Unsere Ergebnisse liegen damit im Widerspruch mit anderen Arbeiten, in denen durch die Kombination von CEA und der Hexose eine Verbesserung der Sensitivität erzielt werden konnte. Es ist zu uberlegen, ob dies Folge unterschiedlicher Kontrollgruppen ist.

Literatur

Walker C, Gray BN (1980) Serum Glycoproteins in Diagnosis and Monitoring of Patients with Large Bowel Cancer. Dis Colon Rectum 24:171-175.

Walker C, Gray BN (1983) Acute-Phase Reactant Proteins and Carcinoembryonic Antigen in Cancer of the Colon and Rectum. Cancer 52:150-154

Gray BN, Walker C (1983) Monitoring of Patients wiht Carcinoma of the large intestine by use of acute phase proteins and carcinoembryonic antigen. Surg Gyn Obstet 156:777-780

MONITORING DER HIRNFUNKTION
MIT EVOZIERTEN POTENTIALEN
BEI BEWUSSTLOSEN PATIENTEN

W.A. Dauch
Neurochirurgische Klinik der
Philipps-Universität
D-3550 Marburg

Einleitung

Die moderne Intensivmedizin hat durch eingreifende Therapiemaßnahmen wie künstliche Beatmung, Sedierung und Relaxierung einerseits vielen Patienten zu einer verbesserten Prognose verholfen, sie macht jedoch andererseits durch eben diese Maßnahmen die Erhebung eines aussagefähigen neurologischen Untersuchsungsbefundes nahezu unmöglich. Da der Überwachung der Hirnfunktion besonders in der neurologischen und neurochirurgischen Intensivmedizin eine zentrale Bedeutung zukommt, erscheint die Einschränkung der neurologischen Untersuchbarkeit hier besonders schmerzlich und verlangt nach der Subsitution durch technische Untersuchungsverfahren. Diese müssen weitgehend unabhängig sein von der Wirkung der ihnen verabreichten Medikamente. Sie sollen bettseitig durchführbar sein, nicht invasiv und beliebig oft wiederholbar und bezüglich der von ihnen gelieferten Information über den Zustand der Patienten ein günstiges Signal-Rausch-Verhältnis aufweisen.
Die Untersuchung der durch periphere Stimulation ausgelösten Hirnaktivität (evozierte Potentiale, EP) nach akustischer (AEP), visueller (VEP) und somatosensibler (SEP) Reizung, seit vielen Jahren etabliert in der neurologischen Diagnostik, neuerdings eingeführt in die intraoperative Patientenüberwachung (2,3) und erfolgreich angewandt zur Prognosestellung nach schweren Schädel-Hirn-Verletzungen (1), wurde von uns überprüft auf ihre Eignung zur Überwachung der Hirnfunktion bewußtloser Patienten mit cerebralen Läsionen in einer neurochirurgischen Intensivstation.

Patienten und Methoden

In einer prospektiven klinischen Studie wurden an einer Serie von 55 bewußtlosen Patienten (nach schwerer Hirnverletzung, Hirntumor-Operation oder cerebrovaskulärem Insult) einer neurochirurgischen Intensivstation insgesamt 355 bettseitige

Untersuchungen multimodal evozierter Hirnpotentiale (AEP, VEP, SEP) vorgenommen. In den ersten 24 Stunden nach Eintritt der Bewußtlosigkeit erfolgten die Untersuchungen in vierstündigen Abständen, während der folgenden drei Tage alle 12 Stunden und später an jedem zweiten Tag. Jeweils gleichzeitig erfolgte eine neurologische Untersuchung sowie die Registrierung der Vitalparameter (Puls, Blutdruck, Temperatur, etc.). Als Kriterium zur Beurteilung eines Meßwertes als patholcgisch diente die Überschreitung der 0,99-Fraktile der Meßergebnisse bei denjenigen Patienten, die nach Operation intracranieller Tumoren unkomplizierte Verläufe zeigten.

Ergebnisse und Diskussion

1. Obwohl die Amplituden einiger EP in der Größenordnung von nur 0,1 mV liegen, führt bei geeigneter apparativer Ausstattung ihre Untersuchung auch im artefaktreichen Milieu einer betriebsamen Intensivstation zu reproduzierbaren Ergebnissen.

2. Allerdings muß die Untersuchungstechnik in einigen Punkten den besonderen hier herrschenden Bedingungen angepaßt werden:
   - Oberflächenelektroden eignen sich besser als Nadelelektroden für serielle Untersuchungen über längere Zeiträume
   - Zur somatosensiblen Stimulation ist der N. ulnaris besser geeignet als der in der neurologischen Diagnostik sonst bevorzugte N. medianus, da bei diesen Patienten häufig die unmittelbar benachbarte A. radialis kanüliert ist.
   - Die in der Grundlagenforschung berechtigterweise favorisierte extracephale Plazierung der Referenzelektrode führt zu ungünstigen Signal-Rausch-Verhältnissen, so daß bipolare Schädelableitungen bevorzugt werden.
   - Visuelle Musterumkehrstimultion ist nicht möglich, vielmehr erfolgt die optische Stimulation durch Lichtblitze mittels LED-Brille.

3. Geeignete EP-Parameter zur Patientenüberwachung sind die AEP des Hirnstammes im Latenzbereich bis zu etwa 7 msec, SEP im Latenzbereich bis 50 msec und VEP im Latenzbereich bis 250 msec. Corticale AEP lassen sich bei bewußtlosen Patienten in der Regel nicht ableiten. VEP werden durch sedierende Medikamente beeinflußt. Periphere Hörstörungen sind bei künstlich beatmeten Patienten häufig.

4. Zur Interpretation der Befunde serieller Untersuchungen müssen einige Formvarianten der Potentialkurve berücksichtigt werden, wie etwa die Verschmelzung der Wellen IV und V der AEP oder das passagere Auftauchen eines negativen Peaks N24 der Ulnaris-SEP.

5. Berücksichtigt man diese Varianten, so zeigen viele Parameter der EP-Messung eine ausreichende zeitliche Stabilität und eignen sich somit zur Langzeitüberwachung.

6. Die elektrophysiologischen Befunde der EP-Untersuchung korrelieren nur sehr schwach mit den klinischen Befunden der neurologischen Untersuchung. Beispielsweise besteht zwar zwischen der Hirnstamm-Überleitungszeit der AEP (= Interpeaklatenz I - IV/V) und der Weite der gleichseitigen Pupille eine signifikante Korrelation (p< 0,01), jedoch beträgt der Korrelationskoeffizient bei unseren Patienten mit schwerem Hirntrauma nur r = 0,32. Das heißt, daß die EP eine gegenüber der klinischen Untersuchung zumindest partiell unabhängige und damit zusätzliche Information liefern.

7. Der praktische Nutzen dieser zusätzlichen Information für die Patientenüberwachung zeigte sich uns in mehreren Krankheitsverläufen: Beispielsweise wies bei einer Patientin mit intracranieller Nachblutung nach Resektion eines Hirntumors die EP-Untersuchung bereits 24 Stunden nach der Operation deutlich pathologische Befunde nach (Abbildung, gefiederter Pfeil), während klinische Auffälligkeiten (Mydriase) sich erst nach 66 Stunden zeigten (ungefiederter Pfeil) und auf die revisionsbedürftige Komplikation hinwiesen.

8. Zur Verbesserung des Kosten-Nutzen-Verhältnisses des EP-Monitoring muß das Untersuchungsprogramm jedoch auf wenige Parameter reduziert werden, so daß eine weitgehende Automatisierung des Untersuchungsganges möglich wird. Der geeignetste Einzelparameter der EP für die Patientenüberwachung ist nach unseren Ergebnissen die Amplitude des corticalen somatosensiblen Primärkomplexes.

(1) Greenberg R P, et al: Evaluation of brain function in severe human head trauma with multimodality evoked potentials. J Neurosurg 47 (1977) 150-162
(2) Grundy B L, et al: Intraoperative monitoring of brain-stem acustically evoked potentials. J Neurosurg 57 (1982) 674-681.
(3) Schramm J, et al: Useful parameters in intraoperative monitoring of evoked potentials. Advances in Neurosurg 16 (1988) 83-89.

Abbildung: Verlauf von Pupillenweite und ausgewählten EP-Parametern bei einer Patientin nach Resektion eines intracraniellen Tumors mit postoperativer Nachblutung. Punkte rechts, Kreise links. Z ist die Differenz zwischen Meßwert und Mittelwert einer Kontrollpopulation, geteilt durch die Standardabweichung dieser Kontrollpopulation. Das elektrophysiologische Symptom (gefiederter Pfeil) geht dem klinischen Symptom (ungefiederter Pfeil) um 42 Stunden voraus.

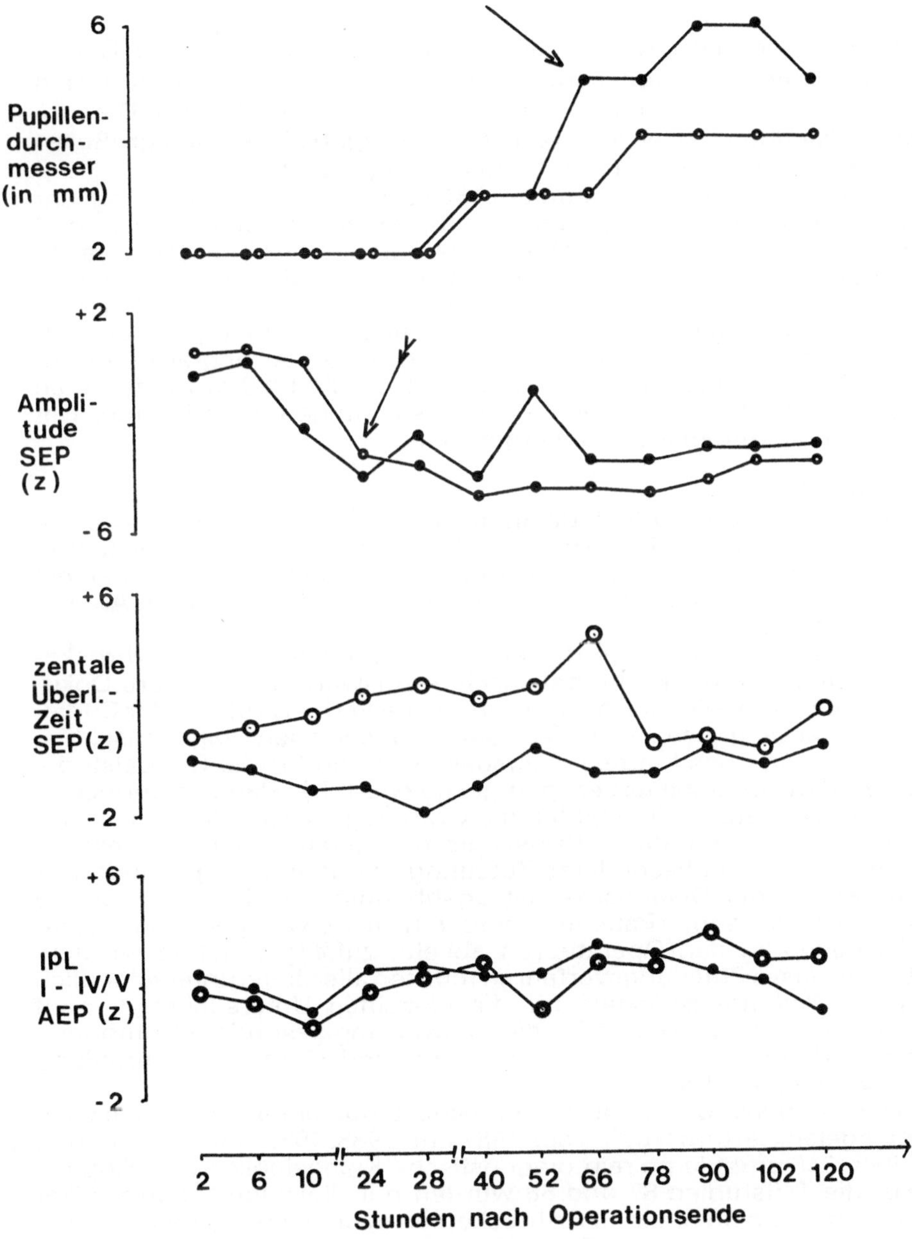

Gibt es Anpassungsvorgänge in der Befundung von Kniegelenksarthroskopien bei Untersuchern nach längerer Zusammenarbeit?

Thomas Winter (1); I. Guggenmoos - Holzmann (2); J. Weißleder (1)

1. Orthopädische Klinik und Poliklinik der FU - Berlin im Oskar - Helene - Heim Clayallee 229; 1000 Berlin 33
2. Institut für Medizinische Statistik und Informationsverarbeitung der FU-Berlin, Hindenburgdamm 30; 1000 Berlin 45

In der Orthopädie und Traumatologie gibt es, wie auf anderen Gebieten der Medizin, Diagnosen, die auf Grund klar definierter Kriterien von allen Ärzten übereinstimmend gestellt werden "harte Diagnosen". Daneben gibt es andere, die dem Diagnostiker einen größeren Ermessensspielraum lassen "weiche Diagnosen".

Im Rahmen einer Pilotstudie 1984/85 sowie seit Einführung der generellen Basisdokumemtation 1986 entstand der Eindruck, daß untersucherbezogene Variable in die Berichte der Kniegelenksarthroskopien einflossen. Dies konnte in einer 1987 durchgeführten prospektiven Studie bewiesen werden. Da es von Wert erscheint zu erfahren, ob sich die einzelnen Untersucher nach längerer Zusammenarbeit in ihren Befundungsmustern einander angleichen würden, wurde von vornherein geplant, die Studie 1988 zu wiederholen und die Ergebnisse der beiden Untersuchungen dann in einer Gesamtstudie miteinander zu vergleichen.

Methodik:

Um sicher jede äußere Beeinflussung zu vermeiden, mußte die Studie ausschließlich an Hand der Daten der Dokumentationsabteilung durchgeführt werden. Die arthroskopischen Untersucher selbst wurden erst nach der Auswertung der Daten beider Studien Anfang 1989 informiert.

Alle Operationsberichte der ambulant durchgeführten Arthroskopien gelangen direkt zur statistischen Auswertung in unsere Dokumentationsabteilung. Dort werden sie, nach Überprüfung der Codierung aller Diagnosen mit Hilfe unseres hauseigenen Diagnoseschlüssels an Hand des Klartextes ausgewertet und für die Doppelstudie gesondert untersucherbezogen gespeichert. Die damit gefundenen Diagnosenhäufigkeiten bilden die Grundlage dieser Untersuchung.

Damit die Studie den arthroskopisch Untersuchenden unbekannt blieb, wurde ein besonderes Zuteilungssverfahren angewandt: Der Dienstplan der Diagnostiker ist unabhängig von den ambulant zu arthroskopierenden Patienten, wodurch die Gewähr gegeben ist, daß die Patienten den Operateuren absolut zufällig zugeteilt wurden. Durch dieses Zuteilungsverfahren mußten allerdings unterschiedlich große Patientenkollektive für die einzelnen Untersucher in Kauf genommen werden, was für die Auswertung besondere Homogenitätsprüfungen z.B. hinsichtlich Alters- und Geschlechtsverteilung notwendig machte.

Die Doppelstudie umfasst sämtliche ambulanten diagnostischen Kniegelenksarthroskopien aus 1987 und 1988. 1987 waren es 421 und 1988 346 ambulante rein diagnostische Kniegelenksarthroskopien. Für die Teilstudien 87 und 88 wurden nur diejenigen Diagnostiker gewertet, die mehr als 40 Arthroskopien in dem jeweils betrachteten Zeitraum durchführten. Dadurch reduzierte sich die Zahl der Untersucher auf jeweils 4 und die Zahl der gewerteten Arthroskopien 1987 auf 307 und 1988 auf 209. Der dennoch recht kleine Stichprobenum-

fang gewährleistet, daß - wie beabsichtigt - nur große diagnostische Differenzen zu einer statistisch abgesicherten Aussage führen können. Die Ausbildung der vier Operateure des Jahres 1987 erfolgte in verschiedenen Kliniken, 1988 kamen keine weiteren auswärts ausgebildeten hinzu.
Die anfallenden Diagnosen wurden in drei Klassen unterteilt:
1. Harte Diagnosen
2. Weiche Diagnosen
3. Externe Diagnosen
Damit wurde eine statistisch verwertbare Unterscheidung in objektive Befunde - **harte Diagnosen**-, vermehrt subjektiver Wertung zugängliche - **weiche Diagnosen** - und bereits ohne Arthroskopie gestellte Diagnosen - **externe Diagnosen** - gefunden, obwohl wie immer in der Medizin fließende Übergänge von einer zur anderen Gruppe möglich sind.
Da zu vermuten ist, daß sich die Untersucher bei den weichen Diagnosen am ehesten unterscheiden, werden diese jahrgangsweise mit dem **Chi-Quadrat Test** auf dem 5% Niveau verglichen.
Die **Hypothese** lautet: Die harten und weichen Diagnosen sind bei den ambulanten Kniegelenksarthroskopien nicht auf jeden Untersucher gleich verteilt und damit vom Untersucher abhängig.

Darüber hinaus sollten mit einem loglinearen Ansatz Adaptationsvorgänge im Befundungsverhalten bei den Operateuren nach längerer Zusammenarbeit untersucht werden. Dieser Vergleich wurde - womit primär nicht gerechnet werden konnte - dadurch erschwert, daß zwei der vier Untersucher von 1987 die Testkriterien für 88 nicht erfüllten, einer durch Weggang aus der Klinik, der andere durch Unterschreiten der Mindestanzahl von 40 Arthroskopien im Jahr (er erreichte lediglich 37). Umgekehrt hatten zwei andere, die 1988 die Testkriterien erfüllten, diese 1987 noch nicht erreicht (Der eine hatte 1987 26 und der andere gar nur 14 ambulante diagnostische Arthroskopien durchgeführt).
Der Vergleich von nur zwei Operateuren erschien nicht hinreichend informativ. Deshalb wurde für den Vergleich der beiden Studien, jeweils der Untersucher aus den Teilstudien mit einbezogen, der die Testkriterien im anderen Jahr am ehesten erfüllte. Aus diesen Grunde wurden für den Vergleich die Untersucher 1;2;3 und 5 herangezogen.

Auswertung und Ergebnis:
Je 4 Arthroskopiker führten mehr als 40 Arthroskopien pro Jahr mit zusammen 698 1987 und 442 1988 Diagnosen entsprechend 2,27 pro Untersuchung 87 und 2,11 88 durch (Tab 1).

Schichtet man das Patientengut nach der Häufigkeit mit der ein Untersucher 1;2;3; oder mehr Diagnosen pro Arthroskopie stellte, so findet man in der Abb. 1 deutliche Unterschiede in den Diagnosevergabemustern. Dies bedeutet bereits einen Hinweis auf untersucherspezifisches Befundungsverhalten in beiden Jahren.

Tab. 1:

	Anzahl Arthroskopien		Diagnosen Harte		Weiche		Externe	
	87	88	87	88	87	88	87	88
U1	97	51	79	54	80	37	14	20
U2	65	47	51	35	95	57	13	12
U3	54	37	42	31	97	66	9	15
U4	91	-	74	-	119	-	25	-
U5	26	70	24	50	32	89	9	14
U6	14	41	8	24	23	38	3	12

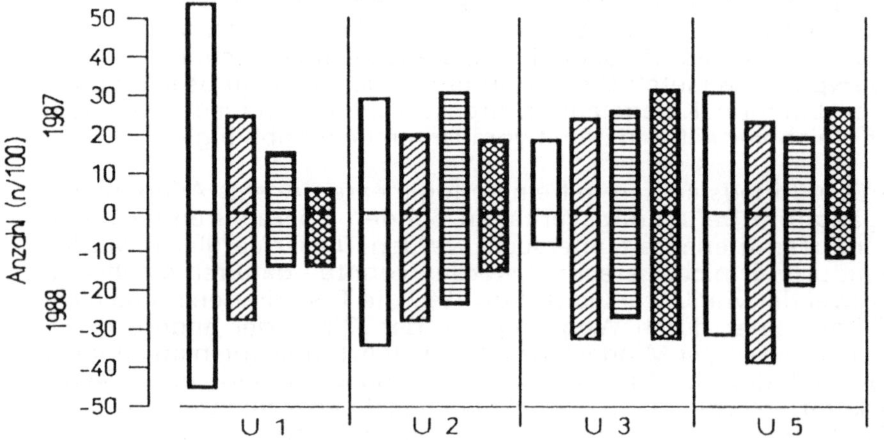

Abb.1: Häufigkeit mit der ein Untersucher 1, 2, 3 und mehr Diagnosen pro Arthroskopie stellte.

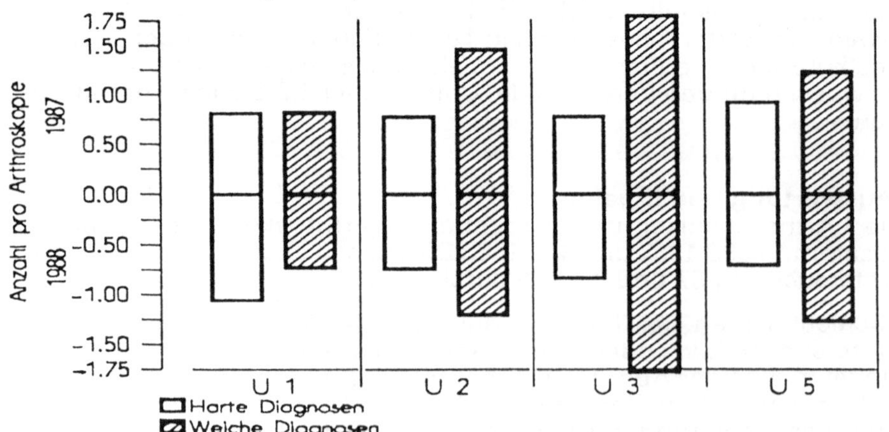

Abb. 2: Harte/Weiche Diagnosen pro Arthroskopie

Die Abb. 2 stellt einen Vergleich der vier gewerteten arthroskopischen Untersucher beider Jahrgänge bezüglich der Quotienten zwischen den harten Diagnosen und der jeweiligen Anzahl der Arthroskopien dar. Es zeigt sich, daß diese 87 nur sehr geringe Unterschiede aufweisen, wohingegen die der weichen äußerst different sind. 1988 sind die Unterschiede zwischen den harten und weichen Diagnosen wegen leichter Schwankungen bei den harten nicht mehr ganz so krass aber immer noch deutlich vorhanden.

Mit einem logit-Ansatz wurde geklärt, ob eine Abhängigkeit zwischen der Zahl der harten bzw. weichen Diagnosen von den Untersuchern und vom Jahr der Untersuchung besteht.
Für das Verhältnis der weichen zu den harten Diagnosen ergaben sich mit dem Likelihood-Ratio-Test die folgende Teststatistiken:

Effekt auf #weiche/#harte Diagnosen	χ^2	FG	p
Untersucher	27.74	3	< 0.0001
Jahr, gegeben der Untersucher-Effekt	0.71	1	0.40

Das Verhältnis der Anzahlen weicher zu harter Diagnosen blieb für die einzelnen Untersucher also in den beiden betrachteten Untersuchungsjahren das gleiche. Eine weitergehende Analyse der Unterschiede zwischen den einzelnen Untersuchern ergab, daß das Verhältnis der weichen zu den harten Diagnosen bei den Untersuchern 2,3 und 5 bis auf Zufallsschwankungen das gleiche war, während es bei Untersucher 1 um den Faktor 1/2 niedriger lag (z=3.79, p<0.001). Berücksichtigt man außerdem die Anzahl der Arthroskopien, die jeder Untersucher in den einzelnen Jahren durchgeführt hat, dann lassen sich die Unterschiede zwischen den Untersuchern anhand eines logit-Modells mit einem Offset von log(#Arthroskopien) weiter differenzieren:

Effekt auf #weiche Diagnosen pro Arthroskopie	χ^2	FG	p
Untersucher	64.71	3	< 0.0001
Jahr, gegeben der Untersucher-Effekt	0.14	1	0.71

Auch die Anzahl weicher Diagnosen pro Arthroskopie blieb also für die einzelnen Untersucher in den beiden betrachteten Untersuchungsjahren die gleiche. Die Unterschiede zwischen den Untersuchern fallen allerdings etwas anders aus: die Untersucher 2 und 5 haben die gleiche Anzahl weicher Diagnosen pro Arthroskopie gestellt, Untersucher 1 stellte eine um den Faktor 0.37 (z=6.11, p<0.001) erniedrigte, Untersucher 3 eine um den Faktor 1.6 (z=2.60, p=0.009) erhöhte Anzahl an weichen Diagnosen.

Bei der Anzahl harter Diagnosen pro Arthroskopie war ein Effekt des Untersuchungsjahres nachweisbar:

Effekt auf #harte Diagnosen pro Arthroskopie	χ^2	FG	p
Untersucher	6.92	3	0.07
Jahr, gegeben der Untersucher-Effekt	5.02	1	0.025
Wechselwirkung Jahr*Untersucher, gegeben die Haupteffekte	29.77	3	< 0.0001

Im einzelnen ergab sich, daß 1987 die Untersucher 1,2, und 3 die gleiche Anzahl harter Diagnosen pro Arthroskopie stellten, während diese Anzahl bei Untersucher 5 erhöht war ($z=3.90$, $p<0.001$). 1988 glich sich diese Anzahl bei Untersucher 5 den gleichbleibenden Anzahlen der Untersucher 2 und 3 an. Dafür kam es bei Untersucher 1 im Jahr 1988 zu einer signifikanten Erhöhung der Anzahl harter Diagnosen pro Arthroskopie ($z=2.30$, $p=0.02$), die auch abweicht von den Ergebnissen bei den anderen drei Untersuchern in diesem Jahr.

Somit muß die initiale Frage, ob es nach längerer Zusammenarbeit Anpassungsvorgänge in der Befundung von Kniegelenksarthroskopien bei den Untersuchern gibt, nach den Ergebnissen dieser vergleichenden Studie verneint werden. Untersucherspezifische Unterschiede wie Teilanpassungen aber auch Abgrenzungen konnten aus den Resultaten bewiesen werden. Bermerkenswert ist ferner, daß sich die Differenzen nicht nur wie eingangs vermutet ausschließlich auf die weichen Diagnosen beziehen. Dieser Umstand sollte bei der Festlegung insbesondere invasiver Therapieverfahren berücksichtigt werden.

Literatur:
Winter Th., Th. Pomsel; Kniegelenksarthroskopiebefunde aus statistischer Sicht; im Druck; dort auch Literaturhinweise und ausführlicher Bericht über die Teilstudie von 1987.
Fienberg S.E. (1977); The Analysis of Cross-Classified Categorical Data. MA, MIT Press

Rechnerunterstütztes Ebenenmodell zur Analyse und Prädiktion von Makromolekülen

H. Müller[*], S. Modrow[**], L. Gierl[*], H. Wolf[**]
* Rechenzentrum f.d. Fachbereich Medizin d. LMU München
** Max-von-Pettenkofer-Institut d. LMU München

Einführung

In vielen Bereichen der medizinischen und naturwissenschaftlichen
Grundlagenforschung ist das Wissen über die Funktion von Proteinen
oder über einzelne Domänen in der Sequenz von Makromolekülen von ent-
scheidender Bedeutung. Nur ein Bruchteil dieser Proteine ist aber aus
wirtschaftlichen oder methodischen Gründen in Struk- tur und Funktion
im Detail analysiert. Für immunologische Fragestellungen ist es aber
z.B. wichtig zu wissen, welche Regionen in einem Protein durch B- oder
T- zellspezifische Immunabwehr erkannt werden. Solche Abschnitte können dann chemisch oder gentechnologisch hergestellt und als Antigen in
diagnostischen Tests oder für Vakzinestudien eingesetzt werden. Diese
Verwendung ist vorallem bei Erregern von Bedeutung, die entweder nicht
oder nur unter erschwerten Bedingungen in Kultur zu züchten (Hepatitis
B Virus) oder in der Handhabung mit größeren Risiken behaftet sind
(HIV-1,2). Ebenso sind durch die Analyse analoger Proteine wesentliche
Beiträge zur Funktionsanalyse der Enzyme und für die Entwicklung
spezifischer Inhibitoren zu erwarten. Bei dieser Art der Aminosäure-
sequenzanalyse müssen aufgrund ständig anfallender neuer Erkenntnissse
die bekannten Funktionsableitungen neu vorgenommen werden, d.h. das
gesamte Wissen des Systems unterliegt einer dauernden Fluktuation und
muß offen für empirisch modifizierte alternative Lösungswege sein.
Eine wesentliche Rolle spielen bei gentechnologischen Untersuchungen,
besonders im Bereich der Immunologie, die Bindungsstellen zwischen den
Polypeptiden, z.B. zwischen prozessierten Antigenen und Molekülen der
MHC-Klassen. Solche speziellen Domänen beinhalten vielfach den Schlüssel für die Erfassung immunologischer Reaktionen.
Die gegenwärtige Arbeit beabsichtigt eine Modellierung dieses
zentralen biologischen Mechanismus in einem Rechner mit Hilfe eines
Ebenenmodells (Bild 1), sowie dessen Verwendung für Forschungsarbeiten
bei immunologischen Fragestellungen. Ziel des Systems ist es, Wissenschaftlern ein Werkzeug zur Verfügung zustellen, das sie bei der Analyse bisher unbekannter Proteine unterstützt und damit die Anzahl auf-
wendiger Laborexperimente vermindert.

Die Bindungsstelle kann als
3-Faktorenproblem interpretiert
werden: Rezeptor, Peptid (Antigen)
und MHC-Domäne einer Zelle binden
unter ganz spezifischen Bedingungen [1].
Allgemeine Gesetzmäßigkeiten konnten
jedoch bisher noch nicht entdeckt werden.

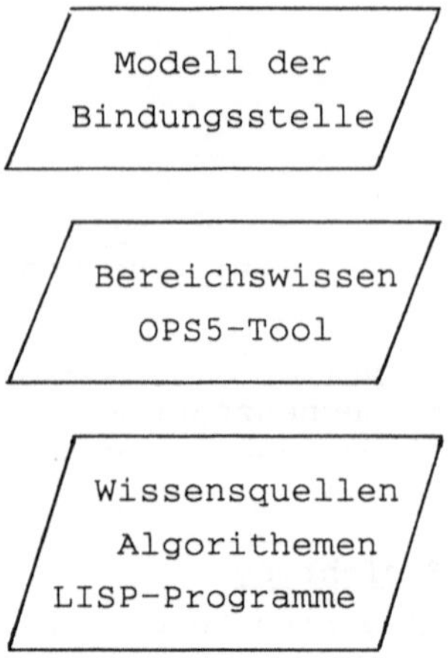

Analyse von Proteinstrukturen

Bei der Analyse von Proteinsequenzen
werden verschiedenartige Methoden
(strukturabhängig) eingesetzt.

Liegt z.B. aufgrund einer
Röntgenanalyse eine bekannte
3-dimensionale Proteinstruktur vor,
so können darauf basierend Proteine, die dazu homologe oder ähnliche
Aminosäurefolgen aufweisen und zu einer funktionell ähnlichen Gruppe
gehören bezüglich ihrer dreidimensionalen Struktur modelliert werden.
Durch das Aufspalten einer Gesamtstruktur in Einzeldomänen die wiederum bekannten Familien zugeordnet werden können, läßt sich je nach Grad
der Homologie die Gesamtstruktur analysieren. Da Loop-Regionen signifikante Unterschiede in den Proteinstrukturen aufweisen, ergeben sich
aus der Übereinstimmung der Sequenzlängen solcher homologer Bereiche
ebenfalls wichtige Hinweise bei der Suche nach bekannten Bindungsstellen in unbekannten Strukturen [2]. Bis zu einem gewissen Grad lassen
sich auch aus der Primärsequenz eines Proteins die Domänen herausfil-
tern die eine Wechselwirkung zwischen Polypeptiden bewirken.

Strukturierung biologischen Wissens über Bindungsstellen

Bei der Suche nach einem rechnergestützten System, mit dessen Hilfe
z.B: membranbindende Domänen eines Rezeptors automatisch analysiert
werden können, erscheint der Einsatz von wissensbasierten Systemen
sinnvoll. Dabei wird in Primärsequenzen von Proteinen nach Aminosäure-
sequenzbereichen mit bestimmten Eigenschaften (Hydrophilizität, Flexibilität, Strukturparameter, usw.) gesucht, die ein membranbindendes
Protein charakterisieren (z.B. Signalsequenz) und eine Bindung mit der
Zellmembran ermöglichen (z.B. Transmembranregion).
Grundlage des Systems sind die im Labor, meist mit deskriptiven Statistiken und experimentellen Methoden gewonnenen Erkenntnisse über derartige Bereiche eines Proteins. Diese Ergebnisse werden in einzelne,
von einander unabhängige Algorithmen umgesetzt, so daß eine rechnergestützte Funktionsanalyse möglich ist [3].

Bild 1: Ebenenmodell zur Funktionsprädiktion

Durch die Einführung hierarchischer Ebenen in einem Expertensystem zur
Funktionsprädiktion lassen sich Wissensquellen, basierend auf einfachen Algorithmen und deren weitere Verarbeitung trennen. Daraus resultierende Ergebnisse beeinflussen jeweils die Entscheidungsprozesse der
hierarchisch höherwertigen Ebenen.

So werden z.B. bei der Suche nach der Signalsequenz in der Primärsequenz eines Proteins experimentell gewonnene Ergebnisse [4] auf der
untersten Hierarchieebene in einen einfachen LISP-Algorithmus umgesetzt. Definiert man die Anfangsposition der Signalsequenz in der Aminosäuresequenz mit x und ist x < 12 und die Position der ersten stark
geladenen Aminosäure (LYS (K), HIS (H), ARG (R), ASP (D) oder GLU (E))
ausgehend von der 12. Aminosäure hin zur ersten mit "x-1", so läßt
sich mit einem entsprechenden Suchprogramm der Sequenzanfang bestimmen
(Bild 2). Ausgehend von der Annahme daß die Signalsequenzlänge l > 7
ist, wird ab der Position x + 7 nach der ersten stark geladenen Aminosäure auf Position (x + l) + 1 gesucht. x + l definiert dann das Sequenzende.

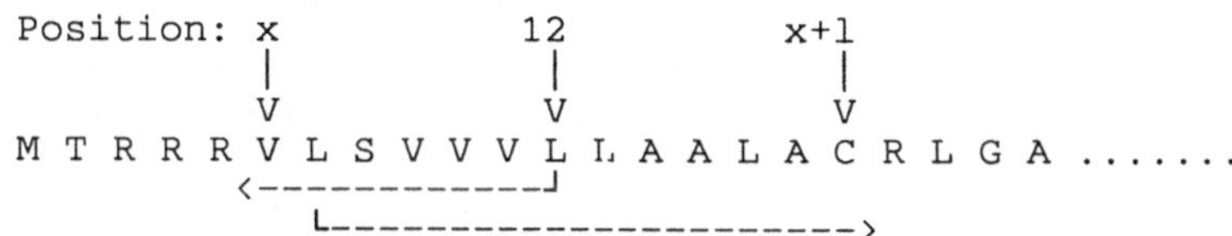

Bild 2: Suche ab der Position 12 der Aminosäuresequenz nach
Anfang und Ende der Signalsequenz im Protein bbvs.pep.

Die Darstellung der bereichsspezifischen Fakten und Heuristiken erfolgt in Form von Regeln und Datenobjekten. Die darin enthaltene
Trennung von Wissensbasis und Inferenzmechanismus kommt den Bedürfnissen einer flexiblen Fortentwicklung der Funktionsanalyse entgegen.
Dies ist nicht nur im Hinblick auf die Fluktuation des Systemwissens,
sondern auch auf die Einbeziehung weiterer Methoden (z.B. Berechnung
von Energieminima) und Ausdehnung auf weitere Fragestellungen wichtig.
Die Schlußfolgerungen aus den Ergebnissen der untersten Ebene werden
mit Hilfe der Wissensbasis in der darüberliegenden Ebene gezogen. Als
Hilfsmittel steht dafür das Expertensystem Tool OPS5 [5] zur Verfügung. Bild 3 zeigt Beispiele für Regeln zur Steuerung der Inferenz.

```
(p protein_definition                Regel I:      wenn:
   (^signalsequenz=ja)               Signalsequenz vorhanden
-->                                                 dann:
   ((suche ^transmembransequenz)))   suche Transmembransequenz
(p protein_definition                Regel II:     wenn:
   (^signalsequenz=nein)             Signalsequenz nicht vorhanden
-->                                                 dann:
   ((teile ergebnis mit)))           gebe Meldung aus
```
Bild 3: Regelbeispiel

Diskussion

Die bisherigen Erfahrungen zeigen, daß Prädiktionsprobleme bei komplexen Strukturen wie sie die Tertiärstruktur von Proteinen darstellt, aus praktischen softwaretechnischen Gründen eine Schichtung von Wissen und Inferenz erfordern. Darüberhinaus bezieht sich das wachsende Wissen der Molekularbiologen ebenfalls auf die jeweiligen Ebenen (Atome, Primärsequenz, usw.). Soll dieses Wissen fortschreitend in ein DV-System integriert werden, müssen die Wissenspräsentationsformen von Wissenschaftlern und Expertensystemen zueinander korrespondieren.

Einem stringenten Schema zur molekularbiologischen Wissenspräsentation widerspricht jedoch, daß eben dieses Wissen die komplexe Struktur des Lebens auf molekularer Ebene bisher sehr lückenhaft beschreibt. Brugge und Buchanan [6] plädieren daher für ein Sys- tem mit "opportunistischer" Inferenz. Dabei wird jeweils das gerade vorhandene unvollendete, bruchstückhafte Wissen verschiedener Wissensquellen genutzt. Geeignete Koordinationsmittel dieser Wissensquellen sind Blackboards.
Schichtung von Wissen und Inferenz in Verbindung mit der Möglichkeit "opportunistisch" zwischen Wissensquellen zu wechseln erscheint als die geeignete Architektur für wissensbasierte Systeme in der Molekularbiologie.

Literatur

[1]   Roudier J., Rhodes G., Petersen J., Vahgan J.H, Cason DA:
The Epstein-Barr Virus Glycoprotein gp 110, a Molecular Link
between HLA DR4, HLA DR1, and Rheumatoid Arthritis
Scand.J.Immunol. Vol 27, 1988, 367-371

[2]   Blundell T.L., Sibanda B.L., Sternberg M.J.E., Thornton J.M.
Knowledge-based prediction of protein structures and the design
of novel melecules Nature, Vol 326, 1987, 347-352

[3]   Wolf H, Modrow S, Motz M, Jameson B, Hermann G, Förtsch B:
An integrated family of amino acid sequence analysis programs
CABIOS, Vol 4, Nr. 1, 1988, 187-191

[4]   McGeoch J.: On the predictive recognition of signal peptide sequenz   Virus Research, 3, 1985, 271-286

[5]   Brownston L., Farrell R., Kant E., Martin N.: Programming Expert
Systems in OPS5 Addison Wesley, Menlo Park, California 86

[6]   Brugge JA, Buchanan BG: Evolution of knowledge-based system for
determining structural components of proteins
Expert Systems, Vol 6, 1989, 144-155

Analyse von Wachstums- und Migrationsprozessen im Hautepithel mittels stochastischer Zellularautomaten

Markus Löffler (Universitätsklinik Köln)

Es ist das Ziel dieser Darlegungen, ein Simulationsmodell der zeitlichen und räumlichen Organisation der Basalzellschicht der Haut vorzustellen und seine Begründung schrittweise zu entwickeln.

Das Epithel der Haut bei der Maus ist ein ständig regenerierendes Zellsystem, das sich etwa alle 2-3 Wochen vollständig erneuert. Die Zellteilungen finden nur in der untersten Zellschicht statt, die der Lederhaut unmittelbar, nur durch eine Basalmenbran getrennt, aufliegt. Diese Basalzellschicht (BZS) ist eine Zellage dick. Sie stellt damit eine 2-dimensionale Zellanordnung am Boden der Oberhaut dar, in der man intensive Zellteilungsaktivität findet. Von hier steigen die Zellen in die darüberliegende Suprabasalzellschicht auf, wo sich die Zellen nicht mehr teilen. Vielmehr bilden die Zellen Keratin, dessen Polymerisierung die Verhornung in der Hornschicht verursacht.

Seit langem versuchen Biologen, die Mechanismen der Regeneration in diesem Gewebe zu verstehen. Dabei stehen drei Fragen im Vordergrund: 1) Läßt sich trotz morphologischer Gleichartigkeit der Zellen in der BZS eine Heterogenität der Zellkinetik finden; 2) Stammen alle Zellen von einigen wenigen Stammzellen ab, und wenn ja, wie sieht der Stammbaum der Entwicklung aus; 3) Welches sind die Mechanismen der räumlichen Organisation? Einen Zugang zu diesen Fragen fand man mit Methoden der DNA-Markierung mittels Tritium-Thymidin. Zellen in DNA-Replikation bauen das injizierte Material in die Tocher DNA ein. Die Markierung wird nach der Zellteilung an beide Tochterzellen weitergegeben. Der Nachweis erfolgt mittels Autoradiographie. Dazu werden Schnittpräparate mit photosensitiver Emulsion überschichtet. Die Belichtungsspuren zeigen sich als sogenannte 'Grains'. Eine Zelle gilt als markiert, wenn mehr als 4 Grains vorliegen.

Es lassen sich drei wichtige experimentelle Meßgrößen definieren. Zunächst kann man den Anteil der markierten Zellen bestimmen. Diese Größe wird üblicherweise als Label Index (kurz LI) bezeichnet. Eine zweite Größe ist komplizierter. Man zählt nur diejenigen Zellen, die sich in der Mitosephase befinden und wertet aus, welcher Anteil von diesen noch zusätzlich markiert ist. So erhält man den PLM-Index (Prozent markierter Mitosen). Nach einer einmaligen Markierung einer Zellkohorte zeigt dieser Index ein oszillierendes zeitliches Verhalten. Dazu sei erinnert, daß man in einem Zellzyklus vier Zyklusphasen unterscheidet: G1-, S-, G2-und Mitose-Phase. Mittels einmaliger Gabe von Tritium-Thymidin werden alle Zellen markiert, die zu diesem Zeitpunkt in S-Phase sind. Unmittelbar nach Markierung sind somit keine M-Zellen markiert. Der PLM-Index hat den Wert 0%. Nach einiger Zeit hat die markierte Kohorte die M-Phase erreicht und der PLM-Index steigt auf 100%. Er fällt wieder, sobald die gesamte Kohorte passiert hat. Nach einem Zellzyklus erscheint die markierte Kohorte wieder in M-Phase und ein weiterer PLM-Peak tritt auf, sofern die Zellen der Kohorte ungefähr die gleich Entwicklungszeit benötigt haben etc.. Aus derartigen Datensätzen lassen sich mittlere Zellzyklusphasendauern berechnen (Potten et al, 1987, Loeffler et al. 1986)

Vorüberlegungen:
Es ist hilfreich, sich vorzustellen, daß in der BZS ausschließlich gleichartige Zellen lokalisiert sind und jeweils eine der Tochterzellen sofort nach der Zellteilung die Schicht verläßt. Damit würde eine solche Schicht nur selbstregenerierende Zellen enthalten, die man auch als Stammzellen (SC) bezeichnet. In einem solchen Modell 100% gleichartiger SC würde man ein repetitives Peak-Muster für PLM erwarten, während der LI konstant bleibt, da die markierte Kohorte immer einen festen Anteil an allen Zellen ausmacht.

Die experimentellen Daten sprechen eindeutig gegen diese Vorstellung (Potten et al,1982). Zunächst steigt der LI nach initialer Markierung sogar auf das Doppelte an und fällt dann nach einigen Zwischengipfeln auf einen sehr niedrigen Wert ab. Die PLM-Daten zeigen zwar einen klaren ersten Peak, aber die sekundären und tertiären Peaks sind sehr flach und breit. Dies ist ein sicheres Zeichen für eine zellkinetische Heterogenität (siehe Datenpunkte in Bild 1).

Auf der Suche nach geeigneten Modellstrukturen kommt man nur zu angemesseneren Vorstellungen, wenn man neben den selbstregenerierenden SC ('A') zwei weitere Zelltypen annimmt. Zunächst muß man einen postmitotischen Zelltyp 'P' fordern, der sich nicht mehr teilt, und nach einem Zufallsprozeß aus der BZS auswandert. Damit kann man oszillierende Verläufe des LI erhalten. Ferner muß man noch einen weiteren Zelltyp einführen, bei dem es sich um differenzierende teilende Zellen handelt. Im Gegensatz zur SC können diese Zellen sich aber nicht selbst regenerieren. Sie werden daher als transient ('T') bezeichnet.

Kompartimentmodelle
Die Aufgabe besteht somit zunächst darin, herauszufinden, welche Kombination von A, T und P Zellen mit welchen Zeitkonstanten gewählt werden muß, um die zeitliche Entwicklung des LI und PLM zu verstehen. Im ersten Schritt haben wir hierzu ein Kompartimentmodell formuliert (Potten et al.1982). Die wesentlichen Annahmen sind, daß man eine lineare Kette von Kompartimenten hat, daß kein Verlust von proliferierenden Zellen (A, T) auftritt, daß es sich um eine Gleichgewichtlage mit stationären Altersverteilungen handelt und daß man ein derartiges Modell durch ein System von gewöhnlichen DGL beschreiben kann. Dabei wird jede Phase in weitere identische Unterkompartments eingeteilt. Dies hat den Vorteil, daß man die Varianz der Phasendauern in grober Weise berücksichtigen kann. In solchen verketteten DGL-Systemen sind die Phasendauern Gamma-verteilt, und der Variationskoeffizient ist der Wurzel der Anzahl der Unterkompartimente umgekehrt proportional.

Umfangreiche Simulationen wurden vorgenommen. Für jeden Modelltyp (z.B. A-P, A-T-P, A-T1-T2-P etc.) wurde der Parameterraum in wesentlichen Teilen durchmustert und die Modellanpassung mit Methoden der Fehlerkontourkarten untersucht. Als Ergebnis der Untersuchungen zeigte sich, daß das einfachste befriedigende Modell einen Stammbaum mit mindestens drei transienten Zellstufen besitzen muß (A-T1-T2-T3-P), daß der SC-Anteil 20% oder weniger betragen muß, daß die Zellzykluszeit von den SC zu den T-Zellen abnehmen und daß hingegen die Dauer der S-Phase zunehmen muß. Dies ist in **Bild 1** oben schematisch dargestellt. Die Blocklänge stellt die Zykluszeiten dar. Diese wird sukzessive kürzer. Umgekehrt wird die S-Phase (schraffierte Teile) immer länger. Außerdem muß der Variationskoeffizient der Phasendauern bei 1/3 bis 1/2 liegen. Für zwei verschiedene experimentelle Datensätze sind unten Simulationen mit diesem Modelltyp gezeigt. Im Vergleich mit den experimentellen Punkten (fett oder offen) zeigen die Simulationskurven, daß die wesentlichen Charakteristiken wie die Mehrgipfligkeit der LI-Kurven und ihr sehr niediger Langzeitwert gut reproduziert sind. Die PLM-Kurven zeigen kleine zweite und dritte Peaks, die mit den Daten verträglich sind. Die Datenpunkte zwischen diesen Peaks sind allerdings nicht mit dem benutzten deterministischen Modell zu erklären.

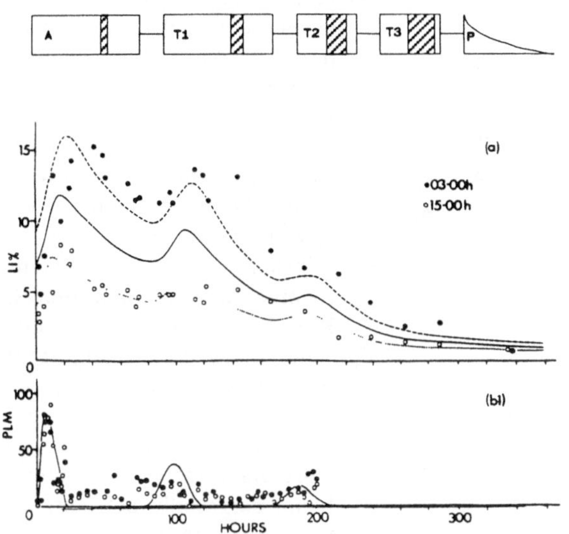

Bild 1: Ergebnis der Simulationen mittels Kompartimentmodellen.
Oben: Notwendige Struktur des Entwicklungsstammbaums; Mitte:
LI; Unten: PLM; Datenpunkte aus zwei Experimenten, Modellkurven
für verschiedene T_S / T_C-Relationen; Für Details siehe Potten et al, 1982

Versagen der Kompartimentmodelle

Nach diesen Resultaten trat die Frage auf, ob eine detaillierte Langzeitbeobachtung einen Nachweis über die postulierten Stammzellen und ihren Entwicklungsstammbaum erlauben könnte. Sollte es gelingen, gelegentlich eine SC zu markieren, so müßten nach mehreren Zellteilungen alle Zellen aus ihrem Stammbaum diese Markierung tragen. Es sollten sich Cluster von nebeneinander liegenden markierten Zellen bilden, während alle anderen markierten Zellen der BZS zwischenzeitlich verschwinden. Experimentell wurde daher ausgezählt, welcher Anteil der markierten Zellen als Singles, Paare, Triplets oder größere Cluster auftritt.

Die Daten zeigen überraschenderweise das Gegenteil der Erwartung (siehe Daten in Bild 3 A,E). Zwar sind initial über 80% aller markierter Zellen Singles. Nach der ersten Zellteilung verschwinden die Singles zugunsten von Paaren. Zugleich entstehen auch größere Cluster von mehr als fünf Zellen. Aber im Gegensatz zur Erwartung verschwinden alle großen Cluster wieder und nur Singles verbleiben. Zur Untersuchung dieser Befunde entschlossen wir uns, ein räumliches Modell der BZS auf Einzelzellbasis zu entwickeln.

Stochastische Zellularautomaten

Die Zellanordnungen in der BZS können in erster Näherung als hexagonal angesehen werden. Auf einem solchen Gitter sind Zellen verschiedener Altersstufen anzuordnen und Algorithmen zu definieren, welche die Zugehörigkeit von markierten Zellen zu Clustern identifizieren. Es ist somit ein Modell gesucht, das die zuvor gefundene zeitliche Dynamik beschreibt, aber außerdem auch eine Repräsentation der räumlichen Verhältnisse gestattet. Dabei sollte das zeitliche Verhalten nach räumlicher Mittelung mit dem vorangehenden Kompartmentmodell konsistent sein.

In diesem Sinne schlagen wir ein Modell vor, in dem die BZS als Ensemble von stochastischen Zellularautomaten aufgefaßt wird. Darunter sei ein System verstanden, bei dem sich der Zustand 'Z' einer Zelle 'i' zur Zeit t + dt nach Maßgabe einer Funktion F ergibt, die vom Zustand der Zelle i selbst, vom Zustand der anderen Zellen sowie von einer Reihe von stochastischen Prozessen abhängt $Z_i(t + dt) = F(Z_i, Z_{i=j} | P_1,... P_K)$. Die Zustandsvariable ist durch drei Eigenschaften definiert ($Z = (g, a, l)$): Ein Index 'g' für die Generation; ein Index 'a' für die Zeit, die eine Zelle noch bis zur nächsten Zellteilung vor sich hat; sowie ihren Markierungszustand 'l', der im einfachsten Fall 0 oder 1 kodiert aber im allgemeinen Fall die Anzahl der Grains registriert. Die zeitliche Entwicklung ist diskretisiert. Die Parameter lassen sich aus dem Vormodell übernehmen, lediglich für die Verteilung der Grains sind experimentelle Daten neu hinzuzuziehen (Loeffler et al, 1987).

Um eine Dynamik zu erhalten, sind noch folgende Regeln festzulegen:

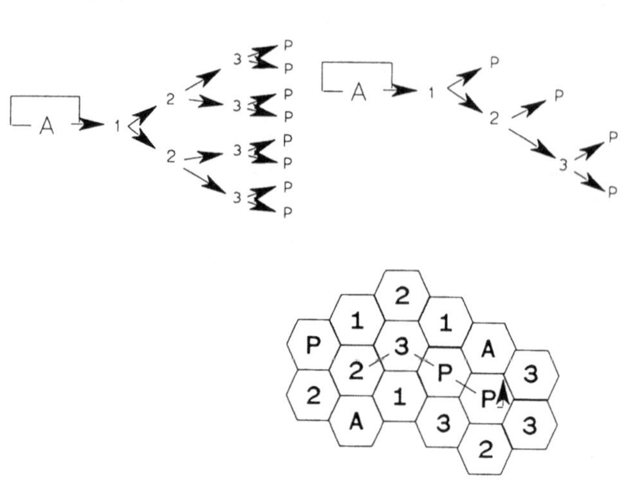

Bild 2: Oben: Streng symmetrischer (links) und streng asymmetrischer Stammbaum der Entwicklung transienter Zellen; Unten: Beispiel für den Migrationsprozess nach Ältester-Nachbar-Selektion

1) Hinsichtlich der Zellkinetik wird angenommen, daß die Varianz der Zellzykluszeit durch einen Zufallsprozess in der G1-Phase zustande kommt.

2) Hinsichtlich der Markierungen wird angenommen, daß sich die Grains binomial auf die Tochterzellen verteilen.

3) Hinsichtlich des Stammbaums ist eine Auswahl zu treffen. In **Bild 2** ist ein streng symmetrischer Stammbaum dargestellt, bei dem alle differenzierenden Zellen exakt drei Teilungen durchlaufen. Daneben ist ein ganz unsymmetrischer Stammbaum dargestellt, bei dem sich postmitotische Zellen auf jeder Stufe bilden können.

4) Hinsichtlich der räumlichen Zellbewegung wird angenommen, daß beide Tochterzellen nach der Zellteilung in der BZS bleiben, und daß andere Zellen verschoben werden. Um für eine neue Zelle Platz zu schaffen, muß eine andere Zelle die BZS verlassen. Es ist nicht bekannt, wie diese Selektion biologisch geschieht. Zunächst könnte man eine Auswahl nach einem Random-Walk-Prozess mit einer Abbruchwahrscheinlichkeit annehmen. Allerdings zeigt sich, daß solche Prozesse die Altersstruktur der Zellzusammensetzung nicht erhalten und daher inakzeptabel sind. Einen Erhalt der Altersstruktur gewinnt man hingegen mit Regeln vom Typ der iterierten Ältesten-Nachbar-Selektion (Bild 2 unten). Auf diese Weise ergibt sich eine Kette von Verschiebungen, die schließlich Platz für die neue Tochterzelle schaffen (Die Zelle 2 teilt sich, die Zelle 3 ist der älteste Nachbar, die Zelle P deren ältester Nachbar etc.). Derartige Migrationsprozesse sind mit biologischen Vorstellungen verträglich. Insbesondere kann als bewiesen gelten, daß nur P-Zellen die BZS verlassen (Wright & Alison, 1984, Kap 8).

Mit diesem Zellularautomatenmodell ergeben sich für den LI die gleichen zeitlichen Ergebnisse wie für die Kompartmentmodelle, d.h. die geforderte Konsitenz mit dem alten Modell ist gegeben. Allerdings scheitern alle Modelle mit symmetrischen Stammbäumen an den Clusterdaten. Es kann weder der Anstieg der Singles noch der Abfall der großen Cluster von den Modellen beschrieben werden (Loeffler et al, 1987).

Man kann mehrere Korrekturmöglichkeiten in Betracht ziehen. Es liegt nahe zunächst die relativ willkürlich eingeführten Migrationsprozesse zu verändern, in der Hoffnung, die großen Cluster durch eine verstärkte Migration aufbrechen zu können. Es zeigt sich aber daß man dazu unrealistisch hohe Zellbeweglichkeiten quasi wie in einer Flüssigkeit annehmen muß. Eine andere Möglichkeit besteht darin, die Markierung in anderer Weise auf die Tochterzellen aufzuteilen. Wenn die Markierung praktisch immer nur auf eine Tochterzelle übergeht und auf die zweite kaum oder nicht, kann man zwar die Daten tatsächlich erklären, aber man hat einen biologisch unplausiblen Prozess der mit den gängigen Vorstellungen über Chromosomenreproduktion kollidiert. Somit kommt man zur Überlegung, andere Stammbäume zu betrachten. Dies führt schließlich zu akzeptablen Ergebnissen.

Die Modellfamilie mit den besten Anpassungen an alle Daten erhält man mit folgenden Annahmen:
1) Die Zellkinetik ist wie im zuvor berichteten Kompartmentmodell.
2) Die Markierung wird binomial auf die Töchter verteilt und dünnt sich damit allmählich aus.
3) Der Stammbaum ist asymmetrisch und postmitotische Zellen können auf verschiedenen Entwicklungsstufen auftreten.
4) Der Migrationsprozess muß den Erhalt der Altersstruktur garantieren.

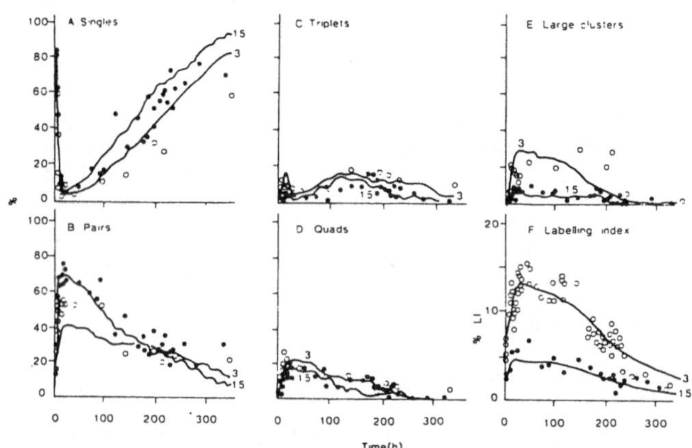

Bild 3: Ergebnisse der Simulationen mittels des Modells stochastischer Zellularautomaten

Bild 3 belegt, daß die Modellsimulationen tatsächlich eine befriedigende Beschreibung der Daten geben. Man erkennt die Daten (fette und offene Punkte) im Vergleich mit Modellsimulationen für Singles, Paare, Dreier, Vierer und größere Cluster sowie den LI für zwei verschiedene Experimente. Außerdem sind der PLM sowie einige weitere nicht erwähnte Meßgrößen in guter Übereinstimmung mit diesem Konzept (für Details siehe Loeffler et al, 1987).

Zusammenfassung

Das vorgestellte Modell stochastischer Zellularautomaten eignet sich zur Beschreibung der Wachstums- und Migrationsprozesse im Hautepithel im Gleichgewicht. Die zugrundegelegten Modellannahmen erlauben ein quantitatives Verständnis der zeitlichen und räumlichen Organisation. Die Entwicklung des Modells erforderte: a) Modelle ohne Berücksichtigung räumlicher Struktur (z.B. Kompartments); b) Daten mit räumlicher Information (z.B. Cluster); c) Einhaltung von Konsistenzbedingungen. Das Modell führt die Beobachtungen darauf zurück, daß sich die Zellen hinsichtlich Entwicklungszustand, weiterer Entwicklungsmöglichkeit und in ihren Zellzykluseigenschaften unterscheiden. Abschließend ist zu bemerken, daß dieses Modell nicht in der Lage ist, Regenerationen nach Störungen zu beschreiben, da sich hierbei eine erhebliche Veränderung der Zelldichte in der Basalzellschicht abspielt. Das starre hexagonale Gittermodell ist unter diesen Umständen nicht mehr zu halten. Für derartige Situationen müssen andere Wege begangen werden.
(Förderung durch das Wissenschaftsministerium NRW).

Loeffler, Potten: Virchow Archiv B (1987) 53: 286-300

Potten, Wichmann, Loeffler et al: Cell Tissue Kinet (1982) 15: 305-321

Loeffler et al: Cell Tissue Kinet (1986) 19: 377-389

Wright & Alison: The biology of epithelial cell population, Clarendon Press, Oxford (1984)

MÖGLICHE MECHANISMEN ZUR PROLIFERATIONS- UND DIFFERENTIATIONSKONTROLLE

Meinzer, H.P.[*]; Baur, H.J.[*]; Sandblad, B.[#];Rodrigues, L.[*]

[*]Deutsches Krebsforschungszentrum Heidelberg, Abteilung Biologische und Medizinische Informatik
[#]Uppsala University, Uppsala Datacentral, Schweden

1. Zusammenfassung

Es wird ein Modell der intestinalen Darmkrypte dargestellt, das mit Hilfe eines Computersimulationsexperiments entwickelt wurde. Dieses Modell vereinigt zwei grundlegende Konzepte der Zellproliferations- und Differentiationskontrolle: erstens die Regulation der Proliferation (d.h. die Kontrolle darüber, ob sich eine teilungsfähige Zelle teilt oder nicht) und der Differentiation (d.h. die Funktion der Zelle) durch die zellintern repräsentierte Generationszahl. Zweitens die Regulation der Wiederherstellung des stabilen Gleichgewichts des Zellverbandes nach einer Störung durch einen inhibitiven Kontrollmechanismus.

2. Das reale System - biologische Grundlagen

Das Dünndarmepithel enthält eine große Zahl röhrenförmiger Vertiefungen -die Krypten-, die sehr nahe um fingerähnliche Ausstülpungen -die Villi oder Zotten- angeordnet sind. Man unterscheidet grundsätzlich drei Regionen (siehe Abb. 1): eine proliferierende Region (die unteren $2/3$ der Krypte), ein dazwischen liegendes Gebiet in der oberen Krypte, in der die Reifung der Zellen abläuft, die aus der proliferierenden Zone kommen, und eine funktionale Region (vor allem die Zotte), an deren Spitze die Zellen absterben und das System verlassen ([1]).

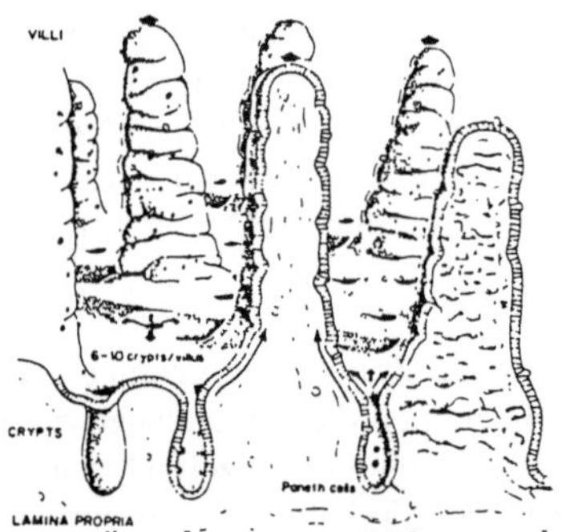

Abb. 1: Dreidimensionale Darstellung des Dünndarms (aus [2])

Mitotische Aktivität wird nur im erstgenannten Kompartment der Krypte, beobachtet. Der größte Teil der Kryptzellen gehört zu einer Klasse: die Säulenzellen. Ganz unten am Boden der Krypte finden sich andersartige Zellen: die Paneth-Zellen. Die Säulenzellen direkt über den Paneth-Zellen sind die am wenigsten differenzierten. Sie sind an ihrer Position fest verankert, durchlaufen ständig den Zellteilungszyklus und gelten deshalb als die Vorläufer aller Säulenzellen, die über ihnen angeordnet sind. Sie werden "Stammzellen" genannt. Mindestens eine solche Stammzelle muß am Anfang einer proliferierenden Region angenommen werden, sonst würde die Population gar nicht existieren. Nach Cheng's "uinitarian theory of the origin of the four epithelial cell types" gehen aus einer primitiven, nicht differenzierten (Stamm-)Zelle alle Zelltypen hervor, die eine Krypte bevölkern ([3]).

3. Methode der Modellierung und Computersimulation

Ein sehr nützliches und oft benutztes Werkzeug zum Studium komplexer Systeme ist die Modellierung und Simulation. Dabei wird versucht, eine abstrakte Rekonstruktion des realen Systems zu erstellen, die das System so vollständig und exakt wie möglich beschreibt (Modell). Ein solches Modell kann beispielsweise auf einem

Computer als Programm implementiert werden. Damit ist es möglich, Simulationsexperimente mit dem Modell durchzuführen.

Mit dem Simulationsmodell einer Darmkrypte und der Simulation einer Arbeitseinheit "Darmvillus mit zuliefernden Krypten" wird ein biologisches Subsystem auf ein im Rechner implementiertes Modell abgebildet. Unter der Prämisse, daß es unmöglich ist, biologische Systeme exakt nachzubilden, werden dabei vereinfachende Annahmen gemacht. Diese Vereinfachungen können helfen, die vorhandenen komplexen Zusammenhänge zu erkennen. Zur Überprüfung dieser Modellannahmen werden an der im Rechner "lebenden" Krypte Parameter gemessen, denen Ergebnisse aus biologischen Experimenten gegenübergestellt werden. In einem iterativen Prozeß von Verifizieren und Falsifizieren wird das Modell schrittweise so weit verfeinert, bis es mit dem bestehenden Wissen über das modellierte System optimal übereinstimmt. Die im Modell enthaltenen Hypothesen über die Prozesse, die das Systemverhalten kontrollieren, gelten als mögliche "Kandidaten" für das tatsächliche Systemverhalten. Ein Beweis für ihre Richtigkeit ist nach Sir Karl Popper ([4]) nicht möglich, sehr wohl aber das Aussortieren (bzw. Falsifizieren) falscher Hypothesen.

Das Studium eines Systems mit Hilfe von Simulationsexperimenten läuft im allgemeinen folgendermaßen ab:

- Zunächst versucht man, soviel Erklärungsalternativen für ein bestimmtes Problem oder ein bestimmtes Verhalten zu finden wie möglich. Zum Beispiel kann man sich vorstellen, daß eine Krypte aus einer einzigen, 2, 4 oder vielen Vorläuferzellen entsteht. Dies führt zu einem Bündel von verschiedenen Hypothesen bzw. Modellen.

- Der zweite Schritt ist die Implementierung der Modelle auf einem Computer. Bereits bei diesem Schritt zeigt sich, daß einige der Eingangshypothesen unmöglich der Realität entsprechen können, da sie z.B. eine lebensfähige Zellpopulation gar nicht erst entstehen lassen. Falsche Ideen werden so aussortiert. Als Ergebnis einer erfolgreichen Modellimplementierung bleibt ein Satz unterschiedlicher, häufig sich sogar widersprechender Hypothesen übrig.

- Der dritte Schritt ist das Ausführen des Simulationsexperiments. Die modellierten Zellen "leben", durchlaufen G_1, S, G_2 und M-Phase, teilen sich. Sie kommunizieren untereinander, verlangsamen oder beschleunigen ihre Zellzyklen. Und auf irgendeine Art müssen sie das System auch wieder verlassen, einmal weil im Computer nicht unendlich viel Speicherplatz zur Verfügung steht, zum anderen weil unendliche Lebenszeiten auch nicht der biologischen Realität entsprächen.

Die Frage, welche Mechanismen es sind, die die Proliferation in den Krypten regeln, wie eine ganze Krypt/Villus-Einheit organisiert ist, ist Gegenstand dieses Beitrags. Wir beschreiben einen sehr einfachen aber sehr mächtigen Kontrollmechanismus, der sowohl die Proliferation als auch die Differentiation regelt und in einem steady state Zustand ganzer Krypt/Villus-Systeme im Dünndarmepithel resultiert: das **Zählen der Generationszahl** in den proliferierenden Zellen.

4. Ergebnisse

Im folgenden wird kurz die Hypothese der generationsabhängigen Proliferation und Differentiation entwickelt, und, darauf aufbauend, beschrieben, wie bestimmte Aspekte des Systems mit Hilfe des Computermodells untersucht werden können.

4.1. Generationsgesteuerte Proliferation und Differentiation

Caimie ([5],[7]) beobachtete, daß die Säulenzellen ihre Teilungsfähigkeit mit zunehmendem Abstand vom Kryptboden immer mehr verlieren. Ab einer bestimmten Position teilen sie sich nicht mehr, sondern differenzieren und verlassen die Krypte in Richtung Villus. Beim Versuch, diesen "slow-cut-off" in ein Modell zu implementieren, fanden wir Hinweise darauf, daß die Proliferation der Säulenzellen in den Krypten des Dünndarms über die Zellgenerationszahl gesteuert wird. Die Zellen teilen sich alle entweder drei, vier oder manchmal sogar fünf Mal, nachdem sie die am Boden der Krypte verankerten und immer proliferierenden Stammzellen (siehe Abb. 2, Generationszahl "10") verlassen haben. Die Anzahl der Zellgenerationen bestimmt die Länge des proliferativen Kompartments in der Krypte ([6]) Die Hypothese der zellgenerationsgesteuerten Proliferation wurde mit einem Computerexperiment entwickelt und getestet: mit Hilfe eines Simulationsprogramms wurden die zellkinetischen Prozesse in den Krypten berechnet und an experimentelle Ergebnisse angepaßt, z.B. Mitotischer Index (MI) ([7]), Labelling Index (LI) ([8]) und "Fraction of Labelled Mitoses" (FLM) ([9]). Dabei wurden einige interessante Hypothesen über die Kontrollmechanismen, die die Proliferation und Differentiation von Zellen steuern, gefunden.

Es scheint, als ob auch die Differentiation von Zellen (Form, Aussehen und Funktion) von der Zellgeneration abhängt. Es gibt genau 16 funktionale Stammzellen in einer Krypte. Deren Nachkommen der ersten Generation mit eingerechnet, gibt es pro Krypte 32 "clonogenic" Zellen ([10]). Wir interpretieren diesen Ring von 16 Stammzellen direkt über den Paneth-Zellen am Boden der Krypte als monoklonales Ergebnis von 4 Generationen Nachkommen einer einzigen sogenannten "Vorläufer"-Zelle. In Abbildung 2 sind die "Krypt-Vorläufer"-Zellen mit Generation "5" gekennzeichnet. Die Annahme einer einzigen Vorläufer-Zelle, aus der eine gesamte Krypte entsteht, wird von Ponder et al. ([11]) unterstützt.

Nun ist es sehr interessant und erstaunlich zu lesen, daß es pro Villus 16±1 Krypten im Epithel des Dünndarms gibt, wie es Totafurno et al. in [12] berichten. Wir interpretieren diese 16 Krypten pro Villus als Ergebnis einer "Villus-Vorläufer"-Zelle, die in 4 Generationen 16 "Krypt-Vorläufer"-Zellen erzeugt (siehe Abb.2, Generation "C").

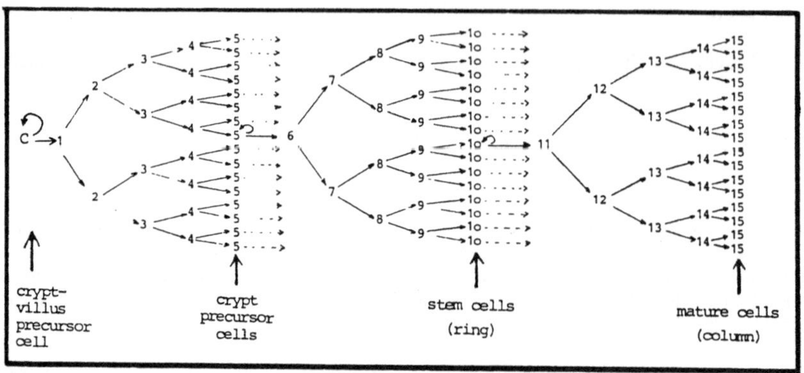

Abb. 2: Generationsgesteuertes Crypt/Villus-System

All diese Tatsachen weisen auf einen einfachen Kontrollmechanismus sowohl für die Proliferation als auch die Differentiation hin: die Zellen "zählen" ihre Generation. Dieser grundlegende Kontrollmechanismus ist zell-intern und benötigt keine Interaktion zwischen Zellen.

4.2. Regulationsmechanismen nach Schädigung des Epithels

Basierend auf diesem Modell der Entstehung und des Lebens einer monoklonalen Krypte können im Computer verschiedene Hypothesen über das Verhalten des Systems in "quasi in-vivo"-Experimenten untersucht werden. Wird z.B. das Krypt/Villus System, in dem im gesunden Zustand ein Gleichgewicht zwischen der Zellproduktionsrate in der Krypte und Zellabgangsrate ins Lumen beobachtet wird, mit Hilfe des Zellgiftes ara-C teilweise zerstört, so antwortet es zunächst mit einer Überproduktion an Kryptzellen. Daraufhin ist ein kurzzeitiger Rückgang auf den Normalwert zu beobachten, worauf dann erstaunlicherweise nochmals eine Überproduktion an Kryptzellen folgt ([13]) (siehe Abbildung 3, Messpunkte).

In den durchgeführten Simulationsläufen hat sich gezeigt, daß eine optimale Annäherung an die experimentellen Daten (siehe Abbildung 3, durchgezogene Linie) dann erreicht wird, wenn die folgende Hypothese angenommen wird:
Nach der Zerstörung einer Teilpopulation wird die Zykluszeit der Stammzellen reduziert, dieser Mechanismus bewirkt die erste Überproduktion. Nach einer gewissen Zeitverzögerung beginnt dann die sogenannte Kryptenknospung, deren Endstadium die Kryptenspaltung (crypt fission) ist. Damit ist auch das zweite Überschießen der Zellzahl in der Krypte der experimentellen Daten erklärbar.

Wir nehmen an, daß die Zellproliferation einem **inhibitiven** Kontrollmechanismus unterliegt. Im Fall einer Störung paßt der Kontrollmechanismus die Parameter entsprechend an, vor allem durch die zeitbegrenzte Unterdrückung bzw. Aufhebung der Inhibitorwirkung (vgl. [14]). So kann sich das System nach einer Störung selbststabilisierend auf das alte Gleichgewicht hin verhalten.

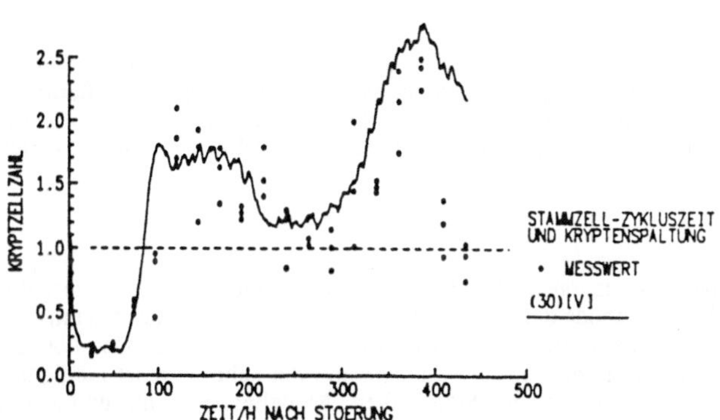

Abb. 3: Reales (Meßpunkte) und simuliertes (Linie) Repopulationsverhalten

4.3. Asymmetrische Stammzellteilung

Das vergleichsweise seltene Auftreten von Krebs im Dünndarm (vgl. verschiedene Krebsatlanten) führt zu der Frage, welche Mechanismen in den Zellen diesen offensichtlichen Schutz gegen Änderung ihrer Genfunktion erfüllen. Man nimmt an, daß die Art, wie in Stammzellen die Nukleosomen bei der DNA - Verdopplung aneinander gruppiert werden, ein wichtiger Mechanismus ist, da insbesondere Stammzellen in der Lage wären, schadhafte Erbinformation zu vervielfältigen.

Dazu wurde von Cairns und Potten ([15],[16]) mit der "immortal strand" Hypothese ein plausibles Modell aufgestellt. Diese Hypothese beschreibt einen Mechanismus, bei dem das "Original" der DNA immer in der Stammzelle zurückbleibt. Ein Labelling-Experiment soll diese Hypothese stützen: nach Gabe von radioaktivem Marker (^{3}H-TdR) sind nach der folgenden Stammzellteilung beide Zellen markiert. Wird im darauf folgenden Zyklus kein radioaktives Thymidin angeboten, ist die Stammzelle nach der Zellteilung wieder marker-frei, der "immortale Strang" bleibt zurück. Dieser Mechanismus ist eine der Hypothesen, die mit Hilfe des Computerexperiments untersucht und mit experimentellen Labelling Index (LI) Daten verglichen wurden, die von Potten et al. ([8]) veröffentlicht wurden (siehe Abb. 4, links).

Überraschenderweise wurden die experimentellen Daten von Potten am besten angenähert, wenn man nicht die "immortal strand" Hypothese, sondern den Mechanismus zugrundelegt, daß das gesamte Label sofort bei der Teilung, die der Inkorporation des radioaktiven Materials folgt, an die Tochterzelle übertragen wird. (im Gegensatz zur "immortal strand" Hypothese, die postuliert, daß das Label erst nach der zweiten Mitose nach Markerinkorporation vollständig an die Töchter übertragen ist.)

In Abbildung 4 sind die experimentellen Ergebnisse von Potten (links) den Simulationsergebnissen unter Annahme der "immortal strand" Hypothese (Mitte) und unter Annahme der direkten Labelabgabe (rechts) gegenübergestellt. Vor allem der sehr rapide Labelrückgang in der Stammzellzone der Krypte (Postion 3 bis 6) wird mit der Hypothese der direkten Labelübertragung signifikant besser nachvollzogen.

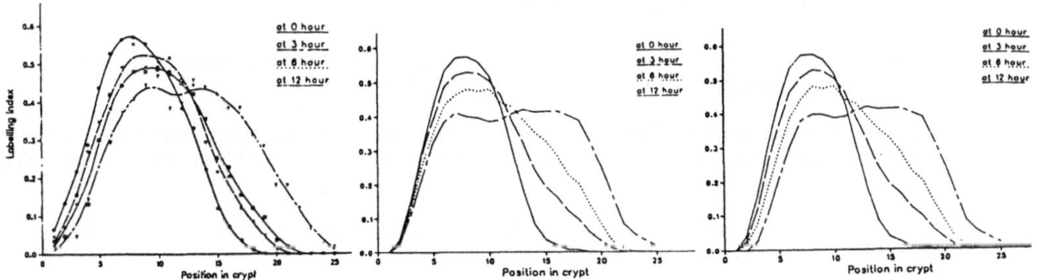

Abb. 4: Reales (li.) und simuliertes (mi., re.) Labellingexperiment

Die Hypothese, daß nur die neu synthetisierten DNA-Stränge radioaktiv markiert sind, ist mit bestehendem biologischem Wissen kaum erklärbar, da sie mit dem allgemein akzeptierten "Reißverschlußprinzip" bei der DNA-Verdopplung in Widerspruch steht. So muß mit Hilfe von weiteren experimentellen Daten wie z.B. "grain counts" bei Labelling Experimenten der eingangs beschriebene Prozeß der Modellvalidierung weiter betrieben werden.

5. Diskussion

Der Einsatz von dynamischen Simulationsmodellen und deren Umsetzung in comutergestützte "quasi-in-vivo" Experimente stellt eine nützliche Methode dar, Theorien und Hypothesen über das dynamische Verhalten von Zellstrukturen zu formulieren und zu überprüfen. In-vitro Experimente an Zellverbänden können nur statische Daten über solch ein dynamisches System liefern, in-vivo Studien sind nur sehr begrenzt möglich. Mit einem sorgfältig validierten Computermodell besteht jedoch die Möglichkeit, Modellexperimente durchzuführen, die am realen System unmöglich sind und so neue Informationen liefern können.
Es wurde eine Reihe von Modellen für die Beschreibung und Analyse der Zellkinetik des Krypt/Villus-Systems im Dünndarm entwickelt. Mit diesen Modellen ist es möglich, den Einfluß verschiedener Annahmen über grundlegende Zellproliferationsechanismen und deren Kontrollstrukturen auf das gesamte Systemverhalten zu untersuchen. Mit den im Computer implementierten Modellen konnte gezeigt werden, daß existierende experimentelle Daten unter bestimmten Modellannahmen reproduziert werden können und somit fundierte neue Hypothesen über Proliferations- und Differentiationskontrolle gefunden werden. Die Intensität der Diskussion mit Biologen zeigt die hohe Akzeptanz der Computersimulation als Werkzeug, zu neuen Erkenntnissen über die Organisation epithelialer Gewebe zu gelangen.

6. Literatur

[1]   Cheng, H.; Bjerknes, M.: The Stem Cell Zone of the Mouse Small-Intestinal Epithelium. In Applton, D.R.; Sunter, J.P.; Watson, A.J. (Eds): Cell Proliferation in the Gastrointestinal Tract, 155-165, Pitman Medical, Kent 1980

[2]   Potten, C.S.; Loeffler, M.: A Comprehensive Model of the Crypts of the Small Intestine of the Mouse Provides Insight to the Mechanisms of Cell Migration and the Proliferation Hierarchy. Journal Theor. Biol. 127 (1987) 381-391

[3]   Cheng, H., Leblond, C.P. (1974): Origin, Differentiation and renewal of the four main epithel cell types in the mouse small intesine: V. Unitarian theory of the origin of the four epithelial cell types. Am. J. Anat. 141 (1974) 537-562.

[4]   Popper, K.R.: Logik der Forschung. Paul Siebeck, Tübingen 1982

[5]   Cairnie, A.B.; Lamerton, L.F.; Steel, G.G.: Cell Proliferation Studies in the Intestinal Epithelium of the Rat. I. Determination of the Kinetic Parameters. Exp. Cell Res. 39 (1965) 528-538

[6]   Meinzer, H.P.; Sandblad, B.: Evidence for Cell Generation Controlled Proliferation in the Small Intestinal Crypt. Cell Tissue Kinet. 19 (1986) 581-590

[7]   Cairnie, A.B.; Lamerton, L.F.; Steel, G.G.: Cell Proliferation Studies in the Intestinal Epithelium of the Rat. II. Theoretical Aspects. Exp. Cell Res. 39 (1965) 539-553

[8]   Potten, C.S., Chwalinsky, S., Swindell, R., Palmer, M. (1982): The spatial organisation of the hierarchical proliferative cells of the crypts of the small intestine into clusters of 'synchronized' cells. Cell and Tissue Kinetics 15 (1982) 351-370.

[9]   Al-Dewachi, H.S.; Wright, N.A.; Appleton, D.R.; Watson, A.J.: The Cell Cycle Time in the Rat Jejunal Mucosa. Cell Tissue Kinet. 7 (1974) 587-594

[10]   Potten, C.S., Hendry, J.H., Moore, J.V. (1987): Estimates of the number of clonogenic cells in crypts of murine small intestine. Virchows Archiv B 53 (1987) 227-234.

[11]   Ponder, B.A.J.; Schmidt, G.H.; Wilkinson, M.M.: Derivation of Mouse Intestinal Crypts from Single Progenitor Cells. Nature 313 (1985) 689-691

[12]   Totafurno, J.; Bjerknes, M.; Cheng, H.: The Crypt Cycle. Crypt and Villus Production in the Adult Intestinal Epithelium. Biophysical Journal 52 (1987) 279-294

[13]   Wright, N.A.; Al-Nafussi, A.: The Kinetics of Villus Cell Populations in the Mouse Small Intestine. II: Studies on Growth Control after Death of Proliferative Cells Induced by Cytosine Arabinoside, with special reference to Negative Feedback Mechanisms. Cell Tissue Kinet. 15 (1982) 611-621

[14]   Soto, A.M.; Sonnenschein, C.: Cell Proliferation of Estrogen-sensitive Cells: The Case of Negative Control. Endocrine Review 8 (1987) 44-52

[15]   Cairns, J.: Mutation, selection and the natural history of cancer. Nature 225 (1975) 197-200.

[16]   Potten, C.S., Hume, W.J., Reid, P., Cairns, J.: The segregation of DNA in epithelial stem cells. Cell 15 (1978) 899-906.

EXPLORATION HOMOLOGER SEQUENZDATEN:
POSITIONELLE MUTATIONSRATE, GENETISCHE DISTANZ UND PHYLOGENIE

Berthold Lausen
FB Statistik, Universität Dortmund
Postfach 500500, D-4600 Dortmund 50

1. EINLEITUNG

In der Literatur findet man vielfältige biologische und mathematische Modelle der evolutionären Interpretation von genetischen Sequenzdaten. Eine Übersicht über neuere Entwicklungen liefern beispielsweise Felsenstein (1983), Nei (1987), Weir (1988), Degens (1989) und Curnow und Kirkwood (1989). In vielen Arbeiten werden zur Modellierung der genetischen Evolution Parameter für verschiedenste Nucleotidsubstitutionen eingeführt (z.B. Kimura, 1980; Cavender und Felsenstein, 1987; Rempe, 1988). Des weiteren wird oft vorgeschlagen, eine relativ hohe Anzahl von Parametern zusammen mit dem meist unbekannten Parameter Phylogenie zu schätzen. Insbesondere für den Vergleich von tRNA Sequenzen schlägt Lausen (1989) deshalb vor, sich auf die Parameter positionelle Mutationsrate und paarweise genetische Distanz zu beschränken. In einer zweiten Stufe kann man dann hypothetische phylogenetische Zusammenhänge anhand der geschätzten genetischen Distanz analysieren. In der Linguistik verwenden Kruskal, Dyen und Black (1971) ein ähnliches Vorgehen.

Im Abschnitt 2 führen wir die von Lausen (1989) verwendete Heuristik zum Vergleich von homologen genetischen Sequenzdaten ein. Im Abschnitt 3 wenden wir die Methode auf tRNA Sequenzen des Menschen aus Sprinzl u.a. (1987) an. Hierbei diskutieren wir unter anderem die Möglichkeit, die Phylogenie zu schätzen.

2. EIN HEURISTISCHER ANSATZ

Lausen (1989) verwendet folgenden einfachen heuristischen Ansatz zum Vergleich von homologen genetischen Sequenzdaten. Hierbei soll das verwendete Modell einerseits eine akzeptable Approximation der biologischen Realität erlauben, und anderseits soll es eine Beurteilung des Vergleichs von homologen genetischen Sequenzdaten ermöglichen. Beim Vergleich zweier homologer Sequenzen konzentrieren wir uns hierbei auf die Ereignisse, ob homologe Positionen mit gleichen Nucleotiden besetzt sind oder nicht. Um eine Beurteilung dieser Vergleiche zu ermöglichen, nehmen wir an, daß diese Ereignisse stochastisch unabhängig, aber nicht identisch verteilt sind. Oft erklärt man den Zusammenhang zwischen den betrachteten genetischen Sequenzen durch eine gemeinsame evolutionäre Vergangenheit, und diese Vergangenheit kann man mittels eines speziellen mathematischen Graphen, dem Baum, approximieren. Zwei paarweise Vergleiche von Sequenzen sind dann stochastisch abhängig, wenn ihr evolutionärer Zusammenhang durch gemeinsame Kanten im Baum beschrieben wird (vgl. Degens, Lausen und Vach 1988). Hierbei betrachtet man die evolutionäre Vergangenheit als die einmalige Realisation eines stochastischen Verzweigungsprozesses. Bei der gemeinsamen Exploration eines positionellen Variabilitätsmaßes und einer genetischen Distanz zwischen den homologen Sequenzen vermeiden wir eine Parametrisierung der Phylogenie. Hierdurch werden die biologischen Annahmen und die statistischen Schätzprobleme reduziert.

In Lausen (1989) wird unter der idealisierenden Annahme eines Markovprozesses folgendes Modell für den Vergleich zweier homologer genetischer Sequenzen **a** und **b** der Länge **m** hergeleitet:

$$P[a(i)=b(i)] = exp[-\mu(i) \, \delta(\{a,b\})], \ i=1,...,m,$$

hierbei bezeichnen **a(i)** und **b(i)** die i-te Position der Sequenzen **a** und **b** , $\mu(i)>0$ eine Mutationsrate der Position i und $\delta(\{a,b\})>0$ eine genetische Distanz zwischen **a** und **b**. Dabei werden Rückmutationen vernachlässigt. Obiges Modell kann man als einen Spezialfall eines generalisierten Linearen Modells für binäre Daten auffassen (McCullagh und Nelder 1983, Sec. 4). Falls Teile der wahren Phylogenie bekannt sind, können wir unabhängige paarweise Vergleiche durchführen (s.o.). In diesem Fall kann man beispielsweise anhand des statistischen Programmpakets GLIM (Generalized Linear Interactive Modeling) die jeweiligen Maximum-Likelihood (ML) Schätzer für die positionellen Mutationsraten und die genetischen Distanzen berechnen.

3. EXPLORATION DER tRNA SEQUENZEN DES MENSCHEN

Die tRNA Sequenzen sind relativ kurz, und die Anzahl der möglichen Nucleotide erhöht sich durch die modifizierten Nucleotide auf 53 (Sprinzl u.a. 1987). Haselman, Chappelear und Fox (1988) betrachten die tRNA Sequenzen ohne Berücksichtigung der Modifikation der Nucleotide, und sie zeigen auf, daß die Sekundärstruktur eine Kovariation der Positionen innerhalb der Sequenz verursacht. Indem wir die modifizierten Nukleotide betrachten, können wir den Einfluß der Sekundärstruktur bei dem Vergleich der Sequenzen vernachlässigen. Die *Menge von homologen Sequenzen* definieren wir als die Menge der Teilsequenzen, deren Positionen bei allen Sequenzen vorhanden sind, die eindeutig identifiziert wurden und für die ein Alignement möglich ist.

Lausen (1989) betrachtet die 9 tRNA Sequenzen des Menschen aus Sprinzl u.a. (1987). Hierbei besteht die homologe Teilsequenz aus 67 Positionen. 11 Positionen haben das gleiche Nucleotid für alle 9 Sequenzen: tRNA Position 8, 18, 19, 21, 53, 56, 57, 61, 74, 75, 76 (Numerierung der tRNA nach Sprinzl u.a. 1987). Diese Konstanz kann man als strukturell, 74,75,76 ist die CAA Sequenz, oder als zufällig interpretieren. Wir setzen die positionelle Mutationsrate der 11 konstanten Positionen identisch 0. Um die Eindeutigkeit der Parameter zu gewährleisten, setzen wir $\mu(1) = 1$. Unter Vernachlässigung der Kovarianzstruktur kann man anhand aller positioneller paarweiser Vergleiche die ML-Schätzer für μ und δ berechnen. Bei identisch verteilten Positionen $(\mu(i) = 1, i=1,...,m)$ ist der ML-Schätzer eine Funktion des sogenannten *Hamming-Abstands*, der als die Anzahl der unterschiedlich besetzten Positionen definiert wird. Um den Einfluß der Kovarianzstruktur der Vergleiche zu reduzieren, verwenden wir folgendes Vorgehen. Wir bilden eine Menge von Paaren von Sequenzen, wobei jede Sequenz nur einmal vorkommt, und berechnen für die paarweisen Vergleiche die positionellen Mutationsraten und genetischen Distanzen mittels GLIM. Diese Prozedur kann man für alle $n!/2^{[n/2]}$ Kombinationen durchführen. Danach definieren wir als *Resampling Schätzer* das arithmetische Mittel der berechneten positionellen Mutationsraten und genetischen Distanzen. Um den Rechenaufwand zu vermindern, verwenden wir für die tRNA des Menschen 250 zufällig ausgewählte Kombinationen. In Lausen (1989) werden die Resampling Schätzer, die Schätzer unter Verwendung der paarweisen Vergleiche und der Hamming-Abstand bzw. die Anzahl der paarweisen positionellen Unterschiede anhand von bivariaten Plots verglichen.

Das agglomerative Average-Linkage Verfahren (UPGMA, siehe z.B. Bock 1974 oder Nei 1987) liefert bei Verwendung des Resampling Schätzers der genetischen Distanz folgende geschätzte Hierarchie: ([[(GUU:N995; GUG:H995); (GCC:G996; CAU:X995)]; [NAA:L995; (GAA:F995; AAC:V995)]]; CAU:X995); CCC:G995 (Bezeichnung der tRNA nach Sprinzl u.a. 1987, die Klammern definieren die Cluster der Hierarchie). Nun ermöglicht die von Lausen und Degens (1986, 1988) anhand von DNA-DNA Hybridisierungsdaten entwickelte Methode eine Beurteilung der Zuverlässigkeit der geschätzten Hierarchie. Der Bootstrapschätzer der Wiederentdeckungswahrscheinlichkeit der geschätzten Cluster (nach Lausen und Degens 1988) der tRNA Sequenzen des Menschen ist für die obigen Cluster kleiner 0.8; damit scheint der geschätzte phylogenetische Stammbaum der betrachteten tRNA Sequenzen des Menschen instabil bzw. nicht zuverlässig zu sein.

Es ist bekannt, daß einige Positionen der tRNA hohe Variabilität und andere keine Variabilität aufweisen. Abb. 1 erlaubt einen Vergleich der geschätzten positionellen Mutationsrate mit der Klassifikation der Variabilität von Sprinzl u.a. (1987). Eine Darstellungsform, wie beispielsweise der in Abb. 1 verwendete gleitende Median, unterstützt eine Klassifikation der Sequenz in Abschnitte mit höherer bzw. niedrigerer Variabilität. Solch eine Klassifikation ist beispielsweise bei der Analyse von Sequenzdaten bei Viren von Bedeutung (vgl. Dopazo u.a. 1988).

Zusammenfassend können wir feststellen, daß das vorgeschlagene einfache Modell eine explorative Analyse einer positionellen bzw. regionalen Variabilität und eines genetischen Abstands bzgl. einer Menge von homologen Sequenzen ermöglicht. Aspekte einer solchen Analyse haben wir beispielhaft anhand der tRNA Sequenzen des Menschen aufgezeigt.

Bei Herrn Dr. Paul O. Degens, Düsseldorf, und dem Forschungsinstitut für Kinderernährung, Dortmund, möchte ich mich für wertvolle Anregungen bzw. Unterstützung bedanken.

Bock, H.H. (1974). *Automatische Klassifikation*. Vandenhoeck und Ruprecht: Göttingen.

Cavender, J.A., und Felsenstein, J. (1987). Invariants of Phylogenies in a Simple Case With Discrete States. *Journal of Classification*, 4, 57-71.

Curnow, R.N., und Kirkwood, T.B.L. (1989). Statistical Analysis of Deoxyribonucleic Acid Sequence Data - a Review. *Journal of the Royal Statistical Society*, A, 152, 2, 199-220.

Degens, P.O. (1989). Ansätze bei der Mathematisierung der biologischen Systematik. In: Wille, R. (Hrsg.), *Klassifikation und Ordnung*, 23-38, Indeks Verlag: Frankfurt.

Degens, P.O., Lausen, B., und Vach, W. (1988). *Reconstruction of Phylogenies by Distance Data: Mathematical Framework and Statistical Analysis*. Forschungsbericht (88/8), Fachbereich Statistik, Universität Dortmund.

Dopazo, J., Sobrino, F., Domingo, E., und Moya, A. (1988). Polymorphism and Evolution of the VP1 Protein Gene of Foot-and-Mouth Disease Virus. In: Bock, H.H. (Hrsg.), *Classification and Related Methods of Data Analysis*, 349-354, North Holland: Amsterdam.

Felsenstein, J. (1983). Statistical Inference of Phylogenies. *Journal of the Royal Statistical Society*, A, 146, 3, 246-272.

Haselman, T., Chappelear, J.E., und Fox, G.E. (1988). Fidelity of Secondary and Tertiary Interactions in tRNA. *Nucleic Acids Research*, 16, 12, 5673-5686.

Kimura, M. (1980). A Simple Method for Estimating Evolutionary Rates on Base Substitutions Through Comparative Studies of Nucleotide Sequences. *Journal of Molecular Evolution*, 16, 111-120.

Kruskal, J.B., Dyen, I., und Black, P. (1971). The Vocabulary Method of Reconstructing Language Trees: Innovations and Large-Scale Applications. In: Hodson, F.R., Kendall, D.G., und Tautu, P. (Hrsg.), *Mathematics in the Archaeological and Historical Sciences*, 361-380, Edinburgh University Press: Edinburgh.

Lausen, B. (1989). Exploring Homologous tRNA Sequence Data: Positional Mutation Rates and Genetic Distance. In: Opitz, O. (Hrsg.), *Conceptual and Numerical Analysis of Data*, Springer: Heidelberg (im Druck).

Lausen, B., und Degens, P.O. (1986). Variance Estimation and the Reconstruction of Phylogenies. In: Degens, P.O., Hermes, H.-J., und Opitz, O. (Hrsg.), *Classification and its Environment*, 306-314, Indeks: Frankfurt.

Lausen, B., und Degens, P.O. (1988). Evaluation of the Reconstruction of Phylogenies With DNA-DNA Hybridization Data. In: Bock, H.H. (Hrsg.), *Classification and Related Methods of Data Analysis*, 367-374, North Holland: Amsterdam.

McCullagh, P., und Nelder, J.A. (1983). *Generalized Linear Models*. Chapman and Hall: London.

Nei, M. (1987). *Molecular Evolutionary Genetics*. Columbia University Press: New York.

Rempe, U. (1988). Characterizing DNA Variability by Stochastic Matrices. In: Bock, H.H. (Hrsg.), *Classification and Related Methods of Data Analysis*, 375-384, North Holland: Amsterdam.

Sprinzl, M., Hartmann, T., Meissner, F., Moll, J., und Vorderwülbecke, T. (1987). Compilation of tRNA Sequences and Sequences of tRNA Genes. *Nucleic Acids Research*, 15, Supplement, r53-r188.

Weir, B.S. (1988). Statistical Analysis of DNA Sequences. *Journal of the National Cancer Institute*, 80, 6, 395-406.

Abb. 1: Resampling Schätzer der positionellen Mutationsrate der tRNA Sequenzen des Menschen. Die Klassifikation der Positionen nach Sprinzl u.a. (1987): semiinvariant (Plotsymbol +); invariant (O). Die durchgezogene Linie representiert den gleitenden Median über 3 Beobachtungen.

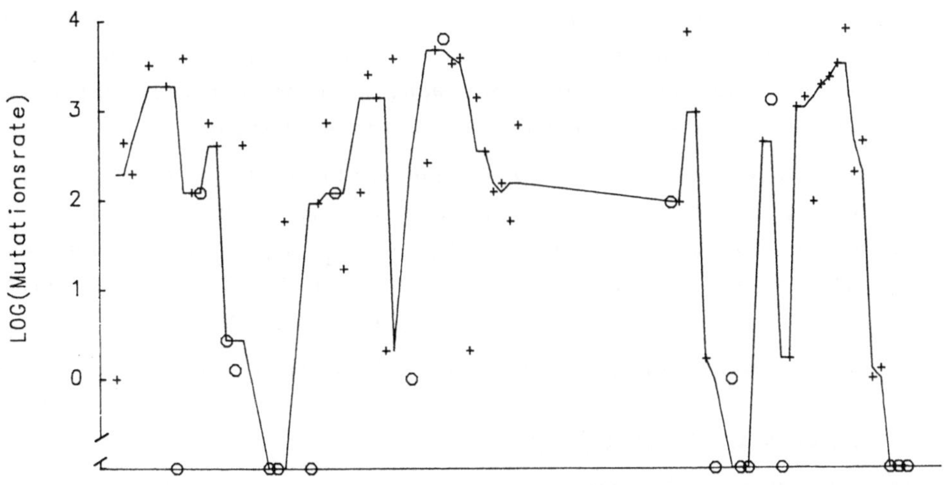

BEISPIELE ZUR BEHANDLUNG VON STÖRPARAMETERN BEIM
VERTEILUNGSFREIEN TESTEN IN LINEAREN MODELLEN

P. Roebruck
Institut für Medizinische Biometrie und Informatik
Universität Heidelberg

1. Einführung

Beim Vergleich von Wahrscheinlichkeitsverteilungen mit Hilfe statistischer Tests interessiert sich der Anwender meist nicht so sehr für
die Frage, ob sich diese (z.B. Verteilungen einer biochemischen Größe
unter verschiedenen Behandlungen) irgendwie unterscheiden, sondern dafür, ob gewisse Eigenschaften (Parameter) der Verteilungen Unterschiede
aufweisen. Die Antwort auf diese Frage sollte dann möglichst wenig davon beeinflußt werden, wie sich andere Verteilungsparameter verhalten.
(Man spricht von diesen dann auch als von Störparametern.) Der F-Test
zum Vergleich zweier Varianzen etwa ist unbeeinflußt von möglichen Unterschieden in den Erwartungswerten und der Wechselwirkungstest der
zweifaktoriellen Varianzanalyse hängt nicht von den Haupteffekten der
Faktoren ab. Ein weiteres Beispiel ist das Testen von Lagealternativen
bei möglicherweise verschiedenen Steuungen (Behrens-Fisher-Problem).
Unter Normalverteilungsannahmen bereitet die Behandlung von Störparametern meist keine Schwierigkeiten, wohl aber in verteilungsfreien Test-
situationen, mit denen wir uns hier befassen wollen.

Beim Hypothesentesten über Verteilungsfamilien $\{P_\vartheta : \vartheta \in \Theta\}$ interessiert
also häufig statt ganz ϑ ein Teil γ (formal $\gamma : \Theta \to \Gamma = \Gamma_0 + \Gamma_1$) mit dem
sich das Testproblem als $H_0 : \gamma \in \Gamma_0$ vs. $H_1 : \gamma \in \Gamma_1$ schreiben läßt. Von
einem Test φ kann man dann die Invarianz der Gütefunktion fordern

$$\gamma(\vartheta_1) = \gamma(\vartheta_2) \implies E_{\vartheta_1}(\varphi) = E_{\vartheta_2}(\varphi) \tag{a}$$

und - oder wesentlich schwächer nur - Einhalten des Niveaus und Konsistenz, dh.

$$E_\vartheta(\varphi) \leq \alpha \quad \forall \vartheta \in \gamma^{-1}(\Gamma_0) \quad \text{und} \quad E_\vartheta(\varphi) \longrightarrow 1 \quad \forall \vartheta \in \gamma^{-1}(\Gamma_1) \tag{b}$$

Selbst die Minimalforderung (b) wird von einigen in der Literatur vorgeschlagenen verteilungsfreien Verfahren nicht erfüllt (vgl. etwa
Brunner/Neumann 1986). Lösungsansätze zu dem vorgestellten Problem werden im folgenden an drei oben erwähnten Beispielen diskutiert:

Beispiel 1: Wechselwirkungstest im 2-Faktor-Modell (Unabhäng.Beobacht.)

y_{ijk} i.i.d. $F(x-a_{ij})$ $\qquad$ $i=1,\ldots,u;\ j=1,\ldots,v;\ k=1,\ldots,n_{ij}$

$\vartheta = (a_{11},\ldots,a_{uv})'$ $\qquad$ $\gamma_{ij}(\vartheta) = a_{ij}-\bar{a}_{i.}-\bar{a}_{.j}+\bar{a}_{..}$

$H_0 : \sum_{i,j} \gamma_{ij}^2(\vartheta) = 0$ $\qquad$ $\gamma(\vartheta) = (\gamma_{11}(\vartheta),\ldots,\gamma_{uv}(\vartheta))'$

(Dabei bedeuten Punkt und Balken Mittelung über den ersetzten Index.)

Beispiel 2: Streuungsvergleich bei unterschiedlichen Lokationen

y_{ij} i.i.d. $F((x-\mu_i)/\sigma_i)$ $\qquad$ $i=1,\ldots,u;\ j=1,\ldots,n_i$

$\vartheta = (\mu_1,\ldots,\mu_u,\sigma_1,\ldots,\sigma_u)'$

$H_0 : \gamma(\vartheta) = (\sigma_1,\ldots,\sigma_u)' \in \{(c,\ldots,c)' : c > 0\}$

Beispiel 3: Lokationsvergleich bei unterschiedlichen Streuungen

y und ϑ wie in Beispiel 2, aber

$H_0 : \gamma(\vartheta) = (\mu_1,\ldots,\mu_u)' \in \{(d,\ldots,d)' : d \in \mathbb{R}^1\}$

Unter der zusätzlichen Voraussetzung normalverteilter Beobachtungen, also $F \overset{\wedge}{=} N(0,\sigma^2)$ in Beispiel 1. oder $F \overset{\wedge}{=} N(0,1)$ in den übrigen, wird (a) durch eine Invarianzreduktion (die über die zu fordernde Mindestinvarianz hinausreichen kann) erzielt, (vgl. Lehmann 1959):

Sei $y \in \mathbb{R}^N$ und $y \sim F_\vartheta$, $\vartheta \in \Theta$, weiter $G = \{g:\mathbb{R}^N\text{->}\mathbb{R}^N\}$ eine Transformationsgruppe und $\bar{g}$ durch $g(F_\vartheta) = F_{\bar{g}(\vartheta)}$ definiert. Mit $\Theta = \Theta_0+\Theta_1$ heißt das Testproblem $\vartheta \in \Theta_0$ vs. $\vartheta \in \Theta_1$ G-invariant, falls stets gilt $\bar{g}(\Theta_i) \subseteq \Theta_i$. Ist $\gamma:\Theta\text{->}\Gamma$ maximalinvariant bezüglich $\bar{G} = \{\bar{g}: g \in G\}$, so hängt die Verteilung jeder G-invarianten Statistik nur von $\gamma(\vartheta)$ ab. Für einen G-invarianten Test φ (dh. $\varphi(g(x)) = \varphi(x)$ $\forall$ $g \in G$) ist demnach (a) erfüllt.

Anschaulich bedeuted dies für das Problem der Störparameter: Können die Beobachtungen so transformiert werden, daß sich ihre Verteilungsparameter (insbesondere die Stör~) zwar verändern, der interessierende Parameter $\gamma(\vartheta)$ aber erhalten bleibt, so erfüllt ein Test mit Hilfe einer Statistik, die unter diesen Transformationen konstant ist, die Invarianzforderung (a).

In Beispiel 1 kann so über eine spezielle Gruppe orthogonaler Transformationen verknüpft mit Skalentransformationen der übliche F-Test abgeleitet werden. Für Beispiel 2 ist die Invarianzreduktion besonders einfach: Das Testproblem ist invariant gegenüber Lokationsveränderungen der Art $y_{ij} \text{->} y_{ij}+d_i$. Als maximalinvarianter Parameter resultiert dann $\gamma(\vartheta) = (\sigma_1,\ldots,\sigma_u)'$. Invariante Tests basieren auf der (maximal-) invarianten Statistik, die die üblichen Varianzschätzer als Komponenten hat: $(s_1^2,\ldots,s_u^2)'$. In Beispiel 3 hingegen wäre die Existenz eines Tests mit $E_\vartheta(\varphi) = E_{\mu_1,\ldots,\mu_u}(\varphi)$ $\forall$ $\vartheta \in \Theta$ und $E_\vartheta(\varphi) \neq$ const. gleichbedeutend zu der Möglichkeit, einen Test mit beliebig kleinen Irrtumswahrscheinlichkeiten bei festem Stichprobenumfang angeben zu können. So basieren parametrische Tests für dieses Problem auf approximativen Prüfverteilungen.

Im verteilungsfreien Fall ergeben sich bei der Anwendung des Invarianzprinzips einige Probleme. Diese sind Gegenstand von Abschnitt 2. In Abschnitt 3 wird die Verwendbarkeit von Alignment-Verfahren an Hand von Simulationsergebnissen dargestellt. Abschnitt 4 befaßt sich kurz mit Beispiel 3.

2. Invariante Permutationstests

Ein einfacher Weg zur Auffindung invarianter verteilungsfreier Test (vgl. Roebruck 1988) führt über die Beobachtung, daß ein Permutationstest φ mit Teststatistik $T: \mathbb{R}^N \rightarrow \mathbb{R}^1$ dargestellt werden kann als $\varphi(x) = \varphi\{T(x), O_M(T(\pi_1 x), \ldots, T(\pi_M x))\}$, wobei O_M die M-dimensionale Ordnungsstatistik bezeichnet und $\pi_1, \ldots, \pi_M$ die Elemente einer Transformationsgruppe (Permutationsgruppe) S_M sind, für die $F_\vartheta(x) = F_\vartheta(\pi x)$ $\forall \pi \in S_M$ genau dann gilt, falls $\vartheta \in \Theta_0$ (siehe auch Hoeffding 1952). Daraus resultiert, daß ein Permutationstest G-invariant genau dann ist, wenn $T(\pi x)$ für jedes $\pi \in S_M$ G-invariant ist. Im Zusammenhang mit invarianten Permutationstests genügt es überdies $F_\vartheta(x) = F_\vartheta(\pi x)$ $\forall \pi \in S_M$ für $\vartheta \in \Theta_0' \subseteq \Theta_0$ zu fordern, wenn $\gamma(\Theta_0') = \gamma(\Theta_0) = \Gamma_0$ gilt. Bei der Suche nach einer geeigneten Teststatistik dienen diejenigen der parametrischen Verfahren als Orientierung.

Beispiel 1: (Zur Vereinfachung der Darstellung werden gleiche Zellbesetzungen $n_{ij} = n$ vorausgesetzt.) Der Zähler der F-Statistik ist $T = n \sum_{i,j} \hat{\gamma}_{ij}^2$ mit den Kleinste-Quadrat-Schätzern für γ_{ij}:

$$\hat{\gamma}_{ij} = \bar{y}_{ij.} - \bar{y}_{i..} - \bar{y}_{.j.} + \bar{y}_{...} = \sum_{k=1}^{n} \frac{1}{k} (y_{ijk} - \bar{y}_{i.k} - \bar{y}_{.jk} + \bar{y}_{..k}) .$$

Diese - und damit T - sind invariant gegenüber der Gruppe aller Transformationen der Form $y_{ijk} \rightarrow y_{ijk} + c_i + d_j$. Als Maximalinvariante bezüglich der induzierten Gruppe G erhält man gerade den Vektor γ der Wechselwirkungsterme. Wählt man für S_M diejenigen Permutationen, die für jeweils festes k aus den unabhängigen Permutationen der Werte des ersten und des zweiten Index resultieren, so ist $T \circ \pi$ invariant G für alle $\pi \in S_M$. (Die Permutationen aus S_M sind gerade die unabhängigen Vertauschungen kompletter Zeilen und Spalten innerhalb der durch k gebildeten "Blöcke".) Der resultierende Test ist ähnlich mächtig wie der F-Test (vgl. Roebruck 1988), hat allerdings den entscheidenden Nachteil, daß die Testentscheidung von der (zufälligen) Reihenfolge der

Beobachtungen in den Zellen abhängig ist. Wenn dem nicht schon bei der Versuchsdurchführung durch Randomisierung in entsprechenden "Block-Strata" vorgebeugt wird, ist die Zusammenfassung der Permutationsverteilungen unter allen möglichen Numerierungen innerhalb der Zellen angebracht. Der damit verbundene Rechenaufwand ist nicht unerheblich, zumal schon jede einzelne Verteilung einige Rechenzeit benötigt.

Beispiel 2. Man sieht leicht, daß die auf den Schätzern s_i^2 basierenden parametrischen Teststatistiken nicht zur Testkonstruktion nach obigem Ansatz verwendet werden können, da die $s_i^2 \circ \pi$ gegenüber den Transformationen $y_{ij} \rightarrow y_{ij} + c_i$, für die als Maximalinvariante im Parameterraum gerade $\gamma = (\sigma_1, \ldots, \sigma_u)$ resultiert, nur dann invariant sind, wenn π lediglich innerhalb der Stichproben permutiert. Verwendet man dagegen Statistiken, die sich als Funktionen von unabhängigen $y_{ij} - y_{ij'}$, $j \neq j'$ darstellen lassen, so erhält man Tests, die (nach unveröffentlichen empirischen Untersuchungen) nicht sehr mächtig sind und wiederum von der Numerierung der Beobachtungen abhängen. Dies trifft nun sogar auf die Prüfgröße zu, wodurch mutmaßlich die Zusammenfassung der Permutationsverteilungen unmöglich wird.

Da für die allgemeinen Probleme aus den Beispielen 1 und 2 auch keine finit exakten Rangtests existieren (über asymptotische Tests auf Wechselwirkungen s. Hilgers 1979, über Dispersions-Rangtests s. Duran 1976.) scheint es gerechtfertigt, über einfache Modifikationen von Permutationstests nachzudenken, die zwar strikt invariant sind, das Niveau aber nur asymptotisch einhalten.

3. Permutationstests nach Alignment

Sofern es sich bei den Störanteilen in ϑ um Lokationsparameter handelt, wie in den Beispielen 1 und 2, ist es naheliegend, über ein Alignment mit Hilfe geeigneter Schätzer zu approximativen Tests zu gelangen. In Beispiel 2 etwa führt die Transformation der Stichproben nach $z_{ij} = y_{ij} - \bar{y}_{i\cdot}$ zu $E(z_{ij}) = 0$, jedoch ist die ursprüngliche Diagonalstruktur der Kovarianzmatrix verletzt: $\mathrm{Cov}(z_{ij}, z_{ij'}) = -\sigma_i^2 / n_i$ für $i \neq i'$ und sonst $\sigma_i^2 (1 - 1/n_i)$. Entsprechendes gilt für Beispiel 1 wenn man von den y_{ijk} die Kleinste-Quadrat-Schätzer für alle Haupteffekte abzieht, wie von Still/White 1981 vorgeschlagen. Das Näherungsverfahren besteht dann darin, mit den transformierten Beobachtungen einen Permutationstest wie bei nicht vorhandenen Störparametern durchzuführen. Das Alignment zerstört jedoch die Permutationsinvarianz unter der Nullhypothese. Die Auswirkung auf das Niveau des Tests hängt von der Ausgangsverteilung

(finite Verteilungsabhängigkeit!) ab, ist aber für große Stichprobenumfänge vernachlässigbar.

In beiden Fällen resultieren im allgemeinen für unterschiedliche Stichprobenumfänge unterschiedliche Verteilungen der transformierten Beobachtungen, und zwar nicht nur hinsichtlich der beiden ersten Momente.
Wenn die Verhältnisse der Zellbesetzungen gegen Eins konvergieren, ist
dieses Problem asymptotisch vernachlässigbar. Empirische Untersuchungen
zeigen, daß dies im Finiten für nicht allzu unterschiedliche Stichprobenumfänge ebenfalls gilt.

Beim Dispersionsproblem ergibt sich als weiteres Hindernis, daß bei
ungleich großen Stichproben, falls nicht $1/n_i \ll 1$, das Testproblem unter
der Alignierung nicht (annähernd) unverändert bleibt, was sich aber
durch eine geschicktere Wahl der Transformation beheben läßt, nämlich
$z_{ij} \rightarrow z_{ij}/(1-1/n_i)^{1/2}$. Im Falle des 2-Faktor-Modells führt das Alignment bei unterschiedlichen n_{ij} ebenfalls zu unterschiedlichen Varianzen
in den einzelnen Zellen, was sich u.U. durch geeignete Wahl der dabei
berücksichtigten Effekte etwas abschwächen läßt. Hier hat man nämlich
die Möglichkeit, zwischen Alignierung mit den Schätzern beider Haupt-
effekte $y_{ijk} \rightarrow y_{ijk}-(\bar{y}_{i..}-\bar{y}_{...})-(\bar{y}_{.j.}-\bar{y}_{...})$ sowie Permutation aller transformierten Beobachtungen und Alignment nur bezüglich eines
Effekts, z.B. $y_{ijk} \rightarrow y_{ijk}-(\bar{y}_{i..}-\bar{y}_{...})$, mit Permutationen innerhalb
der einzelnen Stufen des anderen Faktors, z.B. der mit j indizierten,
zu wählen. Für wachsende Besetzungen aller Zellen verschwinden die
Varianzinhomogenitäten auch hier asymptotisch. Die starke Konsistenz
der für die Störanteile verwendeten Schätzer sichert die Konsistenz der
resultierenden Permutationstests, vorausgesetzt diese sind im entsprechenden Modell ohne Störparameter und ohne Alignment konsistent.
Die Konstruktion der Permutationstests erfolgt so wie in dem Modell,
das man aus dem ursprünglichen erhält, indem man die Parameter,
bezüglich derer aligniert wurde, streicht.

Für die praktische Verwendung der genannten Alignmentverfahren ist es
natürlich wichtig zu wissen, wie gut die Tests das Niveau für kleinere
Stichprobenumfänge einhalten. Die folgende Abbildung stellt einige Ergebnisse einer Simulationsstudie für den 2×2-Plan und für den 2-Stich-
proben-Dispersionsvergleich dar. Die Beschränkung auf jeweils 2 Faktor-
stufen ermöglicht die Verwendung schneller Algorithmen. Angegeben sind
die aus 5000 Wiederholungen geschätzten Niveaus bei nominalen Niveaus
von 0.01, und 0.05 sowie die für letztere gültigen 95%-Zufallsbe-
reiche. Als Stammverteilungen dienten Gleich-, Normal- und Doppelex-
ponentialverteilung (Dichte $0.5\lambda\exp(-\lambda|x|)$) jeweils normiert und stan-

dardisiert. Der Wechelwirkungstest wurde mit dem Zähler der üblichen F-Statistik und Alignment bezüglich eines Haupteffektes durchgeführt, der Dispersionstest benutzte die Summe der absoluten alignierten Beobachtungen.

Empirische Signifikanzniveaus nach Alignment (Nominale Niveaus .01,.05)

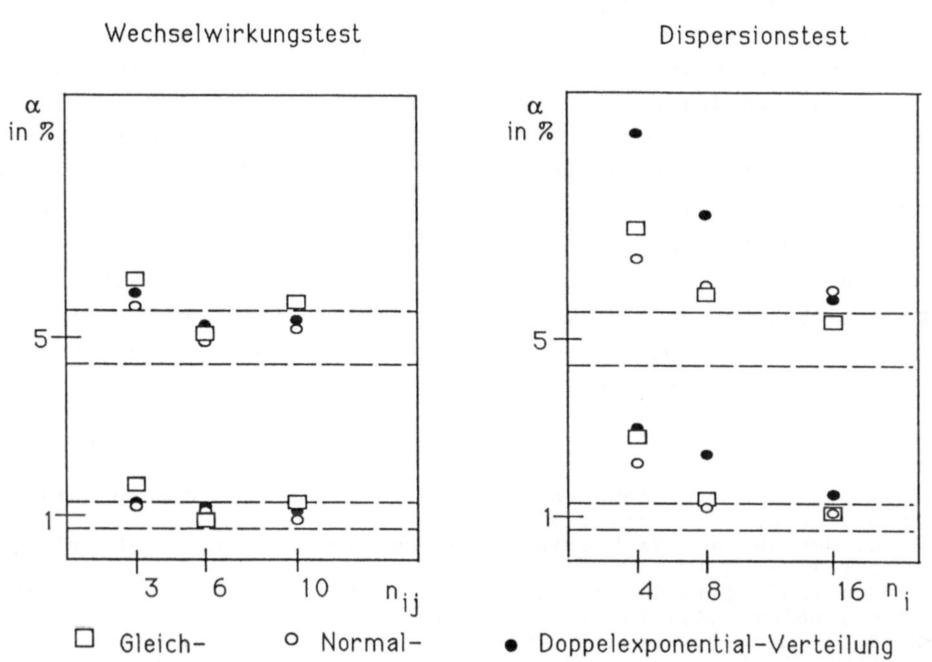

Weiter ergab die Simulationsstudie folgendes: Die Macht der Alignment-Permutationstests ist unter Normalverteilung der des jeweiligen parametrischen Verfahrens vergleichbar. Während der F-Test für die Wechselwirkungshypothese gegenüber den symmetrischen Abweichungen von der Normalverteilung sehr robust ist, reagiert derjenige für den Steuungsvergleich stark antikonservativ bei Gleichverteilungen und extrem konservativ bei Doppelexponentialverteilungen. Dies gilt auch für größere Stichproben. Die betrachteten Alignment-Tests sind bei nicht zu kleinen Stichproben etwa gleicher Größe durchaus verwendbar. Darüberhinaus bieten sie die Möglichkeit, Rangtransformationen zu benutzen, was allerdings noch einer näherer Untersuchungen bedarf.

4. Behrens - Fisher - Problem

Wie oben schon erwähnt, kommen Invarianzreduktionen beim Lokationsproblem nicht in Betracht. Im Fall normalverteilter Beobachtungen gibt es
zumeist auch nur Näherungslösungen, die auf Approximationen der Null-
verteilungen beruhen. Für zwei Stichproben wurde von Fligner/Policello
1981 eine Modifikation des Wilcoxon-Tests durch einen korrigierten
Varianzschätzer vorgeschlagen, der bei symmetrischen Verteilungen für
das Lokationsproblem und sonst zum Testen der sogenannten Tendenzhypo-
these verwendet werden kann. Permutationstests auf der Basis der Origi-
alwerte existieren derzeit nicht. Bei der Überlegung, die Stichproben
auf die gleiche Varianz zu alignieren, ergibt sich das Problem, wie
diese zu wählen ist. Ein stichprobentheoretischer Ansatz führt zwar zu
guten empirischen Ergebnissen im balancierten Fall, produziert aber
ansonsten bislang nicht interpretierbare Effekte. Ob - ähnlich wie beim
Zwei-Stichproben-Lokationsproblem unter gleichen Streuungen - die Null-
verteilungen einer geeigneten Teststatistik durch bekannte Verteilungen approximiert werden können, bleibt zu prüfen.

Literatur:

Duran,B.S.: A survey of nonparametric tests for scale. Commun. Statist.
    -Theor. Meth. A5 (1976) 1287-1312
Brunner,E./Neumann,N.: Ranktests in 2×2 designs. Statistica Neerlandica
    40 (1986) 251-271
Fligner,M.A./Policello,G.E.: Robust rank procedures for the Behrens -
    Fisherproblem. JASA 76 (1981) 162-168
Hilgers,R.: Ein asymptotisch verteilungsfreier Wechelwirkungstest in
    zweifaktoriellen Zufallsplänen. Dissertation, Dortmund 1979
Hoeffding,W.: The large sample power of tests based on permutations of
    observations. Ann. Math. Statist. 23 (1952) 169-192
Lehmann,E.L.: Testing statistical hypotheses, Wiley, New York 1959
Roebruck,P.: Exakte kombinatorische Tests für Haupteffekte und Wechsel-
    wirkungen in mehrfaktoriellen vollständigen Zufallsplänen. In:
    Selbmann/Dietz (Hrsg.), Medizinische Informationsverarbeitung und
    Epidemiologie im Dienste der Gesundheit. Spinger, Berlin 1988
Still,A.W./White,A.P.: The approximate randomization test as an alter-
    native to the F test in analysis of variance. British J. Mathem.
    Statist. Psychology 34 (1981) 243-252

Nichtparametrische Tests für Cut-off-Points klinischer Tests

R.A. Hilgers

Abteilung Medizinische Statistik
Georg-August-Universität Göttingen
Humboldtallee 38, D-3400 Göttingen

1. Einleitung

Im Rahmen der Differentialdiagnose steht man häufig in einer Situation vergleichbar der klassischen statistischen Entscheidungstheorie. An Hand eines klinischen Parameters, z.B. der Serum-Glucose, soll entschieden werden, ob ein Patient im Hinblick auf eine bestimmte Erkrankung als verdächtig anzusehen ist – und somit in diese Richtung weiter untersucht werden muß – oder ob er als *normal* einzustufen ist.

Die Entscheidung wird getroffen, je nachdem ob der individuelle Meßwert für den Patienten einen gewissen *Schwellenwert* oder *Cut-off-Point* überschreitet (unterschreitet) oder nicht. Die Richtung hängt dabei davon ab, ob hohe oder niedrige Werte charakteristisch für die spezielle Erkrankung sind.

Für die Güte des mit der Messung und der Entscheidung gegebenen klinischen Tests spielen die Begriffe der *Sensitivität* und *Spezifität* eine hervorragende Rolle. Die Sensitivität ist die Wahrscheinlichkeit, einen Erkrankten (mit dem Test) tatsächlich als solchen zu erkennen, während umgekehrt die Spezifität die Wahrscheinlichkeit angibt, einen Gesunden richtig zu klassifizieren. Beide Gütekriterien hängen wesentlich von der Wahl des Cut-off-Points ab, wobei i.a. eine Verbesserung des einen (durch Verschieben des Schwellenwertes) eine Verschlechterung des anderen nach sich zieht.

Bei der Evaluierung klinischer Tests stellt sich somit die wesentliche Frage, ob bezüglich vorgegebener Mindestanforderungen an Sensitivität und Spezifität überhaupt Cut-off-Points existieren. Dazu wird in dieser Arbeit ein entsprechender (statistischer) Test vorgeschlagen, der im wesentlichen auf verteilungsfreien Toleranzbereichen basiert, vgl. TUKEY (1947). Der nichtparametrische bzw. verteilungsfreie Zugang zu dem Problem erscheint insbesondere dadurch gerechtfertigt und auch erforderlich, da bei den Verteilungen für klinische Parameter (insbesondere der Gegenüberstellung von Erkrankten und Gesunden) wohl kaum von parametrisierten Familien von Verteilungen ausgegangen werden kann. Der Test ist darüber hinaus auch konstruktiv in dem Sinne, daß er explizite Cut-off-Points liefert.

2. Testproblem und Teststatistik

Seien $F_i(x)$, $i=0,1$, die (stetigen) Verteilungsfunktionen für den interessierenden Parameter in den Grundgesamtheiten der Gesunden ($i=0$) bzw. der Kranken ($i=1$). Zur Vereinfachung wollen wir o.B.d.A. annehmen: $F_1 \leq F_0$ ($\Leftrightarrow F_1(x) \geq F_0(x) \ \forall x \in \mathbb{R}$), d.h. die Kranken tendieren zu niedrigeren Werten verglichen mit den Gesunden.

Ist nun x^* ein vorgegebener Cut-off-Point, so wird in dieser Situation die Entscheidung 'pathologisch' getroffen, falls für die Messung an einem zu untersuchenden Individuum (d.h. eine Zufallsvariable X) gilt $X<x^*$; umgekehrt wird für $X \geq x^*$ auf 'nicht pathologisch' entschieden. Die *Sensitivität* des Tests, d.h. die Wahrscheinlichkeit einen Erkrankten tatsächlich zu entdecken, ist dann gegeben durch $F_1(x^*)$ während die *Spezifität*, d.h. die Wahrscheinlichkeit einen Gesunden auch als solchen zu klassifizieren, $1-F_0(x^*)$ beträgt.

Ersichtlich hängt die Güte eines diagnostischen Tests von der Wahl des Cut-off-Points x^* ab, wobei Sensitivität und Spezifität nicht gleichzeitig optimiert werden können; vielmehr wird eine Verbesserung des einen Gütekriteriums eine Verschlechterung des anderen zur Folge haben.

Es ist daher für einen diagnostischen Test sinnvoll zu fragen, ob für Sensitivität und Spezifität gewisse (vorgegebene) Mindestanforderungen r bzw. s angenommen werden können. Formalisiert lautet die Frage: gibt es einen Cut-off-Point x^*, so daß gleichzeitig $F_1(x^*) \geq r$ und $1-F_0(x^*) \geq s$ sind?

Seien also als Mindestanforderung für Sensitivität und Spezifität nunmehr feste Werte $.5<r,s<1$ vorgegeben, die (gleichzeitig) überschritten werden sollen, wenn der Test einen diagnostischen Wert haben soll. Damit stellt sich das statistische Entscheidungsproblem, ob mindestens ein Schwellenwert x^* existiert, so daß die Gütekriterien simultan erfüllt sind. In der Terminologie der Entscheidungstheorie haben wir somit das Testproblem:

$$H_0: F_1(x) \leq r \text{ oder } F_0(x) \geq 1-s \ \forall x \in \mathbb{R}$$

$$H_1: \exists x^*: F_1(x^*)>r \text{ und } F_0(x^*)<1-s$$

Wegen der Stetigkeit der Verteilungsfunktionen existiert unter der Alternative H_1 dann sogar ein nicht-leeres Intervall (x_r,x_s) mit $x_r=F_1^{-1}(r)$ und $x_s=F_0^{-1}(1-s)$ und alle Elemente dieses Intervalles erfüllen als Cut-off-Points die geforderten Mindestkriterien.

Seien nun $X_{ij} \sim F_i(x)$ unabhängige Zufallsvariable, $i=0,1$, $j=1,2,\dots,N_i$, und $X_{i(j)}$ bezeichne die j-te Ordnungsstatistik innerhalb der i-ten Stichprobe. Weiter seien

$$k_1 = k_1(r,N_1;\alpha) = \max\{k \mid \mathcal{P}(F_1(X_{1(N_1+1-k)}) \leq r) \leq 1-(1-\alpha)^{1/2}\}$$

$$k_0 = k_0(s,N_0;\alpha) = \max\{k \mid \mathcal{P}(F_0(X_{0(k)}) \geq 1-s) \leq 1-(1-\alpha)^{1/2}\}$$

$$(1)$$

Man beachte, daß die Intervalle $(-\infty, X_{1(N_1+1-k_1)}]$ bzw. $[X_{1(k_0)}, +\infty)$ verteilungsfreie Toleranzbereiche sind, wobei das erste für die Erkrankten einen Anteil von (mindestens) r und das zweite für die Gesunden einen Anteil von (mindestens) s, jeweils zur Konfidenz $(1-\alpha)^{1/2}$, garantiert. Die Idee des statistischen Tests ist nun, daß beide geforderten Gütekriterien für Sensitivität und Spezifität dann (mit einer Wahrscheinlichkeit α) garantiert werden können, wenn sich die Toleranzbereiche nicht überschneiden. Formal läßt sich die Entscheidungsfunktion φ für die Entscheidung des Testproblems zwischen Nullhypothese (0) und Alternative (1) schreiben als

$$
\varphi(X_0, X_1) = \begin{cases} 1 & \text{falls } X_{1(N_1+1-k_1)} < X_{0(k_0)} \\ \\ 0 & \text{sonst} \end{cases}
$$

Die Nullhypothese wird somit abgelehnt wenn die (N_1+1-k_1)-te Ordnungsstatistik aus der Stichprobe der Erkrankten kleiner ist als die k_0-te für die Gesunden.

3. Zur praktischen Berechnung

Seien x_{ij}, $i=0,1$, $j=1,2,...N_1$, die Realisierungen der Zufallsvariablen in einer praktischen Situation, von der wir wieder annehmen, daß unter der Erkrankung der klinische Parameter zu niedrigeren Meßwerten tendiert. Im anderen Fall, wären für die Prozedur einfach ‚krank' und ‚gesund' wie auch Sensitivität und Spezifität zu vertauschen.

Es liegen somit für die Erkrankten bzw. Gesunden (jeweils der Größe nach geordnete) Stichproben $(x_{1(1)}, x_{1(2)}, ..., x_{1(N_1)})$ bzw. $(x_{0(1)}, x_{0(2)}, ..., x_{0(N_0)})$ vor. Benötigt hiervon werden die (N_1+1-k_1)-te der ersten und die (k_0)-te der zweiten Stichprobe. Da für alle stetigen Verteilungsfunktionen $F(x)$ gilt: $\mathcal{P}(F(X_{(k)}) \leq q) = I_q(k, N+1-k)$, wobei $I_x(a,b)$ die *Betafunktion* ist, erhält man die k_1 durch Lösung von

$$
k_1 = k_1(r, N_1; \alpha) = \max\{k \mid I_r(N_1+1-k, k) \leq 1-(1-\alpha)^{1/2}\}
$$

$$
k_0 = k_0(s, N_0; \alpha) = \max\{k \mid I_s(N_0+1-k, k) \leq 1-(1-\alpha)^{1/2}\}
$$

(2)

Die Betafunktion $I_x(a,b)$ steht z.B. unter SAS (1985) als Funktion *PROBBETA(x,a,b)* zur Verfügung. Ist nun $x_{1(N_1+1-k_1)} < x_{0(k_0)}$ dann sind alle Werte des Intervalles $(x_{1(N_1+1-k_1)}, x_{0(k_0)})$ als Cut-off-Points mit den vorgegebenen Mindestanforderungen hinsichtlich Sensitivität und Spezifität geeignet (im Sinne einer simultanen Konfidenz von $(1-\alpha)$) und man wird üblicherweise einen geeignet gerundeten Wert in der Mitte des Intervalles als zukünftigen Schwellenwert für den diagnostischen Test verwenden.

Im anderen Falle existiert entweder kein Punkt, der beide Mindestanforderungen erfüllt, oder die Stichprobenumfänge reichen nicht aus, um den entsprechenden Schwellenwert zu 'entdecken'. So kann es z.B. bei sehr kleinen Stichprobenumfängen passieren, daß unter der Bedingung (1) bzw. (2) $k_1=0$ ist. In diesem Falle wären die Toleranzbereiche jeweils die gesamte Zahlengrade $\mathbb{R}$ bzw. der positive Teil $\mathbb{R}^+$.

4. Einige Eigenschaften

An dieser Stelle kann nur kurz auf die Eigenschaften des statistischen Tests (2) eingegangen werden. Seien $x_r = F_1^{-1}(r)$, $x_s = F_0^{-1}(1-s)$ die zu der vorgegebenen Sensitivität bzw. Spezifität zugehörigen Quantile der jeweiligen Verteilungsfunktion. Ein Cut-off-Point mit den geforderten Mindestanforderungen an beide Gütekriterien existiert genau dann, wenn $x_r < x_s$ ist, was eine äquivalente Aussage zu der Formulierung der Alternativen H_1 ist. Da nach den Voraussetzungen gilt:

$$\mathcal{P}(X_{1(N_1+1-k_1)} \le x_r) \le 1-(1-\alpha)^{1/2} \quad \forall N_1$$

$$\mathcal{P}(X_{0(k_0)} \ge x_s) \le 1-(1-\alpha)^{1/2} \qquad \forall N_0 \tag{3}$$

wird die Wahrscheinlichkeit durch α kontrolliert, daß (bei Ablehnung der Nullhypothese) für den konstruierten Cut-off-Point x^* gilt $x^* < x_r$ oder $x^* > x_s$; d.h. insbesondere der dann in der Praxis verwendete Schwellenwert läge außerhalb des eigentlich interessierenden (aber unbekannten) Intervalls (x_r, x_s) und eine der gestellten Mindestanforderungen wäre doch nicht erfüllt.

Aus dem Gesetz der großen Zahlen folgt mit

$$\mathcal{P}(X_{1(N_1+1-k_1)} \le x_r + \varepsilon) \nearrow_{N_1 \to \infty} 1 \quad \forall \varepsilon > 0$$

$$\mathcal{P}(X_{0(k_0)} \ge x_s - \varepsilon) \qquad \nearrow_{N_0 \to \infty} 1 \quad \forall \varepsilon > 0 \tag{4}$$

sofort die Konsistenz des Tests unter den Alternativen H_1.

Literatur

SAS Institute Inc., SAS Language Guide for Personla Computers, Version 6 Edition. Cary, NC, SAS Institute inc. (1985).

Tukey, J.W., Non-Parametric Estimation II. Statistically equivalent blocks and tolerance regions - the continuous case. *Ann. Math. Statist.* 18 (1947), 529-539.

Prinzipien zur semantischen Strukturierung von Dokumenten

Ekhard Hultsch

Institut für Medizinische Informatik und Biomathematik

D-4400 Münster, Domagkstr. 9

Gegeben ist eine definierte Menge $G = \{g_1, g_2, \ldots\}$ von Dokumenten und eine Menge $D = \{d_1, d_2, \ldots\}$ von Deskriptoren. Die Dokumente müssen gleichartig und unterscheidbare Objekte der Realität oder unseres Denkens sein, wie etwa Beobachtungseinheiten, Diagnosen, Literaturstellen oder Krankenblätter.

Dokumente und Deskriptoren haben bestimmte begriffliche Inhalte. Der begriffliche Inhalt eines Dokuments g_1 legt die Lage des Dokuments im semantischen Raum R fest. Dieser wird also durch die möglichen semantischen Inhalte von $G = \{g_1\}$ beschrieben. Der semantische Raum R ist der reale Raum begrifflicher Inhalte und kann nicht im mathematischen Sinn exakt definiert, sondern nur durch ein Modell S angenähert werden. Es ist trotzdem sinnvoll, nicht nur für Modelle, sondern auch für den semantischen Raum R Bezeichnungen wie Punkt, Dimension, Hyperebene, Gebiet, usw. zu übernehmen.

Der Modellraum S wird festgelegt durch die Menge D von Deskriptoren, formalen Regeln (Syntax) und Relationen zwischen den Deskriptoren. So ist etwa eine Kunstsprache ein Modell der natürlichen Sprache. Zweck eines Modells ist immer, den Inhalt von Dokumenten – nach semantischen Gesichtspunkten geordnet – durch Deskriptoren wiederzugeben.

Das Gebiet, das im Modellraum S zu einem Dokument gehört, nennen wir Aussage. WINGERT [3] hat vorgeschlagen, den Modellraum so zu wählen, daß jede Aussage in eine Menge von Elementaraussagen zerlegt wird und jede der Elementaraussagen als Objekttripel (Dokument, Variable, Wert) darzustellen. Ist a priori gesichert, daß jeder Beobachtungseinheit für jedes Merkmal genau eine der Ausprägungen als Datum zugeordnet werden kann, dann erhält man Objekttripel der Form:

(Beobachtungseinheit, Merkmal, Ausprägung).

Beispiel 1: Eine Elementaraussage ist etwa "Proband Meier (hat am) Aufnahmetag früh (einen) systolischen Blutdruck (von) 180 mm Hg", die man auf unterschiedliche Weise als Objekttripel darstellen kann:

- (Proband Meier, Aufnahmetag.früh.Blutdruck, systolisch.180 mm Hg),
- (Proband Meier, Aufnahmetag.früh.Blutdruck.systolisch,180 mm Hg),
- (systolischer Blutdruck.Aufnahmetag.früh.180 mm Hg, Proband, Meier).

Es gibt einerseits Relationen (Kohyponymie und Synonymie), die auf der sprachlichen Ebene diskutiert werden müssen, und andererseits Relationen, die im Modell auch formal durch Strukturen repräsentiert werden sollen. Jedes Modell muß durch einen Kalkül beschreibbar sein, wenn der Vorgang der semantischen Strukturierung von Dokumenten formal untersucht werden soll.

Mengenstrukturen

Bei vielen Anwendungen, wie etwa Literaturdokumentationen, wird jedem Dokument eine Liste von Deskriptoren zugeordnet:

$$g_i \longrightarrow L_i = \{d_\alpha, d_\beta, \dots\}.$$

Beim Retrieval werden Suchabfragen als logische Ausdrücke mit Hilfe der Deskriptoren formuliert.

Beispiel 2: Gesucht werden alle Dokumente, denen d_1 und (d_2 oder d_3) zugeordnet wurden: $\{g_i \mid d_1 \varepsilon L_i \wedge (d_2 \varepsilon L_i \vee d_3 \varepsilon L_i)\} =: \{d_1 \wedge (d_2 \vee d_3)\}$.

Dieses Verfahren ist solange widerspruchsfrei, wie es sich auf vorhandene bzw. nichtvorhandene Deskriptoren bezieht. Bezieht man sich auf den semantischen Modellraum, dann gilt etwa die Distributivität

$$\{d_1 \wedge (d_2 \vee d_3)\} = \{(d_1 \wedge d_2) \vee (d_1 \wedge d_3)\}$$

nur dann, wenn die zugehörigen semantischen Gebiete einen distributiven Verband definieren. Meist hat das Komplement (Negation) keine semantische Bedeutung, sondern nur partielle Komplemente. So wird etwa bei der Literaturdokumentation meist ein Thesaurus zugrundegelegt, der Hypo- bzw. Hypernymie-Relationen berücksichtigt, aber nicht distributiv ist.

Im Mengenmodell wird als semantische Relation nur die Hypo- bzw. Hypernymie von Begriffen berücksichtigt. Dieser entspricht auf der Kalkül-Ebene die Inklusion. Der zur Beschreibung zugrundeliegende Kalkül ist der Mengenkalkül, der auch der formalen Logik zugrundeliegt. wenn er zu jedem Deskriptor genau eine Inverse gibt und diese sinnvoll interpretiert werden kann.

Faktorielle Strukturen

Berücksichtigt man als semantische a priori-Relation die Disjunktheit
von Deskriptoren, dann erhält man Merkmalsstrukturen. Dazu benötigt
man, daß die Ausprägungen jedes Merkmals so festgelegt werden, daß sie
a priori disjunkt und vollständig sind. Der zugehörige Kalkül wird
durch Verbände von Zerlegungen einer Menge G beschrieben [1,2,4]. Die
erzeugende Relation ist die 'Verfeinerung' bzw. 'Vergröberung' (-->).
Unter geringen Voraussetzungen definieren die Merkmale bzw. die
Zerlegungen einen Verband mit den Verknüpfungen 'Produkt' und
'Schnitt'.

In diesem Modell ist jedes Merkmal für alle Beobachtungseinheiten definiert. Über Produkt und Schnitt können starke und schwache Orthogonalität als Relationen zwischen Merkmalen definiert werden. Abhängig
von der semantischen Bedeutung der Merkmale unterscheidet man zwischen
Faktoren, Pseudofaktoren, Modifikatoren und Identifikatoren [2].

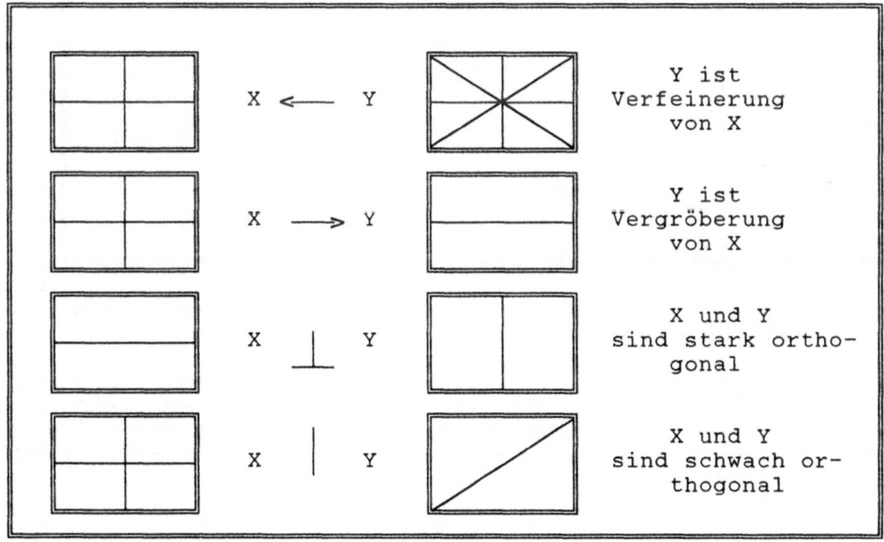

<u>Abb. 1:</u> VENN-Diagramme zur Veranschaulichung der Relationen und Ver-
knüpfungen bei faktoriellen Strukturen

<u>Beispiel 3:</u> Wird bei jedem Probanden an allen Tagen zu bestimmten Zei-
ten der systolische und diastolische Blutdruck gemessen, dann sind die
Merkmale 'Proband', 'Tag', 'Zeit' und 'Phase' stark orthogonal. Entsprechend kann man für das Objekttripel (Beispiel 1): (Proband =Meier,
(Tag=Aufnahmetag, Zeit=früh, Phase=Systole, Blutdruck), 180 mm Hg)
oder ((Proband=Meier, Tag=Aufnahmetag, Zeit=früh, Phase=Systole),
systolischer Blutdruck, 180 mm Hg) als Darstellung wählen.

Hierarchische Strukturen

Eine systematische Analyse zeigt, daß eine konsistente Erweiterung nur möglich ist, wenn man auf die Vollständigkeit der Ausprägungen, nicht aber auf ihre Disjunktheit verzichtet. Der zugehörige Kalkül wird durch Verbände von Mengensystemen beschrieben. Der Kalkül für die Definitionsbereiche dieser Mengensysteme ist wiederum ein Mengenverband. Der formale Wert hierarchischer Strukturen besteht also darin, daß ein Merkmal nicht mehr auf dem gesamten semantischen Raum definiert sein muß und der Definitionsbereich implizit durch andere Deskriptoren, den sog. Selektor, festgelegt wird.

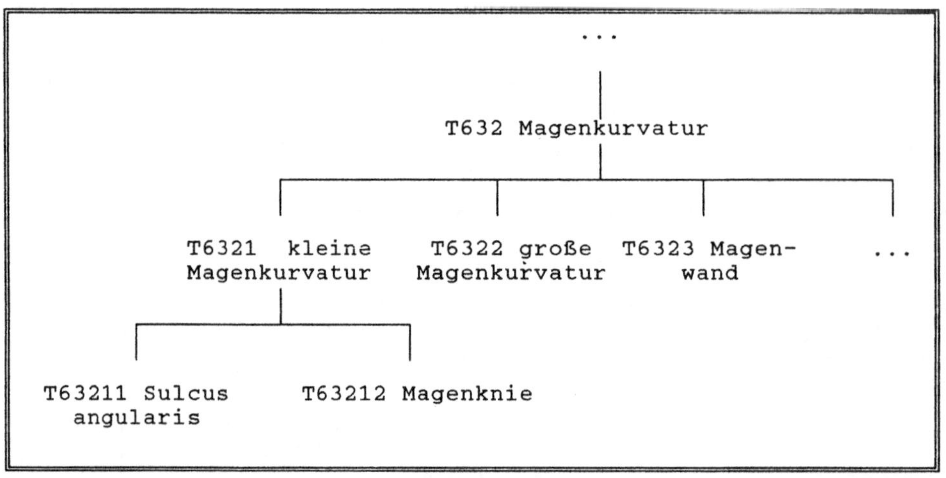

<u>Abb. 2:</u> Beispiel (partitiv) hierarchischer Strukturen nach SNOMED

<u>Beispiel 3:</u> In Tabelle 2 ist 'Magenkurvatur' mit den Ausprägungen 'kleine Magenkurvatur', 'große Magenkurvatur', 'Magenwand', etc. eine hierarchische Struktur. 'Kleine Magenkurvatur' ist Selektor für die hierarchische Struktur 'kleine Magenkurvator' mit den Ausprägungen 'Sulcus angularis' und 'Magenknie'.

Eine 'hierarchische Struktur' ist also a priori nicht für alle Beobachtungseinheiten definiert, und der Selektor ist bekannt. Ist der Definitionsbereich bzw. der Selektor unbekannt, dann muß 'nicht definiert' als Ausprägung vorgesehen und das Merkmal wie ein Faktor behandelt werden. Zu einem Selektor kann es mehrere hierarchische Strukturen (z.B. unter verschiedenen topologischen Gesichtspunkten) geben, die orthogonal zueinander sind. In solchen Fällen ist die Kodierung nach einem hierarchischen Kode wie in Abb. 2 wenig geeignet.

Repräsentation hierarchischer Strukturen durch Namen

Man muß begrifflich zwischen hierarchischen Strukturen und ihrer Repräsentation durch Bezeichnungen unterscheiden. Ob es sinnvoll ist, eine komplexe hierarchische Struktur auch durch hierarchische Bezeichnungen zu repräsentieren, hängt allein von semantischen Gesichtspunkten ab. Unterschiedlichen Mengensystemen müssen unterschiedliche Namen zugeordnet werden. Zwei verschiedene Namen können aber das gleiche Mengensystem repräsentieren. Jeweils alle Mengen eines Mengensystems müssen durch unterschiedliche Namen repräsentiert werden.

Hierarchische Merkmale können durch strukturierte Namen repräsentiert werden. Es wird unterschieden zwischen primitiven Namen und zusammengesetzten Namen. Primitive Namen dürfen das Zeichen "." nicht enthalten (syntaktische Festsetzung). Sind x und y Namen, dann ist "x.y" ein zusammengesetzter Name. Ein hierarchisches Merkmal werde durch einen Baum schematisch dargestellt. Allen Knoten wird ein primitiver Name zugeordnet. Jeder echte Knoten kann ein Merkmal und seine Nachfolger Ausprägungen dieses Merkmals repräsentieren. Außer der Wurzel kann jeder Knoten die Ausprägung und ein Vorgänger das Merkmal repräsentieren. Es muß zwischen Merkmals- und Ausprägungsname unterschieden werden, beide Namen werden aus den primitiven Namen der Knoten von Wegen zusammengesetzt. Auf jeder Ebene sind orthogonale Modifikatoren erlaubt (Abb. 3). Man kann wahlweise eine faktorielle oder hierarchische Schreibweise wählen, überlagernde Strukturen sind erlaubt.

Beispiel 4: Bei geeigneter Festsetzung erhält man für das Objekttripel (Bsp. 1) die Schreibweise ((Proband.Meier, Tag.Aufnahmetag.früh), Blutdruck.systolisch, 180 mm Hg).

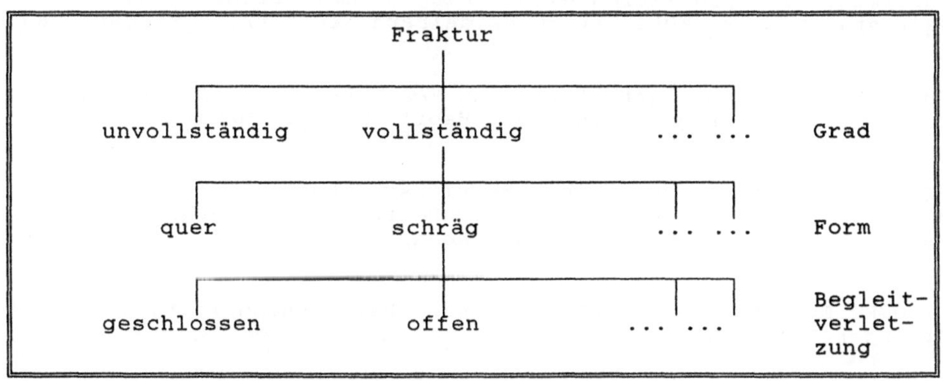

Abb. 3: Faktorielle Modifikatoren für 'Fraktur'

Jede Liste von Merkmalen kann - soweit alle in der Liste enthaltenen Merkmale den gleichen Definitionsbereich besitzen - mit einem Namen bezeichnet werden. Jede Liste von Faktoren, deren Produkt eine Zerlegung in Beobachtungseinheiten definiert, kann ebenfalls bezeichnet werden, wenn dies als "Kurzschreibweise" interpretiert wird.

Bemerkungen

(1) Formale Verfahren zur Analyse von Merkmalsstrukturen sind immer Verfahren zur Strukturierung von Deskriptoren und von Dokumenten. Sind die Deskriptoren a priori nur durch eine Mengenstruktur beschreibbar, dann kann man durch die sog. Begriffsanalyse [3] bestimmte formale Relationen der Begriffe als sog. Begriffsverbände darstellen.

(2) Liegen a priori komplexere semantische Strukturen vor, dann ist Voraussetzung und Grundlage für jede sinnvolle formale Analyse semantischer Strukturen die Existenz eines Aussagemodells [5] und einer darauf aufbauenden systematisierten Nomenklatur, wie sie etwa mit SNOMED für medizinische Aussagen vorliegt.

(3) Die in dieser Arbeit beschriebenen Strukturen wurden insbesondere von WINGERT zur semantischen Strukturierung medizinischer Texte benutzt (etwa [4,5]). Die zu einer exakten Beschreibung notwendigen Kalküle werden in [2] entwickelt und diskutiert.

Literatur:

1   HULTSCH,E.: Formale Beschreibung von Merkmalsstrukturen in Versuchen. In: BERGER,J., HÖHNE,K.H.: Methoden der Statistik und Informatik in Epidemiologie und Diagnostik. Proceedings der 27. Jahrestagung der GMDS. Berlin-Heidelberg-New York, Springer 1983

2   HULTSCH,E.: Merkmalsstrukturen in Versuchen und Möglichkeiten der Realisation in Programmsystemen. Habil.-Arbeit, Münster 1988

3   WILLE,R.: Bedeutungen   in   Begriffsverbänden.   In: GAUTER,B., WILLE,R.,   WOLFF,K.E.   (Hrsg.): Beiträge zur Begriffsanalyse. Mannheim-Wien-Zürich: B.I.-Wissenschaftsverlag 1988

4   WINGERT,F.: Medical   Informatics.   Berlin-Heidelberg-New York, Springer 1981

5   WINGERT,F.: Medical Linguistics: Automated Indexing into SNOMED. Critical Reviews in Medical Informatics 1 (1988), 333-403

Quantitative und qualitative Resultate
einer routinemäßigen Basisdokumentation

Bernd Graubner

Abteilung Medizinische Informatik (Vorsteher: Prof. Dr. C.-Th. Ehlers)
der Georg-August-Universität, Robert-Koch-Str. 40, D-3400 Göttingen

Summary: In 1986 a comprehensive medical basic documentation for all in-patients, according to changed Federal regulations, the proposal of the European Minimum Basic Data Set, and our former experiences, was introduced in the clinical departments of the Goettingen University Hospital. Up to now about 570 000 medical items, documented for nearly 160 000 cases, are stored in the central computer in natural language form. The main diagnoses are coded according to ICD-9. Some results of the evaluation of these data by age groups, recommended by WHO, and classes of the ICD-9 are presented and discussed within the field of hospital reports and the problems of case mix. General conclusions and examples for reporting of data of hospital statistics on diagnoses can be derived from this special material. Further attention should be given to the quality of documentation and encoding.

1. Einführung

1986 wurde für das gesamte Göttinger Universitätsklinikum eine **umfassende medizinische Basis-dokumentation für stationäre Behandlungsfälle** begonnen, die dem Vorschlag des europäischen **Minimum Basic Data Set** von 1981 entspricht und alle Empfehlungen des Bundesministers für Arbeit und Sozialordnung zur **Diagnosenstatistik** [11] berücksichtigt (Beschreibung und weiterführende Literatur in [4,8,9]). Sie basiert u. a. auf den Erfahrungen, die seit 1978 in einigen Kliniken mit der computergestützten medizinischen Dokumentation gewonnen worden waren. Seit 1986 wurden in die auf einem IBM-Groß-rechner 3081D unter IMS/VS betriebene zentrale Patientendatenbank für fast 160.000 Behandlungsfälle rund 570.000 medizinische Eintragungen als Freitexte aufgenommen (siehe Tab. 2) und z. T. mit ICD-9-Notationen versehen. Ziele dieser Dokumentation sind neben der Erfüllung gesetzlicher Forderungen die Durchführung bzw. Erleichterung administrativer und medizinischer Auswertungen und die Unterstützung der Patientenbetreuung, vor allem durch die Ausgabe früherer Dokumentationsinhalte bei Wiederbehandlung in Form von "Behandlungsübersichten".

Angesichts der Präsentation dieser Ergebnisse in der WINGERT-Gedenksitzung sei hier dankbar erwähnt daß unsere Vorgehensweise bei der **Diagnosenverschlüsselung** in einer Reihe von Details von den richtungsweisenden Arbeiten F. WINGERTs und den Diskussionen mit ihm geprägt worden ist (vgl. hierzu vor allem seine letzten Publikationen [16,17] sowie die auf diese Tagung vorgetragenen Arbeiten von HULTSCH, BERGER und HEYEN). Grundsätzlich besteht auch in Göttingen die Absicht, die ICD-9-Verschlüsselung später durch die vor allem für wissenschaftliche Auswertungen hilfreiche Verschlüsselung nach SNOMED zu ergänzen.

2. Quantitative Resultate

Das Universitätsklinikum Göttingen verfügt in 19 EDV-mäßig unterschiedenen Kliniken über rund 1.450 Betten. Wichtige Kennziffern für die Dokumentation und die Beurteilung ihrer Ergebnisse sind in Tab. 1 aufgelistet. Es wird deutlich, daß im Krankenhauswesen u. a. sehr **unterschiedliche Angaben zur Zahl der Behandlungsfälle** benutzt werden und daß vor allem der übliche Terminus "Patienten" (oder "behandelte Patienten"), der beispielsweise auch in der Mustertabelle für die Diagnosenstatistik der Bundespflegesatzverordnung verwendet wird, ziemlich irreführend ist. Im Göttinger Material stehen 100 fachabteilungsbezogenen Behandlungsfällen 63 unterschiedliche Patienten gegenüber, der Anteil der **Wiederholungsbehandlungen** ist also betrachtlich. (Für die Bundesrepublik kann man schätzen, daß die 12,4 Millionen Behandlungsfälle von 1987 [6] 8,5 bis 10,0 Millionen Personen betreffen.) Man beachte in der Tab. 1 auch die unterschiedlichen Werte für die durchschnittliche Verweildauer bei verschiedenen Bezugsgrößen, die leider in der Argumentation mit diesen Angaben oft durcheinander gebracht werden (Differenzen bis zu 14 % zwischen S4- und L1-Statistik II der Bundespflegesatzverordnung).

Allgemeine Schlußfolgerungen aus Zahlenangaben eines einzelnen Krankenhauses können wegen dessen lokaler Begrenztheit **nur mit größtem Vorbehalt** gezogen werden. Setzt man beispielhaft einige Kennziffern des Göttinger Universitätsklinikums von 1986/87 ins Verhältnis zu denen aller 1.781 Akutkrankenhäuser der Bundesrepublik Deutschland [5], einige Kennziffern sind im Literaturnachweis zitiert, so ergeben sich **bei den Betten und den Pflegetagen Anteile von nur 0,32 % und bei den Krankenhausabgängen von 0,36 %.** Zusätzlich ist zu bedenken, daß Krankenhäuser der Maximalversorgung nicht ohne weiteres mit allen Akutkrankenhäusern verglichen werden können, was insbesondere für das Diagnosenspektrum gilt (siehe unten: 3. Abschnitt). - Zum Vergleich mit den Göttinger Angaben seien zwei repräsentative Zahlen für Universitätskliniken der Bundesrepublik mitgeteilt [1]: 1987 hatten sie eine fachabteilungsbezogene Verweildauer (= 6.1 der Tab. 1) von 11,9 Pflegetagen (Göttingen: 9,9) und eine Bettenauslastung (= Nutzungsgrad) von 84,6 % (Göttingen: 86 %). (Angaben für Akutkrankenhäuser siehe [12,14].)

	1986	1987	1988	
			absolut	relativ
1. Fachabteilungsbezogene Behandlungsfälle (S4-Statistik)	43.556	46.246	47.431	100 %
2. Zu dokumentierende fachabt.-bezog. Beh.-F. (L1-Statistik I)	40.219	42.171	43.710	92 %
3. Krankenhausbezogene Behandlungsfälle (L1-Statistik II)	38.225	39.797	41.580	88 %
4. Behandelte unterschiedliche Patienten	27.979	28.880	30.019	63 %
5. Pflegetage	445.213	455.715	474.000	
6. Durchschnittl. Verweildauer (Pflegetage):				
6.1 bezogen auf 1.:	10,2	9,9	10,0	
6.2 bezogen auf 2.:	11,1	10,8	10,8	
6.3 bezogen auf 3.:	11,6	11,5	11,4	
6.4 bezogen auf 4.:	15,9	15,8	15,8	
7. Bettenauslastung	84 %	86 %	89 %	

Tab. 1: Ausgewählte Kennziffern des Universitätsklinikums Göttingen für die Jahre 1986 bis 1988.
Erläuterungen: S4-Statistik und L1-Statistik gemäß Kosten- und Leistungsnachweis der Bundespflegesatzverordnung [15]. L1-Statistik I bzw. II gemäß Leitfaden zur Diagnosenstatistik [11]: Fachabteilungsaufenthalte unter Einbeziehung von zugehörigen Behandlungen in der Intensivmedizin bzw. durchgehende Krankenhausaufenthalte, u. U. in mehreren Fachabteilungen.

Medizinische Eintragungen	Anzahl		Prozentuales Vorkommen bei allen 158.600 Dokumentationen
	absolut	relativ	
Hauptdiagnosen	158.600	28,0 %	100 %
Weitere Diagnosen	155.600	27,5 %	48 %
Operationen	94.100	16,6 %	39 %
Komplikationen	6.700	1,2 %	4 %
Diagnostische Maßnahmen	74.300	13,1 %	18 %
Konservative Therapien	68.300	12,0 %	27 %
Sonstige Freitexte	9.200	1,6 %	6 %
Summe	566.800	100,0 %	

Tab. 2: Kennziffern der medizinischen Basisdokumentation des Universitätsklinikums Göttingen (Stand: 16.9.89)

Im folgenden sei das Material des Göttinger Universitätsklinikums genauer analysiert. Von 1986 bis jetzt (16.9.89) wurden **158.600 Behandlungsfälle dokumentiert**, und zwar **sämtliche Fälle** bis 1988 und 93 % aller Fälle von Januar bis August 1989 (siehe Tab. 2). In dieser Zeit wurden 566.800 von den Ärzten freitextlich dokumentierte medizinische Eintragungen gespeichert (maximal 121 Zeichen lang). Bisher wurden davon die **Hauptdiagnosen** bearbeitet, über deren **Textstandardisierung** methodisch und ergebnismäßig bereits ausführlich in [9] berichtet worden war. Gegenwärtig liegen 67 % dieser Hauptdiagnosen in einer textlich korrekten (= standardisierten) Form vor, 1 % wird gerade anhand der Akten bearbeitet, und für 32 % (50.100) muß die Standardisierungsarbeit, die sich in einer Reihe von Fällen auch auf die Verschlüsselung auswirkt, noch geleistet werden. Die 107.000 textlich korrekten Diagnosenangaben setzen sich aus nur 13.000 unterschiedlich formulierten Diagnosen zusammen (12 %), während den 50.100 standardisierungsbedürftigen Diagnosen 40.300 unterschiedliche Formulierungen (81 % von 50.100, einschließlich Schreibfehlern) gegenüberstehen. Zur **Verschlüsselung** in die ICD-9 wird zentralisiert in unserer Abteilung das halbautomatische Diagnosenverschlüsselungssystem ID DIACOS benutzt. Die Anteile der verschlüsselten an sämtlichen Hauptdiagnosen betragen derzeit für 1986 97,6 %, für 1987 95,8 % und für 1988 64,1 %, diese Anteile werden laufend erhöht.

Die Tab. 2 zeigt in der rechten Spalte, daß in 39 % aller Behandlungsfälle eine oder mehrere **Operationen** wegen der Hauptdiagnose durchgeführt worden sind (siehe auch Abb. 3). Die übrigen Angaben dieser Spalte sagen nur etwas über den Dokumentationsgrad aus: Beispielsweise wurden in 48 % aller Fälle eine oder mehrere **weitere Diagnosen** und in 4 % eine oder mehrere **Komplikationen** dokumentiert, während die tatsächlichen Häufigkeiten weiterer Diagnosen oder Komplikationen vermutlich größer sind. Darauf sei besonders hingewiesen, weil nicht selten aus medizinischen Routinedokumentationen zu weitreichende Schlüsse gezogen werden. Würde bei jedem Patienten alles Wesentliche dokumentiert werden, so dürften z. B. die durchschnittlich 3,6 Eintragungen je Göttinger Behandlungsfall nicht genügen.

3. Qualitative Resultate

Wurden bisher nur "Mengengerüste" angegeben, so sollen nun inhaltliche Ergebnisse diskutiert werden, die sich vorzugsweise auf die **Hauptdiagnosen** beziehen. Dabei sei zusätzlich auf die bereits früher gemachten Aussagen [8,9] verwiesen, die u. a. Darstellungen nach ICD-9-Klassen enthalten, während hier das Schwergewicht auf die Altersgruppierung des Materials gelegt ist. Ein Muster der Göttinger normalen Diagnosenstatistik findet sich in [10]. Abb. 1 zeigt die Verteilung der **krankenhausbezogenen Behandlungsfälle von 1986/87** auf die von der WHO in der ICD-9 vorgeschlagenen **11 Altersgruppen mit der Differenzierung nach den ICD-9-Krankheitsklassen**. Man beachte dabei die altersbezogenen Häufigkeitsveränderungen in den am stärksten besetzten Klassen (in Klammern jeweils die absoluten und relativen Fallzahlen der jeweiligen Klasse, in eckigen Klammern zusätzlich die Anteile an den 900.928 Pflegetagen dieser 78.022 Fälle): Neubildungen (13.405; 17,2 % [17,2 %]), Krankheiten des Nervensystems und der Sinnesorgane (8.446; 10,8 % [9,1 %]), Herz-Kreislauf-Krankheiten (10.502; 13,5 % [15,2 %]) und Verletzungen (7.626; 9,8 % [8,1 %]). Auffällig ist u. a. bei den jungen Erwachsenen die Häufung psychiatrischer Krankheiten (4.093; 5,2 % [9,5 %]), bei denen es wegen der längsten durchschnittlichen Verweildauer aller Klassen (20,8 Pflegetage) außerdem zur größten Diskrepanz zwischen der relativen Häufigkeit der Fälle und der der Pflegetage kommt. Die hier aus Platzgründen nicht abgedruckte Darstellung der **altersgruppenbezogenen Pflegetage** zeigt im Vergleich zu den Behandlungsfällen die größten Differenzen bei den Säuglingen (mehr Pflegetage als in der Altersgruppe der Kleinkinder), bei den 15- bis 35jährigen (deutlich geringere Gipfel) und eine Häufigkeitsumkehr zwischen den 45- bis unter 55- und den 65- bis unter 75jährigen (letztere haben weniger Fälle, aber mehr Pflegetage).

In Abb. 2 ist die **prozentuale Häufigkeit der auf die einzelnen Altersgruppen entfallenden Pflegetage je ICD-9-Klasse** leicht zu erkennen, die besser als die Fallzahlen die Belastung eines Krankenhauses widerspiegeln. (Da es zahlreiche Fälle gibt, bei denen der Patient nicht über Mitternacht behandelt wird, die Verweildauer also 0 Pflegetage beträgt, - in Göttingen sind das 7 % -, würde die in der Diagnosenstatistik nicht vorgesehene Darstellung nach Berechnungstagen ein noch genaueres Bild ergeben.) Die Beurteilung der zugrundeliegenden Zahlen ergibt, daß der Median der **Behandlungsfälle** beim Patientenalter von 46 Jahren und der der **Pflegetage** beim Alter von 53 Jahre liegt. Dabei entfallen auf die ab 65 Jahre alten Patienten 21 % der Behandlungsfälle, aber 29 % der Pflegetage. Man erkennt in Abb. 2 z. B., welchen Anteil die Klasse "XI. Komplikationen der Schwangerschaft, bei Entbindung und im Wochenbett" bei den Patienten im Alter von 15 bis unter 45 Jahren hat. (Daß diese Klasse auch bei den Säuglingen verwendet worden ist, hängt mit der gegenwärtigen Verschlüsselung der gesunden Neugeborenen unter 650 zusammen, denn z. Z. ist die V-Klassifikation noch nicht in ID DIACOS enthalten.)

Nun erklären allein die Schwangerschaften und Verletzungen nicht den **Häufigkeitsgipfel bei den 15- bis unter 35jährigen**, während der Gipfel oberhalb der 45jährigen zweifellos auf die zunehmende Morbidität zurückzuführen ist. (Gleichzeitig nimmt die durchschnittliche Verweildauer von den 1- bis zu den unter 75jährigen von 5,8 auf 15,2 Pflegetage zu und fällt dann auf 11,1; bei den Säuglingen beträgt sie 14,7.). Es war zu vermuten, daß der erste Gipfel in Abb. 1 auf **Häufigkeitsunterschieden in der Gesamtbevölkerung** beruht. Leider läßt sich für das Einzugsgebiet des Universitätsklinikums Göttingen keine Standardbevölkerung definieren, denn nur 30 % der Behandlungsfälle betreffen Göttinger Bürger. Zudem gibt es in Göttingen weitere Kliniken, und der Anteil der einzelnen Universitätskliniken an der Grund- und Maximalversorgung ist, auch im zeitlichen Verlauf, sehr unterschiedlich. (Das ist z. B. in Lübeck anders, zumindest für die Innere Medizin, wie MANSKY et al. darstellen und ihre Diagnosenstatistik dann zu Modellrechnungen für die [stationäre] Morbiditätsentwicklung benutzen können [13].) Man kann jedoch fundierte Aussagen machen, wenn man die Göttinger Fallzahlen mit der Bevölkerungsstruktur der Bundesrepublik Deutschland [5] und der Stadt Göttingen [7] vergleicht, wie das in Abb. 3 gezeigt ist. Deutlich ist zu erkennen, daß die 15- bis unter 35jährigen die geringste Morbidität aufweisen und daß der Gipfel der Behandlungsfälle wesentlich durch den großen Anteil dieser Altersgruppen an der Gesamtbevölkerung verursacht ist. (Der große Überschuß bei den 15- bis unter 35jährigen beruht in Göttingen auf den rund 30.000 Studenten der Georg-August-Universität, die in [7] als 19- bis 41jährige nachgewiesen sind.)

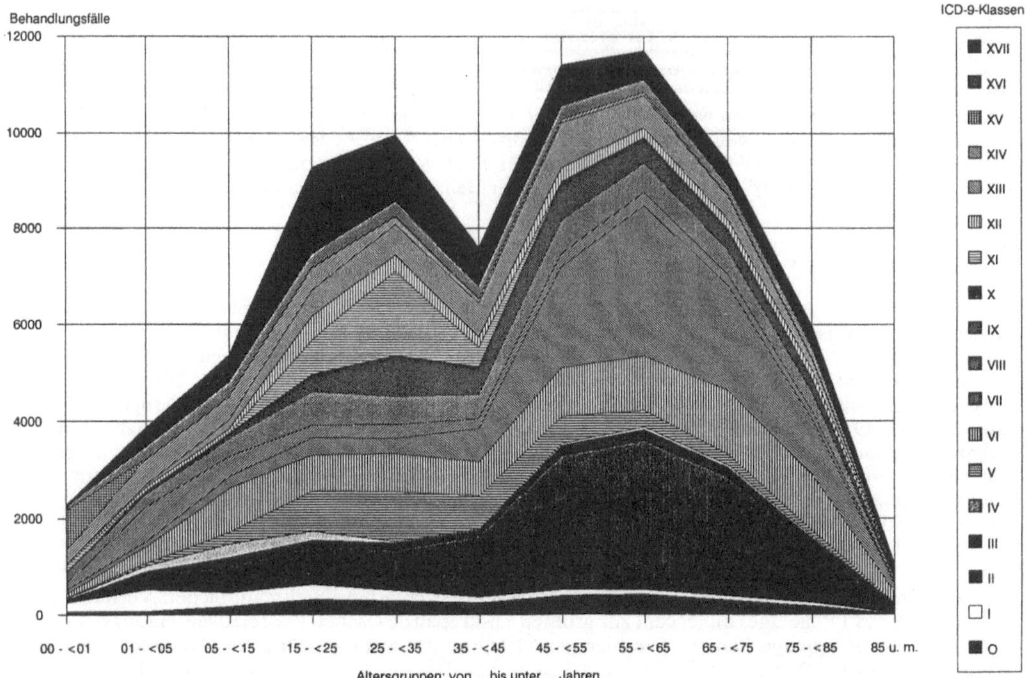

Abb. 1: Verteilung aller 78.022 krankenhausbezogenen Behandlungsfälle der Jahre 1986/87 auf 11 Altersgruppen und die 17 ICD-9-Klassen. 2.601 noch unverschlüsselte Behandlungsfälle (= 3,3 %) sind der fiktiven ICD-Klasse O zugeordnet.
Kurzbezeichnungen der 17 ICD-9-Klassen: I. Infektiöse u. parasitäre Krankheiten (Krkh.); **II.** Neubildungen; **III.** Endokrinopathien, Ernährungs- und Stoffwechselkrkh., Immunopathien; **IV.** Blutkrkh.; **V.** Psychiatrische Krkh.; **VI.** Krkh. des Nervensystems und der Sinnesorgane; **VII.** Krkh. des Kreislaufsystems; **VIII.** Krkh. der Atmungsorgane; **IX.** Krkh. der Verdauungsorgane; **X.** Krkh. der Harn- u. Geschlechtsorgane; **XI.** Komplikationen der Schwangerschaft, bei Entbindung und im Wochenbett; **XII.** Krkh. der Haut und des Unterhautzellgewebes; **XIII.** Krkh. des Skeletts, der Muskeln und des Bindegewebes; **XIV.** Kongenitale Anomalien; **XV.** Bestimmte Affektionen, die ihren Ursprung in der Perinatalzeit haben; **XVI.** Symptome und schlecht bezeichnete Affektionen; **XVII.** Verletzungen und Vergiftungen.

Die Abb. 3 weist zusätzlich die altersspezifischen **Anteile der wegen der Hauptdiagnose operierten Patienten** nach (berechnet für die krankenhausbezogenen Behandlungsfälle 1986/87, insgesamt beträgt dieser Anteil 39,1 %). Obwohl heutzutage die Indikation zur Operation im Alter häufiger als früher gestellt wird, ist der im Universitätsklinikum Göttingen besonders hohe Anteil von 47 % operierten Patienten im Alter von 85 und mehr Jahren auch durch eine Selektion entstanden: nichtoperationsfähige Patienten werden nämlich eher in andere Göttinger Krankenhäuser eingewiesen oder verlegt. (Säuglinge haben mit 11 % den geringsten Anteil, während die 25- bis unter 35jährigen mit 48 % die meisten Operierten aufweisen [Unfälle sowie Schwangerschaften und Entbindungen].)

Allen voranstehenden Angaben liegt die Annahme zugrunde, daß der **Diagnosenverschlüsselungsgrad** von 96,7 % für diese Fragestellungen ausreichend ist und die 100%ige Verschlüsselung die Resultate nicht verändert. Detailuntersuchungen haben uns diese Vermutung für die ICD-9-Klassen bestätigt. Es kann also davon ausgegangen werden, daß die Behandlungsfälle unserer fiktiven Klasse O der jetzigen Gesamtverteilung entsprechen. Kritischer ist jedoch das **Problem der exakten Verschlüsselung von Diagnosentexten** zu bewerten, und zwar besonders dann, wenn im Routinefall keine zusätzlichen Angaben über den Patienten (z. B. Geschlecht und Behandlungsklinik bei der Diagnose "Tubenkarzinom" oder Alter und Klinik bei "Hyperbilirubinämie") und die sonstige (gleichzeitige) Dokumentation vorliegen. In der Literatur findet man Fehlerraten bis zu 40 %. Auf dieser Tagung berichtet MANSKY von 8,5 % formal fehlerhaften Notationen bei rund 39.000 Diagnosen (einschließlich Mehrfachnennungen), und HEYEN zählt eine ganze Rei-

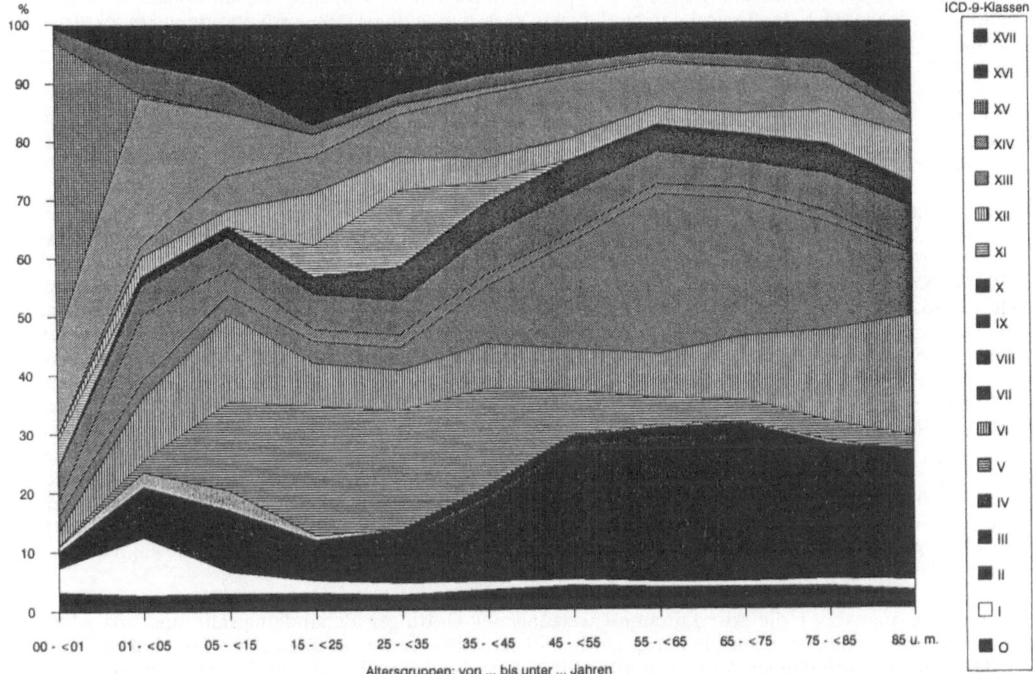

Abb. 2: Prozentuale Verteilung aller 900.928 Pflegetage der 78.022 krankenhausbezogenen Behandlungsfälle der Jahre 1986/87 auf 11 Altersgruppen und die 17 ICD-9-Klassen. 31.155 Pflegetage (= 3,5 %) der 2.601 noch unverschlüsselten Behandlungsfälle sind der fiktiven ICD-Klasse O zugeordnet.

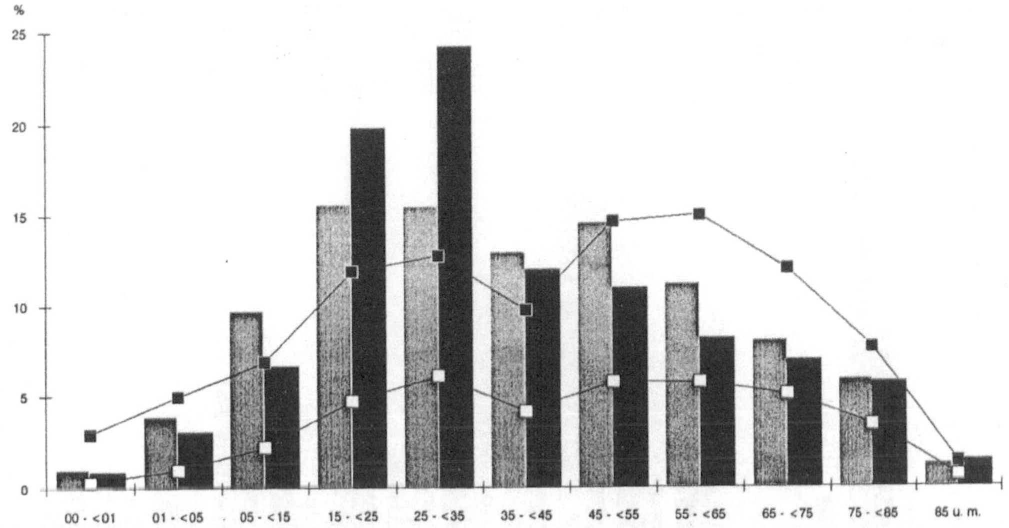

Abb. 3: Prozentuale Anteile der einzelnen Altersgruppen in der Bevölkerung der Bundesrepublik Deutschland (1987: 61.150.000 Einwohner [5]; graue Säulen) **und der Stadt Göttingen** (1987: 133.000 Einwohner [7]; schwarze Säulen) **sowie bei den krankenhausbezogenen Behandlungsfällen des Universitätsklinikums Göttingen** (1986/87: 78.022 Fälle; obere Linie). **Die untere Linie zeigt die altersgruppenspezifischen Prozentsätze der wegen der Hauptdiagnose operierten Patienten** (30.538 [= 39,1 % von 78.022]), **bezogen auf alle Behandlungsfälle.**

he der bei der Verschlüsselung auftretenden Probleme auf. Aus dem Universitätsklinikum Göttingen sei ohne weitere Detaillierung das Ergebnis einer oberflächlichen Stichprobenuntersuchung von 11.000 unterschiedlichen und verschlüsselungsmäßig z. T. problematischen oder unspezifischen Diagnosentexten mitgeteilt, bei denen nach der zentral durchgeführten Verschlüsselung 11 % der Notationen korrekturbedürftig waren (davon in 1,3 % Korrektur der ICD-9-Kategorie [= dreistellige Notation] mit Änderung der ICD-9-Klasse, in 6,6 % Korrektur der Kategorie innerhalb der Klasse und in 3,1 % Korrektur der Subkategorie [= vierstellig]). Berücksichtigt man, daß diese 11.000 Diagnosen der problematische Restbestand von rund 40.000 Diagnosentexten (einschließlich Mehrfachnennungen) sind, so läßt sich eine Fehlerquote von unter 4 % errechnen, die weit unter den in der Literatur mitgeteilten Fehlerquoten bei manueller Kodierung liegt.

Ein beachtlicher Teil der notwendigen Korrekturen resultiert aus **Verschlüsselungsproblemen**, die sich aus der ICD-9 selbst ergeben und für die es gut wäre, wenn es das in den letzten Jahren mehrfach vorgeschlagene **nationale Klassifikationszentrum** gäbe. "Standardlisten" verschlüsselter Diagnosen, an denen sich die Krankenhäuser orientieren könnten, wären wünschenswert. Andererseits ist schon ein beträchtliches Maß an Standardisierungsarbeit geleistet worden und z. B. Bestandteil des halbautomatischen Diagnosenverschlüsselungsprogrammes ID DIACOS. Als **Beispiele für die Verschlüsselungsproblematik** seien stellvertretend genannt: Arterielle Verschlußkrankheit (ICD-9: 444 [aus ICD ablesbar und so auch in [2]], nicht jedoch 440 [obwohl klinisch sinnvoll]), Blutungen in der Schwangerschaft (ICD-9: 640 bis zur 22. Schwangerschaftswoche, 641 danach; für viele andere Erkrankungen spielt die Angabe der Schwangerschaftswoche keine Rolle!), Präeklampsie (ICD-9: 642.4; jedoch 642.5, wenn als schwer bezeichnet), Depression (Notation je nach Ursache, automatische Verschlüsselung von "Depression" [ohne nähere Angabe] nur ganz allgemein unter 311 möglich). Generell sollte man bei der Beurteilung von Diagnosenstatistiken die Verschlüsselungsmethode und ihre jeweilige Fehlerquote berücksichtigen. Zusätzliche Fehler sind möglich und z. B. dokumentationsbedingt (für einen Patienten wurden bei verschiedenen Aufenthalten angegeben: Akute lymphatische Leukämie [ICD-9: 204.0], Akute Leukämie [208.0], Leukose [208.9], Leukozytose [288.8]).

Kann man aus Abb. 1 die Alterszusammensetzung der Göttinger Behandlungsfälle und aus Abb. 2 die Verteilung der Pflegetage auf die einzelnen ICD-9-Klassen ersehen, so stellt Abb. 4 die **auf die einzelnen ICD-9-Klassen entfallenden Anteile an allen Pflegetage** dar. Mit jedem dieser drei Diagramme ist ein spezieller Aspekt des Fallspektrums (**case mix**) des Göttinger Klinikums beschrieben, der vielfältigen Deutungen und abgeleiteten Informationen zugänglich ist. Zum Vergleich sind in Abb. 4 die gleichen Angaben für bundesdeutsche Akutkrankenhäuser nach dem Diagnose- und Therapie-Index (DTI) [14] gegenübergestellt, der nach einer jüngsten Untersuchung von KLAR et al [12] als repräsentativ angesehen werden kann. Deutlich differieren die prozentualen Anteile, was vor allem auf den unterschiedlichen Versorgungsaufgaben (Normalversorgung: insbesondere bei den ICD-9-Klassen VIII - XII und XVII; Maximalversorgung: insbesondere bei II, VI, XIV und XV), der unterschiedlichen Fachabteilungszusammensetzung (bei V) und den diagnostischen Möglichkeiten bzw. der Dokumentationsungenauigkeit (bei XVI) beruht.

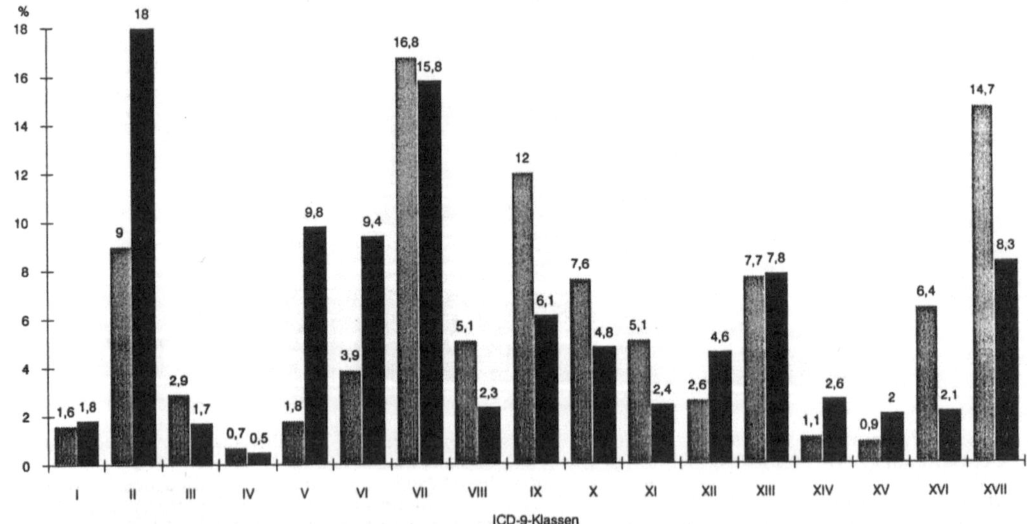

Abb. 4: Prozentuale Anteile der auf die einzelnen ICD-9-Klassen entfallenden Pflegetage in bundesdeutschen Akutkrankenhäusern 1987 [14] **(grau) und im Universitätsklinikum Göttingen 1986/87 (schwarz).**

Als letzte Darstellung seien in Abb. 5 für das Universitätsklinikum Göttingen die je **20 häufigsten ICD-9-Kategorien** von fast 120.000 Behandlungsfällen und den rund 94.000 zugehörigen, je ICD-Kategorie unterschiedlichen Patienten mitgeteilt, für die von 1986 bis zum Juli 1989 verschlüsselte Hauptdiagnosen vorliegen. Dabei ist deutlich zu erkennen, daß mehr als 10 % aller Behandlungsfälle bzw. Patienten auf die 3 häufigsten ICD-9-Kategorien entfallen, daß es aber schon bei der vierthäufigsten Diagnose eine deutliche Diskrepanz zwischen Fall- und Patientenhäufigkeit gibt, so daß nach den 20 häufigsten Kategorien bei den Behandlungsfällen (Koronare Herzkrankheit bis Epilepsie) noch 7 weitere Kategorien aufgeführt werden müssen, um auch die 20 häufigsten Kategorien bei den Patienten darzustellen. Man beachte dabei die sehr unterschiedlichen Anteile an den Pflegetagen, die von der jeweiligen Diagnose und der dabei auftretenden Altersverteilung abhängen. Abgesehen von nur vorsichtig zu formulierenden Morbiditätsaussagen lassen sich aus dieser Darstellung kritische Anmerkungen zur ICD-9 (zu viele Krankheiten bzw. Fälle z. B.

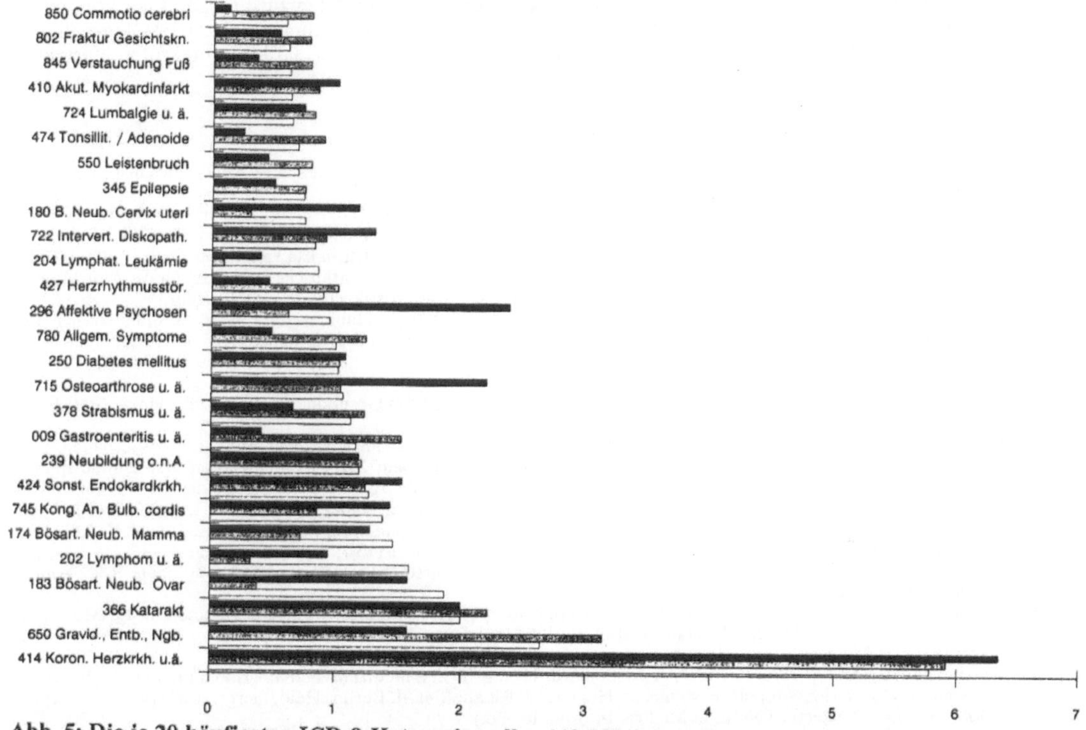

Abb. 5: Die je 20 häufigsten ICD-9-Kategorien aller 119.550 Behandlungsfälle (1/86-7/89; weiß) **und aller 94.400 Patienten** (unterschiedlich je ICD-Kategorie; grau) **mit den zugehörigen Anteilen an den 1.340.325 Pflegetagen** (schwarz). Die Hauptdiagnosen von 38.032 weiteren dokumentierten Fällen (= 24 %) sind noch unverschlüsselt.

4. Zusammenfassung und Schlußbemerkung

Es wurde auf eine Reihe von Problemen bei der **Durchführung** und vor allem der **Interpretation** der medizinischen Basisdokumentation und der daraus abgeleiteten **Diagnosenstatistik** eingegangen. Die geschilderten Möglichkeiten der weiteren Verarbeitung dieser Materialien präsentieren im Zusammenhang mit früheren Publikationen [4,8,9,10] eine breitere Darstellung von Grunddaten der Diagnosenstatistik. Die gleichen Bearbeitungsprinzipien gelten auch für andere Gliederungsarten, z. B. nach ICD-9-Gruppen und -Kategorien oder nach Einzelkliniken. Die Verarbeitungsergebnisse sollten angesichts der vielfältigen Einflußfaktoren zurückhaltend interpretiert werden.

Eine Steigerung der **Dokumentations- und Verschlüsselungsqualität** ist dringend notwendig, damit Diagnosenstatistiken verschiedener Krankenhäuser besser vergleichbar werden. Dabei ist vor allem zu sichern, daß gleiche Diagnosen(texte) stets gleichbleibende ICD-9-Notationen erhalten. Eine weitere wichtige Aufgabe für die nächste Zeit ist es, die **Ergebnisse der medizinischen Basisdokumentation standardisiert und umfassender darzustellen** und damit für Vergleiche geeigneter zu machen. Erinnert sei hier z. B.

an die jährlichen nationalen Tabellenwerke der Schweiz (VESKA), der DDR, der Niederlande und der USA. Für diese Tagung sei hingewiesen auf den Beitrag von MANSKY oder als jüngste Publikation auf [3]. Substantielle Aussagen sind zu erwarten von dem 1990 abzuschließenden BMA-Forschungsprojekt "Diagnosenstatistik. Einsatz im Krankenhaus und für Pflegesatzverhandlungen".

Schließlich sei auf die Problematik der **Verschlüsselung der Therapien und insbesondere der Operationen** hingewiesen (vgl. [10,11]), für die keine international verbindlichen Klassifikationen vorliegen. Im Rahmen des AIM-Projektes der Europäischen Gemeinschaften (Advanced Informatics in Medicine) ist hierzu vor kurzem mit SESAME (Standardization in Europe on Semantical Aspects of Medicine) erstmals ein europäisches Forschungsprojekt beschlossen worden, das sich u. a. mit diesem Problem beschäftigt.

Die routinemäßige Basisdokumentation stellt den Krankenhäusern und den zuständigen Institutionen der Länder und des Bundes eine Fülle von Informationen bereit, die zur Lösung aktueller Probleme und für planerische Aufgaben von großer Wichtigkeit sind. Die Medizinische Informatik ist aufgerufen, dazu künftig einen noch größeren Beitrag zu leisten.

Literatur

[1] Auswertung der Kosten- und Leistungsnachweise 1987. Hrsg.: Deutsche Krankenhausgesellschaft Düsseldorf. Wanne-Eickel: Krankenhausdrucke-Verlag. 1989. 101 S.

[2] Basiswissen ICD-9 für Morbiditätsstatistiken: mit Übungen. Hrsg.: DIMDI - Deutsches Institut für medizinische Dokumentation und Information. Bearb. v. Elisabeth Berg-Schorn. Köln etc.: Kohlhammer. 1989. 69 S.

[3] Burkhardtsmaier, G. u. Hella Arns: Dokumentation für die Diagnosestatistik. Ein rationelles Organisationsmodell. KrankenhausTechnik (Landsberg/Lech) 15 (1989) H. 9, S. 18-20. - [3a] Westfälische Wilhelms-Universität Münster, Medizinische Einrichtungen: Medizinische Statistik 1988: Diagnosestatistik. (Interne Publikation.)

[4] Ehlers; C.-Th.: Erfahrungen mit der Diagnosenstatistik am Universitätsklinikum Göttingen. In: Qualitätssicherung im Krankenhaus. Symposium der Gesellschaft für Systemforschung und Dienstleistungen im Gesundheitswesen mbH. Berlin, 3.2.89. Hrsg. v. E. Büchner, H. Meyer u. Chr. Zink. Berlin: Blackwell-Ueberreuter. 1990 (in Vorbereitung). (Gesundheitsökonomie. 2.)

[5] Fachserie 12: Gesundheitswesen. Reihe 1: Ausgewählte Zahlen für das Gesundheitswesen. 1987. Hrsg.: Statistisches Bundesamt Wiesbaden. Stuttgart: Metzler-Poeschel. 1989. 77 S.

[6] Fachserie 12: Gesundheitswesen. Reihe 6: Krankenhäuser. 1987. Hrsg.: Statistisches Bundesamt Wiesbaden. Stuttgart: Metzler-Poeschel. 1989. 66 S. - **Darin u. a. folgende Angaben:** 3.071 Krankenhäuser der Bundesrepublik Deutschland (jeweils in Klammern absolute und prozentuale Angabe für die Untermenge der 1.781 Akutkrankenhäuser [58 %]) verfügten 1987 über 673.687 Betten (459.340 Betten; 68 %). Es wurden 12.449.000 (10.936.000; 88 %) Krankenhausabgänge gezählt (= krankenhausbezogene Behandlungsfälle) mit 212.914.000 (143.551.000; 67 %) Pflegetagen und einer durchschnittlichen Verweildauer von 17,1 (13,1; 77 %) Pflegetagen.

[7] Göttinger Statistik. Statistisches Handbuch 1987. Hrsg.: Der Oberstadtdirektor der Stadt Göttingen. Red.: Amt für Statistik und Stadtforschung. 1988. 327 S.

[8] Graubner, B.: The New Goettingen Approach to the Computerized Medical Basic Documentation. In: Medical Informatics Europe '88. Hrsg. v. R. Hansen et al. Berlin, Heidelberg, New York etc.: Springer. 1988. S. 606-611. (Lecture Notes in Medical Informatics. 35.)

[9] Graubner, B.: Computerunterstützte Textstandardisierung in der medizinischen Basisdokumentation. In: Expert Systems and Decision Support in Medicine. Hrsg. v. O. Rienhoff et al. Berlin, Heidelberg, New York etc.: Springer. 1988. S. 435-442. (Lecture Notes in Medical Informatics. 36.)

[10] Graubner, B.: Orthopädische Basisdokumentation: Anforderungen der Diagnosenstatistik und Erkenntnisse in den Göttinger Universitätskliniken. Z. Orthop. (Stuttgart) 127 (1989) 437-444.

[11] Klar, R., B. Graubner u. C.-Th. Ehlers: Leitfaden zur Erstellung der Diagnosenstatistik nach § 16 Bundespflegesatzverordnung (BPflV). Unter Mitarbeit von R. Hartwig, Barbara Schmidt-Rettig, H.-J. Seelos u. S. Eichhorn. Hrsg.: Der Bundesminister für Arbeit und Sozialordnung (BMA). 2., verb. Aufl. Bonn: BMA. 1988. 105 S. (Forschungsbericht Gesundheitsforschung. 135.). - Nachdruck in: Internationale Klassifikation der Krankheiten, Verletzungen und Todesursachen (ICD), 9. Revision. 2., überarb. Aufl. Köln etc.: Kohlhammer. 1988. Bd. I Teil A, S. 651-762. - Aktualisierter Nachdruck in: Medizinische Dokumentation und Information. Handbuch für Klinik und Praxis. Hrsg. v. C. O. Köhler. Landsberg/Lech: ecomed. 1983 ff. 9. Erg.-Lfg.: 1989. Kap. X-3.3.3, S. 1-104.

[12] Klar, R., J. Schulte-Mönting u. U. Müller: Qualität und Eignung der Stichprobe zur Messung der Fehlbelegung der bundesdeutschen Akutkrankenhäuser. - Im vorliegenden Tagungsband.

[13] Mansky, T. et al: Einfluß demographischer Änderungen auf Fallzahlen und Pflegetage hospitalisierter internistischer Patienten. Dtsch. med. Wschr. (Stuttgart) 114 (1989) 368-377.

[14] Müller, J.: Patienten in Akutkrankenhäusern 1987. Krankenhaus (Köln) 80 (1988) 559-562.

[15] Verordnung zur Regelung der Krankenhauspflegesätze (Bundespflegesatzverordnung - BPflV) vom 21. August 1985. BGBl. 1985, Teil I, S. 1666-1694.

[16] Wingert, F.: Grundlagen der Indexierung medizinischer Diagnosen und Therapien. In: Klassifikation und Ordnung. Hrsg. v. R. Wille. Frankfurt/M.: Indeks. 1989. S. 165-178. (Studien zur Klassifikation. 19.)

[17] Wingert, F., D. Rothwell and R. Côté: Automated Indexing into SNOMED and ICD. In: Computerized Natural Medical Language Processing for Knowledge Representation. Hrsg. v. J. R. Scherrer et al. Amsterdam: North-Holland. 1989. S. 201-239.

SNOMED: Aktueller Stand und Perspektiven

J. Berger

Institut für Mathematik und Datenverarbeitung in der Medizin
der Universität Hamburg

Die systematische Nomenklatur der Medizin wurde Mitte der 70er Jahre vom American College of Pathologists durch Erweiterung der systematischen Nomenklatur der Pathologie (SNOP) entwickelt und an verschiedenen Institutionen des Gesundheitssystems im angelsächsischen Sprachraum erprobt. Die weltweite Resonanz war so positiv, daß 1976/77 die erste Ausgabe von SNOMED unter Berücksichtigung der aus der Pilotphase erhaltenen Anregungen und Erfahrungen publiziert wurde [1]. Diese Arbeit wurde federführend von R. A. Côté, Quebec, und D.J. Rothwell, Milwaukee, als den für Nomenklaturfragen zuständigen Mitgliedern des American College of Pathologists geleistet.

Im deutschen Sprachraum ist die Einführung und Weiterentwicklung von SNOMED eng mit dem Namen von F. Wingert verknüpft. Bei seinen Studien zur automatischen Indexierung medizinischer Texte erkannte er die Notwendigkeit einer systematisierten medizinischen Nomenklatur als Vorbedingung für eine sinnvolle Aufbereitung medizinischer Aussagen, da, wie er im Vorwort zu seiner deutschen Ausgabe von SNOMED formulierte, andernfalls sich auch der Einsatz der intelligentesten Datenverarbeitungssysteme in der Medizin auf die Erledigung von Buchhaltungsaufgaben oder deskriptive Auswertungen beschränken muß [2].

Für eine allgemeine Akzeptanz sollte eine Nomenklatur folgende Forderungen erfüllen:

1. Sie sollte vollständig sein und einer ständigen zentralen Pflege zur Anpassung an die Entwicklung in der Medizin unterliegen.

2. Sie sollte mehrdimensional sein, und die einzelnen Dimensionen müssen möglichst zutreffend die Dimensionen der medizinischen Information wiederspiegeln und das Prinzip der Bildung medizinicher Termini ausnutzen.

3. Sie sollte von den verschiedenen medizinischen Spezialdisziplinen anwendbar und sowohl für vergröberte als auch für detaillierte Aussagen verwendbar sein.

Friedrich Wingert hat sich im engen Kontakt mit der amerikanischen Arbeitsgruppe bemüht, SNOMED so zu überarbeiten, daß die Nomenklatur in der dritten Version diesen Anforderungen weitgehend entspricht. Dabei hat sich der Umfang der Nomenklatur gegenüber der zweiten amerikanischen Version verdoppelt. Die Dimensionen Topographie und Ätiologie enthalten zur Zeit jeweil etwa 18.000 Begriffe, die Dimension Morphologie enthält etwa 15.000, die Dimension Funktion etwa 13.000, die Dimension Prozedur, d.h. die Charakterisierung administrativer, diagnostischer, therapeutischer, präventiver, pflegerischer und stationärer Verfahren, etwa 7.000 und die Dimension Krankheit, d.h. Begriffe für Synonyme, komplexe oder über die Achsen nicht näher differenzierbare Krankheiten, ca. 16.000 Einträge. Zur Erfassung von modifizierenden und allgemeinen Angaben, die in dem fünfstelligen Kode pro Achse nicht verschlüsselbar sind, hat Herr Wingert den G-Kode eingeführt.

Beachtet man einfache syntaktische Regeln, so kann man SNOMED auch als eine formale Sprache auffassen [3], die folgende Aussage gestattet:

Eine Prozedur wird wegen einer morphologischen Veränderung an einer bestimmten Lokalisation durchgeführt, wobei diese Veränderung durch eine bestimmte Ätiologie verursacht wurde und eventuell mit einer Funktionsstörung einhergeht. Die Aussage "P für M in T durch E mit F" ist somit der vom Arzt vollzogenen Gedankenbildung nachempfunden. Der medizinische Text "Resektion eines Zungenkarzinoms verursacht durch Zigarettenrauchen" wird entsprechend dem sechsachsigen SNOMED-Raum in dem vierdimensionalen Unterraum, aufgespannt durch die Dimensionen: Prozedur (P11000 Ectomia), Morphologie (M80903 Carcinoma), Lokalisation (T53000 Lingua) und Ätiologie (EX3420 Zigarettentabak), abgebildet.

Jede Dimension enthält somit eine Liste von Begriffen (Worten oder Wortteilen), die die Koordinaten auf der entsprechenden Achse bezeichnen. Jede elementare medizinische Aussage ist in einem SNOMED-Statement abbildbar; ihr entspricht eine Punkt im sechsdimensionalen dis-

kreten SNOMED-Raum. Die gleichbedeutenden Aussagen "Entzündung der Lunge", "Lungen-
entzündung" und "Pneumonitis" haben die beiden gleichen Koordinaten 'Entzündung' M40000
auf der Achse Morphologie und 'Lunge' T28000 auf der Achse Topographie. Da mit diesen beiden
Koordinaten die drei unterschiedlichen Formulierungen des gleichen medizinischen Sachverhaltes
ausreichend beschrieben werden, müssen diese Aussagen nicht in das Wörterbuch aufgenommen
werden. Das heißt, eine Bezeichnung für einen Sachverhalt braucht nur dann in das Wörterbuch
aufgenommen zu werden, wenn man bei der Indexierung durch Anwendung formaler Regeln aus
der Bezeichnung die SNOMED-Koordinaten nicht extrahieren kann. Eine derartige formale Regel
gibt es z. B. nicht für Pneumonie, da die Endung "ie" nicht spezifisch genug ist, um daraus anhand
einer formalen Regel auf die Koordinate "Entzündung" schließen zu können.

Da eine korrekte Zuordnung einer medizinischen Aussage zu den sechs möglichen Achsen dieser Nomenklatur bei manueller Ausführung zeitaufwendig ist, hat F. Wingert Algorithmen zur
rechnergestützten Indexierung nach SNOMED entwickelt [4,5]. Dieses in PL1 geschriebene Programmsystem basiert auf einer morphologischen Sprachanalyse [6]. Die im Rahmen der Diagnosenstatistik geforderte ICD-Klassifizierung wird mittels einer Umsatztabelle vom Programm aus
den in SNOMED indexierten Diagnosen erstellt [7]. Durch den plötzlichen Tod von Herrn Wingert
ist die vierte Version seines Programmsystems mit einer vollständigen vierstelligen ICD-Kodierung
unvollendet geblieben.

Bei dem nun dreijährigen routinemäßigen Einsatz dieses Programmsystems am Universitäts-
Krankenhaus Eppendorf und der Indexierung von ca. 70 000 medizinischen Aussagen in SNOMED
ergibt sich summa summarum in über 90 % der Fälle eine sinnvolle und eindeutige Indexierung
der medizinischen Texte in SNOMED, wenn bei der Texteingabe einfache Regeln beachtet werden.
Modifikatoren wie 'Zustand nach' oder 'Verdacht auf' sollten als Abkürzungen: Z.n., V.a. dem
Text vorangestellt werden. Für gängige diagnostische und therapeutische Bezeichnungen sind auch
die allgemein üblichen Abkürzungen in den Lexika enthalten, so daß es empfehlenswert ist, diese
bei der Texteingabe zu benutzen, um sowohl Zeit zu sparen als auch Rechenfehler zu vermeiden.

Da in den Indexierungsprozeß keine semantischen Regeln implementiert sind, müssen die medizinischen Aussagen für die Texteingabe eindeutig formuliert sein. Die Angaben: 'Ulnarisdurchtrennung' oder 'Bulbusperforation' führen jeweils zu zwei Indexierungsvorschlägen, da im ersten Fall der Nervus ulnaris und/oder die Arteria ulnaris durchtrennt sein können und im zweiten nur aus Kenntnis der Fachabteilung entschieden werden kann, ob es sich um den Bulbus oculi (Diagnose aus der Augenklinik) oder um den Bulbus ventriculi (Diagnose aus der Chirurgie) handelt.

Die derzeitigen Schwachpunkte betreffen Defizite der Nomenklatur, gelegentlich auftretende Segmentierungsfehler und ICD-Fehlzuweisungen. Folgende Punkte seien genannt:

1. Seit der letzten Revision der Nomenklatur sind neue medizinische Begriffe aufgetaucht, die nicht im Wörterbuch vorhanden und somit nicht indexierbar sind, so z. B. Gametentransfer, Ovum-pick-up-Op., Schrittmachertasche, Bioklappe, Blow-out-fracture.

2. Enthält ein Satz mehrere diagnostische Angaben, so kann es zu Fehlinterpretationen kommen. Es ist daher ratsam, diese Aussagen getrennt indexieren zu lassen.

3. Fehlzuweisungen im ICD-Kode bei der Umsetzung von SNOMED nach ICD, z. B.

   Narbenhernie wird in I996 anstatt in I553, Pseudokrupp wird in I464 anstatt in I478 und Jochbeinfraktur wird in I803 anstatt in I802 abgebildet.

Zur Überwindung des augenblicklichen Stillstandes in der Weiterentwicklung der Nomenklatur unter Beachtung der deutschsprachigen Bedingungen und für die Verbesserung des Programmsystems soll auf Initiative der bisherigen SNOMED-Nutzer in Deutschland eine Friedrich-Wingert-Stiftung mit Sitz in Hamburg gegründet werden. Ziel dieser Stiftung wird es sein, in enger Kooperation mit dem American College of Pathologists, unter Hinzuziehung von medizinischen Experten aus dem deutschsprachigen Raum, die Nomenklatur weiterzuentwickeln. Die Stiftung wird auch die Pflege und Weiterentwicklung der Indexierungsalgorithmen betreiben. Die Umsetzung der in PL1 programmierten Statements in die Sprache C ist in Arbeit [8], so daß in absehbarer Zeit auch der Ablauf dieser Indexierungsprogramme auf leistungsfähigen PCs möglich sein wird. Für die derzeitige Nutzung sind Großrechner mit einem PL1-Compiler nach IBM-Standard Bedingung.

Die erste lauffähige C-Version wird mutmaßlich anfang 1990 vorliegen. Die Korrektur der bisher bei der Umsetzung von SNOMED nach ICD auftretenden Fehler und die Vervollständigung der vierstelligen ICD-Kodierung wird ebenfalls schon betrieben. Wir hoffen, durch diese Aktivitäten das Werk von Herrn F. Wingert in seinem Sinne fortzuführen und sehen, wie einleitend ausgeführt, zu SNOMED keine Alternative.

LITERATUR

1) *Côté RA* (ed). Systematized Nomenclature of Medicine (SNOMED). Ed2. Skokie III, College of American Pathologists, 1979.

2) *Wingert F*: SNOMED. Systematisierte Nomenklatur der Medizin. Vol. I und II, Springer New York, 1984.

3) *Côté RA, Rothwell DJ*: The classification-nomenclature issues in medicine: a return to natural language. Med Inf 1989;14:25-41.

4) *Wingert F*: Automated indexing of SNOMED. Methods Inf Med, 1985;24:27-34.

5) *Wingert F*: An Indexing System for SNOMED. Methods Inf Med 1986;25:22-30.

6) *Wingert F*: Morphologic Analysis of Compound Words. Methods Inf Med., 1985;24:155-162.

7) *Wingert F*: Automated indexing of SNOMED statements into ICD. Methods Inf Med, 1987;26:93-98.

8) *Göttsche H*: (Münster) Mündliche Mitteilungen

<u>**Erfahrungen mit der automatischen Indexierung von Volltexten**</u>

P. Heyen

SNOMED ist eine systematisierte Nomenklatur. Für die automatische Indexierung muß sie als Indexierungslexikon in segmentierter Form vorliegen. Das zur Segmentierung und Indexierung notwendige Programmsystem wurde von Prof. Wingert entwickelt und zur Verfügung gestellt.

In diesem Projekt (ausführliche Darstellung in [1]) sollte die automatische Indexierung von frei formulierten Diagnose- und Therapiebezeichnungen (Volltexte) durch das o.g. Programmsystem erprobt werden. Die verwendeten Volltextdaten stammen aus Arztbriefen und Formularen für die Basisdokumentation der Chirurgischen Universitätsklinik Münster. Die erfaßten 10000 Diagnose- und Therapiebezeichnungen beschränken sich auf Nominalphrasen aus dem Zeitraum 1984-1986. Nach Abzug mehrfach auftretender identischer Formulierungen standen 5856 verschiedene Phrasen für die Indexierung zur Verfügung. Eine anschließend durchgeführte manuelle Kontrolle der Indexierungsergebnisse diente zur Überprüfung der Ergebnisse hinsichtlich Richtigkeit und Vollständigkeit, zur Ergänzung der SNOMED-Einträge und zur Optimierung der SNOMED zugrundeliegenden Algorithmen. Ca. 35% der Phrasen waren überarbeitungswürdig (was nicht unbedingt falsch bedeutet), ca. 65% lieferten spontan das bestmögliche Indexierungsergebnis (40% eindeutige Ergebnisse, in 25% der Fälle wurden mehrere Ergebnisse geliefert, u.a. das bestmögliche).

Grundsätzlich enthält jede Zeile eines Indexierungsergebnisses einen SNOMED-Kode mit dem entsprechenden SNOMED-Text; jede Spalte enthält einen kompletten Indexierungsvorschlag. In komplizierteren Fällen werden vom Indexierungssystem mehrere Vorschläge für eine einzige medizinische Aussage angeboten, so daß manuell die Spalte mit dem besten Ergebnis ausgewählt werden muß.

```
komplette Analfistel

T69000     *   *     Anus
TY1701   *           Regio analis
M39320   *   *       Fistula completa acquisita
M46300         *     Entzündung mit Fistelbildung
```

<u>Abb. 1:</u> Komplexes Indexierungsergebnis

Wie Abb. 1 zeigt, werden für die Diagnose *'komplette Analfistel'* 3 Indexierungsvorschläge angeboten. Ein Vergleich der Kodes mit dem zugehörigen Text in derselben Zeile ergibt, daß nur die 2. Indexierungsmöglichkeit (T69000 M39320) den Inhalt der Diagnose richtig wiedergibt und daher als die bestmögliche Indexierung zu betrachten ist.

Die fehlende Eindeutigkeit mancher Indexierungsergebnisse ist darauf zurückzuführen, daß intern vom Indexierungssystem zu jedem Indexierungsvorschlag ein Maß für die Ähnlichkeit von Diagnose- und Therapiebezeichnung mit dem Indexierungsvorschlag berechnet wird. Weist ein Vorschlag einen eindeutig besten Wert für die Ähnlichkeit auf, wird er ausgegeben, ansonsten diejenigen Vorschläge mit fast identischen besten Werten für die Ähnlichkeit. Einem unbefriedigenden Indexierungsergebnis können sprachlich bedingte und durch das Indexierungssystem bedingte Probleme zugrundeliegen. In der folgenden detaillierten Darstellung der Problemklassen wird durch eine Zahlenangabe hinter der fettgedruckten Klasse die ungefähre Häufigkeit des Vorkommens der Problemklassen angegeben, wobei natürlich einzelne Phrasen durchaus in verschiedene Problemklassen fallen können.

1. Sprachlich bedingte Probleme

Unkorrekte Bezeichnungen (200): Sie treten häufig bei topographischen, morphologischen oder therapeutischen Sachverhalten auf. Beispiele sind *'Arteria femoralis superficialis'* statt *'Arteria femoralis'* oder *'Leistenpunktion'* statt *'Punktion der Arteria iliaca externa'*.

Klinikjargon (350): Die medizinische Sprache hat eine starke Tendenz zur Abkürzung. Durch den Kontext kann vom Leser meist erschlossen werden, was gemeint ist. Das Indexierungssystem dagegen kann diese Kontextanalyse nicht leisten (Beispiel: *'Pankreatikusverschlußstein'*. Für den Leser ist klar, daß es sich um einen Stein im Ductus pancreaticus handelt und nicht um einen Stein des Pankreas, obwohl das Wort 'Ductus' nicht erwähnt wird. Das Indexierungssystem dagegen liefert den Kode für Bauchspeicheldrüse und Stein). Weitere durch Verwendung des "Medizinerjargons" verursachte Schwierigkeiten sind fehlende oder inhaltlich falsche Indexierungen. Meist treten sie auf, wenn die Bezeichnungen 'A.' für 'Arterie', 'N.' für 'Nerv' oder 'M.' für 'Muskel' wegelassen werden (Beispiel: *'Schwäche des Abductor hallucis'* wird kodiert als *TY9810 Hallux* und *F01620 Asthenia*. Gemeint ist *T14990 M. abductor hallucis*. Wegen der mangelnden Benennung wird dieser Kode nicht ausgegeben).

Unpräzise Bezeichnungen (250): Bei unpräzisen Bezeichnungen sind 3 Fälle zu unterscheiden:
1. Der Begriffsinhalt des betreffenden Volltextes ist vage (*'rheumatische Systemerkrankung'* und *'Revision'*).
2. Die anatomische Struktur wird nicht eindeutig bezeichnet (*'oberflächliche Beugesehne des Fingers'*, die gemäß den Nomina anatomica als *'Sehne des M. flexor digitorum superficialis'* zu bezeichnen wäre).
3. Der betreffende Volltext ist Teil eines größeren Kontextes, ohne den er nicht oder nur unvollständig zu interpretieren ist. Dieses Problem tritt oft auf, wenn einem Patienten mehrere Diagnosen und/oder Therapien zugeordnet werden (Beispiel: die einem Patienten zugeordneten Daten lauten: *Condylomata acuminata, Abtragen der Condylomata acuminata perianal und im Analkanal, Analfissur, Marisken, Mariskektomie, Fissurektomie*. Wenn man nicht weiß, daß der Patient unter einer Analfissur leidet, kann man die "Fissurektomie" nicht eindeutig interpretieren).

Redundante Bezeichnungen (100): Sie führen zu falscher oder mehrdeutiger Indexierung. Auch hier sind 3 Fälle zu unterscheiden:
1. Explizite Wiederholung von Satzteilen (*'infrarenales Bauchaortenaneurysma'*. Die Information 'Bauch' ist redundant, da die infrarenale Aorta ein Teil der Bauchaorta ist).
2. Implizite Wiederholung von Satzteilen (*'Pilon-tibial-Fraktur'*. Hierbei ist es redundant, die Tibia zu erwähnen, da die *'Pilon-Fraktur'* gemäß dem "Roche-Lexikon der Medizin" als eine "intraartikuläre Fraktur des proximalen Tibiaendes mit Substanzverlust" definiert ist).
3. Explizite Nennung ausgeschlossener Diagnosen und nicht vorgenommener Maßnahmen (*'Hiatusgleithernie ohne Refluxösophagitis'*. Bei alleiniger Dokumentation einer *'Hiatusgleithernie'* ist inhaltlich das Gleiche ausgesagt. Allerdings muß dann gewährleistet sein, daß im Falle einer zusätzlichen Refluxösophagitis diese auch zusätzlich dokumentiert wird).

Zusammenfassung mehrerer Aussagen in einem Satz (120): Verbindende Elemente sind dabei die Präpositionen "mit", "bei", "nach", "wegen", die Konjunktion "und" sowie der Ausdruck "bei Zustand nach". Aufgrund des rekursiven Indexierungsvorganges werden mehrere Komponenten des Gesamtsatzes zusammengefaßt, obgleich sie inhaltlich zu verschiedenen Aussagen gehören.

2. Durch das Indexierungssystem bedingte Probleme

Nicht kodierte Sachverhalte (80): In diesem Zusammenhang sind folgende Fälle zu unterscheiden:

1. Adjektive, die die Morphologie bzw. Therapie näher beschreiben *('Entnahme mehrfacher Probeexzisionen'.* Das Adjektiv *'mehrfach'* wird bei der Indexierung nicht berücksichtigt).

2. Verneinungen *('keine Operation'.* Die Information *'keine'* wird bei der Indexierung nicht berücksichtigt).

3. Zahlenangaben *('Implantation zweier T-Drainagen'.* Die numerische Angabe *'zwei'* wird bei der Indexierung nicht berücksichtigt).

4. Zeitliche Relationen *('präoperativer Ileus'.* Die durch die Angabe *'prä'* ausgedrückte zeitliche Relation wird bei der Indexierung nicht berücksichtigt).

5. Die Relation "von ... bis" bzw. "...bis..." *('Rippenserienfraktur 6 bis 10'.* Indexiert wird *'Serienfraktur Rippe 6'.* Die Fraktur der Rippen 7,8,9,10 wird nicht indexiert).

6. Die anatomische Relation "am Übergang zu" *('Sigma-Carcinom am Übergang zum Descendens'.* Indexiert wird *'Sigma, Descendens-Karzinom'.* Die Relation *'am Übergang zu'* wird nicht indexiert).

Elliptische Konstruktionen (60): Hierunter versteht man Aussagen, die mehrere Modifikatoren an der gleichen Stelle verlangen. Zwar kennt das Indexierungssystem die korrekten Kodes; wegen der Disjunktheit und Überlappungsfreiheit der zu einem Index gehörenden Matches werden die Kodes aber nicht als zusammenhängender Index angeboten.

```
rezidivierendes blutendes Ulcus jejuni
bei ZOLLINGER-ELLISON-SYNDROM

T65100    *  *    Intestinum jejuni
T99300    *  *    D-Zelle der LANGERHANS-Insel
M3700X       *    Hämorrhagie, rezidivierend
M38000       *    Exulceratio
M38001    *       Exulceratio, blutend
F27343    *  *    Gastrin, erhöht
D29300    *  *    ZOLLINGER-ELLISON-Syndrom  {T99300 F27343}
```

Optimal wäre der Kode:

```
T65100    Intestinum jejuni
T99300    D-Zelle der LANGERHANS-Insel
M38001    Exulceratio, blutend
M38006    Exulceratio, rezidivierend
F27343    Gastrin, erhöht
D29300    ZOLLINGER-ELLISON-Syndrom  {T99300 F27343}
```

<u>Abb. 2:</u> Elliptische Konstruktion

Abb. 2 zeigt im ersten Teil zwei alternative Indexierungsvorschläge, die beide nicht den wahren Sachverhalt wiedergeben. Der optimale Index - wie im zweiten Teil der Abbildung dargestellt - ist nicht zu realisieren, da *'blutende Exulceratio'* und *'rezidivierende Exulceratio'* gegen das Prinzip der paarweisen Disjunktheit von Kodes verstoßen.

Limitierte Satzlänge (80): Das Indexierungssystem läßt Volltextsätze mit maximal 130 Zeichen zu. Darüber hinausgehende Information wird nicht beachtet. Dieses Problem tritt häufiger auf, wenn mehrere Aussagen in einem Satz zusammengefaßt werden.

Nichbeachtung syntaktischer Zusammenhänge (75): Das Indexierungssystem behandelt jeden Satz nach der Textaufbereitung als eine ungeordnete Menge von Segmenten ohne Berücksichtigung der Syntax. Häufig bietet diese Methode Vorteile. Beispielsweise werden die Begriffe *'Fibulaosteosynthese'* und *'Osteosynthese der Fibula'* auf denselben Kode abgebildet. Probleme treten auf, wenn verschiedene Konzepte aus denselben Begriffen gebildet werden und sich nur durch die Reihenfolge der Segmente unterscheiden. So werden die Begriffe *'Zystenniere'* und *'Nierenzyste'* auf denselben Kode abgebildet, obwohl sie inhaltlich keineswegs identisch sind. Das kann zu mehrdeutigen Indexierungen führen, obwohl unter Berücksichtigung der Syntax eine eindeutige Indexierung möglich wäre.

Homonymie (150): Homonyme werden in SNOMED durch fortlaufende Nummern in eckigen Klammern gekennzeichnet. Für ihre Entstehung gibt es folgende Ursachen:
1. Mehrere Begriffe werden nach demselben Autor benannt (SNOMED unterscheidet 3 verschiedene Operationsverfahren, die alle nach Herrn Hohmann als *'HOHMANN-Operation'* benannt sind).
2. Ein Vorgang und ein Zustand werden mit der selben Bezeichnung belegt (unter einer *'Anastomose'* kann man sowohl einen operativen Vorgang verstehen, bei dem zwei Hohlorgane verbunden werden als auch die anatomische Tatsache, daß zwei Blut- oder Lymphgefäße netzartig miteinander verbunden sind).
3. Echte Homonymie (*'Plastik'* ist sowohl ein Synonym für Kunststoff als auch die Bezeichnung für das Ergebnis einer plastischen Operation).
4. Kurzform längerer Termini (*'Ca'* ist zum einen das Symbol für das chemische Element Calcium und zum anderen eine Abkürzung für Carcinom).

Rekursive Indexierung (85): Hierbei werden auf verschiedenen Zwischenstufen Synonyme erkannt und zur Optimierung der Ähnlichkeitsfunktion zusammengefaßt. Dabei ist die formal beste Indexierung nicht immer identisch mit der inhaltlich besten. Letztere kann eine schlechtere Ähnlichkeitsfunktion haben und deshalb unterdrückt werden. Die inhaltlich beste Indexierung kann dann als eine Zwischenstufe auf dem Weg zur formal besten betrachtet werden.

Unvollständigkeit von SNOMED (1000): Folgende Fälle traten bei der Aktualisierung der Nomenklatur im Rahmen dieses Projektes auf:
1. Erweiterung um vorher noch nicht in die SNOMED aufgenommene Sachverhalte (ca. 50%),
2. Erweiterung um Synonyme schon integrierter Sachverhalte (ca. 15%),
3. Erweiterung um Elemente ärztlicher Umgangssprache (ca. 20%),
4. Erweiterung schon aufgenommener Sachverhalte um die Form, in der sie als Wortteile in einem Terminus existieren (ca. 15%). Gemäß der SNOMED-Konvention wird die Position durch einen Stern bezeichnet, die zu verwenden ist, wenn dieser Wortteil in zusammengesetzten Wörtern auftritt.

3. Möglichkeiten einer verbesserten automatischen Volltextindexierung auf linguistischer Ebene

Eine verbesserte Indexierung kann auf sprachlicher und programmtechnischer Ebene erreicht werden. Im technischen Bereich wirft die Beseitigung eines Problems oft neue Probleme auf. Auf sprachlicher Ebene kann man ohne Erzeugung neuer Probleme wesentliche Verbesserungen durch Beachtung der folgenden Hinweise zur Indexierung [1] erreichen:

1. Verwendung von Begriffen der Nomina anatomica, Nomina histologica und Nomina embryologica anstelle von Jargon- und unpräzisen Bezeichnungen (Vermeidung von *'Langfinger der rechten Hand'* zugunsten von *'Zeigefinger, Mittelfinger, Ringfinger und kleiner Finger re.'*).

2. Vollständige Formulierung von abgekürzten Ausdrücken (Vermeidung von *'Parkinson'* zugunsten von *'Parkinson-Krankheit'*).

3. Präzise Formulierung von Sachverhalten (Vermeidung der wenig präzisen Formulierung *'diuretische Therapie'* zugunsten von *'Diurese durch Mannit-Infusion'*).

4. Genau eine medizinische Aussage je Satz (Vermeidung von *'Kahnbeinpseudarthrose re. bei Unter schenkelamputation li.'* zugunsten von *Kahnbeinpseudarthrose re, Unterschenkelamputation li*).

5. Keine Ausklammerung von mehrfach in einem Satz auftretenden Worten (Vermeidung von *'A. iliaca communis et externa'* zugunsten von *'A. iliaca communis et A. iliaca externa'*).

6. Keine Einklammerung von Teilen einer Phrase (Vermeidung von *'Exstirpation eines Tumors (subhepatisch)'* zugunsten von *'Exstirpation eines subhepatischen Tumors'*).

4. Diskussion

Quantitativ war die Aktualisierung der Nomenklatur für die korrekte Indexierung am bedeutsamsten. Dabei muß abgewogen werden, ob die Aktualisierung bzw. Überarbeitung der Nomenklatur zweckdienlich ist: die verbesserte Indexierbarkeit einer Aussage führt nicht selten zu schlechterer Indexierbarkeit einer anderen Aussage.

Der Aktualisierung der Nomenklatur stellt eine permanente Aufgabe dar, da sie aufgrund der ständigen Weiterentwicklung der Medizin nie längerfristig erreicht werden kann. Zudem muß entschieden werden, ob es sinnvoll ist, einen bestimmten Begriff neu aufzunehmen, da zwei Anforderungen an die SNOMED als medizinische Nomenklatur kollidieren: die Forderung nach größtmöglicher Genauigkeit und die Forderung nach möglichst breiter Akzeptanz [2]. Außerdem ist die Entscheidung über die Aufnahme neuer Begriffe von der Frage nach Erzeugung vermeidbarer Redundanzen abhängig [3]. Ein gewisses Maß an Redundanz läßt sich kaum vermeiden, da für den Fall der manuellen Indexierung der unterschiedliche Wissensstand verschiedener Benutzergruppen berücksichtigt werden muß. Automatisch auffindbare Sachverhalte werden für manuelle Indexierer explizit ausformuliert. Grundlage für die manuelle Kodierung ist [5].

Leichte Einschränkungen der Formulierungsfreiheit (vgl. Abschnitt 3) sowie eine möglichst präzise Ausdrucksweise seitens des dokumentierenden Arztes führen zu erheblich besseren Indexierungsergebnissen.

In dieser Arbeit wurde die Diskrepanz zwischen theoretischer und praktischer Nomenklatur sehr deutlich. Die theoretische Nomenklatur muß alle erreichbaren Informationen einbeziehen. Die Praxis richtet sich dagegen nach der konkreten Situation und nach der Beherrschung der theoretischen Nomenklatur durch den einzelnen Benutzer [4]. Ein System wie SNOMED, das im wesentlichen die Theorie berücksichtigt, muß eine Phase der praktischen Erprobung durchlaufen, in deren Verlauf sich ein dynamisches Verhältnis zwischen theoretischer und praktischer Nomenklatur entwickelt. Danach dürfte sich die SNOMED als sehr geeignet für die Dokumentation medizinischer Daten erweisen, da sie zum einen einen multidimensionalen Aufbau hat, der den unterschiedlichen Aspekten medizinischer Aussagen gerecht wird und zum anderen ein offenes System darstellt, das ohne größeren Aufwand jederzeit einen Update zuläßt.

5. Literatur

[1] Heyen, P.: Automatische Indexierung von Volltexten mit der Systematisierten Nomenklatur der Medizin (SNOMED). Inaug. Diss., Münster 1988

[2] RÖTTGER, P., FEIGL, W.: Thesen zum gegenwärtigen Stand der Klartextverarbeitung im deutschen Sprachbereich. IN: REICHERTZ, P.L. und HOLTHOFF, G. (Hrsg.): Methoden der Informatik in der Medizin. Springer Verlag, Berlin - Heidelberg - New York 1975

[3] WINGERT, F., ROTHWELL, R., COTÉ, R.: Automated Indexing into SNOMED and ICD. IN: Computerized Natural Medical Language Processing for Knowledge Representation. International Working Conference Hosted at World Health Organization Genf, 1988

[4] WINGERT, F.: Automated Indexing based on SNOMED. Meth. Inform. Med. 24 (1985), 27 - 34

[5] WINGERT, F.: Systematisierte Nomenklatur der Medizin.
Band 1: Numerischer Index
Band 2: Alphabetischer Index
Springer Verlag, Berlin - Heidelberg New York - Tokio 1984

Abbildung der Patientenkategorien PMC in SNOMED

N. Osada

Institut für Medizinische Informatik und
Biomathematik der Universität Münster

Einleitung

Diagnosen und Therapien liegen meist in natürlichsprachlicher Formulierung vor. Um sie maschinell verarbeiten zu können, müssen sie so
indexiert sein, daß medizinische Konzepte explizit dargestellt sind.
Mit SNOMED existiert eine Klassifikation, die diese Bedingung erfüllt.

Ein von Wingert entwickeltes Verfahren [5] indexiert sprachlich formulierte Diagnosen/Therapien in die ICD mittels SNOMED. Das Verfahren
setzt voraus, daß die ICD in SNOMED abgebildet ist.

Diese Arbeit beschäftigt sich - für das Fach Augenheilkunde [2] - mit
der Abbildung einer in den USA eingesetzten Patientenklassifikation,
der Patient Management Categories (PMC-System) [7], in SNOMED. Der
Vorteil der PMC gegenüber der 3-stelligen ICD ist, daß die Klassen
homogen bezüglich der Behandlungskosten sind [2]. Die PMC erlauben
eine genauere Kostenkontrolle als die durch die Bundespflegesatzverordnung vorgeschriebene 3-stellige ICD.

Struktur des PMC-Systems

Das PMC-System wurde unter der Leitung von Young entwickelt und ist
eine nach medizinischen Konzepten gebildete Klassifikation. Dieses
System besteht aus folgenden Komponenten:

- in einer PMC werden Patienten mit möglichst ähnlichen Krank-
  heitsbildern zusammengefaßt; sie ist durch eine Kombination von
  Diagnosen und Therapien definiert.

- jeder PMC ist eine typische klinische Behandlungsstrategie
  (Patient Management Path; PMP) zugeordnet. Die PMP beschreibt die
  typischerweise erforderlichen diagnostischen und therapeutischen
  Maßnahmen.

- anhand der Maßnahmen der PMP werden Sollkosten pro PMC
  geschätzt.

Das PMC-System ist 2-stufig gegliedert:

- auf der obersten Stufe erfolgt eine Unterteilung der Krank-
  heitsarten in Krankheitsartengruppen;

- jede Krankheitsartengruppe ist in PMC's unterteilt.

Für die hiesige Universitäts-Augenklinik sind die Krankheitsartengruppen der relevanten Diagnosen und Therapien der Patienten des
Jahrgangs 1986 [2] in Tab. 1 aufgeführt. Bedingt durch Unterschiede in
der medizinischen Versorgung in den USA und der BRD werden zusätzliche
PMC's benötigt [2].

Krankheitsartengruppe	Anzahl der PMC's
sonstige Augenerkrankungen	29
Augenverletzung / -verbrennung	6
Retinopathie bei Diabetes Mellitus	2
Augenprothese / -lidplastik	2
chirurgische Komplikationen	2
postoperative Behandlung	3
Sehstörung bei Säuglingen mit Narkose- Untersuchung	1

Tab. 1:   Krankheitsartengruppen für die Universitätsaugenklinik Münster
Die Retinopathie bei Diabetes Mellitus [7] ist der Krankheitsartengruppe
Diabetes Mellitus anhand der PMP zugeordnet. Für krankheitsfreie Patienten
werden die Krankheitsartengruppen nach den Maßnahmen bezeichnet.

Struktur der SNOMED

Die SNOMED [4] ist eine umfangreiche Nomenklatur der medizinischen
Begriffe. Sie besteht aus den 7 semantischen Dimensionen Topographie
(T), Morphologie (M), Ätiologie (E), Funktion (F), Krankheit (D),
Prozedur (P) und Beruf (J).

Innerhalb jeder Dimension sind die Begriffe hierarchisch geordnet.
Bezeichnungen in einer Synonymie- bzw. Quasi-Synonymie-Relation
gehören zu derselben semantischen Einheit; sie besitzen denselben
6-stelligen alphanumerischen SNOMED-Code [4]. Die erste Stelle
kennzeichnet die Dimension durch 'T', 'M','E', 'F', 'D', 'P' oder 'J';
die zweite bis sechste Stelle ist ein hierarchisch strukturierter
numerischer Code; die Abbildung einer Diagnose/Therapie in SNOMED wird
durch eine Liste von SNOMED-Codes dargestellt.

Abbildung der PMC's in SNOMED

Für die Zuordnung eines Patienten in PMC ist es aus Effizienzgründen
sinnvoll, eine Zuordnungstabelle zu benutzen. Jede Zeile dieser
Tabelle entspricht einer PMC. Eine Zeile besteht aus den Einträgen:
Bezeichnung der PMC, Liste aller zugehörigen Kombinationen von
Diagnosen/Therapien, PMP.

Der Aufbau der Zuordnungstabelle erfolgt in den Schritten:

- automatische Codierung [6] der sprachlich formulierten Diagno-
  sen/Therapien in SNOMED-Code; dies erfolgt anhand vorcodierter
  Diagnosen/Therapien [3] ("Direkt-Codierungstabelle");

- Zusammenfassung zusammenhängender SNOMED-Codes zu einem
  SNOMED-Bereich (s. Tab. 2);

- Darstellung einer PMC als Kombination von SNOMED-Bereichen (s.
  Tab. 2).

In dem Fach Augenheilkunde können in einer PMC bis zu 2 Diagnosen und
bis zu 2 Therapien kombiniert werden.

Die Zuordnung einer PMC zu einem Patienten erfolgt auf folgende Weise:

- Codierung der Diagnosen und Therapien [6];

- Bestimmung der Zeilen (PMC) in der Zuordnungstabelle, deren
  SNOMED-Bereiche eine Obermenge der im vorhergehenden Schritt
  codierten Diagnosen und Therapien eines Patienten ist.

Finden sich für einen Patienten 2 oder mehr PMC's, dann wird überprüft, ob die PMC's einer oder mehreren Krankheitsartengruppen angehören. Gehören alle PMC's einer Krankheitsartengruppe an, dann wird die PMC mit dem höchsten Behandlungaufwand (PMP) zugeordnet; andernfalls werden alle gefundenen PMC's zugeordnet.

Diagnose: Cataract		
in sprachlicher Formulierung	als SNOMED-Code	Zusammenfassung als SNOMED-Bereich
Katarakt	TAA700 M51100	
(grauer) Star	TAA700 M51100	
Cataracta matura	TAA700 M51120	TAA700
Cataracta hypermatura	TAA700 M51130	(M51100–M51150)
Cataracta immatura	TAA700 M51140	
Cataracta brunescens	TAA700 M51150	

Therapie: Cataract-Op.		
in sprachlicher Formulierung	als SNOMED-Code	Zusammenfassung als SNOMED-Bereich
Cataractextraktion	P11010	
intracapsuläre Cataract-Op.	P11010	P11010
extracapsuläre Cataract-Op.	P11010	

Tab. 2:   Abbildung der PMC in SNOMED-Bereiche
PMC: Cataract mit Cataract-Op.
zugehöriger SNOMED-Bereich: TAA700 (M51100–M51150) P11010

Literatur

[1]   Ehlers, C. T.; Beland, H. (Hrsg.): Perspektiven der Informationsverarbeitung in der Medizin. Medizinische Informatik und Statistik 64. Berlin etc.: Springer 1986
[2]   Osada,N.; Kirchhoff, E.: Krankheitsartenbezogene Patientenkategorien der Augenerkrankungen. Expert Systems and Decision Support in Medicine. Rienhoff, O. et al (Eds.): Lecture Notes in Medical Informatics 36. Berlin etc.: Springer 1988, p. 476-480
[3]   Wältermann, M.: Analyse und Auswertung der Indexierungsergebnisse medizinischer Diagnosen und Therapien der Augenklinik. Münster, Februar 1989
[4]   Wingert, F.: SNOMED. Systematisierte Nomenklatur der Medizin. Vol. I: Numerischer Index. Vol. II: Alphabetischer Index. Berlin etc.: Springer 1984
[5]   Wingert, F.: automatische Indexierung in die ICD in [1], p. 215-218
[6]   Wingert, F.; Fischer, R.-J.; Osada, N.: Untersuchungen zur Verminderung des Aufwands bei automatischer Diagnoseverschlüsselung in [1], p. 232-235
[7]   Young, W.W. et al: Measuring the Cost of Care Using Patient Management Categories, final Report, Vol. I-III. Pittsburgh, 1985

Ein Dokumentationssystem zur Unterstützung
der Frühgeborenen-Intensivpflege

Osada, N.[1]; Jorch, G.[2]; Osada, M.[3]; Moeremanns, N.[2]; Fründ, S.[2]; Rabe, H.[2]

[1] Institut für Medizinische Informatik und Biomathematik der
   Universität Münster

[2] Universitäts-Kinderklinik der Universität Münster

[3] Institut für Klinische Chemie und Laboratoriumsmedizin der
   Universität Münster

Einleitung

Bei der Versorgung eines Patienten auf einer Intensivstation wird
täglich ein **Arbeitsplan** aufgestellt; dieser Arbeitsplan umfaßt Pflegemaßnahmen, Diagnostik, Therapien, Infusions-, orale Ernährungs- und
Medikationspläne. Dazu benötigt man Angaben über Diagnosen, Operationen, aktuelle Probleme und Untersuchungsergebnisse.

In Zusammenarbeit mit den Ärzten und dem Pflegepersonal der Intensivstation der Universitäts-Kinderklinik Münster ist ein **Dokumentationssystem** [2,3] für Frühgeborene entwickelt worden, das bei den aufgeführten Arbeiten unterstützen soll.

Unterstützung bei der Erstellung eines Arbeitsplans

Für die Pflegemaßnahmen, den Infusions-, oralen Ernährungs- und Medikationsplan werden die Werte des zeitlich vorhergehenden Planes
automatisch in den neuen Plan übernommen. Die Neueingabe beschränkt
sich auf die geänderten Werte. Die Eingabe wird sofort überprüft und
von der Eingabe abhängige Werte automatisch berechnet; dadurch wird
der Benutzer auf Fehler und Inkonsistenzen hingewiesen und kann sofort
darauf reagieren. In einigen Fällen wird bei Fehleingaben ein Menu zur
Auswahl angeboten.

Erstellung des Infusions- und oralen Ernährungsplans

Die Ernährung eines Frühgeborenen kann parenteral als Infusion und/-
oder oral verabreicht werden. Sie muß den Bedarf an Kalorien, Flüssig-
keitszufuhr, Nährstoffen (etwa Kohlenhydrate, Protein, Fett), Elektro-
lyten (etwa Na, K, Ca, P), Vitaminen und Spurenelementen decken.
Anhand des Patientenzustandes und der Laborwerte kann der Benutzer
folgende Ernährungsparameter neu eingeben:

- Eingaben zur Berechnung der Flüssigkeitsbilanz;

- Dosis der Milch und der Milchsorte der oralen Ernährung. Das
  Programm berechnet die Dosis der einzelnen Nährstoffanteile in
  der Milch.

- Dosis der Nährstoffanteile, Elektrolyte, Vitamine und der
  Spurenelemente bei der parenteralen Ernährung.

Anhand des Körpergewichts werden die Volumina der einzelnen Ernäh-
rungskomponenten, die Mengen der dadurch bedingten Präparate und der
Kalorienzufuhr berechnet.

Der Infusionsplan läßt sich nicht in allen Komponenten durch ein
festes Schema erfassen. Deshalb bietet dieses Programm dem Benutzer
die Möglichkeit, zwei zusätzliche Infusionskomponenten einzugeben.

Medikationsplan

Der Benutzer gibt die Vorzugsbezeichnungen der Medikamente ein und das
Programm berechnet anhand des Körpergewichts und der gespeicherten
Standarddosis die Einzeldosen, zusätzlich werden die Verabreichungs-
menge, das Dosisintervall und die Verabreichungsart ausgegeben. Im
Medikationsplan werden auch die Medikamente als Dauerinfusion (wie
etwa Dopamin, Suprarenin) und Transfusionen erfaßt.

Auskunftssystem

Das Auskunftssystem unterstützt den Benutzer durch Ausgabe von
kontextbezogenen Listen und Übersichten. Hierzu gehören alphabetisch
sortierte Stammdaten von stationären Patienten, chronologisch
sortierte Daten eines Patienten, Übersicht der letzten Diagnosen,
Therapien und aktuellen Probleme eines Patienten, Übersicht der
Elektrolyt-Substitution der letzten Infusionspläne, Tabelle von
Körpergewicht, Flüssigkeits- und Kalorienzufuhr zur Behandlungskon-
trolle, Vorzugsbezeichnungen von Milchsorten und Medikamenten,
Ausdruck der täglichen Arbeitspläne.

Stammdatenpflege

Die Vorzugsbezeichnungen für Medikamente und Milchsorten sind nicht
fester Bestandteil des Programms, sondern sind als Daten (Stammdaten)
in Tabellen gespeichert. Zu den Stammdaten gehören auch Angaben wie:
Wirkstoffanteil, Standarddosis, Darreichungsform usw. Diese Daten
können vom Benutzer in einem eigenen Modul geändert werden. In Zukunft
sollen auch die momentan noch im Klartext erfaßten Bezeichnungen für
Diagnosen, Diagnostik oder Therapien als Stammdaten erfaßt werden.

Realisierung

Das Dokumentationssystem ist auf einem IBM-kompatiblen PC-AT unter
MS-DOS 3.2 implementiert; die Programmierung erfolgte mit einem zu
DBASE III+ kompatiblen Datenbanksystem. Die Bedienung des Systems
erfolgt interaktiv über eine Kombination von Funktionstasten und
Menus.

Literatur

[1] Ehlers, C. T.; Beland, H. (Hrsg): Perspektiven der Informations-
     verarbeitung in der Medizin. Medizinische Informatik und
     Statistik 64. Berlin etc.: Springer 1986
[2] Schillings, H.; Timmermann, U.; Schaefer, J.; Ehlers, C. Th.:
     Rechnergestützte Patientendokumentation im Göttinger
     Informationssystem für Intensivmedizin in [1], p. 120-124
[3] Wolff, Chr.; Schalk, E.: THEMIS: System zur Dokumentation und
     Speicherung von Mess- und Pflegedaten einer Intensivstation auf
     einem HP 150 in [1], p. 500

Qualität und Eignung der Stichprobe zur Messung der Fehlbelegung
der bundesdeutschen Akutkrankenhäuser

R.Klar, J.Schulte Mönting, U.Müller

Institut für Medizinische Biometrie und Medizinische Informatik
der Universität Freiburg,

Einleitung

Anhand problemorientiert dokumentierter Krankengeschichten einer jährlich randomisiert erhobenen Stichprobe aus allen bundesdeutschen Akutkrankenhäusern (Diagnose-Therapie-Index DTI) wurde das Ausmaß an Fehlbelegungen, das sind stationäre Fälle, die nach klinisch-ärztlichem Sachverständigenurteil mit reduzierter Verweildauer hätten behandelt werden können, untersucht. Während die gesamte zweiphasige Fehlbelegungsstudie und deren Ergebnisse - z.B., daß 17% aller Pflegetage der ab 60jährigen Patienten fehlbelegt sind - anderweitig publiziert sind (1), sollen hier die Güte der Stichproben und deren Eignung zur Fehlbelegungseinschätzung behandelt werden.

Qualität des DTI Stichprobenplans und der Anpassung der Stichprobe

Erhebungseinheit des DTI ist nicht der Stichtag sondern die Stationsentlassungswoche, d.h. alle innerhalb einer Woche entlassenen Patienten einer Station, die mit ihren wichtigsten persönliche, präklinische, klinisch therapeutische und diagnostische sowie pflegerische Merkmalen erfaßt. Diese Aufgaben gehen weit über eine Basisdokumentation hinaus. Jährlich werden ca. 600 über das Jahr verteilte Stationsentlassungswochen mit etwa 6000 Patienten erhoben. Wegen der starken Blockbildung (Klumpung) der Patienten auf ausgewählte Stationen resultieren größere Varianzen als bei einer Stichtagsmethode oder einer reinen Stichprobe von Patienten, die erhebungstechnisch kaum durchführbar wären. Zur Varianzminimierung wird im Stichprobenplan nach Planbettenzahl (Krankenhausgröße), Fachrichtung und Bundesland, den einzigen aktuell verfügbaren amtlichen Angaben (2) geschichtet und - wegen der in praxi nicht erreichbaren Gleichheit der Bettenzahl aller Klumpen (Stationen) und Ausschöpfung je Schicht - wird nach der Erhebung anpassend gewichtet. Als Anpassungsalgorithmus wird das NJUST-Iterationsverfahren (3) benutzt, das primär eine mehrdimensionale Randsummenadjustierung zwischen Ist- und Sollzahlen unter der Nebenbedingung einer nicht negativ gewichtenden Minimierung der Varianz der Gewichtsfaktoren liefert. Unbesetzte Zellen erhalten somit auch keine Besetzung nach der Gewichtung. 4 bis 5 Iterationszyklen sind nötig, bis die Abweichung in Hauptkriterien kleiner 0,1 Promille wird, Gewichtsfaktoren größer 2,99 werden nur mit einer unbedeutenden Ausnahme nicht zugelassen. Die wichtigsten Parameter der Faktorenverteilung für das Stichprobenjahr 1986 waren: Fallzahl abs. 5577 und gewichtet 5386,22; $\bar{x}$ = 0,966; s_x = 0,637; $s_{\bar{x}}$ = 0,009; häufigster Wert = 0,66; $\tilde{x}$ = 0,80; unteres Zentil = 0,39; oberes Zentil = 0,814.

Die Auswirkungen dieser Adjustierungen wurden anhand vieler Auswertungen kontrolliert, von denen Abb.1 die Verteilung der DTI Stichprobenfälle über die Bundesländer und Abb.2 über die Krankenhausgrößenklassen jeweils im Vergleich mit den amtlichen Angaben (2) zeigt. Beide Abbildungen kennzeichnen ein recht gutes praktisches Anpassungsergebnis. Mit vergleichbaren Abweichungen ist grundsätzlich bei Flächenstichproben dieser Art zu rechnen, wie das Beispiel des National Hospital Discharge Surveys (4) aus den USA zeigt.

Plausibilität und Güte der Diagnosenstatistik des DTI

Die Repräsentativität der DTI Stichprobe wurde anhand vieler Merkmale weiter überprüft, von denen die Hauptdiagnosen der stationären Fälle eine besondere Bedeutung haben. Abb.3 zeigt den Anteil der Fälle in den 17 ICD Diagnoseklassen bei den DTI Jahrgängen 1983 bis 87 im Vergleich mit den wenigen und wohlkaum repräsentativen anderen bundesweiten Diagnosestatistiken der AOK (5) und der auch auf andere

184

Abb.1:

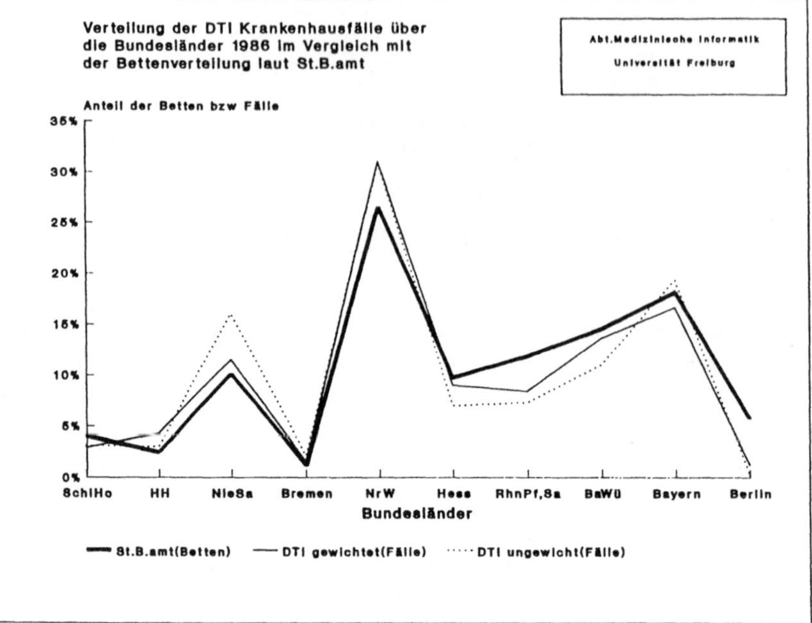

Abb.2:

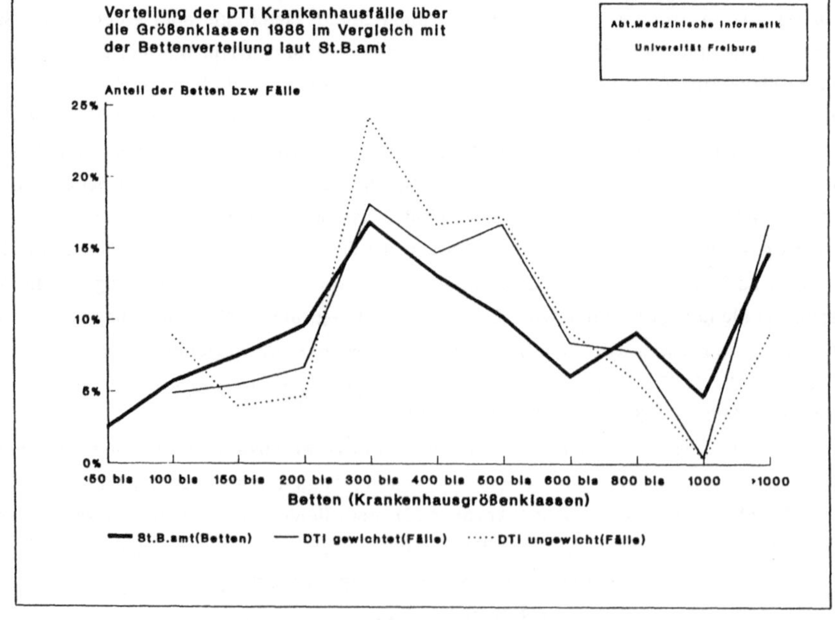

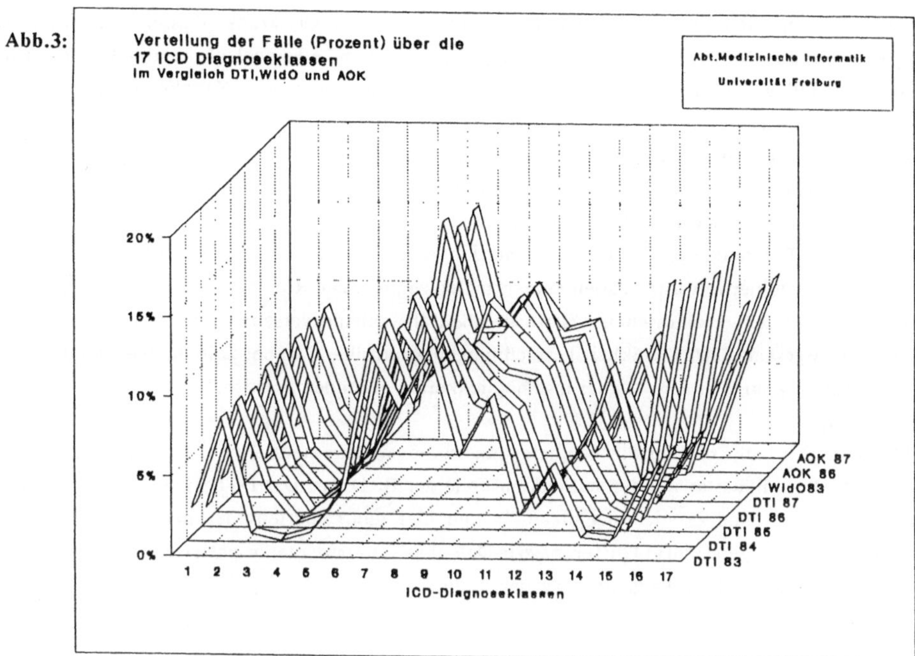

Abb.3:
Verteilung der Fälle (Prozent) über die
17 ICD Diagnoseklassen
im Vergleich DTI,WidO und AOK
Abt.Medizinische Informatik
Universität Freiburg
20%
15%
10%
5%
0%
AOK 87
AOK 86
WidO83
DTI 87
DTI 86
DTI 85
DTI 84
DTI 83
1 2 3 4 5 6 7 8 9 10 11 12 13 14 15 16 17
ICD-Diagnoseklassen

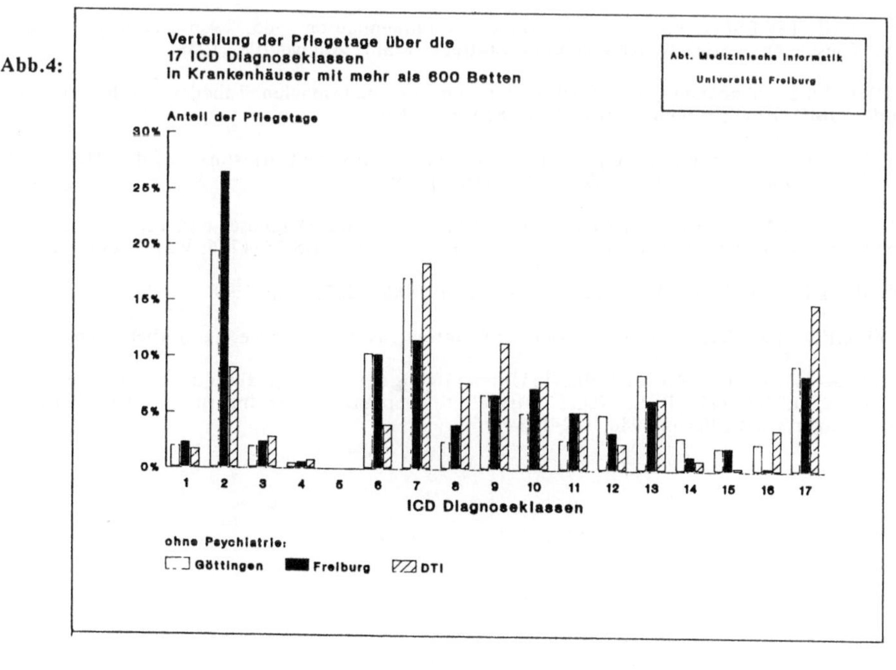

Abb.4:
Verteilung der Pflegetage über die
17 ICD Diagnoseklassen
in Krankenhäuser mit mehr als 600 Betten
Abt. Medizinische Informatik
Universität Freiburg
Anteil der Pflegetage
30%
25%
20%
15%
10%
5%
0%
1 2 3 4 5 6 7 8 9 10 11 12 13 14 15 16 17
ICD Diagnoseklassen
ohne Psychiatrie:
Göttingen   Freiburg   DTI

Krankenkassen angepaßten Daten des Wissenschaftlichen Instituts der Ortskrankenkassen WidO (6). Insgesamt zeigt sich hier eine gute Reliabilität innerhalb der DTI Jahrgänge und eine noch akzeptable Übereinstimmung zwischen DTI, AOK und WIdO. Im Vergleich der DTI Pflegetage der großen Krankenhäuser ab 600 Betten und denen zweier noch viel größerer Universitätskliniken (Freiburg 2000 Betten, Göttingen 1400 Betten - Herrn Prof. Ehlers sei für die Überlassung der Göttinger Daten bestens gedankt) zeigen sich allerdings erhebliche Unterschiede besonders bei den onkologischen Pflegetagen (ICD Klasse 2), die auf eine generell hohe Variabilität im case mix der Häuser hinweisen.

Die Qualität der DTI Krankengeschichtsdokumentation konnte stichprobenartig geprüft werden, wobei sich keine Mängel bei den hier relvanten Patientenmerkmalen zeigten. Die Richtigkeit der computergestützten 4-stelligen ICD Diagnosenverschlüsselung (7) wurde ebenfalls anhand verschiedener Auszüge aus dem DTI-Thesaurus mit insgesamt 1200 Krankheitsbezeichnungen kontrolliert, wobei kein einziger konkreter Fehler sondern nur einige wenige andere Kodierungsmöglichkeiten gefunden wurden.

Schlußfolgerung

Der DTI eignet sich nicht nur für die Fehlbelegungsstudie sondern stellt auch die einzige z.Zt. verfügbare repräsentative Morbiditätsstatistik der stationären Fälle der BRD dar. Der DTI Stichprobenplan, Erhebung, Kodierung, Kontrolle und Gewichtung bieten in den hier kontrollierten Merkmalen und besonders den Diagnosen eine ausgewogene und gut differenzierte Datenbasis zur patientenorientierten Krankenhausstatistik, die auch für viele andere Zwecke genutzt werden kann.

Literatur

(1) Müller,U., Klar,R.: Umfang von Fehlbelegungen in Akutkrankenhäusern. Forschungsbericht Gesundheitsforschung Nr. 164 BMA (Hrsgeb.) Bonn 1988. (Dieser Bericht enthält die Ergebnisse für die ab 60jährigen Patienten; für die Patienten aller Altersklassen erscheint der Bericht in Kürze.)

(2) GESUNDHEITSWESEN. Fachserie 12, Reihe 6 Krankenhäuser 1985, 1986 Herausgeb.: Statistisches Bundesamt Wiesbaden, Verlag W. Kohlhammer, Stuttgart/Mainz August 1987,1988

WAUSCHKUHN,U.: Anpassung von Stichproben und n-dimensionalen Tabellen an Randbedingungen. Berichte der GMD. R. Oldenbourg Verlag München Wien 1982

(3) PUCG,R.E. et al.: Computer-based procedure for the n-dimensioned adjustment of dat NJUST. US-Dept. of Health, NEW Publ. No SSA 76-11859, Washington DC 1976

(4) NATIONAL CENTER FOR HEALTH STATISTICS: Detailed Diagnoses and Procedures for Patients Discharged from Short-Stay Hospitals, US, 1986. DHHS Publ. No PHS 88-1756, Washington DC 1988

(5) AOK BUNDESVERBAND: Krankheitsartenstatistik 1986, 1987, Bonn 1988

(6) BREYER,FR. et al.: Die Krankenhaus-Kostenfunktion. WIdO, AOK Verlag GmbH Bonn 1987

(7) DIEKMANN,F., MÜLLER,U., RUHL,U.: Unterstützung der Krankenhäuser durch ein Diagnose-Codier-System. In: EHLERS,C.TH., BELAND,H. (Hrsgeb.): Perspektiven der Informationsverarbeitung in der Medizin, Springer Verlag Berlin 1986, 182-193

Zur Konzeption von medizinischen Forschungssubsystemen und ihrer Integration in den rechnergestützten Teil von Klinikuminformationssystemen

FRIEDERIKE GERNETH[1,2], REINHOLD HAUX[1,2], HANS KONRAD SELBMANN[1,2]

[1] Universität Tübingen, Institut für Medizinische Informationsverarbeitung, Westbahnhofstraße 55 und
[2] Sonderforschungsbereich 120 »Leukämieforschung und Immungenetik«, OTFRIED-MÜLLER-Straße 10, D-7400 Tübingen

Zusammenfassung: Am Beispiel des Sonderforschungsbereichs 120 »Leukämieforschung und Immungenetik« an der Universität Tübingen sollte untersucht werden, wie Forschungssubsysteme aufzubauen sind, welche Funktionen sie übernehmen können sollten und welche Netzwerkarchitektur sich eignet. Ferner sollte ermittelt werden, wieweit sich Forschungssubsysteme in den rechnergestützten Teil eines Klinikuminformationssystems integrieren lassen. Es zeigte sich, daß es für den Aufbau keine allgemeingültige Lösung gibt. Vielmehr ist er abhängig von den Aufgaben und dem Informationsbedarf der einzelnen Forschergruppen. Bei der Integration in den rechnergestützten Teil des Klinikuminformationssystems ist das klinische Umfeld zu berücksichtigen Insbesondere aufgrund der besonderen Schutzwürdigkeit der Patientendaten gilt, daß die Verbindung von Subsystemen nicht notwendigerweise zur Vernetzung der entsprechenden Rechnersysteme führen darf.

1   Einleitung

Der Bedarf an Informationsaustausch und an Informationsverarbeitung in den Universitätsklinika, nicht nur für die Patientenversorgung, sondern auch und primär für wissenschaftliche Aufgaben nimmt stetig zu. Mit ihm steigt der Bedarf an dem Einsatz von geeigneten Hard- und Softwarewerkzeugen und an der Nutzung fachspezifischer (öffentlicher) Datenbanken ebenfalls an. Folgende Fragestellungen wollen wir am Beispiel des Sonderforschungsbereichs »Leukämieforschung und Immungenetik« an der Universität Tübingen behandeln:

(1)   Wie sollten Forschungssubsysteme (vgl. z.B. [4]) aufgebaut sein, insbesondere welche Funktionen sollten sie übernehmen können und welche Netzwerkarchitektur eignet sich?

(2)   Wieweit lassen sich Forschungssubsysteme in den rechnergestützten Teil eines Klinikuminformationssystems - unter Berücksichtigung der besonderen Schutzwürdigkeit patientenbezogener Daten - integrieren?

Die Arbeit enthält eine kurze, teilweise stark vereinfachte Darstellung des von den Verfassern erarbeiteten Lösungsansatzes. Eine detailliertere Beschreibung sowie ausführliche Literaturangaben befinden sich in [1].

2   Der Sonderforschungsbereich »Leukämieforschung und Immungenetik«

Der Sonderforschungsbereich »Leukämieforschung und Immungenetik« an der Universität Tübingen befaßt sich mit der Erarbeitung der Grundlagen zur molekularen Kontrolle der Immunantwort gegenüber Fremd- und Eigenstrukturen beispielsweise für die Knochenmarktransplantation. Er umfaßt derzeit 6 Projektbereiche (Projektbereiche A, B, C, D, F, G) mit insgesamt 56 Mitarbeitern in 14 Teilprojekten (Teilprojekte A1, A2, A3a, ..., G1) mit unterschiedlichen Arbeitsschwerpunkten (vgl. [5]). Diese Teilprojekte verteilen sich überwiegend auf Institutionen der Medizinischen Fakultät (Klinische Medizin), auf verschiedene naturwissenschaftliche Fakultäten und auf das an die Universität angegliederte MAX-PLANCK-Institut für Biologie.

3   Aufgaben und Struktur des Forschungssubsystems des Sonderforschungsbereichs »Leukämieforschung und Immungenetik«

Unter Verwendung konventioneller Methoden der Systemanalyse wie Fragebogentechnik und Interview (vgl. z.B. [3]), wurde Ende 1988 der Bedarf an Informationsaustausch, der Ist-Zustand und der Bedarf an Methoden der Medizinischen Biometrie und Medizinischen Informatik sowie der Stand des Rechnereinsatzes ermittelt. Die Analyse ergab, daß ein allgemeiner Bedarf fast aller Teilprojekte u.a. in den folgenden Bereichen besteht: Datenhaltung und statistische Datenanalyse; Austausch experimenteller und patientenbezogener Daten; Zugriff auf molekularbiologische Datenbanken (z.B. auf die EMBL nucleotide sequence database und SWISS-PROT protein sequence database) und auf Literaturdatenbanken; Kontakte zu anderen externen Forschungseinrichtungen/Forschergruppen. Aufgrund der Zugehörigkeit der Teilprojekte zu verschiedenen Fakultäten mit unterschiedlicher Anbindung an das Klinikum sind bei der Strukturierung und Realisierung des Forschungssubsystems bzw. des Forschungsnetzes die im EDV-Rahmenkonzept für den rechnergestützten Teil des Tübinger Klinikuminformationssystems ([2]) gemachten Vorgaben wesentlich. Durch sie wird u.a. festgelegt, daß das Kommunikationsnetz des Klinikums, über das Patientendaten übermittelt werden, nicht mit anderen, insbesondere mit klinikumsexternen Netzen (z.B. mit den Forschungsnetzen PLANET, EARN) gekoppelt werden darf.

Aus der Informationsfluß- und -bedarfsanalyse ergaben sich für das Forschungssubsystem die folgenden Aufgaben: (a) bezüglich allgemein unterstützender Hilfsfunktionen: Erleichterung der Text- und Grafikerstellung sowie Zugang zu geeigneten Literaturdatenbanken; (b) bezüglich der Datenhaltung und -analyse: Unterstützung der

Datenhaltung und -auswertung vor allem bei der HLA-Typisierung, dem HLA-Antikörper-Screening, der Oligotypisierung und der Analyse der Expression von Zelloberflächenmarkern (Teilprojekte A3a, C5; zu den Teilprojekten vgl. Abbildung 1 sowie [1], [5]), patientenorientierte und teilweise familienorientierte Zusammenführung der klinischen und immunologischen Daten; möglichst integrierte, die multiple Verwendbarkeit berücksichtigende Auswertung dieser Daten (Teilprojekt A3a, ...), Berücksichtigung der Schutzwürdigkeit der personenbezogenen, vor allem der patientenbezogenen Daten, Bereitstellung von molekularbiologischen Datenbanken mit Vergleichsdaten zu Protein- und DNA-Sequenzen für die umfassende Interpretation experimenteller Daten (Teilprojekte A3b, D4); (c) bezüglich des Informationsaustausches/der Kommunikation: Bereitstellung eines zentralen Immunologischen Datenhaltungs- und Auswertungssystems und seine Einbettung in ein Forschungsnetz, Möglichkeit der Einbeziehung von patientenbezogenen Daten der klinischen Routine einerseits und für die externe Kommunikation andererseits.

4 Realisierung des Forschungssubsystems des Sonderforschungsbereichs und seine Integration in das Klinikuminformationssystem

Für die Realisierung des Forschungssubsystems waren bzw. sind für die verschiedenen Teilprojekte entsprechende Subsysteme teilweise weiterzuentwickeln oder neu zu konzipieren, wobei zwischen ihnen geeignete Schnittstellen für die Integration der Daten (sogenannte Datenübertragungsschnittstellen) zu schaffen sind. Die strikte Trennung des Kommunikationsnetzes des Klinikums mit Patientendaten von anderen, insbesondere von klinikumsexternen Netzen ergibt die Notwendigkeit, das Forschungssubsystem in zwei Komponenten zu gliedern: in Subsysteme mit patientenbezogenen Daten und in Subsysteme ohne patientenbezogene Daten. Bei den Rechnersystemen des Forschungssubsystems führt dies zu einer strikten Trennung und Abschottung von Rechnersystemen, die patientenbezogene Daten enthalten, gegenüber denjenigen Rechnersystemen ohne patientenbezogene Daten.

Subsysteme mit Patientendaten: Um zum einen die Datenhaltung ausreichend zu ermöglichen und ferner die Grundlagen für die Integration der patientenorientierten bzw. familienorientierten Daten sowie deren integrierte Auswertung zu schaffen, wird die in den existierenden Subsystemen der klinikumsinternen Teilprojekte vorhandene Software ergänzt oder weiterentwickelt. Dabei steht die Entwicklung eines zentralen Immunologischen Datenhaltungs- und Auswertungssystems für die Integration dieser Daten und die umfassende Datenanalyse im Mittelpunkt.

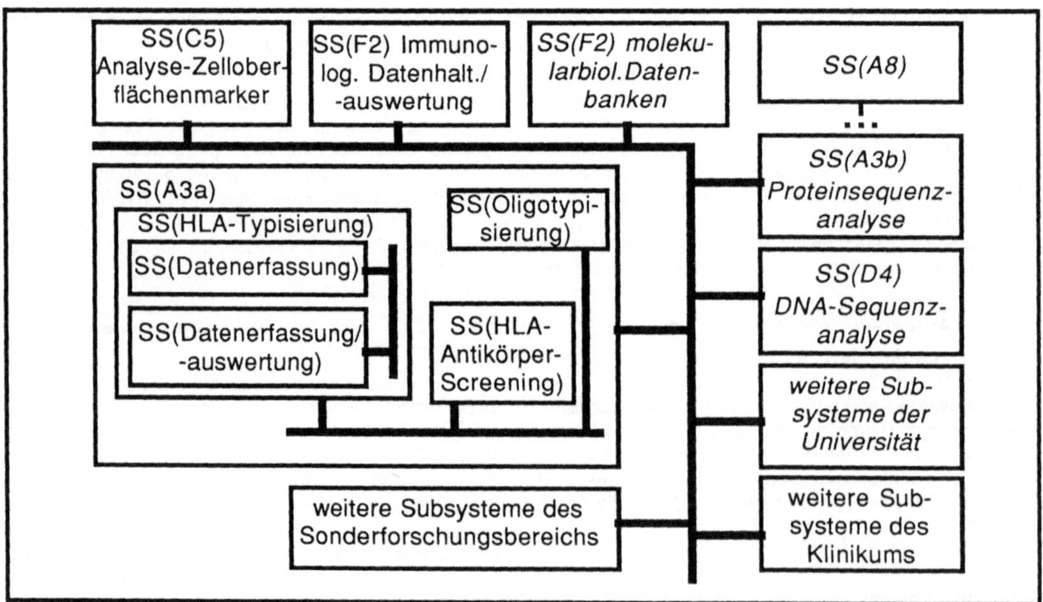

Abb.1: Subsysteme des Forschungssubsystems; *kursiv* beschriftete Rechtecke: Subsysteme ohne Patientendaten; nicht-kursiv beschriftete Rechtecke: Subsysteme mit Patientendaten; Verbindungen zwischen den Rechtecken: Datenübertragungsschnittstellen; Abkürzungen: SS: Subsystem; A3a, A3b, ...: Teilprojekte des Projektbereichs A, usw..

Subsysteme ohne Patientendaten: Auch die anderen Teilprojekte sind durch adäquate Subsysteme in Zukunft mehr in das Forschungssubsystem zu integrieren. Der Schwerpunkt liegt hier zur Zeit auf der Bereitstellung der molekularbiologischen Datenbanken von EMBL (EMBL nucleotide sequence database und SWISS-PROT protein sequence database) in einem Subsystem insbesondere für die beiden nicht zum Klinikum gehörenden Teilprojekte A3b und D4, wobei besonders hier der erforderliche Datenschutz Berücksichtigung finden muß. Eine Übersicht über die beschriebenen, teilweise realisierten und teilweise in Planung befindlichen Subsysteme mit den zwischen ihnen geplanten Datenübertragungsschnittstellen zeigt Abbildung 1.

Rechnersysteme mit Patientendaten: Schließlich sind bzw. werden diese Subsysteme auf entsprechenden Rechnersystemen installiert. Hierbei findet derzeit auf der Seite der Rechnersysteme mit Patientendaten die Installation eines Forschungsnetzes in 'sternförmiger' Netzwerkarchitektur statt, auf dessen zentralen Dienstleistungs- und Netzserver in Zukunft das zentrale Immunologische Datenhaltungs- und Auswertungssystem, die molekularbiologischen Datenbanken sowie verschiedene Dienstleistungsprogramme (z.B. dBase, SAS, WordPerfect) zur Verfügung gestellt werden sollen. Die Rechnersysteme der einzelnen Teilprojekte sind im wesentlichen vorhanden und gegebenenfalls für den Einsatz im Forschungsnetz geeignet zu erweitern. Als Netzsoftware wurde Advanced-Netware 2.15 von Novell ausgewählt. Diese Lösung ermöglicht uns, das Forschungsnetz physisch in das Kommunikationsnetz des Klinikums - und zwar in ein Token-Ring Netzwerk - einzubetten. Auf der logischen Ebene kann allerdings durch die verwendete unterschiedliche Software (Novell Advanced Netware bzw. IBM LAN Support Programm) eine Trennung der Netze vollzogen werden. Die Verbindung zu anderen klinikumsinternen Rechnersystemen und insbesondere zur Rechenanlage des Medizinischen Rechenzentrums wird über ein Gateway realisiert.

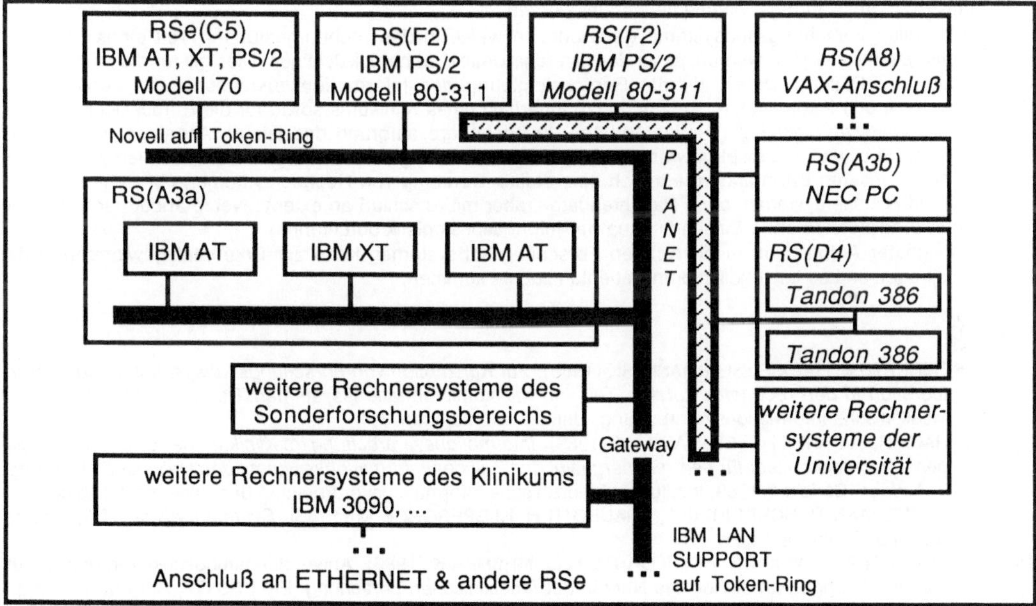

Abb.2: Rechnersysteme des Forschungssubsystems; *kursiv* beschriftete Rechtecke: Rechnersysteme ohne Patientendaten; nicht-kursiv beschriftete Rechtecke: Rechnersysteme mit Patientendaten; Verbindungen zwischen den Rechtecken: Datenübertragungsverbindungen; Abkürzungen: RS: Rechnersystem; A3a, A3b, ...: Teilprojekte des Projektbereichs A, usw..

Rechnersysteme ohne Patientendaten: Um auch auf diesen Rechnersystemen insbesondere das Subsystem mit molekularbiologischen Datenbanken zugänglich zu machen, wurde dieses auf einem weiteren Rechner installiert. Dieser Rechner ist an das Kommunikationsnetz PLANET der Universität Tübingen angeschlossen. Er bietet somit allen Mitarbeitern des Sonderforschungsbereichs die Möglichkeit mit anderen Institutionen, insbesondere mit externen Einrichtungen, zu kommunizieren. Eine schematische Darstellung wichtiger Rechnersysteme im Sonderforschungsbereich und ihre geplante Vernetzung mittels Datenübertragungsverbindungen zeigt Abbildung 2.

Stand der Realisierung: Zur Zeit (August 1989) ist insbesondere das Subsystem für die HLA-Typisierung realisiert, das Subsystem für das HLA-Antikörper-Screening in Aufbau und das für Oligotypisierung in Planung. Das Subsystem für die Analyse der Expression von Zelloberflächenmarkern ist ebenfalls realisiert. Das Subsystem mit den molekularbiologischen Datenbanken von EMBL befindet sich zur Zeit in Aufbau, das für das Immunologische Datenhaltungs- und Auswertungssystem in Planung. Bis auf die Kopplung der Rechnersysteme im Teilprojekt C5 und dem Anschluß des Rechnersystems des Teilprojekts D4 an das PLANET ist die weitere Vernetzung bisher in Abstimmung mit der Planung des Medizinischen Rechenzentrums in Vorbereitung. Die weitere Vernetzung soll zusammen mit dem Ausbau des Token-Ring-Netzwerkes des Klinikums schrittweise erweitert werden. Eine Erprobungsphase im Rahmen einer Pilotinstallation konnte inzwischen erfolgreich abgeschlossen werden. Außerdem konnte die Vernetzung in die weitere Vernetzung des Klinikums integriert werden.

5 Diskussion

Auf der Grundlage der Erfahrungen mit den bisher durchgeführten Arbeiten sollen nun die zu Beginn gestellten Fragen beantwortet werden:

Zu (1): Für den Aufbau von Forschungssubsystemen gibt es keine allgemeingültige Lösung. Der Aufbau ist abhängig von den jeweiligen Aufgaben und von dem Informationsbedarf der einzelnen Forschergruppen und von der vorhandenen Infrastruktur, insbesondere an Hard- und Software. In Abhängigkeit von den durchzuführenden Aufgaben, von dem Bedarf an 'internem' Informationsaustausch zwischen den einzelnen Forschergruppen sowie von dem Bedarf an 'externen' Informationen lassen sich Forschungssubsysteme in einzelne Komponenten untergliedern, die mit dem Ziel einer adäquaten Informationslogistik über Schnittstellen bedarfsgerecht zu verbinden sind. So weit wie möglich sollten einheitliche Softwarewerkzeuge, z.B. Datenbankverwaltungssysteme oder Statistische Auswertungssysteme verwendet werden.

Zu (2): Sollen Forschungssubsysteme ganz oder teilweise in den rechnergestützten Teil eines Klinikuminformationssystems integriert werden, so ist das klinische Umfeld zu berücksichtigen. Dies gilt für die multiple Verwendbarkeit von Patientendaten, für die Berücksichtigung des Informationsaustauschs, der verwendeten Rechnersysteme und insbesondere Rechnernetze innerhalb eines Klinikums sowie für die Berücksichtigung der besonderen Schutzwürdigkeit der Patientendaten. Insbesondere aufgrund des letzten Aspektes gilt, daß die Verbindung zu Subsystemen nicht notwendigerweise zur Vernetzung der entsprechenden Rechnersysteme führen darf. Nach unseren Erfahrungen läßt sich eine strikte Trennung von Rechnersystemen mit Patientendaten einerseits und Rechnersystemen ohne Patientendaten, aber mit Anschluß an externe Netze andererseits für den Sonderforschungsbereich ohne Einschränkung der Informationslogistik durchführen.

Ein geeigneter Aufbau von medizinischen Forschungssubsystemen kann zur Erkenntnisgewinnung in der Medizin beitragen und so letztendlich dem Patienten zugute kommen.

Literatur

[1]   GERNETH F, HAUX R, SELBMANN HK (1989). *Zur Konzeption von Forschungssubsystemen und ihrer Integration in den rechnergestützten Teil von Klinikuminformationssystemen.* Bericht 7/1989, Institut für Medizinische Informationsverarbeitung, Universität Tübingen.

[2]   HAUX R, JURANEK H, SELBMANN HK (1989). *Informationsverarbeitung im Klinikum der Universität Tübingen - Rahmenkonzept für den rechnergestützten Teil des Informationssystems des Universitätsklinikums,* 2. Auflage. Bericht 5/1989; Institut für Medizinische Informationsverarbeitung der Universität Tübingen.

[3]   LOCKEMANN P, SCHREINER A, TRAUBOTH H, KLOPPROGGE M (1983). *Systemanalyse - DV-Einsatzplanung.* Berlin: Springer.

[4]   SCHOSSER R, WEIß CH, HOLZFÖRSTER HJ, MEßMER K (1986). Anwendungsmöglichkeiten und Benutzeranforderungen an ein lokales Netz in der Medizinischen Forschung. EHLERS CT, BELAND H (Hrsg.). *Perspektiven der Informationsverarbeitung in der Medizin - Kritische Synopse der Nutzung der Informatik in der Medizin,* 439-442. Berlin: Springer.

[5]   SFB120 (1988). *Sonderforschungsbereich 120 - Leukämieforschung und Immungenetik, Jahresbericht 1986-1988.* Universität Tübingen.

Aufbau eines wissensbasierten Informationsnetzes am Gießener Klinikum
WING

Prokosch, H.U., Dudeck, J., Junghans, G., Michel, A., Sebald, P.
Institut für Medizinische Informatik, Universität Gießen
Heinrich-Buff-Ring 44, 6300 Gießen

Einleitung

Im Gießener Universitätsklinikum sind zentrale Patientenaufnahme und
Laborsystem seit nunmehr 11 Jahren in ununterbrochenem
Routineeinsatz. Diese Systeme wurden in den vergangenen Jahren durch
Subsysteme für die Blutbank, die Virologie, die Radiologie, die
Hämatologie, das kaufmännische Rechnungswesen und die
Materialwirtschaft ergänzt. Patientenaufnahme und Labor waren von
Anfang an voll integriert. Die Vernetzung der anderen Systeme war nur
begrenzt. Die Pflegebereiche waren in die Kommunikation zwischen
einzelnen Systemen noch nicht einbezogen.

Die Zukunft von DV-Systemen in einem Klinikum erfordert jedoch die
volle Integration in ein umfassendes Kommunikationssystem, das vor
allem die Pflegebereiche als zentralen Ort der Patientenversorgung
mit einbezieht. Ebenso wird die Integration von wissensbasierten
Funktionen in die routinemäßigen Kommunikationsabläufe und die
klinische Dokumentation in Zukunft immer mehr an Bedeutung gewinnen.
Unter diesen Prämissen begannen in Gießen Ende 1985 die Vorarbeiten
zur Entwicklung eines Klinikskommunikations- und -informations-
systems. 1986 wurde das im LDS-Hospital (Salt Lake City) entwickelte
und auf unserem Tandem-Rechner zur Erprobung installierte HELP-System
[6] ausführlich analysiert. Dieses amerikanische Kommunikations- und
Informationssystem erwies sich zwar als überaus leistungsfähig, ist
aber wegen der unterschiedlichen Organisationsstrukturen und der
dadurch bedingten Form einzelner Anwendungen auf deutsche
Krankenhäuser nur mit großem Aufwand übertragbar [5].

Im folgenden Beitrag beschreiben wir das Design unseres wissensbasierten Klinikskommunikations- und -informationsnetzes, welches in
seiner Grundkonzeption auf Teilen der HELP-Philosophie aufbaut,
darüberhinaus aber die speziellen Rahmenbedingungen im Gießener Universitätsklinikum und die Anforderungen der Ärzteschaft und des Pfle-
gepersonals berücksichtigt. Unsere Systementwicklungen basieren auf
einer relationalen Datenbankstruktur und werden mit modernen Softwareentwicklungstools realisiert.

Netzwerkstruktur im Gießener Klinikum

Das Gießener Klinikskommunikations- und -informationssystem ist ein
offenes System, in dem der zentrale TANDEM Großrechner mit lokalen
LAN's und UNIX-Subsystemen zu einem für die Anwender transparenten
Gesamtsystem integriert ist. Diese Integration basiert auf der
Kommunikation zwischen dem TANDEM-Rechner und UNIX-Systemen über
TCP/IP, sowie der Einbindung von LAN's in die TANDEM-Welt mittels des

TANDEM-Produkts MULTILAN und LAN-seitiger Standard-Netzsoftware wie z.B. NETBIOS. In Abhängigkeit von seinen jeweiligen Kommunikations- und Informationsbedürfnissen kann der Anwender, ohne daß ihm die Hintergrundabläufe bewußt sind, auf Datenbestände unterschiedlicher Rechner zugreifen und mit anderen Anwendern kommunizieren. Gegenüber der Außenwelt ist WING aus Datenschutzgründen streng abgetrennt; der Zugriff auf internationale Datenbanken (z.B. MEDLINE) ist allerdings durch die Integration von CD-ROM Laufwerken geplant.

Die einzelnen Medizinischen Zentren des Gießener Klinikums sind im relativ großen Klinikumsgelände auf unterschiedliche Gebäude verteilt. Auf der Basis eines Ethernet-Systems wird die Verbindung zwischen diesen Gebäuden und auch die vertikale Verkabelung innerhalb der Gebäude mit Lichtwellenleitern realisiert, wogegen horizontal (innerhalb einer Etage) eine Cheapernet-Koaxialverkabelung eingesetzt wird. Während die Anforderungen bestimmter klinischer Anwender durch Standardterminals mit direkter Verkabelung zum TANDEM Rechner befriedigt werden können, bietet WING einem Großteil der Anwender, z.B. an den Arzt-Arbeitsplätzen, durch LAN-Workstations ein umfangreicheres Funktionsspektrum. Diskless PC's können in einem Novell-LAN zum einen auf lokale PC-Standardsoftware und lokale Datenbestände auf einem gespiegelten File-Server zugreifen, und zum anderen über das Netz mit UNIX-Subsystemen und dem zentralen TANDEM Rechner kommunizieren. Um die beim Tandem-Zentralrechner gegebene hohe Ausfallsicherheit auch in den peripheren Bereichen zu verwirklichen, sind alle kritischen Netzwerkkomponenten doppelt ausgelegt. Dadurch kann auch bei Ausfall einer Komponente oder eines Netzabschnitts ein fast unterbrechungsfreier 24-Stunden-Betrieb aufrecht erhalten werden. Für den DV-Einsatz im klinischen Bereich ist dies nach unseren bisherigen Erfahrungen eine unverzichtbare Voraussetzung.

Die Softwarekonzeption

Die Realisierung des oben beschriebenen offenen Systems basiert auf einer transaktions-orientierten Verarbeitung, in der Bildschirm-Requestoren auf Endgeräten unterschiedlicher Intelligenz mit Datenbank-Servern auf verschiedenen Rechnern kommunizieren. Dies wird durch die PATHWAY-Umgebung von TANDEM optimal unterstützt. Insbesondere wird nicht nur die Kommunikation mit TANDEM-Terminals, sondern auch, durch den 'Intelligent-Device-Support', die Kommunikation mit PC-residenten Requestoren ermöglicht. Dies erlaubt zum einen die Gestaltung einer äußerst flexiblen Benutzeroberfläche durch Ausnutzung der Window-, Mouse- und Grafikmöglichkeiten, zum anderen aber auch die transparente Integration TANDEM-unabhängiger Anwendungen.

Der Kern des Systems besteht aus der zentralen Patientendatenbank und dem medizinischen Wörterbuch (Gießener Medical Data Dictionary, GMDD) [4]. In der langfristigen Gesamtkonzeption wird dieser Kern noch ergänzt durch eine modulare Wissensbank. Für die Realisierung eines umfassenden Kommunikationssystems ist die Implementation eines ein-heitlichen zentralen Data Dictionaries zur Standardisierung aller Anwendungen eine wichtige Voraussssetzung [1, 2]. Zur Unterstützung einer durchgehenden Anwendungsentwicklung mit dem TANDEM Anwendungs-generator PATHMAKER wird das GMDD in die PATHMAKER-Entwicklungs-umgebung integriert und mit der strukturellen Datenbankbeschreibung der NONSTOP-SQL Datenbank zu einer homogenen Einheit verknüpft.

Wissensbasierte Funktionen

Ein wesentliches Ziel unserer Entwicklungen ist die Integration wissensbasierter Funktionen in das Kommunikationssystem. Bisherige Erfahrungen haben gezeigt, daß isolierte Expertensysteme, die dialogorientierte Eingaben verlangen, zwar interessante Lösungen ergeben können, in der klinischen Routine aber nur selten zum Einsatz gekommen sind. Eine wichtige Voraussetzung für die klinische Nutzung wissensbasierter Funktionen ist die Verfügbarkeit der zur Entscheidungsunterstützung notwendigen Daten im Umfeld eines Kliniks-kommunikationssystems wie im HELP-System [6] und dem CARE-System [3].

Auch in WING wird der wirkungsvollste und klinisch effektivste Einsatz wissensbasierter Funktionen in einem datengesteuerten Monitoring der ärztlichen und pflegerischen Tätigkeit liegen. Da diese Monitoringfunktionen größtenteils auf stark strukturierten Entscheidungen beruhen (Erkennen von Arzneimittelinteraktionen, Abweichungen von Normbereichen, Beobachtung von Trends bei Labor-werten, etc.), lassen sich viele dieser Zusammenhänge in einem rela-tionalen Modell abbilden.

Die modulare Gestaltung der Wissensbank dient zum einen dem über-sichtlichen Wissensbank-Management und erlaubt zum anderen den stufenweisen Ausbau der Wissensbank. Mit zunehmender Integration neuer Datenlieferanten (Funktionsstellen) wird die Bedeutung und Nutzung der entscheidungsunterstützenden Funktionen gleichermaßen wachsen.

WING Module

Der Aufbau eines Kliniksinformationssystems wird immer in verschie-denen Phasen realisiert, um eine schrittweise Einarbeitung der Klini-kumsmitarbeiter zu gewährleisten. Als Grundlage aller klinischen Anwendungen wurden in einem ersten Schritt das Gießener Medizinische Wörterbuch (GMDD), und ein Logon-Modul, das durch seine flexible Konzeption unterschiedliche Zugriffsberechtigungen auf Patientenuntermengen und funktionale Module verwaltet und steuert, realisiert. Im klinischen Einsatz befinden sich darüberhinaus bereits die Module zur Patientenkurzaufnahme und der Laborwertanzeige. Das zur Zeit für wissenschaftliche Auswertungen in der Orthopädie genutzte Diagnoseverschlüsselungsmodul wird in Kürze in das klinische Informationssystem integriert und kann dann für die nach der Bundespflegesatzverordnung vorgeschriebene Diagnoseverschlüsselung, basierend auf der 3-stelligen ICD, aber auch erweitert durch klinische Schlüsselsysteme, verwendet werden. Module zur halbautomatischen Arztbriefschreibung, der Arzneimittelverordnung und der Operationsdokumentation befinden sich zur Zeit in Entwicklung. In Zusammenarbeit mit dem Institut für Pathologie wird das Konzept eines Pathologie-Informationssystems als WING-Subsystem erarbeitet. Weitere Funktionsstellen, die in den nächsten zwei Jahren in WING integriert werden sollen, sind die Blutbank, die Virologie, die Mikrobiologie und die Radiologie. Eine Arbeitsgruppe der zentralen Pflegedienst-leitung ist mit der Ausarbeitung und Katalogisierung von Pflege-standards befaßt, die dann als Basis für ein Pflegedokumentations-system dienen sollen. Desweiteren soll auch die Personaldisposition im pflegerischen Bereich in unmittelbarer Zukunft durch ein in WING integriertes Personaldispositionssystem unterstützt werden.

Ausblick

Der Routineeinsatz von Basisbausteinen des klinischen Informationssystems WING begann im Januar dieses Jahres auf der Notaufnahmestation der Medizinischen Klinik. Patientenkurzaufnahme und Laborwertanzeige sind dort seit mehr als einem halben Jahr im Einsatz und von den Anwendern mittlerweile voll akzeptiert. Es hat sich gezeigt, daß man die Einführung von klinischen DV-Lösungen mit Modulen beginnen muß, bei denen für die Anwender ein offensichtlicher unmittelbarer Nutzen erkennbar ist (Ausdruck von Patientenetiketten vor Ort, zeitnaher und einfacher Zugriff auf Laborbefunde, Ausdruck von Patientenverlegungsberichten). Dies ist ein wesentlicher Aspekt für die Akzeptanz von DV-Lösungen im klinischen Arbeitsumfeld.

Die zur Zeit im Einsatz befindlichen WING-Module wurden auf dem zentralen TANDEM-Rechner realisiert. Der in der Notaufnahmestation der Medizinischen Klinik implementierte DV-Arbeitsplatz ist noch mittels Telefonleitung an die TANDEM angeschlossen. In 1990 werden wir im Gießener Klinikum schrittweise die Infrastruktur bereitstellen, die für die geplante Integration von bestehenden und im Aufbau befindlichen UNIX-Systemen und LAN's benötigt wird. Im nächsten Jahr werden die bereits entwickelten und die noch zu realisierenden Module auf weiteren Stationen verschiedener Kliniken zur praktischen Erprobung eingeführt. Mittelfristig beabsichtigen wir erstmals mit der Inbetriebnahme des Neubaus unserer Chirurgischen Klinik im Sommer 1991 alle Pflegestützpunkte und Arztzimmer einer Klinik mit in WING integrierten DV-Arbeitsplätzen auszustatten. Die routinemäßige Nutzung der beschriebenen Kommunikations- und Informationsfunktionen wird dann von ca. 250 Endgeräten aus möglich sein. Unsere langfristige Planung umfaßt die Anbindung aller bettenführenden Häuser und Ambulanzen des Klinikums an das klinische Informationsnetz.

Literatur

[1] Huff, S.M., Craig, R.B., Gould, B.L., Castagno, D.L., Smilan, R.E. Medical Data Dictionary for Decision Support Applications, in: Stead W.W. (eds.), Proceedings of the 11th SCAMC, 310-317, 1987.

[2] Linnarsson, R., Wigertz, O. The Data Dictionary - A Controlled Vocabulary for Integrating Clinical Databases and Medical Knowledge Bases, Methods of Information in Medicine 28, 78-85, 1985.

[3] McDonald, C., Blevins, L., Glazener, T., Haas, J., Lemmon, L., Meeks-Johnsons, J. Data Base Management, Feedback Control and the Regenstrief Medical Record, Journal of Medical Systems 7, 111-125, 1983.

[4] Michel, A., Prokosch, H.U., Dudeck, J. Entwicklung eines Medizinischen Wörterbuchs für ein wissensbasiertes klinisches Informationssystem, in: Proceedings der 34. GMDS Jahrestagung, 1989.

[5] Prokosch, H.U., Dudeck, J., Junghans, G., Marquardt, K. WING - Entering a new Phase of Electronic Data Processing at the Giessen University Hospital. In Vorbereitung.

[6] Pryor, T.A., Gardner, R.M., Clayton, P.D., Warner, H.R. The HELP System, Journal of Medical Systems 7, 87-102, 1983.

Das Heidelberger Kommunikationssystem HeiKo

Henning Janßen, Alfred Winter
Universität Heidelberg
Institut für Med. Biometrie und Med. Informatik, Abt. Med. Informatik
Im Neuenheimer Feld 400, 6900 Heidelberg

ZUSAMMENFASSUNG: Es wird dargestellt, wie im Universitätsklinikum Heidelberg der Nachrichtenaustausch zwischen verschiedenen Subsystemen über das zentrale Kommunikationssystem HeiKo stattfindet und unter zentraler Kontrolle steht. Die Bestandteile und die interne Struktur von HeiKo werden erläutert. Außerdem werden die routinemäßig laufenden Kopplungen über HeiKo angegeben und ein kurzer Ausblick auf geplante Erweiterungen gegeben.

SCHLÜSSELWÖRTER: Kommunikation, integriertes Klinikuminformationssystem, autonome Subsysteme, Kommunikationsstandardisierung

1. Einleitung

Das zentrale Kommunikationssystem des Universitätsklinikums Heidelberg soll dazu dienen, die verschiedenen existierenden autonomen Subsysteme des Klinikuminformationssystem zu verbinden, um so dem Ziel eines integrierten Klinikuminformationssystems (d.h. die richtige Information am richtigen Ort zur richtigen Zeit präsentieren zu können) möglichst nahe zu kommen. Der Trend zur Subsystembildung existiert aus verschiedenen Gründen auch außerhalb des Anwendungsbereich Krankenhaus, und Untersuchungen zeigen, daß er sich in Zukunft eher verstärken wird (vgl. [JANßEN (1988)], [ECKERT (1989)]).

Um ein solches Kommunikationssystem erfolgreich einsetzen zu können, bedarf es nach Möhr ([MÖHR (1986)]) eines umfassenden und fachübergreifenden Konzeptes, welches bindend für alle Neuentwicklungen bzw. für neu hinzugekaufte Systeme ist. Dieses Konzept ist in Heidelberg mit Hilfe von 'HeiKo' (Heidelberger Kommunikationssystem) geschaffen worden und befindet sich mit Erfolg im Routineeinsatz.

Nach Möhr besteht die Lösung des Problems, ein klinikumsweites Kommunikationssystem zu schaffen, darin, in den verschiedenen DV-Anwendungssystemen jedes der folgenden vier **Grundelemente eines Kommunikationssystems** zu realisieren:

1. Einheitliche technische Basis (technische Komponente)
2. Einheitliche Netzsprache (syntaktische / semantische Komponente)
3. Existenz von Basissoftware für die Kommunikation
4. Existenz von Sender- und Empfänger-Moduln in jedem System

Möchten also Anwendungssysteme auf unterschiedlichen Systemen Daten austauschen, bedarf es zunächst einer physikalischen Verbindung, die sich hinter Grundelement 1 (**technische Komponente**) verbirgt; sie ist abhängig von den jeweiligen Subsystemen. Die anderen 3 Elemente können relativ unabhängig davon realisiert werden.

Die **einheitliche Netzsprache** (Element 2) legt den gemeinsamen Kommunikationsbereich zwischen den beteiligten Teilnehmern sowohl in semantischer als auch in syntaktischer Form fest.

Die Schnittstelle zu dem Kommunikationssystem sowohl für den Kommunikationsadministrator als auch für die Anwenderprozesse bilden die Administrations- bzw. Benutzeroperationen, die gemeinsam als **Basissoftware** (Element 3) bezeichnet werden.

Die **Sender- und Empfänger-Moduln** (Element 4) sind die Schnittstellenprogramme (Prä- und Postprozesse) zwischen den Benutzeroperationen des Kommunikationssystems und der jeweiligen Anwendung. In ihnen werden die notwendigen HeiKo-Parameter in dem vereinbarten Standardformat belegt, der Aufruf der Kommunikations-Basissoftware findet hier statt und (beim Empfang von Nachrichten) wird die Weitergabe und die Datenformatumsetzung der empfangenen Nachricht zur Verarbeitung durchgeführt.

Die genauen Aufgaben und konkreten Realisierungen der Elemente 2 und 3 werden in den folgenden Abschnitten (2. bzw. 3.) näher betrachtet.

2. Einheitliche Netzsprache

Die syntaktische / semantische Komponente des Kommunikationssystems besteht aus der Definition verschiedener Nachrichtentypen. Die Bestandteile einer Nachricht eines solchen Nachrichtentyps werden bestimmt (Nachrichtenattribute), obligatorische und optionale Attribute werden unterschieden, die Formate und Wertebereiche der einzelnen Attribute werden festgelegt und Integritätsbedingungen zwischen den Attributen formuliert.

Die Grundlage für diese Festlegungen bildete eine Arbeit in der Abteilung Medizinische Informatik, die sich mit der Analyse des Kommunikationsbedarfs zwischen den in dem Heidelberger Universitätsklinikum eingesetzten DV-Systemen beschäftigte ([JANßEN (1988)]). Die Analyse erfaßte die wesentlichen Subsysteme im Klinikum. Es wurde ermittelt, welche Information wann, wo und wie benötigt wird, woher sie kommt, wohin sie weitergegeben werden muß und welche manuellen und technischen Arbeitsschritte dazu nötig sind. Die erhobenen Daten wurden dann mit Hilfe der Requirements-Modelling Language RML (vgl. [GREENSPAN et.al. (1986)]) zu Objekttypen mit ihren Attributen strukturiert und formalisiert. Aus diesem Pool von RML-modellierten Objektentypen und Attributen wurde und wird dann bei der anschließenden Definition der Nachrichtentypen geschöpft. Bei dieser Definition werden sowohl die Belange des Erzeugers als auch des Empfängers der Nachricht, die Belange des Datenschutzes (jeder Empfänger soll nur die Daten bekommen, die er bekommen darf und benötigt) und der Zeitpunkt des Anfalls der Information, die zur Nachricht wird, berücksichtigt.

Diese Nachrichtentypen gelten nun klinikumsweit für die bestehenden EDV-Systeme und werden bei der Eingliederung von neuen DV-Anwendungen mit berücksichtigt. Sie stehen unter der zentralen Kontrolle des Klinikumsvorstandes (verantwortlich) und der Abteilung Medizinische Informatik (organisatorisch und technisch). Möchte jemand Daten mit einem anderen Subsystem austauschen, so stellt er hierfür einen Antrag bei der Abteilung Medizinische Informatik. Dort wählt der Kommunikationsadministrator rechnergestützt aus den bereits vorhandenen Nachrichtentypen den passenden, oder -falls es noch keinen passenden gibt- richtet er einen neuen Nachrichtentyp -möglichst allgemein modelliert- ein. Der Antrag auf die neue Kommunikationsverbindung muß dann in einem zentralen Koordinationsgremium unter Leitung des Klinikumsvorstandes verabschiedet und mit Hilfe der entsprechenden HeiKo-Administrationsoperation (vgl. Punkt 3) parametriert werden, und ab diesem Zeitpunkt können die Systeme über HeiKo die vereinbarten Nachrichten austauschen. Wichtig ist, daß über Nachrichtentypen, die nicht in HeiKo eingerichtet worden sind, nicht kommuniziert werden kann.

Die Abbildung 1 zeigt die Bildschirmmaske zum Verwalten der Attribute eines Nachrichtentyps.

3. Basissoftware

Allgemein bildet die Basissoftware die Schnittstelle zwischen einem Anwendungsprozeß (bzw. dessen Kommunikationsmoduln) und dem Kommunikationssystem. Die Basissoftware ist die einzige Zugangsmöglichkeit zu den internen Datenstrukturen des Kommunikationssystems. Sie bildet eine Schale um die internen Datenstrukturen, die so dem Anwender nicht offen gelegt werden. Auch ist die Funktionalität der Basissoftware unabhängig von den internen technischen Verbindungen und Kommunikationsprotokollen. Die als Bestandteil des Heidelberger Kommunikationssystems vorhandene Basissoftware läßt sich unterscheiden in Administrationsoperationen und Benutzeroperationen.

Mit Hilfe der **Administrationsoperationen** hat der Kommunikationsadministrator, der die verwaltungstechnischen Aufgaben im Zusammenhang mit HeiKo zu erledigen hat, die Möglichkeit, den Nachrichtenfluß zu steuern und zu überwachen. Er kann Systeme, die an der Kommunikation teilnehmen wollen, dem Kommunikationssystem bekannt machen (Teilnehmer-Verwaltung) oder neue Kommunikationsverbindungen zwischen einzelnen Teilnehmern eröffnen oder schließen (Verwaltung d. Kommunikationsverbindungen). Auch die verwendeten Nachrichtentypen werden zentral vom Kommunikationsadministrator mit den Administrationsoperationen verwaltet (siehe Punkt 3.). Zu den Administrationsoperationen gehört auch die automatische Löschung von Nachrichten, die bereits gelesen wurden und für die eine individuell festgelegte Aufbewahrungsfrist abgelaufen ist. Die Abbildung 2 zeigt die Bildschirmmaske für die Verwaltung der Kommunikationsverbindungen.

Die **Benutzeroperationen** ermöglichen den Teilnehmersystemen von HeiKo das Empfangen und Versenden von Nachrichten über das Kommunikationssystem. Auch kann eine bereits gelesene Nachricht durch Aufruf einer Reaktivierungsoperation erneut zum Lesen zur Verfügung gestellt werden.

```
System bereit
Henning Janßen                                  22.08.89                 16:46
Heidelberger Kommunikation Entw.     NATTRIB   Pflege d. Nachrichtenattribute
---------------------------------------------------------------------------------

Name des Nachrichtenattributes:  NAME       Nattrib#: 88120111500000115

Kurze Beschreibung:
        Nachname eines Patienten

Verantwortlich:  H. Janßen

Format:  A
Länge :  30

Status:  A
Bezug auf den Dateityp:


Erfassung: ID:  HJ       Datum:  881201  Zeit:  1159  Herkunft:
---------------------------------------------------------------------------------
Modus:                              Funktion:
oder Kommando:
```

Abb. 1: Bildschirmmaske zum Verwalten der Nachrichtentypen.

```
System bereit
Henning Janßen                                  22.08.89                 16:28
Heidelberger Kommunikation Entw.     KOVER    Verw. d. Kommunikationsverb.
---------------------------------------------------------------------------------

Vom  Sender      PDV5

sollen an den  Empfänger  AVS

Nachrichten  des Nachrichtentyps  PATS---1  und des Operationstyps   A

aus der Verwaltungseinheit   928*          gesendet werden.


Verantwortlich: H. Janßen                          Status: A

Jobvariable:                  Aufbewahrungsfrist: 10 Tage


Erfasser-Id:  HJ       Datum: 890719  Uhrzeit: 1658     Herkunft:
---------------------------------------------------------------------------------
Modus:                              Funktion:
oder Kommando:
```

Abb. 2: Maske zum Verwalten d. Kommunikationsverbindungen.

Die Aktivierung der Operationen geschieht durch einen einfachen Unterprogrammaufruf, dem einige Parameter mitgegeben werden. Beim **Senden** sind die wichtigsten Parameter die eigene Teilnehmerkennung, der gesendete Nachrichtentyp, ein Herkunftskennzeichen dieser Nachricht, ein Operationstyp, der festlegt, wie die versendete Nachricht zu interpretieren ist, die Angabe der Empfängerkennungen, falls die Nachricht nicht über die standardmäßig eingerichteten Kommunikationskanäle gehen soll, und natürlich die Nachricht selbst. Der Aufruf der Operation zum **Empfangen** einer Nachricht benötigt als Parameter lediglich die eigene Teilnehmerkennung, dann werden die Nachrichten für diesen Empfänger -unabhängig vom Sender, Nachrichtentyp oder der Herkunft- empfangen. Durch Angabe zusätzlicher Parameter kann man jedoch Nachrichten auch gezielter auswählen.

4. Interne Struktur

In seiner ersten Version ist das Heidelberger Kommunikationssystem HeiKo auf dem Siemens-Großechner des Medizinischen Rechenzentrums realisiert worden. Die Basissoftware besteht aus Natural und Cobol-Unterprogrammen, die von den Prä- und Postprozessen aufgerufen werden können. Die internen Datenstrukturen sind auf der Adabas-Datenbank des Siemens-Rechners realisiert worden. Die Modellierung der Datenstrukturen geschah auf der Basis des modifizierten RM/T-Modells ('Relational Model / Tasmania', vgl. [WINTER (1989)]). Diese objektorientierte Methode half ganz wesentlich bei der Strukturierung des relativ komplexen Sachverhaltes.

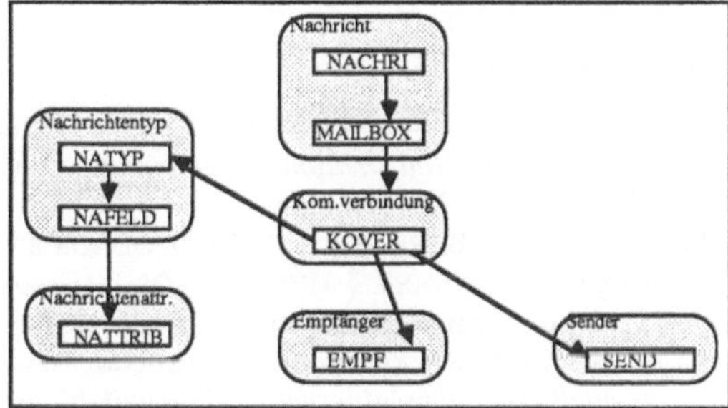

Abb. 3: interne HeiKo-Datenstruktur (RM/T)

In Abb. 3 ist die für HeiKo entworfene kanonische Datenstruktur mit den gefundenen Objekttypen und ihren Beziehungen dargestellt. Die Darstellungsweise ist in [WINTER (1989)] detailliert erläutert. Die wichtigsten gefundenen Objekttypen sind 'Nachricht' und 'Mailbox', die zusammen das Konzept der virtuellen Mailbox realisieren (jeder Teilnehmer bekommt in seine Mailbox nicht die gesamte Nachricht gestellt, sondern nur einen Hinweis auf die Nachricht). Die Objekttypen 'Kommunikationsverbindung', 'Sender' und 'Empfänger' dienen zur Verwaltung der oben angesprochenen Kommunikationsverbindungen oder Teilnehmersysteme. Die Objekttypen 'Nachrichtentyp', 'Nachrichtenfeld' und 'Nachrichtenattribut' dienen der zentralen Verwaltung der verschiedenen Nachrichtentypen und -attribute. Die Datenstruktur verhindert damit die Kommunikation über unbekannte Nachrichtentypen zwischen unbekannten Teilnehmern.

5. Diskussion und Ausblick

Praktisch wird das Kommunikationssystem HeiKo zur Zeit eingesetzt, um das Patientenverwaltungssystem IDIK / PDV5 von Krupp mit einem zentralen Archivverwaltungssystem (Übergabe der Patientenbewegungs- und -stammdaten) und einem Abteilungssystem in der Nuklearmedizin (Übergabe der Patientenstammdaten) zu verbinden. Außerdem werden über HeiKo Leistungsmeldungen, die über Belegleser erfaßt werden, an das PDV5-System für die Leistungsstatistik weitergemeldet. In naher Zukunft sollen auch Patientendaten vom Verwaltungssystem an die Systeme in den Laboratorien weitergegeben werden. Ebenso sollen Leistungsmeldungen von diesen Laborsystemen über HeiKo an das Verwaltungssystem zurückgegeben werden. Geplant ist außerdem die automatische Befundübermittlung von den Laborsystemen über HeiKo an die DV-Systeme auf den verschiedenen Ambulanzen und Stationen.

Alle diese geplanten Kopplungen können nach dem gleichem Schema realisiert werden. Die RM/T-Datenstruktur von HeiKo eröffnet außerdem die Möglichkeit, die notwendigen Kommunikationsmoduln (Prä- und Postprozesse) automatisch generieren zu lassen, da sowohl die von einem Teilnehmer zu sendenden und empfangenden Nachrichtentypen als auch deren Aufbau aus den HeiKo-Datenstrukturen abrufbar sind.

Nach Einführung dieses zentralen Kommunikationssystems auf dem Großrechner des Klinikrechenzentrums hat es sich gezeigt, daß eine zentrale Kontrolle über den Kommunikationsbedarf und über die tatsächlichen Kommunikationsströme möglich ist. Im Rahmen der Einführung eines Kommunikationsnetzes mit einheitlichen Netzdiensten soll HeiKo auf der Basis dieser Dienste dezentralisiert und für weitere Rechner verfügbar gemacht werden. Durch die Schaffung der technischen und organisatorischen Voraussetzungen können teure und aufwendige Kopplungen vermieden oder vereinfacht werden. Dies ist eine entscheidende Voraussetzung dafür, daß wir ein integriertes Klinikumsinformationssystem planen, realisieren und organisieren können, um so unserem Anspruch als Medizinische Informatiker gerecht zu werden.

5. Literatur

ECKERT U. (1989): *Rahmenbedingungen und Prinzipien zur Kopplung autonom gewachsener Subsysteme zu integrierten Informationssystemen*, Dissertation der Fakultät für theoretische Medizin der Universität Heidelberg, in Vorbereitung.

GREENSPAN J., BORGIDA A., MYLOPOULOS J. (1986): A Requirements Modeling Language and its Logic, in: BRODIE L., MYLOPOULOS J. (Hrsg.): *On Knowledge Base Management Systems*, 461-469, Springer, Berlin - Heidelberg - New-York.

JANßEN H. (1988): *Kommunikationsbedarf zwischen den DV-Systemen des Universitätsklinikums Heidelberg und resultierende Kommunikationsstandards*, Diplomarbeit des Studienganges Medizinische Informatik, Universität Heidelberg / Fachhochschule Heilbronn.

MÖHR J.R., HAAS P., SAWINSKI R., WIEDERSPOHN J., VICTOR N. (1986): *EDV-Gesamtkonzept des Klinikums der Ruprecht Karls Universität Heidelberg*, Eigenverlag, Heidelberg

WINTER A. (1989): *Eine objektorientierte Methode zum Datenbankschemaentwurf auf der Basis des modifizierten RM/T-Modells*, Eingereicht als Vortrag zur GMDS Jahrestagung 1989 in Aachen.

Eine objektorientierte Methode zum Datenbankschemaentwurf auf der Basis des modifizierten RM/T-Modells

Alfred Winter
Universität Heidelberg
Institut für Med. Biometrie und Med. Informatik, Abt. Med. Informatik
Im Neuenheimer Feld 400, 6900 Heidelberg

ZUSAMMENFASSUNG: Es wird eine Methode zum Entwurf eines Datenbankschemas vorgeschlagen. Hierbei wird der Anwendungsbereich auf die für eine gegebene Fragestellung relevanten Objekttypen untersucht. Anschließend werden die Beziehungen zwischen den Objekttypen klassifiziert und es werden den Objekttypen Eigenschaften zugeordnet. Die Objekttypen und ihre Beziehungen können graphisch in verschiedenen Detaillierungsgraden dargestellt werden. Die so gefundene Kanonische Datenstruktur wird schematisch in ein relationales Datenbankschema übersetzt. Das Datenbankschema befindet sich in 3. Normalform und erlaubt die Generierung unirelationaler Lese- und Änderungsoperatoren.

SCHLÜSSELWÖRTER: Objekttypen, Relationales Datenmodell, Datenbankschemaentwurf, Universalrelation

1. Einleitung

Untersucht man die Literatur zum Thema Datenbank- bzw. Datenbankschema-Entwurf, so lassen sich dort zwei Ansätze deutlich voneinander unterscheiden.

Bei dem synthetischen Ansatz werden in Abhängigkeit von der Analyse der semantischen Beziehungen zwischen Attributen eines sogenannten "universe of discourse" die Attribute zu im Sinne der entsprechenden Methode geeigneten Komplexen zusammengefügt (vgl. [SCHLAGETER, STUCKY (1983)], S. 197ff oder [BEERI, KIFER (1986)]).

Die vorliegende Arbeit orientiert sich an der in [BLAHA et al. (1988)] vorgeschlagenen analytischen Methode und sieht ebenfalls drei Schritte auf dem Weg zu einem in einem Datenbankverwaltungssystem realisierten Datenbankschema vor. Im ersten Schritt wird die grundlegende Struktur des abzubildenden Realitätsausschnittes auf der Basis von Objekttypen, Beziehungen zwischen Objekttypen und Eigenschaften der Objekttypen modelliert; dies erfolgt in einer weitgehend graphischen Notation. Das Ergebnis soll hier in Anlehnung an [ORTNER, SÖLLNER (1989)] als Kanonische Datenstruktur bezeichnet werden. Der zweite Schritt ist die Ableitung eines Datenbankschemas innerhalb des modifizierten RM/T-Datenmodells (vgl. [HAUX, WINTER (1989)]), d.h. ohne Berücksichtigung der Eigenheiten konkreter Datenbankverwaltungssysteme. Der letzte Schritt, in dem das modellhafte Datenbankschema in einem konkreten Datenbankverwaltungssystem realisiert werden soll, kann im Rahmen dieser Arbeit nicht ausgeführt werden. Dieser Schritt wie auch die ersten beiden sind ausführlicher in [WINTER (1989)] beschrieben.

2. Entwurf der Kanonischen Datenstruktur

Der Entwurf der Kanonischen Datenstruktur ist ein iterativer Prozess, der geprägt ist von der Bestimmung von Objekttypen, ihren Beziehungen und Eigenschaften. Am Anfang der hier vorgeschlagene Vorgehensweise sollte eine detaillierte Aussagensammlung als Analyse des Anwendungsbereichs stehen, für den ein Datenbankschema zu entwerfen ist (vgl. [ORTNER, SÖLLNER (1989)]). Diese Aussagensammlung kann dann die Basis für alle weiteren Entwurfsschritte sein.

Objekttypen

Objekttypen sind "zentrale Fachbegriffe" ([ORTNER, SÖLLNER (1989)]) aus der obigen Aussagensammlung, die auf einer geeignet erscheinenden Abstraktionsebene eine Klassifizierung und damit Typisierung der Objekte der Aussagensammlung erlauben. Die gefundenen Objekttypen werden benannt und zusammen mit den Bezeichnungen für wichtige Eigenschaften und einer (ausführlichen) Beschreibung notiert. Hierbei ist folgende Regel zu beachten:

Regel 1 (Objekttypen)

Unterschiedliche Objekttypen müssen unterschiedliche Namen haben.

Graphisch wird ein Objekttyp durch ein Rechteck dargestellt, in das der Name und je nach gewünschtem Feinheitsgrad der Darstellung ggf. die Namen der wichtigsten bereits gefundenen Eigenschaften des Objekttyps geschrieben werden (siehe Abb.1).

Beziehungen zwischen Objekttypen

Im nächsten Schritt werden die Beziehungen zwischen den gefundenen Objekttypen analysiert und klassifiziert. Zunächst werden die Objekttypen zusammengestellt, die in sogenannter charakterisierender Beziehung zueinander stehen, was in der folgenden Regel beschrieben ist:

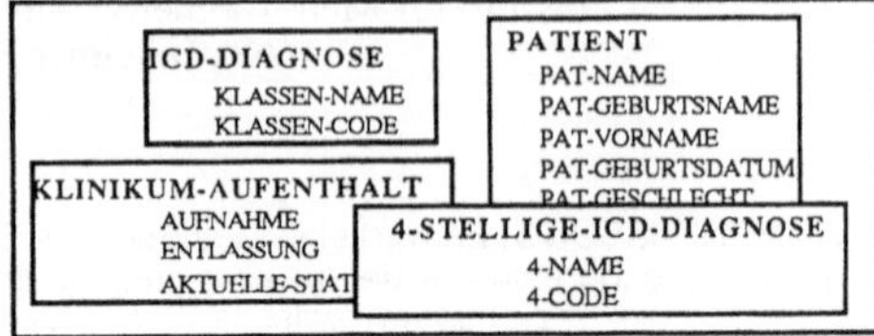

Abb. 1
Beispiel für Objekttypen

Regel 2 (Charakterisierungen)

Ein Objekttyp B charakterisiert einen Objekttyp A, wenn jedes Objekt des Typs B nur dann existieren kann, wenn dazu ein Objekt vom Typ A existiert, zu dem es in Beziehung steht um es näher zu beschreiben.
Es muß insbesondere gelten:
a)   Jedes Objekt des Typs B steht in Beziehung zu genau einem Objekt des Typs A.
b)   Jedes Objekt des Typs A steht in Beziehung zu beliebig vielen Objekten des Typs B.
c)   Betrachtet man die Objekttypen als Knoten und die Charakterisierungsbeziehung zwischen zwei Objekttypen als Kante zwischen den entsprechenden Knoten, so zerfällt der entstehende Graph in Bäume.
(Teil c) bezieht sich auf Objekttypen, während sich a) und b) auf deren Ausprägungen, die Objekte, bezieht.)

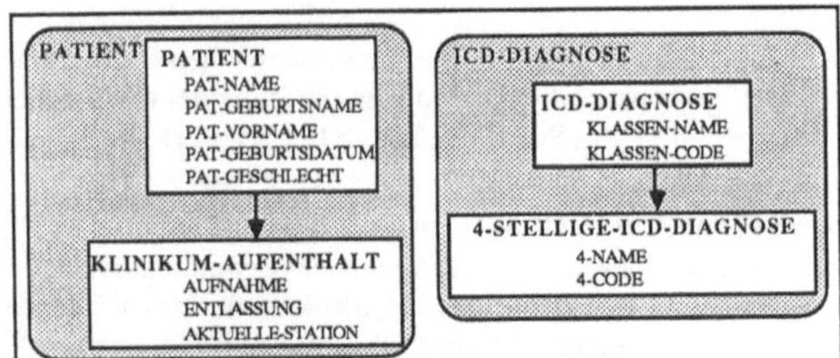

Abb. 2
Beispiel für Charakterisierungsbäume

Die so entstehenden Charakterisierungsbäume werden mit dem Namen der jeweiligen Wurzel benannt. Graphisch wird eine Charakterisierungsbeziehung durch einen Pfeil vom charakterisierten zum charakterisierenden Objekttyp (von A nach B) dargestellt. Jeder Charakterisierungsbaum wird mit einem grau unterlegtem Rechteck mit abgerundeten Ecken umgeben. Zum Zweck einer Grobdarstellung kann der Charakterisierungsbaum auch allein durch das abgerundete Rechteck zusammen mit seinem Namen dargestellt werden.

Beispiel: Die in Abbildung 2 dargestellten Charakterisierungsbäume ergeben sich aus folgenden Erkenntnissen aus dem Anwendungsbereich:
Klinikum-Aufenthalte sind jeweils genau einem Patienten zugeordnet, wobei ein Patient beliebig oft im Klinikum sein kann und der Klinikum-Aufenthalt nur dann sinnvoll dokumentiert werden kann, wenn es hierzu auch tatsächlich einen Patienten gibt.
Klassen der 3-stelligen ICD können in Unterklassen der 4-stelligen ICD unterteilt werden. Jede Klasse der 4-stelligen ICD gehört stets zu genau einer Klasse der 3-stelligen ICD.

Als nächstes wird auf der Basis der Aussagensammlung untersucht, welche Objekttypen in zusätzlichen, aber im Sinne der Existenzabhängigkeit schwächeren Beziehungen zu anderen Objekttypen stehen. Die folgende Regel beschreibt, wann zwei Objekttypen in einer solchen assoziierenden Beziehung zueinander stehen:

Regel 3 (Assoziierungen)

Ein Objekttyp A assoziiert einen Objekttyp B, wenn jedes Objekt des Typs A zu höchstens einem Objekt des Typs B in Beziehung steht, um von diesem Objekt des Typs B näher beschrieben zu werden.
Es muß insbesondere gelten:
a)   Jedes Objekt des Typs A steht in Beziehung zu höchstens einem Objekt des Typs B.
b)   Jedes Objekt des Typs B steht in Beziehung zu beliebig vielen Objekten des Typs A.

c)   Die Objekttypen A und B liegen nicht im selben Charakterisierungsbaum.

d)   In einem Charakterisierungsbaum existiert höchstens ein Objekttyp B, der assoziiert wird. Dieser Objekt-typ B wird von genau einem anderen Objekttyp A assoziiert

Graphisch wird eine Assoziierungsbeziehung durch einen unterbrochenen oder grauen Pfeil vom Knoten des assoziierenden zum Knoten des assoziierten Objekttyps dargestellt wodurch ein Assoziierungsbaum entsteht. Jeder so dargestellte Assoziierungsbaum wird mit einem Rechteck mit abgerundeten Ecken umge-ben. Zum Zweck einer Grobdarstellung kann der Assoziierungsbaum auch allein durch das abgerundete Rechteck zusammen mit seinem Namen dargestellt werden.

Mehrere Assoziierungsbäumen in einem Anwendungsbereich deuten darauf hin, daß dort Fachbegriffe verwendet werden, die in keiner (erkennbaren) Beziehung zueinander stehen oder die nicht im selben Zu-sammenhang benutzt werden. Diese sollten aus dem Entwurfsprozess herausgenommen werden.

Läßt sich Teil c) der Regel nicht erfüllen, liegt offensichtlich ein Widerspruch in der zugrundeliegenden Aussagensammlung vor, der unklar läßt ob eine (evtl. auch indirekte) Existenzäbhängigkeit zwischen zwei Objekttypen besteht oder nicht.

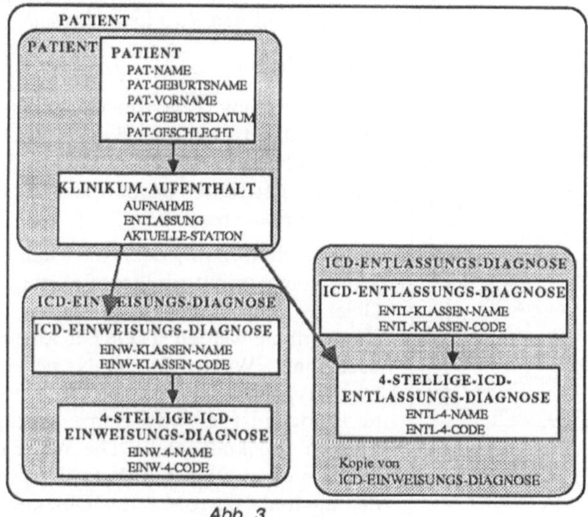

Abb. 3

Beispiel für einen Assoziierungsbaum

Wird in einem Charakterisierungs-baum gegen Teil d) verstoßen, so wird offensichtlich der entsprechende Be-griffskomplex in mehreren Rollen ver-wendet. Um einen eindeutigen Bezug von assoziierenden zu assoziierten Objektty-pen herstellen zu können, müssen mehr-deutige Rollen eines Begriffskomplexes aufgelöst werden. Jede assoziierende Be-ziehung zu einem Objekttyp des betrach-teten Charakterisierungsbaums steht für eine solche Rolle. Zur Auflösung der Mehrdeutigkeiten sind bei N assoziieren-den Beziehungen zu Objekttypen des be-trachteten Charakterisierungsbaums N-1 neue Charakterisierungsbäume als voll-ständige Kopien des Ausgangsbaums einzurichten. Die neu eingerichteten, ko-pierten Objekttypen erhalten Namen, aus denen die von ihnen übernommene Rolle deutlich wird; es ist jeweils zu vermer-ken, um eine Kopie welchen Objekttyps es sich hierbei handelt. Der angestrebte Assoziierungsbaum ent-steht dann durch die Aufteilung der N Assoziierungsbeziehungen auf die entsprechenden N Charakterisie-rungsbäume. Bereits hier sei darauf hingewiesen, daß moderne Datenbankverwaltungssysteme die Be-nutzung solcher strukturellen und inhaltlichen Kopien durch das Sichten- (View-) Konzept unterstützen.

Beispiel: Die Analyse der Beziehungen deckt auf, das der Begriffskomplex "ICD-Diagnose" in verschiedenen Rollen benutzt wird: Diagnoseklassen der ICD werden zur Klassifikation von Einweisungs- und Entlassungs-diagnosen verwendet. Um die aktuelle Rolle der ICD-Klassen darstellen zu können wird für Abb. 3 die entspre-chende Charakterisierungsklasse in ICD-EINWEISUNGS-DIAGNOSE umbenannt und eine neue Charak-terisierungsklasse ICD-ENTLASSUNGS-DIAGNOSE als Kopie von bzw. View auf ICD-EINWEISUNGS-DIAG-NOSE eingeführt.

Eigenschaften von Objekttypen

Eigenschaften können in dem sich bisher als deutlich iterativ darstellenden Entwurfsprozess in jeder Phase den Objekttypen zugeordnet oder entfernt werden. Um ein Vorgehensmodell "vom Groben zum De-tail" durchhalten zu können, ist es jedoch sinnvoll, den Objekttypen erst in einer möglichst späten Phase Eigenschaften zuzuordnen. Bei der Festlegung der Eigenschaften ist folgende Regel einzuhalten:

Regel 4 (Eigenschaften)

Jede Eigenschaft muß einen Namen erhalten, der innerhalb aller Objekttypen des Anwendungsbereichs ein-deutig ist. Ein Objekttyp muß nicht notwendigerweise Eigenschaften haben. Indirekte Aussagen, die z.B. auf dem Weg über andere Objekte und Objekttypen möglich sind, sind keine Eigenschaften und werden über Beziehungen zwischen Objekttypen modelliert.

Die gefundenen Eigenschaften werden entsprechend der Regel 4 eindeutig benannt und im Zusammenhang mit dem sie benutzenden Objekttyp notiert. Zu jeder Eigenschaft wird die Menge der zulässigen Werte, d.h. der Unterbegriffe, die unter den durch die Eigenschaft repräsentierten Oberbegriff fallen dürfen, festgehalten. Diese Menge wird als Wertebereich der Eigenschaft bezeichnet.

3. Ableitung des Datenbankschemas

Die oben entwickelte Kanonische Datenstruktur läßt sich nun schematisch in ein Datenbankschema übersetzen. Zunächst werden die notwendigen Attribute festgelegt und anschließend zu Relationsschemata zusammengefaßt. Das Datenbankschema ergibt sich dann aus den Relationsschemata.

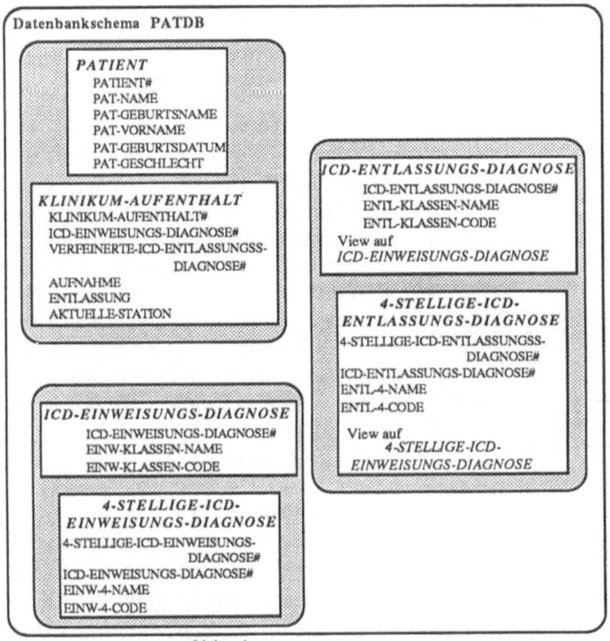

Attribute

Jede benannte Eigenschaft der Kanonischen Datenstruktur wird in ein Attribut gleichen Namens überführt. Die so abgeleiteten Attribute werden als Eigenschaftsattribute bezeichnet.

Zusätzlich muß jedoch für jeden Objekttyp ein Attribut zur Identifizierung der Objekte dieses Typs erzeugt werden; solche Attribute werden als Objekt-Attribute bezeichnet. Wenn "O" der Name eines Objekttyps der Kanonischen Datenstruktur ist, dann ist "O#" der Name des zugehörigen Objektattributes. Die Werte des so definierten Objektattributs "O#" werden auch als Surrogate der Objekte des Typs "O" bezeichnet.

Abb. 4
Beispiel eines Datenbankschemas

Relationsschemata

Jeder Objekttyp der Kanonischen Datenstruktur wird in der Regel in ein Relationsschema gleichen Namens überführt. Wenn "O" der Name eines Objekttyps der Kanonischen Datenstruktur ist, dann ist O der Name des zugehörigen Relationsschemas. Die Attributmenge ergibt sich aus den Eigenschaften des betrachteten Objekttyps, seinem eigenen Objektattribut und den Objektattributen der Objekttypen, zu denen der betrachtete Objekttyp in Beziehung steht. Es ist offensichtlich, daß sich die so entstandenen Relationsschemata in 3. Normalform befinden, wenn entsprechend Regel 4 keine Begriffe zu Eigenschaften gemacht werden, die eigentlich Objekttypen sind (vgl. [BLAHA et al. (1988)], S. 425 oder [ORTNER, SÖLLNER (1989)], S. 39).

Objekttypen können auch durch mehrere Relationsschemata repräsentiert werden. Ist beispielsweise in dieser Phase des Entwurfsprozesses bekannt, daß auf gewisse Attribute (auch Objekt-Attribute, die Beziehungen zu anderen Objekttypen realisieren) des gefundenen Relationsschemas im Verhältnis zu anderen Attributen dieses Schemas nur selten zugegriffen (werden) wird oder diese Attribute in den meisten Fällen den fehlenden Wert annehmen, so können diese Attribute in weiteren Relationsschemata zusammengefaßt werden. Die zu weiteren Relationsschemata zusammengefaßten Attribute müssen (bis auf das Objekt-Attribut) aus dem ursprünglichen Relationsschema entfernt werden.

Datenbankschema

Alle nach der obigen Vorgehensweise gefundenen Relationsschemata werden in einem Datenbankschema zusammengefaßt, so daß der Anwendungsbereich mit allen seinen Objekttypen schließlich in ein Datenbankschema überführt worden ist. In Abbildung 4 sind in Fortführung des Beispiels die gefundenen Relationsschemata des Datenbankschemas zusammen mit den notwendigen Attributen dargestellt. Damit ist der Datenbankschemaentwurf abgeschlossen.

4. Diskussion

Die hier vorgestellte objektorientierte Methode zum Entwurf eines RM/T-A-Datenbankschemas ermöglicht den Entwurf in der für die Software-Eentwicklung typischen Vorgehensweise "vom Groben zum Detail". Die Verwendung von Surrogaten zur Identifizierung von Objekten und die Klassifikation der Objekttypen-Beziehungen nach Charakterisierung und Assoziierung erlauben ein schematisches Übersetzen einer kanonischen Datenstruktur in ein Datenbankschema. Die entworfenen Relationsschemata sind in 3. Normalform.

Weitere Objekttypen oder zusätzliche Eigenschaften oder Beziehungen zwischen Objekttypen können jederzeit in den Entwurfsprozess mit eingebracht werden. Auch nach der Realisierung des Datenbankschemas mit entsprechender Datenbank sind entsprechende Erweiterungen leicht möglich. Das Ergebnis des Entwurfsprozesses ist nicht nur ein normalisiertes Datenbankschema, wie es auch mit anderen Entwurfsverfahren zu erreichen ist, sondern auch eine klare Beschreibung von Objekten und Objekttypen und ihrer semantischen Beziehungen. Diese Beschreibung dient zum einen der Dokumentation des Datenbankschemas, kann aber auch zur Generierung unirelationaler Lese- und Änderungsoperatoren (vgl. [WINTER (1987)]) genutzt werden.

Die Entwurfsmethode wird in der Abt. Med. Informatik am Klinikum der Universität Heidelberg bereits genutzt. Die in dieser Arbeit vorgestellten Methode wurde beim Entwurf des Datenbankschemas des in [JANßEN, WINTER (1989)] vorgestellten Kommunikationssystems HeiKo erfolgreich eingesetzt.

5. Literatur

BEERI, C., KIFER, M. (1986). An Integrated Approach to Logical Design of Relational Database Schemes. *Transactions on Database Systems* **11**, 134-158.

BLAHA, M., PREMERLANI, W., RUMBAUGH, J. (1988). Relational Database design using an object-oriented methodology. *Communications of the Association for Computing Machinery* **31**, 414-427.

HAUX, R., WINTER, A. (1989) *Universal Relation Assumption in a modified RM/T data model.* Zur Veröffentlichung eingereicht.

JANßEN, H., WINTER, A. (1989). *Das Heidelberger Kommunikationssystem HeiKo.* Eingereicht als Vortrag zur GMDS Jahrestagung 1989 in Aachen.

ORTNER, E., SÖLLNER, B. (1989). Semantische Datenmodellierung nach der Objekttypenmethode. *Informatik Spektrum* **12**, 31-42.

SCHLAGETER, G., STUCKY W. (1983). *Datenbanksysteme: Konzepte und Modelle.* 2. Auflage. Stuttgart: Teubner.

WINTER, A. (1987). Algorithms for Retrieving and Updating Data of a Medical Database by Means of an RM/T Based Unirelational Interface. SERIO, A., O´MOORE, R., TARDINI, A. et al. (1987). *Medical Informatics Europe '87.* Roma: Edizioni Luigi Pozzi., 569-573.

WINTER, A. (1989). *Die Verwaltung verteilter Datenbestände in einem Klinikuminformationssystem.* Universität Heidelberg, Inst. für Med. Biometrie und Med. Informatik: Dissertation (in Vorbereitung).

Konzeption eines zentral–dezentralen Informationssystems im Rahmen eines problemorientierten Qualitätssicherungsprogramms

Barbara Pietsch–Breitfeld, Hans–Konrad Selbmann
Universität Tübingen, Institut für Medizinische Informationsverarbeitung,
Westbahnhofstr. 55, 7400 Tübingen

Einleitung

Die Qualitätssicherung in der medizinischen Versorgung ist ein schon lange bekanntes und oft kontrovers diskutiertes Thema. Sie gewinnt derzeit jedoch zunehmend an Aktualität, weil Ärzte durch Änderungen der Berufsordnungen der Landesärztekammern und Krankenhäuser durch den §137 des Sozialgesetzbuches, Kapitel V, dazu verpflichtet sind, sich an qualitätssichernden Maßnahmen zu beteiligen. Als eine dieser Maßnahmen zur Qualitätssicherung verstehen sich die inzwischen in allen Bundesländern einheitlich eingeführten Perinatal-Erhebungen, an denen sich über 870 geburtshilfliche Kliniken mit über 80% aller Geburten freiwillig beteiligen (4). Zur Unterstützung sowohl qualitätssichernder Aktivitäten als auch organisatorischer Aufgaben wird im folgenden eine Neu-Konzeption für ein zentral-dezentral orientiertes Informationssystem für die an den Perinatal-Erhebungen beteiligten geburtshilflichen Kliniken vorgestellt.

Problemorientiertes Qualitätssicherungsprogramm und die Aufgabe der Informationsverarbeitung

Die Perinatal-Erhebungen sind nach den Prinzipien eines problemorientierten Qualitätssicherungsprogrammes aufgebaut, zu dem – einem international anerkannten Paradigma folgend – fünf Schritte gehören (6):

1. Die Beobachtung und Messung der Qualität der medizinischen Versorgung
2. Das Erkennen von Versorgungsproblemen und Setzen von Prioritäten
3. Die Analyse des ausgewählten Problems und die Erarbeitung von Lösungsvorschlägen
4. Die Auswahl des geeignetsten Lösungsansatzes und die Umsetzung in den ärztlichen Alltag
5. Die Kontrolle, ob durch die eingeleiteten Maßnahmen das Problem beseitigt wurde.

Schritt vier und fünf sind dabei so oft zu wiederholen, bis das erkannte Problem tatsächlich auch beseitigt werden konnte. Das kontinuierliche Durchlaufen aller Schritte eines Qualitätssicherungsprogrammes mit immer neuen Problembereichen entspricht einem Regelkreis, der durch seine Mechanismen zum Erkennen und Beseitigen von Qualitätsmängeln und somit schrittweise zur Qualitätsverbesserung in der medizinischen Versorgung beiträgt.

Die Aufgabe der Informationsverarbeitung im Rahmen eines Qualitätssicherungsprogramms liegt vor allem darin, die Kliniken durch standardisierte Erhebungsinstrumente bei der Dokumentation der ärztlichen Versorgung und durch vergleichende statistische Informationen bei der eigenen Qualitätsbeurteilung, der Problemerkennung und der Evaluation zu unterstützen.

Das Informationsangebot für jede Klinik umfaßt statistische Auswertungen, mit denen die klinikeigenen mit früheren Ergebnissen oder mit erprobten Standards, aber vor allem mit den zusammengefaßten Ergebnissen aller anderen Kliniken verglichen werden können. Die sogenannten Klinikprofile erlauben bezüglich ausgewählter qualitätsrelevanter Kriterien eine Positionsbestimmung der eigenen Klinik im Vergleich zu "akademisch" definierten oder "statistisch" ermittelten Standards. Die statistischen Standardraten werden dabei aus den Ergebnissen aller Kliniken abgeleitet, die akademischen entsprechen den von Beratergruppen definierten Standardraten, die auffällige von unauffälligen Ergebnissen unterscheiden.

Zentrale Organisationsstellen mit zentralen Informationssystemen

Das Erstellen insbesondere derjenigen statistischen Auswertungen, die Vergleiche mit den Ergebnissen aller Kliniken ermöglichen, setzt ein zentrales Informationssystem mit zentraler Datenbasis voraus. Bei den Perinatal-Erhebungen werden alle geburtshilflich wichtigen Daten mittels eines standardisierten Erhebungsbogens dokumentiert und –

anonym – zur Erfassung, Prüfung, Aufbereitung und Auswertung an die in jedem Bundesland eingerichteten zentralen Organisationsstellen der Perinatologischen Arbeitsgemeinschaften (PAGen) versendet. Für die beteiligten Kliniken sind mit dieser zentralen Organisationsstruktur vor allem folgende Nachteile verbunden:
- Fehlende Zeitnähe zwischen Informationsentstehung und -auswertung,
- Komplizierte Handhabung der Erhebungsbögen und zeitaufwendige Korrekturvorgänge,
- Mehrfachdokumentation geburtshilflicher Daten.

Zur Behebung dieser organisatorisch und technisch bedingten Nachteile stellt sich daher die Frage, ob durch den Einsatz von dezentralen Informationssystemen auf der Basis von Arbeitsplatzrechnern eine Funktionsverlagerung und -erweiterung erreicht werden kann mit dem übergeordneten Ziel, zur Verbesserung der Effektivität und Effizienz der geburtshilflichen Versorgung beizutragen. Im einzelnen soll dieses Ziel erreicht werden durch:
- Zeitnahe Bereitstellung notwendiger Informationen für das ärztliche Management einer geburthilflichen Abteilung zur Beurteilung der Versorgungsqualität,
- Verbesserte Datenqualität durch sofortiges Prüfen bei der Dateneingabe,
- Vermeidung von zeitraubender und fehleranfälliger Mehrfachdokumentation,
- Vereinfachung und Unterstützung in der Abwicklung organisatorischer Abläufe,
- Unterstützung bei der Erledigung von Dokumentations- und Informationspflichten,
- Einfacher Daten- und Informationsaustausch mit der zentralen Organisationsstelle über definierte Schnittstellen und geeignete Trägermedien,
- Unterstützung von Forschungsaktivitäten.

Übersicht über existierende Informationssysteme in der Geburtshilfe

Eine Literaturstudie über international existierende Informationssysteme in der Geburtshilfe (5) hat gezeigt, daß der Bedarf und die Bemühungen um informationsunterstützende Instrumente zwar groß ist (z.B. 1,2,3), aber die Systeme vorwiegend dadurch gekennzeichnet sind, daß sie eher organisatorische Funktionen unterstützen, es sich um kaum übertragbare Soft- und Hardware-Lösungen im Umfeld der Systementwickler handelt und über ihre Einsatzreife im klinischen Alltag wenig bekannt ist.

Da keines der Informationssysteme umfassend den genannten Zielen und insbesondere nicht den Anforderungen an die Funktionen der Qualitätssicherung – wie sie von den Perinatal-Erhebungen gefordert werden – entsprach, hat das Zentralinstitut für die Kassenärztliche Versorgung in der Bundesrepublik Deutschland die Kommission für Perinatologie und Neonatologie in Bayern 1988 federführend für alle PAGen beauftragt, für die Perinatal-Erhebungen ein dezentrales Informationssystem zu entwickeln, das gleichermaßen qualitätssichernde wie organisatorische Funktionen unterstützt. Die Integration des Datensatzes der Perinatal-Erhebungen, die Kommunikationsfähigkeit mit den zentralen Informationssystemen der PAGen zum gegenseitigen Daten- und Informationsaustausch sowie die Einsatzmöglichkeit in heterogenen Systemumgebungen waren dabei als feste Randbedingungen zu berücksichtigen.

Funktionsspektrum des dezentralen Informationssystems

Zur Konzeption des dezentralen Informationssystems wurde der Bedarf an Informationsaustausch und -verarbeitung geburtshilflicher Abteilungen untersucht. Ihnen gemeinsam ist die Abwicklung organisatorischer Abläufe, die Erfüllung umfangreicher Dokumentations- und Informationspflichten, das Führen von Statistiken und – seit kurzem – die Verpflichtung, sich an Maßnahmen der Qualitätssicherung zu beteiligen. Unter Berücksichtigung dieser vielfältigen Aufgaben und Pflichten lassen sich die Funktionen für ein dezentrales Informationssystem in zwei Klassen einteilen: organisatorische und qualitätssichernde Funktionen.

Organisatorische Funktionen

Folgende organisatorische Funktionen sollen von einem dezentralen Informationssystem in der Geburtshilfe unterstützt werden:
- **Unterstützung der Datenerhebung und -erfassung**
  * Datengesteuerter Erfassungsdialog mit bei Bedarf zusätzlichen Erläuterungen (z.B. bei operativen Entbindungen),
  * zusätzliche Hilfen bei der Erfassung von Risiken, Komplikationen und Diagnosen (z.B. Anzeige von Katalogen in Fenstern, mnemotechnische Codes),
  * ein- und mehrdimensionale Plausibilitätsprüfungen (z.B. keine Re-Sectio bei einer Erstgebärenden),

- Übernahme von Daten aus ggf. vorhandenen Systemen (z.B. Stammdaten aus dem Verwaltungssystem, Labordaten aus dem Labor-System, online-Meßwerte aus den Überwachungssystemen) über Datenschnittstellen,
- Mahnwesen bei fehlenden Daten (z.B. aus der Verlegungsklinik),
- Verwalten von Adressen-Verzeichnissen der Patientinnen und der einweisenden Ärzte,
- Einzelfall-Retrieval der Geburten nach Namen oder Geburten-Nummern.
- **Berichtschreibung**
  - arztgerechter Arztbrief mit Freitextmöglichkeit,
  - Auftrag an Transportdienst,
  - Verlegungsbericht für die Kinderklinik,
  - Entlaßmitteilung an die Verwaltung/Krankenkasse,
  - Geburtenanzeige beim Standesamt,
  - Einzelfall-Meldung für das Statistische Landesamt.
- **Routine-Dokumentationen**
  - Geburtenprotokoll (Kurzkrankengeschichte),
  - Etiketten für die Mutterpaß- und (U1-)Kinderheft-Dokumentation,
  - Archivierung und Zugriff auf archivierte Daten.
- **Organisatorische Routinestatistiken**
  - Mitternachtsstatistik,
  - Diagnosenstatistik nach §16 BPflV.
- **Datenschutz und Datensicherung**
  - Passwortgesicherte Datenzugriffe und Funktionsbenutzung,
  - Passwortverwaltung,
  - Systemgeführtes Logbuch,
  - Überwachung der benutzergesteuerten Datensicherung.

Qualitätssichernde Funktionen

In Analogie zum Informationsangebot, das bisher von den zentralen Organisationsstellen zur Verfügung gestellt wird, sollen die statistischen Auswertungen und weitere qualitätssichernde Funktionen vom dezentralen Informationssystem wesentlich komfortabler und individueller übernommen werden können:
- **Aussagefähige Kurzstatistiken** mit den wichtigsten Informationen über die geburtshilfliche Abteilung bei variablem Personen-, Zeit- und Größenbezug,
- **Darstellung von zeitlichen Veränderungen** in graphischer oder tabellarischer Form zum Monitoring der Abteilung (z.B. Geburtenzahl, Kaiserschnittrate, mütterliche und kindliche Komplikationen),
- **Einzelfall-Listen** für auffällige oder unerwartete Ereignisse (z.B. verstorbene, verlegte, fehlgebildete Kinder, sehr kleine Frühgeborene) als Grundlage für interdisziplinäre Einzelfall-Analysen,
- **Gesamtstatistiken und graphische Klinikprofile** zum Vergleich der klinikeigenen mit den zusammengefaßten Ergebnissen aller Kliniken. Voraussetzung hierzu ist der regelmäßige Datenaustausch über Diskette mit der zentralen Organisationsstelle der zuständigen PAG. Von dort erhalten die Kliniken − ebenfalls über Diskette − die Ergebnisse aller Kliniken als Eckdaten, so daß die Vergleiche mit den Gesamtergebnissen und die individuellen Klinikprofile dezentral erstellt werden können.

Eine zukünftige Erweiterung der qualitätssichernden Funktionen liegt z.B. darin, daß
- das **Erkennen von Auffälligkeiten** automatisch vom System unterstützt wird (z.B. durch Vergleiche mit konsensfähigen Leitlinien geburtshilflichen Handelns, durch Trendanalysen, Suche nach statistisch erkennbaren Gründen für auffällige Abweichungen),
- **Beratungen** angeboten werden (z.B. durch Hilfestellungen beim Ziehen von Konsequenzen aus auffälligen Abweichungen, durch Anfragen bei Wissensbanken),
- **qualitätsorientierte Studien** unterstützt werden (z.B. beim Follow-up der Patienten, bei der Durchführung von Vorher/Nachher-Vergleichen, bei komplexeren statistischen Auswertungen).

Anforderungen an die Soft- und Hardware des dezentralen Informationssystems

Neben den allgemeinen Forderungen nach Systemrobustheit, modularen Funktionsbausteinen, ergonomischer Dialoggestaltung, Schnittstelle zum Informationsaustausch mit dem zentralen System und Hardware-Unabhängigkeit sind in Hinblick auf die heteroge-

nen Systemumgebungen, die zukünftigen Ausbaumöglichkeiten und die Vermeidung von Insellösungen zusätzlich folgende Anforderungen zu stellen:
- abteilungsinterne Vernetzungsmöglichkeit mehrerer Arbeitsplätze durch Einsatz netzwerkfähiger Entwicklungstools und verbreiteter Vernetzungssoftware,
- variabel definierbare Schnittstellen zur Einbindbarkeit des geburtshilflichen Informationssystems in andere abteilungsinterne oder -externe Subsysteme,
- weitgehend parametrisierte Anpassung an die Bedürfnisse der geburtshilflichen Abteilungen.

Als mittelgroße Einplatz-Einstiegskonfiguration empfiehlt sich ein IBM-kompatibler Personal Computer mit gut auflösendem Farbbildschirm, 3 MB Hauptspeicher, 40 MB Festplatte, integriertem Streamer zur Datensicherung, Drucker mit Korrespondenzqualität und der Option auf Erweiterung um weitere Arbeitsplätze.

Einführungsplanung in die geburtshilflichen Kliniken

Da bei den geburtshilflichen Kliniken vielfach kein DV-Know-how vorausgesetzt werden kann, kommt einer sorgfältigen Einführungsplanung besondere Aufmerksamkeit zu:
- der **Informations- und Kommunikationsbedarf** ist für jede Klinik mit einer Istanalyse und einem Sollkonzept zu untersuchen,
- die **Integrationsfähigkeit** des Informationssystems in die abteilungsinternen und -externen organisatorischen Abläufe ist zu berücksichtigen,
- die **Motivation und Fortbildung** der Mitarbeiter ist eine wichtige Voraussetzung für eine positive Einstellung gegenüber dem "neuen" Instrument,
- ein **Mitarbeiter** sollte benannt werden, der sich klinikintern um das Funktionieren und die konsequente Nutzung des Informationssystems kümmert,
- zur **Lösung akuter Hard- und Softwareprobleme** (Hotline) müssen kompetente externe Partner vorhanden sein, die auch langfristig zur Unterstützung von Weiterentwicklungen bereit und fähig sind.

Stand der Entwicklung

Eine Prototyp-Version mit überwiegend organisatorischen Funktionen - realisiert mit dem Clipper Compiler S'87 - wird ab Oktober 1989 in vier Modell-Kliniken erprobt. Ein breiterer Einsatz ist ab Anfang 1990 geplant. Parallel dazu werden die noch nicht realisierten qualitätssichernden Funktionen entwickelt.

Schlußbemerkungen

Mit der Neukonzeption und den ersten Realisierungsschritten eines dezentral-zentralen Informationssystems für die Geburtshilfe ist die Erwartung verbunden, durch ein innovatives Werkzeug zur Kontinuität und Unterstützung der Qualitätssicherungsaktivitäten bei gleichzeitiger Erleichterung der klinikalltäglichen Aufgaben beizutragen.

Literatur:

(1) Baumann, H., Huch, R., Huch, A. (1987): Geburtshilflich perinatologische Datenerfassung mit dem Personal Computer. Geburtsh. u. Frauenheilk. 47, 401-405
(2) Goeschen, K., Pluta, M. (1988): Ständig wachsende Dokumentationsaufgaben für das medizinische Personal in Frauenkliniken. Läßt sich dieses Problem lösen? Der Frauenarzt 4, 447-454
(3) Journal of Perinatal Medicine (1987): Computers in the care of the mother, fetus and newborn (Abstracts). 15, Suppl. 1
(4) Kunz, S., Neeser, H., Pohlandt, F. Selbmann, H.K. (1989): Qualitätssicherung im Krankenhaus: Erfahrungsbericht 1987/88 der Perinatalerhebung in Baden-Württemberg. Ärzteblatt Baden-Würtemberg 5, 345-349
(5) Pietsch-Breitfeld, B. (1989): Zentral-dezentrales Informationssystem für die Qualitätssicherung in der Perinatologie. Bericht Nr. 2 des Instituts für Medizinische Informationsverarbeitung der Universität Tübingen
(6) Selbmann, H.K. (1983): Die Rolle der medizinischen Informationsverarbeitung in der Qualitätssicherung geburtshilflichen Handelns. Geburtsh. u. Frauenheilk. 43 (Sonderheft), 82-86

KRITERIENVERGLEICH ZENTRALER/DEZENTRALER KONZEPTE BEI PLANUNG
UND REALISIERUNG EINES KKS/KIS

D.E.Beckert

Klinikum der Stadt Nürnberg

1.Problemstellung: Bewertung zentraler/dezentraler Lösungswege

Angesichts einer steigenden Anzahl angebotener bzw. vorhandener Krankenhaus-Kommunikations bzw. -Informations-Systeme (KKS/KIS) sowie gesammelter Erfahrungen mit Eigenlösungen einzelner Häuser stellt sich vielerorts die Aufgabe der Bewertung (Evaluation) und Auswahl verschiedener möglicher Lösungswege. Daß es sich dabei nicht nur um eine DV-technisch gesehen vielschichtige Aufgabe ,sondern insbesondere auch um ein technologisch beeinflußtes psycho-soziales und organisatorisches Phänomen von enormer Komplexität handelt,wurde bereits vielfältig diskutiert (so z.B. in [1,2]),nachdem solche Projekte viel zu lange-mit manchmal fatalen Folgen- von rein technischer Perspektive aus angegangen wurden.

Die seit etwa Mitte der 80er Jahre durch Technologiesprünge gegebene Möglichkeit zu einer weit stärkeren dezentralen/lokalen Strukturierung der Datenspeicherung und-verarbeitung in einem KKS/KIS (LAN,Workstationen/PC's) führte zu einem gewissen Meinungsstreit zwischen "Zentralisten" und "Dezentralisten" . Da in vielen Häusern bereits früh Spezialfunktionen (Labors) von räumlich-organisatorisch getrennten, aber mit dem Zentralsystem verbundenen Subssystemen wahrgenommen wurden,bleibt festzustellen,daß es seit jeher "KKS/KIS" von mehr oder weniger dezentraler Ausprägung gegeben hat.

Obwohl die noch sehr wenigen dezentral ausgelegten Systeme (Beispiel eines großen, relativ früh begonnenen Projektes in [3]) als im Funktionsumfang noch beschränkt, für größere Häuser unerprobt gelten müssen und daher nur zögerlich eingeführt werden,wächst insgesamt der Anteil dezentraler Verarbeitung durch Anschluß von LAN's/Abteilungsrechner an zentral ausgelegte KKS/KIS ständig an (z.B. [4]).

Von der Gesamtmenge der mit Planung und Realisierung eines KKS/KIS verbundenen Zielkriterien sind nur wenige formalisier- bzw. in knapper Form definierbar.Die Bewertung unterschiedlicher DV-Strukturen ergibt aber bereits bei einer ersten Analyse manchen, für eine erfolgreiche Projektdurchführung bedeutsamen Unterschied.

In [5] wird zwar eine Vielfalt von Faktoren zur Bewertung von KKS/KIS angeboten, jedoch nur im Sinne einer allgemeinen Methodologie.Ein Zielkriterienvergleich struktureller Lösungskonzepte erfolgt nicht und ist bisher auch nicht bekanntgeworden.

2. Definition der DV-Strukturen

Während die Definition einer Zentralrechnerlösung i.w. klar durch die Einheitlichkeit der zentralen Datenbestandsführung und -verarbeitung gegeben ist,kann unter dem Begriff "dezentrales KKS/ KIS" ein ganzes Spektrum an Strukturen verstanden werden (abteilungsbezogene Minirechner/Mehrplatz- PC's, LAN's mit Einzelplatz-

PC's, Mischung aus beiden). Kennzeichnend ist hier in jedem Fall eine verteilte Datenbestandsführung,d.h. Daten (z.B. eines Patienten) werden aufgrund z.Zt. verfügbarer systemnaher Software zwangsläufig physikalisch in verschiedenen Teilen des Gesamtnetzwerkes -sowie redundant- vorgehalten,woraus die Hauptproblematik dezentraler Konzepte resultiert.

3. Die wichtigsten Vergleichskriterien

Je nach Zielrichtung und Intention sind verschiedene Gruppierungen der so unterschiedlichen Kriterien möglich.So ist z.B. die Methodologie in [5] i.w. auf Kosten/Nutzenbewertung ausgerichtet.Nichtmonetäre Zielkriterien sind hierbei aber nur schwer zu quantifizieren und kommen inhaltlich dort nicht vor.
Es wird im folgenden eine Zuordnung wesentlicher Kriterien zu 4 Komplexen vorgenommen :

1. Funktionale Kriterien (Anwendungssicht)
   -Umfang u. Mächtigkeit der Funktionen
   -Benutzerfreundlichkeit
   -Zuverlässigkeit
   -Adaptivität (an das Benutzerverhalten)

2. Personal-/Organisationsbezogene
   -Identifikation mit der DV
   -Anforderungen an DV-Organisation u.
    DV-Team
   -Anforderung an Betriebsorganisation
   -Anforderung an Personalqualifikation
   -Anforderung an Schulung/Training

3. Projektdurchführung
   -Entwicklungsrisiko
   -Gesamtkosten
   -Kosten pro Arbeitsplatz
   -Aufwand der Netzwerkgestaltung
   -Investitionsstufung bei Erweiterung
   -Projektüberwachung

4. Kriterien der Gesamtlösung
   -Zukunftsbezogenheit
   -Offenheit gegenüber Herstellern
   -Planbarkeit
   -Erweiterbarkeit
   -Datenschutz
   -Akzeptanz der Gesamtlösung

4.Kriterienvergleich

Da eine vollständige Behandlung den hier vorgegebenen Rahmen bei weitem sprengen würde,wird hier nur auf jene Kriterien eingeschränkt , bei welchen sich die Unterschiede relativ stark zeigen.

4.1 Funktionale Kriterien

Die prinzipielle Funktionalität eines KKS/KIS wird hier nicht weiter betrachtet,da diese -unter Leistung des erforderlichen Aufwandes- in jedem Falle erbracht werden muß und kann.
Klar vorteilhaft sind aber PC-/Workstationen-gestützte Konzepte bei Anwendungen der **Textverarbeitung**,da hier bei jedem Tastendruck der Zentralprozessor

beaufschlagt wird.

Benutzerfreundlichkeit: Aufgrund der einfachen und preiswerten Realisierungvon Grafikfunktionen bieten dezentrale Konzepte flexiblere und akzeptiertere Benutzeroberflächen,da eine zentrale DV-Struktur die hier erforderliche ,nicht unerhebliche Grafik-Prozessorleistung nur schwer (n-fach) aufbringt und an das Terminal liefert.

Hingegen kann ein sehr gutes Antwortzeitverhalten auch bei reinen Zentralkonzepten erzielt werden,wie der in dieser Hinsicht immer noch kaum erreichte Urahn aller KIS beweist [6].

Zuverlässigkeit dezentraler Lösungen ist aus der Sicht des einzelnen Benutzers -statistisch- nicht größer als bei zentraler Struktur,wohl ist aber das dezentrale Gesamtsystem als sicherer zu betrachten,da unter allen Zuständen des Netzwerkes immer an etlichen Plätzen weitergearbeitet werden kann.Eine eigene Betrachtung, die hier nicht stattfinden kann,erfordert der Aufwandsvergleich für eine System-Redundanz zur Erzielung hoher Ausfallsicherheit.

Das Problem der Datenkonsistenz dezentraler Konzepte (gleiche Daten sind an verschiedenen Stellen des Netzwerks gespeichert und werden auch verändert) ist durch Softwaretools ("_eine_ verteilte Datenbank") bislang grundsätzlich nicht ohne weiteres, sondern nur unter Inkaufnahme funktioneller "Abkapselungen" (Einschränkungen) beherrschbar.Bei einfachen Lösungen können diese so hinderlich wirken, daß es zu stark reduzierter Akzeptanz kommt.

Adaptivität: Eine schon lange erwünschte ,zukünftig unabdingbare intelligente Anpassung des DV-Arbeitsplatzes an das Anwenderverhalten kann nur durch eine Hochleistungs-Workstation,dezentral, erfolgen [7].

4.2. Personal-/Organisationsbezogene Kriterien

Die **Identifikation der Anwender** mit der DV ist bei dezentraler/lokaler DV deutlich höher (vgl. Untersuchungen aus dem Bereich der Büro-Kommunikationssysteme in [8]). An die DV-Organisation werden sowohl während der Planung/Entwicklung als auch in der Routine höhere Anforderungen gestellt. Entwicklungs- und Betriebsteam müssen straffer geführt werden. Bestimmte zentrale DV-Funktionen müssen unter allen Umständen garantiert sein,um ein nicht vorhersagbares chaotisches Verhalten des Gesamtsystems zu vermeiden. Außerdem besteht die Gefahr, daß lokale Anwenderfunktionen auf Kosten stabiler zentraler Funktionen vorangetrieben werden.

Der Aufwand an Schulung/Training der Anwender kann -bei guter Softwareergonomie- als weitgehend unabhängig von der DV-Struktur einer dezentralen Lösung betrachtet werden.

4.3. Projektdurchführung und Kosten

Bei dezentraler Lösung sind die Hardware-bzw.System-Kosten generell etwas niedriger (hier werden oft sehr vereinfachende Betrachtungen angestellt).
Die Stufung der Investitionskosten über der Zeit ist feiner und daher dem Projektfortschritt besser anpassbar. Neuere Zentralrechner-Familien scheinen jedoch diese Aussage zu relativieren . Aufgrund des nicht gering zu veranschlagenden Erfolgsrisikos können die Entwicklungskosten der Anwendersoftware den Kostenvorteil beim System letztlich auf- bzw. überwiegen.Generell muß jedoch gesagt werden,daß die Kosten der Hardware und des Systems gegenüber denjenigen der Anwendersoftware sowie der Organisationsveränderungen mehr und mehr in den Hintergrund treten.
Die Überwachung der Entwicklung der ganzen dezentralen Lösung ist schwieriger, da ein echter Test der System-Gesamtfunktion erst nach Inbetriebnahme des gesamten Netzwerkes erfolgen kann.

4.4. Kriterien der Gesamtlösung

Der Datenschutz von hochsensitiven Daten kann durch streng lokale Vorhaltung auf besonderen DV-Arbeitsplätzen sicherer als bei zentralen Lösungen gemacht werden. Dezentrale Lösungen kann man leichter und preiswerter erweitern ("Offenheit"). Die Anforderungen an eine Gesamtsystemplanung sind jedoch weit höher,da das Gesamtsystem (Netzwerk heterogener Rechner) wesentlich komplexer und in seinem Verhalten nicht gut vorhersagbar ist.
Die Wirtschaftlichkeit eines KKS/KIS ist -strukturunabhängig- zum Planungszeitpunkt nur sehr schwer vorhersagbar,da es vom Krankenhaus-Management in seiner Kooperation mit den Anwendern abhängt,wieviel von dem Einsparungspotential (Personalzeit,Material) später tatsächlich realisiert wird.

5. Schlußfolgerungen

Differenzierende Zielkriterien nach denen die Auswahl bzw. Entwicklung/Einführung eines KKS/KIS unter Berücksichtigung zentraler/dezentraler Konzepte bewertet werden könnte, sind bislang nur ungenügend definiert worden.Meist standen dabei DV-technische Aspekte im Vordergrund. Ein möglichst allgemein einsetzbares Evaluations-Instrumentarium,das psychosoziale,organisatorische, sowie Kosten-/Nutzenaspekte berücksichtigt, sollte entwickelt werden,um Effekte des Zufälligen und der Opportunität sowie den Aufwand bei entsprechenden Projekt-Weichenstellungen zu reduzieren.

Literatur

[1] SHANNON R.H.: Human Factors in Hospital Information Systems;in: Hosp.Information Systems, IFIP,Shannon R.H. (ed.),North-Holl. Publ.Comp.,1979,S.107-121.

[2] GRIESSER G.: New Criteria for the Evaluation of Hospital Computer Systems; Hospital Information Systems,IFIP,Shannon R.H. (ed.),North-Holl.Publ.Comp.,1979

[3] GIERL L.,GREILLER R.,MEYER-BENDER B.,ÜBERLA K.: Der Aufbau eines Netzwerks aus Mainframes,Minicomputern und PC'für eine Medizinische Fakultät: Erfahrungen und künftige Entwicklung;Praxis der Informationsverarbeitung und Kommunikation, 10.Jahrg.,1987,S.247-254.

[4] TOLCHIN SG.,BARTA W.:Local Network and Distributed Processing Issues in the Johns Hopkins Hospital; Journ.Med.Syst.,10(4),S.339-353,8/1989

[5] STECKEL Rudolf: Die Evaluation von EDV-Systemen im Krankenhaus;Reihe Gesundheitssystemforschung Springer-Verlag,1988.

[6] NORWOOD D.: Introduction of a User-oriented THIS into a Community Hospital Setting-Introduction an system Description; Proc. of Medinfo 1974; North-Holl.Publ.Company 1974.

[7] BECKERT D.: Adaptive Schnittstellen in Krankenhaus-DV-Arbeitsplätzen und ihre anwender- und systemorientierten Anforderungen;Sammelband GI-Jahrestagung 1989 : Fachgespräche "DV-gestützter Arbeitsplatz",Springer-Verlag 1989.

[8] ANDERS Wolfgang: Kommunikationstechnik und Organisation,Perspektiven für die Entwicklung der organisatorischen Kommunikation;Band 3 Forschungsprojekt Bürokommunikation;CW-Publikationen 1983.

Rapid prototyping für die automatische Berichterstellung

R. Thurmayr, M. Hartmannsgruber, S. Weiss
Institut für Medizinische Statistik und Epidemiologie der TUM
Ismaninger Str. 22, 8000 München 80, BRD

Zusammenfassung

Durch den Einsatz eines selbstentwickelten Programmsystems werden die
notwendigen Tabellen und Formate für den Neuaufbau einer INFORMIX-
Datenbank aus einer Datei erstellt, in die der Benutzer sämtliche
Angaben zu einem Merkmalsfeld einträgt. Für den Listengenerator von
INFORMIX werden außerdem die entsprechenden WRITE-Anweisungen mit
Vorschlägen für Textkonserven erzeugt, die der Entwickler eines
Berichtsgebietes noch in vollständige Sätze umformulieren muß. Mit
Hilfe dieses Systems konnte der Arbeitsaufwand auch für Benutzer mit
wenig EDV-Kenntnissen erheblich reduziert werden.

1. Arbeitserleichterung beim Aufbau einer Datenbank

Zum Aufbau eines Berichtsgebietes muß für das Datenbanksystem INFOR-
MIX eine "Tabelle" eingerichtet werden, die jedes Feld bezeichnet und
Typ und Länge angibt. In einer zweiten Datei "Format" werden zunächst
im Abschnitt "screen" die Bildschirmmasken beschrieben. In den "At-
tributes" stehen die Feldeigenschaften und in den "Instructions" die
Anweisungen zu Fehlerkontrollen, Sprüngen und Bildung abgeleiteter
Daten während der Dateneingabe.
Ein selbstentwickeltes proto-typing-Programm generiert jetzt aus
einer erweiterten Tabelle die vier Abschnitte automatisch.

Für die Bildschirmmasken wurde festgelegt, daß standartmäßig pro
Bildschirmzeile zwei Eingabefelder eingerichtet werden. Auch Über-
schriftzeilen und Leerzeilen kann er in die Maske einsteuern.
Im Formatabschnitt "Attributes" werden die Feldcodes den Feldbezeich-
nungen per Programm zugeordnet. Für den Attributesabschnitt formuliert der Benutzer einen einzeiligen Kommentar pro Eingabefeld. Aus
ihm entnimmt das Programm die Grenzwerte aufgrund des Wortes "bis"
und überträgt sie in die Includeanweisung. In ähnlicher Weise werden
die zulässigen Codes im Kommentar aus der Kleinschreibung automatisch
erkannt.

Im Instructionsabschnitt müssen Sprünge über Folgefelder in Abhängigkeit von der Eingabe in Form von IF-THEN-Anweisungen angegeben werden. Ein Sprung kann in der erweiterten Tabelle wie in einer Entscheidungstabelle graphisch angezeigt werden. Die sprungauslösende Bedingung (ein bestimmter Code, Blank oder Nichtblank) wird in die Zeile des Feldes eingetragen, in dem der Sprung beginnt. In der gleichen Spalte der folgenden Zeilen werden Punkte bis zum Sprungende eingesetzt.

Weiterhin kann eine Folge von Feldern zu einem Block zusammengefaßt werden, in dem mindestens eine Eingabe vorhanden sein muß. Sprünge und Blöcke werden vom Programm in ablauffähige IF-Anweisungen einschließlich Fehlerprüfung mit Kommentar in den Instructionsabschnitt übertragen.

Zum Aufbau eines neuen Berichtsgebiets wird die erweiterte Tabelle mit einer entsprechenden Bildschirmmaske in INFORMIX eingegeben und dort mit dem Prototypingprogramm in Informix-gerechte Tabellen und Formate für die neue Datenbank umgewandelt.

2. Arbeitserleichterung beim Aufbau eines Berichtes

Zunächst wird die erweiterte Tabelle in eine zweite automatisch umgewandelt, die nur die für die Briefschreibung relevanten Daten enthält. In dieser Tabelle bleibt der feldbezogene Aufbau erhalten, Überschriften und Texte zu den Feldern werden als Grundbausteine für die Textkonserven übernommen. Bei codierten Daten werden die Ausprägungen aus dem Kommentar herausgezogen und jeweils in eine neue dazwischengeschobene Zeile geschrieben. Auch bei numerischen Daten wird die Dimensionsangabe aus dem Kommentar übernommen. Weiterhin bleibt die Sprunganzeige erhalten.

In dieser Tabelle verändert dann der Benutzer die vorläufigen Textbausteine so, daß sie bei der Ausgabe einen fortlaufend lesbaren Text mit Interpunktion, Abschnitten und Stichworten oder grammatikalisch korrekten Sätzen ergeben.

3. Ergebnis

Das Prototyping bewährte sich beim Aufbau des Arztbriefes der Geburtshilfe einschließlich Bayerischer Perinatalerhebung und der Befundberichte für ERCP und Oesophagogastroskopie. Programm und Literatur sind beim Autor erhältlich.

Rechnerbasierte Betriebsablaufsteuerung und Kommunikation in den
Operationsabteilungen

B. Pollwein*, S. Ertüzün**, L. Gierl**

*Institut für Anästhesiologie
**Rechenzentrum für die Medizinische Fakultät,
  Ludwig-Maximilians-Universität München

Einführung:

Die chirurgische Therapie von Patienten ist eine der Hauptaufgaben im
Klinikum Großhadern, der Klinik der Ludwig-Maximilians-Universität
München. Das Klinikum ist mit 1500 Betten, davon über 100 Betten auf
Intensivstationen ausgestattet. Über 3500 Mitarbeiter versorgen
jährlich etwa 40.000 stationäre Patienten in 14 verschiedenen
klinischen Einrichtungen. Es gibt 5 zentrale Operationsabteilungen
mit insgesamt 42 Operationssälen. Darin werden jährlich über 25.000
Operationen durchgeführt.

Der reibungslose Betrieb einer solchen Operationsabteilung mit
mehreren Tischen verschiedener operativer Fachdisziplinen bedarf
einer dauernden Steuerung, Koordination und Überwachung.
Eine optimale chirurgische Therapie ist nur durch eine kollegiale
Zusammenarbeit von Ärzten der Anästhesie und des operativen Fachge-
bietes mit Schwestern, Pflegern und Technikern möglich. Für eine
normale Operation sind allein im engeren Bereich 8 Personen pro Tisch
tätig. Dazu kommt ein beträchtlicher personeller und technischer
Aufwand zum Aufbau und Erhalt der notwendigen technisch-medizini-
nischen Infrastruktur (Blutbank, Sterilisation, OP-Technik, medizinische Geräte, Krankentransport usw.). Der entscheidende Punkt dabei
ist, alle diese notwendigen Personen zum richtigen Zeitpunkt an den
richtigen Ort, mit dem richtigen Patienten zusammenzuführen, und
andererseits die notwendige medizinische Technik, Medikamente und
Räume bereit zu stellen.

Dazu bedarf es einer sorgfältigen Planungsarbeit und einer intensiven
und strukturierten Kommunikation aller Beteiligten in der Vorbe-
reitungs- und Durchführungsphase. Dieses komplexe System muß zudem
flexibel auf Änderungen der verschiedensten Art geordnet reagieren
können, die aus medizinischen, technischen, personellen und organisatorischen Gründen notwendig sind.

In [Hofdijk, Kaufmann] und [Glueck, Segadal] werden Systeme beschrieben, die einige Aspekte des operativen Geschehens unterstützen.
Allerdings sind sie nicht in ein Krankenhauskommunikationssystem
eingebunden und haben demzufolge keine Verbindung zu Stationen, Blut-
banksystem, klinischer Chemie, Ambulanz usw. [Gierl, Pollwein].

Problemstellung:

Zentrales Informationsinstrument für alle Beteiligten ist der sog.
Operationsplan. Auf ihm werden in der Reihenfolge der durchzuführen-
den Operationen Angaben zum Patienten, Ort und Art des Eingriffes,
Operateur, Anästhesist und andere für den unmittelbaren Ablauf der
Operation wichtigen Tatsachen festgehalten. Der OP-Plan wird in der
Regel am Nachmittag des Vortages aufgestellt.
Dazu wird zunächst aufgrund von schriftlichen oder telefonischen
Meldungen der einzelnen Stationen ein vorläufiger OP-Plan im chirur-
gischen Sekretariat zusammengestellt. Durch den chirurgischen Ober-

arzt wird sodann die Reihenfolge in den einzelnen Sälen festgelegt und ein Operationsteam zugeteilt. Dieser Entwurf wird dann dem Institut für Anästhesiologie zugeleitet und von dem zuständigen anästhesiologischen Oberarzt werden die Anästhesisten zu den einzelnen Operationen zugeteilt. Dieser vorläufige Operationsplan wird dann 120 mal fotokopiert und mit Rohrpost verteilt. Er ist Grundlage für die sog. Indikationsbesprechung. Während dieser Besprechung wird der Ablauf des Operationsprogrammes im Detail festgelegt, manchmal aber auch größere Änderungen im Ablauf veranlaßt.
Während der Nacht erfährt der OP-Plan, meist ausgelöst durch akut auftretende Notfälle, weitere Änderungen. Bis zum Morgen des Operationstages sind ca. 20% des OP-Plans geändert. Die Unveränderlichkeit der auf dem Träger Papier festgehaltenen Informationen ist wie unschwer zu erkennen, das zentrale Problem. Jede Änderung muß allen Beteiligten (siehe oben) - meist auf telefonischem Wege - mitgeteilt werden.

Realisation:

Um das Update- und Verteilungsproblem zu lösen, entwarfen und implementierten wir das "Programmsystem zur Operationsplanung" (POP) [Pollwein]. POP unterstützt alle Schritte der Operationsplanung, Zuordnung und erlaubt außerdem mit Hilfe seiner Komponente EDO das Management der aktuellen Situation im Operationstrakt zu unterstützen.

Das System wurde im Rahmen eines Netzwerks von Departmentcomputern in unserem Krankenhaus implementiert. Jede Abteilung (Klinik) nützt ihren eigenen Mehrplatzrechner unter dem Betriebssystem SINIX®. Die Departmentrechner der chirurgischen Klinik, des Instituts für Anästhesiologie und der operativen Einheit sind zur Zeit noch sternförmig gekoppelt. Eine Vernetzung auf der Basis eines ETHERNET-LAN ist im Laufe dieses Jahres vorgesehen. Das Programmsystem ist in der Sprache C implementiert unter Zuhilfenahme eines Maskengenerators (Formant) auf der Basis des Datenbanksystems INFORMIX (SQL).

Der Entwurf des OP-Plans und die Zuordnung der chirurgischen Teams wird auf dem Rechner der chirurgischen Klinik durchgeführt. Diese Daten werden dann über die Leitung zu dem Rechner des Instituts für Anästhesiologie übertragen, auf dem die Anästhesisten zugeordnet werden. Dieser vorläufig endgültige OP-Plan wird dann einerseits mit Hilfe eines Laserdruckers in großer Stückzahl ausgedruckt und andererseits weiter über das Netz verteilt und an verschiedenen Stellen des Klinikums ausgedruckt. Die bisher dazu notwendige Kopier- und Verteilungsarbeit (Rohrpost) entfällt.

Am Morgen des Operationstages werden die Daten aus dem Planungssystem von der Programmkomponente zur "Erfassung des operativen Geschehens" (EDO) übernommen. Zur Unterstützung der Betriebsablaufsteuerung und zur internen und externen Kommunikation der Steuerstelle einer Operationsabteilung steht dieser ein Bildschirmarbeitsplatz zur Verfügung, auf der die Komponente EDO implementiert ist. Auf der Basis der aus dem Planungssystem (POP) übernommenen Daten werden aktuelle Änderungen im Ablauf on-line durchgeführt. Dazu stehen komfortable Mechanismen zur Editierung des OP-Plans zur Verfügung. Gegebenenfalls kann ein aktueller Stand auch ausgedruckt werden. EDO arbeitet ereignisorientiert. Als Ereignisse wurden definiert:

```
Ereignis: = < Eintreffen-Patient >        < Anforderung-Blutkonserven >
            < Anforderung-Labor   >        < Anforderung-Schnellschnitt>
            < Eintreffen-AWR      >        < Verlassen-AWR             >
```

Die Ereignisse werden automatisch zeitgerecht dokumentiert. Beim Absenden von Blutproben zur Untersuchung im zentralen klinisch-chemischen Labor wird gleichzeitig über das Netzwerk dem Rechner des Labors mitgeteilt, daß eine Probe unterwegs ist. Durch diese Rechnerkopplung ist eine implizite Kontrolle der zeitkritischen Laboruntersuchungen aus dem OP-Bereich möglich. Die Abwicklung dieser und anderer Kommunikationsfunktionen erfolgt über die sog. MEDAS-Protokolle [Gierl et al., 1989].
Stationen, die über entsprechende Bildschirmarbeitsplätze verfügen, die an das Klinikkommunikationssystem angeschlossen sind, können ohne Telefonkontakt Auskunft über den Aufenthaltsort ihrer Patienten erhalten.

Am Ende eines Arbeitstages stehen die fortwährend aktualisierten Daten für die OP- und Anästhesiedokumentation, zur Erstellung des OP-Buches, der Führung des OP-Kataloges für Zwecke der Ausbildung und als Grundlage für wissenschaftliche Auswertungen zur Verfügung.
Die Komponente POP ist seit längerer Zeit erfolgreich im Einsatz, die Komponente EDO ist im Moment im Piloteinsatz in einem Operationsbereich.

Systemintegration:

Das System "POP-EDO" ist Teil eines Klinikkommunikationssystems auf der Basis von MEDAS, das den Therapiezyklus (ambulante Untersuchung - Diagnose und Therapieentscheidung - stationäre Voranmeldung - stationäre Aufnahme - Operationsvorbereitung - Operation - Intensivtherapiestation - Nachsorge - Entlassung - ambulante Nachsorge) in allen Teilen unterstützt.

Literatur:

Gierl L, Greiller R, Landersdorfer Th, Müller H, Überla K: A User-oriented Protocol for Integrating Heterogeneous Communication Systems of Medical Facilities Using Ports, Meth. Ionf. Med, Vol. 28, 1989, 97-103.

Gierl L, Pollwein B: Information Management for Patients with Surgical Treatment by Using an Intelligent Message Handling System, erscheint in: MEDINFO 89, 1989

Gierl L, Pollwein B: Integration von DV-Verfahren im Departmentsystem Anästhesie der Ludwig-Maximilians-Universität München. In: Ehlers, Beland (Hrsg.): Proceedings 31. Jahrestagung der GMDS, Göttingen, 1986, 253-256.

Glueck E, Segadal: Planning and Supervision of Activity in Large Operating Departments. In: van Bemmel et al. (eds.): MEDINFO 83, Amsterdam, 1983, 756-759.

Hofdijk WJ, Kaufman JJIM: OPERA or the Development of a Surgical Information System for Registration, Communication, Control and Research. In: van Bemmel et al. (eds.): MEDINFO 83, Amsterdam, 1983, 752-755.

Pollwein B, Ertüzün S, Gierl L: Communication structures, in a large hospital, concerning operative management, and the support by information technology. In: Bullinger H.J. et al. (eds.): EURINFO 88, Brüssel, 1988, 849-851.

"EUROPA" - EINE ALLGEMEINE HARD- UND SOFTWARELÖSUNG ZUR DATENERFASSUNG UND -VERARBEITUNG IN DER ANAESTHESIE

S. ARMBRUSTER, D. GOMMERS, M. MOHAJER*, M. HURRELL* UND
B. LACHMANN
ABTEILUNG FÜR ANAESTHESIOLOGIE, ERASMUS UNIVERSITÄT
ROTTERDAM, HOLLAND UND *BIODATA LTD., MANCHESTER, ENGLAND

EINLEITUNG

Da etwa 40 % aller von Hand erstellten Narkoseprotokolle erhebliche Informationslücken und Irrtümer (1) aufweisen wurden schon früher Versuche unternommen, mit vorhandenen (Groß)-Computern automatisierte Anaesthesieprotokolle zu erstellen. Während diese Projekte alle an den Kosten, der technischen Unzulänglichkeit der verwendeten Systeme und ihrer schwierigen Bedienung scheiterten, gibt es seit einigen Jahren mehrere Gruppen (2,3), die durch den Einsatz der inzwischen sehr leistungsfähigen Personalcomputer erste Erfahrungen auf dem Gebiet der automatischen Datenerfassung und Verarbeitung in der Anaesthesie gesammelt haben. Während einer mehrjährigen Auswahl- und Entscheidungsphase, die zur Anschaffung eines computerisierten Anaesthesieprotokollsystems führen soll, hatten wir Gelegenheit verschiedene Systeme zu testen. Vier auf dem europäischen Markt vorhandene kommerzielle Systeme (Chipsoft, HP, Holland; Arkive Euroversion, Datex, Holland; Patient Care Manager, Siemens, Schweden; Sensor, HMP, Frankreich) wurden auf Unterschiede in der Datenerfassung (Analog/Digital), der Benutzerführung (Line- und Pop-Up Menus; Touchscreen; Mausbedienung; Barcodeleser) und möglicher Datenbank-fähigkeiten untersucht. Hardwareunterschiede (Prozessor; Arbeitsspeicher; Massenspeicher; Netzwerkfähigkeiten) wurden systematisch erfasst. Jedes System wurde anhand der für unsere Abteilung aufgestellten Spezifikation getestet. In der nachfolgenden Aufstellung werden einige Unterschiede zwischen den Systemen aufgelistet.

	Europa	Sensor	Arkive	HP	Siemens
Chip	80386	80386	80186	80286	80368
Betriebssystem	DOS	DOS	own	DOS	DOS
Bildschirm	EGA	EGA	Mono	EGA	EGA
analog/digital	A+D	D	A+D	A+D	A+D
Parameter (n)	>50	31	25	20	>50
Datenspeicher	HD	HD	D	HD	HD
Error-checking	+	+	-	-	+

Ernüchtert durch diese Marktübersicht und ermuntert durch den rasanten Fortschritt in der Medizin- und Computertechnik bei gleichzeitig sinkenden Preisen, stellten wir uns der Aufgabe, einen computerisierten Arbeits- und Messplatz für den Einsatz in der Anaesthesie und Intensivmedizin aufzubauen. Um dem Ziel, einem allgemein zu gebrauchenden Arbeits- und Messplatz näher zu kommen, wurde das "EUROPA" System (Erasmus University Rotterdam Open Architecture) entwickelt.

TABELLE 1

HARDWARE
- IBM kompatibler PC mit minimal 1 Mbyte RAM, EGA Farbgrafik, und 20 Mbyte Bernoulli-Datenspeicher
- Microlink (Biodata, UK)
- Farbtintenstrahldrucker (Hewlett Packard)

SOFTWARE
- DOS 3.x oder später
- Recall Modul AC Version 1.1 (Biodata, UK)
- Recall Modul STAT Version 1 (Biodata, UK)

HARD- UND SOFTWARE

Bei der Erstellung dieses klinischen Arbeits- und Messplatzes wurde besonderer Wert auf folgende Kriterien gelegt: höchstmögliche Patientensicherheit; geringstmögliche Patientenbelastung; einfache und schnelle Bedienung; ausgereifte und robuste Technik; Sicherheitsüberprüfung nach europäischen Normen; Kompatibilität mit vorhandener Hard- und Software.

Das System besteht in seiner Minimalkonfiguration aus der in Tabelle 1 aufgelisteten Hard- und Software. Ein IBM kompatibler Personalcomputer (Apricot Xen-S) der unter MS-DOS 3.1 (Microsoft) betrieben wurde diente als Zentraleinheit. Der Personalcomputer, der in seiner Basisaustatung über einen Arbeitsspeicher von 640 Kilobyte RAM verfügt und mit einer Taktfrequenz von 16 Mhz arbeitet, wurde mit 900 Kilobyte zusätzlichem Speicherplatz (Extended Memory) und mit einem mathematischen Coprozessor (Intel 80387) ausgerüstet, um die Rechengeschwindigkeit noch einmal um einen Faktor 10 zu erhöhen. Eine Festspeicherplatte mit 40 Megabyte Speicherplattenkapazität und eine hochauflösende EGA-Farbgrafikkarte, sowie ein IEEE 488 Kommunikationsadapter zum Informationsaustausch mit den angeschlossenen Monitoringgeräten, runden die Hardwareausstattung ab. Die Signale von Geräten mit analogen Datenausgängen werden in einem Mikrolinkeinschub alle 5 Sekunden digitalisiert, jede Minute werden daraus Mittelwerte errechnet, wobei jeweils die höchsten und die niedrigsten Werte verworfen werden und bis zum Abruf durch den

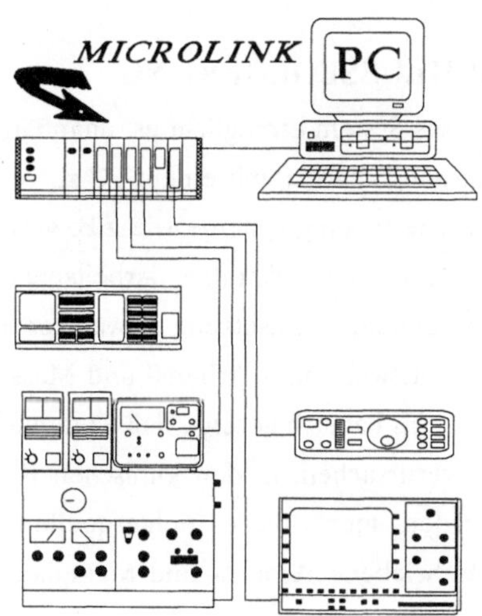

Personalcomputer zwischengespeichert. Die Daten von Geräten mit digitalen Ausgängen z.B. RS232 oder RS422 werden über die entsprechenden Mikrolink Datenkanäle direkt abgerufen. Mit den verwendeten Geräten ist durch den redundanten Aufbau eine frühzeitige Erkennung sich anbahnender Probleme gesichert.

Mit Hilfe des in der Computersprache C geschriebenen Softwarepaketes (Recall 1.1 Biodata, Manchester, England) ist es möglich bis zu 50 Parameter für die Patientenüberwachung bei den Überwachungsmonitoren abzufragen. In Minutenintervallen werden die Mittelwerte der erfassten Daten, sowie gleichzeitige Texteingaben, z. B. die Gabe von Medikamenten, auf der Festspeicherplatte gespeichert. Die Auswahl der 50 automatisch zu erfassenden Parameter ist vom Benutzer frei wählbar. Folgende Funktionen können mit der derzeitigen Version ausgeführt werden: Automatische Datenerfassung von Monitoren, Beatmungsgeräten, Infusionspumpen etc. von verschiedenen Herstellern (Abbildung); manuelle Dateneingabe mit Hilfe von vorkonfigurierten Pop-Up Menus (Medikamente, Vorkommnisse, Besonderheiten) oder als freier Text; manuelle oder automatische Eingabe administrativer Patientendaten; Trendinformationen der gemessenen und/oder berechneten Parameter; Überwachung der Kommunikationskanäle zu den Monitoren; Intelligente Alarme; On- und Off-Line Anaesthesieprotokoll, Krankenblatt und Kurven erstellen und drucken; Langzeitspeicherung der Patientendaten und -kurven; statistische Analysen und Abteilungsreports.

Das System wurde von uns unter experimentellen und klinischen Bedingungen mit den in Tabelle 2 aufgelisteten Geräten erfolgreich eingesetzt. Softwaretreiber für andere Geräte sind bereits vorhanden oder können auf Wunsch erstellt werden.

TABELLE 2

- Servoventilator 900 C (Siemens)
- Lungenmechanikeinheit 940 (Siemens)
- CO_2-Analysator 930 (Siemens)
- Gasmonitor 120 (Siemens)
- Gasmonitor Multicap (Datex)
- Patientenmonitor 7000 (Marquette)
- Pulsoximeter (Nellcor)
- Herzminutenvolumenmonitor L3000 (Lawrence)

SCHLUSSFOLGERUNG

Dieses System ermöglicht es, unabhängig vom Hersteller, alle Monitore, die analoge oder digitale Ausgänge haben, mit einem PC zu verbinden. Mit "**EUROPA**" werden die Vorteile automatischer Datenerfassungssysteme wie z.B. verlässlichere Datenerfassung und Verwaltung sowie geringere manuelle, administrative Arbeitsbelastung allen Anaesthesieabteilungen zugänglich. Durch die konsequente Umsetzung bewährter Konzepte mit moderner Technologie ist es gelungen ein zukunftsweisendes Arbeits- und Messplatzsystem in der Anaesthesie aufzubauen.

Es hat sich gezeigt, daß Computersysteme zur automatischen Datenerfassung ohne Probleme zu verursachen, in den klinischen Routineablauf integriert werden können. Mit diesem System werden menschliche Fehlerquellen reduziert und die Patientensicherheit verbessert. Der beschriebene Arbeits- und Messplatz hat sich bei uns seit zwei Jahren in der klinischen Praxis bewährt. Durch das umfassende Monitoringsystem wurden auch seltene und unerwartete Reaktionen des Patienten auf äußere Eingriffe oder die Gabe von Medikamenten zuverlässig registriert.

LITERATURVERZEICHNIS

1. SCHNEIDER A.J.
    THE VALIDITY OF DATA FROM ANESTHESIA RECORDS
    IN GRUNDY B.L., GRAVENSTEIN J.S. (EDS): THE QUALITY OF CARE IN
    ANESTHESIA. SPRINGFIELD, I.L., CHARLES C. THOMAS 1982

2. KARLICZEK G.F., BRENKEN U., V.D. BROEKE J.J.W., MOOI B., DE GEUS A.F.,
    WIERMSMA G., OOSTERHAVEN S.,
    ERFAHRUNGEN MIT EINEM COMPUTER-GESCHRIEBENEN ANÄSTHESIE-
    PROTOKOLL; ANAESTHESIST 1988;37:261-267

3. PRAKASH O., V.D. BORDEN S.G. MEIJ S.H., RULF E.N.R., HUGENHOLTZ P.G.,
    A MICROCOMPUTER BASED CHARTING SYSTEM FOR DOKUMENTATION OF
    CIRCULATORY, RESPIRATORY AND PHARMACOLOGICAL DATA DURING
    ANESTHESIA; INT J CLIN MONIT COMPUT 1984;1:155

ZWEI FALLSTUDIEN ÜBER DIE OBJEKTORIENTIERTE REALISIERUNG PATIENTENBEZOGENER ARBEITSPLATZSYSTEME IM KRANKENHAUS

J. Wiederspohn, C. Antweiler, F. Leiner
Institut für
Medizinische Biometrie und Medizinische Informatik
der Universität Heidelberg

1. Hintergrund

Die *Architektur* patientenbezogener Anwendungssysteme im Krankenhaus ist zur Zeit durch eine auf Zentralrechner und Abteilungsrechner ausgerichtete Systemarchitektur geprägt [2]. Die Integration der immer zahlreicheren Arbeitsplatzrechner stellt ein erhebliches technisches und konzeptuelles Problem dar. Die *Ergonomie* der Anwendungssysteme hat entscheidenden Einfluß darauf, wie der Benutzer ein System nutzen kann und ob er die Ergebnisse als Nutzen empfinden kann. Im Vergleich zu konventionellen Benutzerschnittstellen bieten die grafisch-interaktiven Benutzerschnittstellen moderner Arbeitsplatzsysteme erhebliche Vorteile. Diese Vorteile für die Entwicklung benutzergerechter, klinischer Anwendungssysteme zu nutzen, stellt eine große Herausforderung dar.

2. Architekturmodell

Im Rahmen von [7] wurden am Beispiel verschiedener, arbeitsplatzrechnerbasierter Anwendungssysteme ([4], [5], [6]) Konzepte und Entwicklungstechniken für integrierte, patientenbezogene Arbeitsplatzsysteme untersucht und ein *objektorientiertes Architekturmodell* entwickelt, das als Beschreibungsrahmen für Implementierungen dienen kann. Die konzeptuelle Idee besteht in der Modellierung von Arbeitsgegenständen und -abläufen der Patientenverwaltung und der Ableitung von arbeitsumgebungsspezifischen Metaphern, die auf grafisch-interaktive Benutzerschnittstellen patientenbezogener Arbeitsplatzsysteme bildhaft übertragen werden. Als wichtige zu übertragende Metaphern werden das *Krankenaktenarchiv*, die *Krankenakte* und die *Patientendokumente* angesehen. In Hinblick auf eine wirtschaftliche Erstellung und Änderung soll die Realisierung von Arbeitsplatzsystemen mit einer grafisch-interaktiven Benutzerschnittstelle in einer objektorientierten Entwicklungsumgebung erfolgen. In [7] wurde die Tragfähigkeit der Konzepte in zwei Fallstudien untersucht.

3. Fallstudie: Medizinisches Dokumentenverwaltungssystem

Ziel der ersten Fallstudie war die prototypische Realisierung eines Medizinischen Dokumenten-verwaltungssystems (MDVS), das die patientenbezogene Verwaltung von Daten und Dokumenten unterstützt, die im Zusammenhang mit der Behandlung eines Patienten im klinisch-pflegerischen Bereich anfallen [1]. Durchgeführte diagnostische und therapeutische Maßnahmen eines Patienten können prospektiv und retrospektiv erfaßt werden. Die Erstellung von Dokumenten - z.B. Arztbriefen - wird dabei durch die Integration übernommener oder bereits erfaßter Daten, wie z.B. Patientenanschrift, Arztanschrift, durchgeführte Untersuchungen etc. unterstützt. Weiterhin bietet eine patienten- oder fallbezogene Verlaufsdarstellung eine Übersicht über erstellte bzw. noch zu erstellende Dokumente medizinischer Maßnahmen. Aus der Verlaufsdarstellung ist der Zugriff auf einzelne Dokumente möglich.

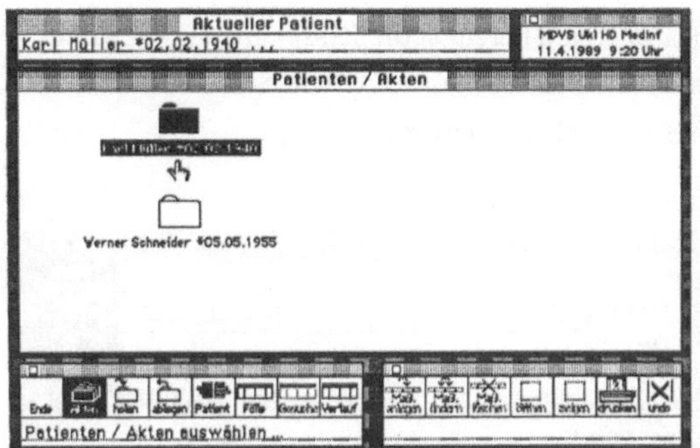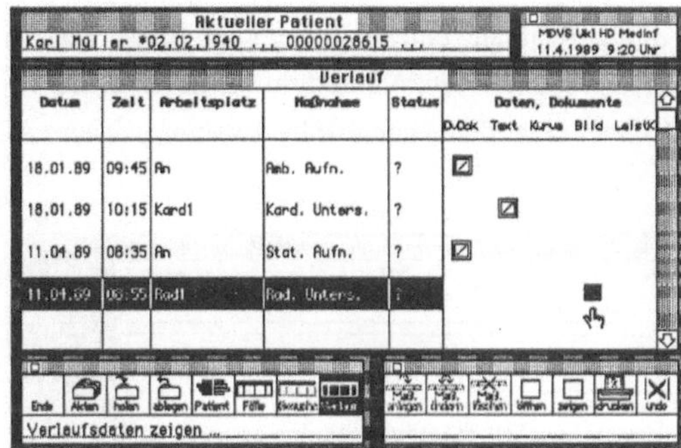

Abb. 3.1 Darstellung von Krankenakten und die Verlaufsdarstellung des mit HYPERCARD erstellten MDVS-Prototyps mit Zugriff auf Patientendokumente

Im Rahmen von [1] wurde ein Prototyp für ein MDVS als stand-alone System auf einem APPLE MACINTOSH Arbeitsplatzrechner auf der Basis der objektorientierten Entwicklungsumgebung von HYPERCARD entwickelt (siehe Abbildung 3.1), wobei Patientendokumente mit spezifischen Dokumenteneditoren (z.B. WORD) bearbeitet werden.

In der Entwicklungsumgebung von HYPERCARD können mit den vorgegebenen Objektklassen *Karte*, *Hintergrund*, *Textfeld*, *Befehlstaste* und den enthaltenen PAINT-Funktionen grafisch-interaktive Benutzerschnittstellen erstellt werden. HYPERCARD unterstützt in gewissem Umfang außerdem die Speicherung von formatierten Daten in sogenannten *Stapeln* sowie das Verzweigen in Dokumente beliebiger Anwendungssysteme. HYPERCARD-Anwendungen können auf der Basis der objektorientierten Programmiersprache HYPERTALK entwickelt werden. Durch die Einbindung von Pascal-, C- oder Assembler-Programmen kann die Funktionalität von HYPERCARD erweitert werden.

Der MDVS-Prototyp umfaßt die benötigten Funktionen zur Auswahl und zum Herauslegen von Krankenakten aus dem Archiv. Nicht mehr benötigte Krankenakten können ins Archiv zurückgelegt werden. Zu einer ausgewählten Krankenakte kann in die Darstellung der Patientendaten sowie die tabellarische Darstellung der Fälle oder der Verlaufsdaten verzweigt werden. Ebenfalls realisiert wurde die Funktion zum Anlegen von Maßnahmen. Hierbei wird auf die parametrierten Referenzmaßnahmen und Dokumentenprofile zugegriffen. Einer Maßnahme können dabei bis zu fünf Dokumente verschiedenen Typs zugeordnet sein.

Grenzen dieser Entwicklung bestehen bei der Benutzerschnittstelle, die durch das von HYPERCARD in der Version 1.2 vorgegebene Bildschirmformat beschränkt ist, sowie bei der Konstruktion durch die Beschränkung auf vorgegebene Objektklassen und in einem nicht befriedigenden Antwortzeitverhalten.

4. Fallstudie: Zentrales Auskunftssystem

Ziel der zweiten Fallstudie ist der Entwurf und die objektorientierte Realisierung eines arbeitsplatzrechner-basierten, zentralen Auskunftssystems (ZAS) für die rechnergestützte, zentrale Patientendatenverwaltung des Universitätsklinikums Heidelberg [3]. Das Auskunftssystem soll den autorisierten Benutzer über die Klinikaufenthalte eines Patienten und deren Verlauf informieren. Hierzu ist die Kommunikation zwischen dem Auskunftssystem und dem zentralen Patientendatenbanksystem, das auf einem SIEMENS BS2000 Rechner unter dem Datenbankverwaltungssystem ADABAS implementiert ist, zu lösen.

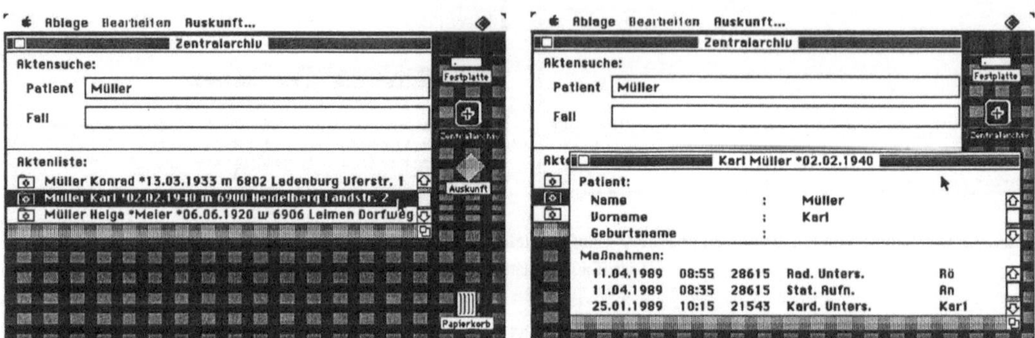

Abb. 4.1 Darstellung des Krankenaktenarchivs und einer geöffneten Krankenakte in dem mit MPW/MACAPP erstellten zentralen Auskunftssystem

Im Rahmen von [3] wurde ein zentrales Auskunftssystem auf einem APPLE MACINTOSH Arbeitsplatzrechner mit Hilfe des MPW-Entwicklungssystems (*Macintosh Programmers Workshop*) und dem erweiterbaren, objekt-orientierten Anwendungsrahmen MACAPP entwickelt (siehe Abbildung 4.1). Die Anbindung des MACINTOSH Arbeitsplatzrechners an den SIEMENS Zentralrechner erfolgte mit Hilfe der MACSTEAM Kommunikationskarte, die neben der Emulation eines SIEMENS Bildschirms und dem Filetransfer auch eine Programmierschnittstelle für Anwendungssysteme unterstützt.

Das ZAS unterstützt die Suche nach Krankenakten in dem Zentralarchiv eines Krankenhauses. Mögliche Suchkriterien sind: Name, Geburtsdatum, Aufnahmenummer etc. Die gefundenen Krankenakten werden in der Aktenliste des Archivfensters dargestellt. Nach der Auswahl einer Krankenakte kann diese geöffnet und die Krankengeschichte eingesehen werden. Die Krankengeschichte enthält Angaben zu dem Patienten (Name, Vorname, Geburtsname, Geburtsdatum, Geschlecht, Adresse) und eine zeitlich absteigende Liste der Maßnahmen zu einem Patienten. Zu einer Maßnahme werden das Datum, die Uhrzeit, die Aufnahmenummer, die Bezeichnung und der Bereich angezeigt.

Die bisherigen Erfahrungen im Rahmen von [3] zeigen, daß in der MPW/MACAPP-Entwicklungsumgebung rasch MACINTOSH-Anwendungssysteme erstellt werden können. Die benötigten Anwendungsobjekte lassen sich als Objektklassen bzw. als *Objekttypen* in Objekt-Pascal implementieren. Die Funktionalität von Anwendungssystemen läßt sich durch das Hinzufügen neuer Objektklassen inkrementell erweitern.

Eine letztlich unbefriedigende Situation ergibt sich derzeit bei der Kommunikation zwischen dem Auskunftsssystem und dem zentralen Patientendatenverwaltungssystem, wobei über die Programmier-schnittstelle der Kommunikationskarte ein Bildschirmdialog simuliert wird und der Zugriff auf die Patientendaten durch ein aufzurufendes Programm auf dem SIEMENS Zentralrechner erfolgt. Die Weiterverarbeitung und Darstellung der gefundenen Patientendaten erfolgt dann in der oben beschriebenen Weise durch das Auskunftssystem.

5. Diskussion

Die mit dem objektorientierten Ansatz angestrebten Ziele in Bezug auf die wirtschaftliche Erstellung patientenbezogener Arbeitsplatzsysteme mit einer grafisch-interaktiven Benutzerschnittstelle konnten ansatzweise erreicht werden. Weitere Untersuchungen insbesondere im Bereich der Kommunikation erscheinen notwendig. Hierbei sollte eine objektorientierte Entwicklungsumgebung gewählt werden, die die Erstellung von arbeitsplatzrechnerbasierten Anwendungssystemen nach dem Baukastenprinzip zuläßt und komfortable Programmierschnittstellen einschließt, über die auf Daten und Dienste in einem Rechnernetz zugegriffen werden kann.

Literatur

[1]   C. Antweiler: Möglichkeiten der Wissensrepräsentation mit HyperCard am Beispiel einer medizinischen Anwendung. Diplomarbeit im Studiengang Medizinische Informatik der Universität Heidelberg / Fachhochschule Heilbronn 1989

[2]   A.R. Bakker, M.J. Ball, J.R. Scherrer, J.L. Williams: Towards New Hospital Information Systems. International Medical Informatics Association, Working Group 10 "Hospital Information Systems", Working Conference Nijmegen Netherlands May 14-18, North Holland Elsevier Publisher 1988

[3]   F. Leiner: Objektorientierte Realisierung eines arbeitsplatzrechnerbasierten Auskunftssystems der Patientendatenverwaltung. Diplomarbeit im Studiengang Medizinische Informatik der Universität Heidelberg / Fachhochschule Heilbronn 1989 (in Arbeit)

[4]   M. Lind, E. Pettersson, B. Sandblad, W. Schneider: Computer Based Workstations in Health Care. In: [2], 235-242

[5]   G.D. Rennels, E.H. Shortliffe: Moderne Computer in der Medizin. Spektrum der Wissenschaft, 12/1987, 128-136

[6]   S.G. Tolchin: Overview of an architectural approach to the development of the Johns Hopkins Distributed Clinical Information Systems. Journal Medical Systems 10, No. 4 (1986), 321-338

[7]   J. Wiederspohn: Eine objektorientierte Architektur für integrierte, patientenbezogene Arbeitsplatz-systeme im Krankenhaus. Dissertation der Fakultät für Theoretische Medizin der Universität Heidelberg, Institut für Medizinische Biometrie und Medizinische Informatik 1989

Differentialdiagnosemodelle und deren Erfassung durch generische Werkzeuge

Jürgen Müller-Wickop, Michael Offermann

Stollmann GmbH Hamburg

Unsere Kurzdarstellung des Expertensystems (XPS) IKTERUS bezieht sich hinsichtlich der Ablauf- und Diagnostik-modelle auf einen Bereich der Kinderheilkunde. Wir bearbeiteten exemplarisch die Differentialdiagnose der Gelbsucht (IKTERUS) in den ersten Lebensmonaten. Auf Grund der Erfahrungen, welche wir bei der Domänenanalyse für die Entwicklung dieses wissensbasierten Systemes (WBS), das als funktionsfähig vorliegt, gesammelt haben, meinen wir, daß effiziente Modelle zur Interpretation und Bewertung von Patientendaten sowie hieraus - ebenfalls modellgesteuert - abzuleitenden Aktionsfolgen nur in enger Anlehnung an die mentalen Abläufe des ärztlichen Experten zu entwickeln sind. Wesentliche Anforderungen an unser Vorgehen waren die Allgemeingültigkeit der Modellierung des medizinischen Wissens und dessen Darstellung im Rechner (Wissensrepräsentation). In diesem Zusammenhang stehen aus unserer Sicht bei der Entwicklung medizinischer WBS folgende kardinalen Problembereiche im Vordergrund:

- Die Schwierigkeit der Modellierung medizinischen Wissens: mit unsicherem, vagem und unvollständigem Wissen, bei gleichzeitiger Risiko- und Kostenminimierung in möglichst kurzer Zeit, im Verlauf mehrerer Visiten, zu einer (Grob-)Diagnose und den daraus resultierenden Untersuchungs-, Diagnose- und Therapievorschlägen zu gelangen.
- Das Problem der nichtadäquaten Akquisition und Repräsentation des medizinischen Wissens sowie dessen Modellierungsvorgang.

Für diese beide Teilbereiche haben wir im Rahmen des BMFT-Verbundprojektes LERNER [Ler 86] Lösungsansätze entwickelt. Dabei zeichnet sich das System durch die folgenden Punkte gegenüber anderen Systemen aus:

- Visitenkonzept als Basisstrategie und Voraussetzung für ein optimiertes Klassifikationsverfahren.
- Befundanforderungen durch kontextabhängige dynamische Fragesatzgenerierung (incl. Fragegruppen).
- Ein tabellengestütztes konsistentes Bewertungsmodell als Kurzschreibweise für und-oder Regeln.
- Eine globale Betrachtung aller mit Symptomen belegten Diagnosen unter Beachtung von Vorwerten in jedem Zyklus einer Visitenfolge.
- Schnittstellen zur Akquirierung des Erfahrungswissens mehrerer Ärzte.
- U.U. die Ermittlung mehrerer Diagnosen.
- Ein generisches Wissensakquisitionswerkzeug, welches dem Wissensingenieur ermöglicht die benötigten Repräsentationsmittel für das Sachgebietswissen deklarativ über mehrere Ebenen zu beschreiben. Diese Repräsentationsmittel dienen dann der automatischen Erfassung des Sachgebietswissens [Off 89b].

Das XPS und das Wissensakquisitionstool (WAT) sind auf einer SUN3 mit TWAICE [Sav 85] und PROLOG bzw. mit PROLOG, C und SUN-VIEW realisiert. Ein kleiner Teilbereich des Expertensystems IKTERUS wurde von 26 Fachärzten aus zwei Kinderkliniken validiert. Die Entscheidungen des XPS differieren nicht von denen der Fachärzte [Mül 89]. Aufgrund des vorgegebenen Textumfanges verweisen wir bzgl. des aktuellen Wissensstandes auf die Literatur, z.B. [Esh 87], [Pup 87], [Off 89a] verwiesen.

1 IKTERUS - ein Differentialdiagnose-Modell

Auf dem Hintergrund des Ablaufrahmens einer Folge von Visiten mit

- Erhebung von Eingangsdaten,
- Wandlung der Rohdaten in qualitative Bewertungen,
- Bewertung und Verdachtsgenerierung,
- Feststellung, ob eine zufriedenstellende Diagnose erreicht oder keine möglich ist, und entsprechender Generierung eines Fragesatzes für die Folgevisite

stellten wir fest, daß diverse mentale Modelle diese einzelnen Schritte beeinflussen. Im wesentlichen handelt es sich hierbei um die Modelle ° "zufriedenstellende Diagnose", ° "modellgesteuerte Datensatzerhebung" und ° "Bewertung". Letzteres unterscheidet sich deutlich von anderen CF-Modellen.

Unsere Diagnosefindung läuft modellhaft wie in Abbildung 1 dargestellt ab und spiegelt die Visitenzyklen wieder. Durch die Anlehnung der Modelle an das ärztliche Vorgehen zeigt das System stärker ein "Arzt-analoges"-Verhalten als einfache Regelsysteme.

Die Hinweispfeile der "Rechtecke" veranschaulichen den Zusammenhang zwischen den charakterisierenden Modellen und den zugehörigen Verarbeitungsschritten. Zeitlich gesehen läuft die Diagnostik in ein bis n Sitzungen ab. Um das Ziel "Erstellen einer zufriedenstellenden Diagnose" zu erreichen, wird der Anwender zunächst nach einem Basisdatensatz gefragt, welcher inhaltlich einem orientierenden Erstkontakt mit dem Patienten entspricht. Anschließend wird eine Transformation der Eingabedaten durch ein Pathologiemaß in genormte qualitative Werte durchgeführt. Dieser Verarbeitungsschritt ist sehr aufwendig, da er sich an den heuristischen Referenzwerten des Arztes orientiert.

Nach einer Normierung der Bewertung wird auf dieser Ebene ein paralleler Abgleich über alle Verdachtsdiagnosen vorgenommen. Die Liste der Verdachtsdiagnosen mit ihren Bewertungen können dem Arzt vorgelegt werden. Zusätzlich stellt das System fest, ob bereits eine "zufriedenstellende Diagnose" ermittelt werden konnte. Ist dies der Fall, so ist der Diagnostikvorgang beendet, andernfalls wird auf den aktuellen Symptomen und Bewertungen basierend ein neuer Fragedatensatz generiert. Die Zusammenstellung erfolgt so, daß für alle interessanten Verdachtsdiagnosen (s.u.) Daten erhoben werden, welche die Entscheidungsfindung gravierend unterstützen können. Art und Schwere sowie der Verlauf der möglichen Diagnosen bzw. Symptome fließen hier u.a. in Form eines Risikomodelles ein. Andere gebräuchliche heuristische Suchverfahren konzentrieren sich auf einen Teilbereich, um diesen zu bestätigen oder auszuschließen. In unserem System dient die Bewertung dazu, gezielt aus der Menge der möglichen Diagnosen die unter den Befunden interessanten Verdachtsdiagnosen zu ermitteln. Bei der anschließenden Zusammenstellung der Fragesätze wird jede interessante Diagnose berücksichtigt und nicht nur diejenigen, für die eine berechnete Plausibilität spricht. Dieses Vorgehen impliziert ein quasi paralleles Verfolgen von interessanten Diagnosen, welche sogar beliebig über den Differentialdiagnose-Suchraum verstreut sein können.

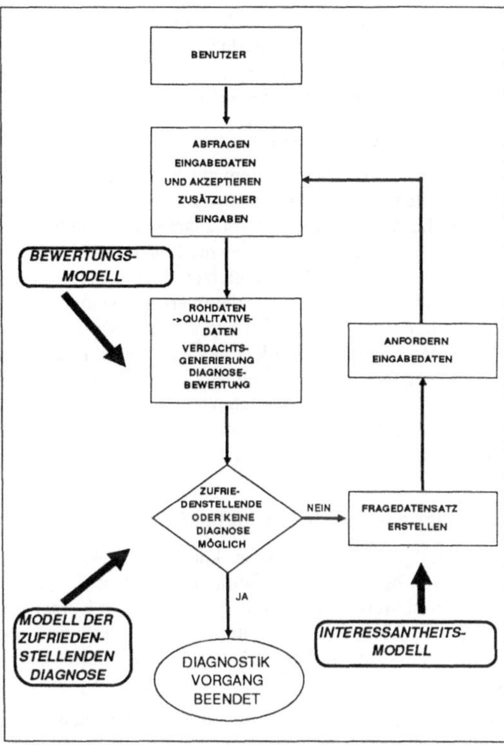

Abbildung 1: Ablaufsteuerung der Diagnosefindung

1.1 Das Bewertungsmodell

Das von uns entwickelte Bewertungsmodell [Bie 89a] weicht vom klassischen MYCIN-Konfidenzmodell [Buc 85] stark ab, weshalb wir den Begriff "Bewertungsmodell" verwenden. Das lokale Bewertungsmodell kann man sich in drei Phasen ablaufend vorstellen, Phase 2 und 3 kommen nur zum Tragen, wenn Phase 1 keine Lösung ergab.

1. Phase: Assoziative Bewertung der Art: gibt es ausreichende Symptommuster, gibt es notwendige Symptommuster, gibt es ausschließende Symptommuster?
2. Phase: Konfidenzmodell: Das Konfidenzmodell baut auf Vektoren, deren Elemente Symptome sind, auf. Die verschiedenen Vektoren wirken über das Einflußmodell zusammen. Die Repräsentation erfolgt bezogen auf Diagnosen in sogenannten Relevanztabellen. Die Relevanztabellen stellen eine geschickte Kurzschreibweise für Regeln mit und-oder-Verknüpfungen, qualitativer Bewertung und der Behandlung von unsicherem und vagem Wissen dar. In der Berechnung der Gesamtkonfidenz wird anschließend auch unvollständiges Wissen berücksichtigt.
3. Phase: Die Normierung der Bewertungsergebnisse ergibt eine Plausibilität, über welche eine Abschätzung der Differntialdiagnosen gegeneinander ermöglicht wird.

Die Phasen zwei und drei bieten die Möglichkeit, Wissen von mehr als einem Experten zu erfassen.

1.2 Das Modell der zufriedenstellenden Diagnose

Eine zufriedenstellende Diagnose ist dann gegeben, wenn eine ausreichende Anzahl von Symptomen und deren Ausprägungen für eine Diagnose spricht und keine relevanten Symptome unerklärt bleiben. Ferner muß die Diagnose fundiert sein, d.h., die Anzahl der bekannten Symptombelegungen muß in einem akzeptablem Verhältnis zu der Anzahl der nichtvorhandenen und unbekannten Symptome, die für diese Diagnose relevant sind, stehen.

Sowohl das Bewertungs- wie auch das Interessantheitsmodell stützen sich unter anderem auf einen Differentialdiagnose-Baum (physiologische Hierachie). In diesem finden sich neben den "Enddiagnosen" weitere Entitäten, welche die "Zwischendiagnosen" darstellen. Nachdem die Plausibilitäten der "Zwischendiagnosen" ihre individuellen Grenzwerte überschritten haben, dienen diese Zwischendiagnosen als Supersymptome zur Validierung der "Enddiagnosen".

Neben der Plausibilität einer Diagnose spielt für die "zufriedenstellende Diagnose" noch deren Fundiertheit eine maßgebliche Rolle. Sie ist ein Maß der real vorhandenen Symptome und deren Qualität (Ausprägung), welche auf eine Diagnose hinweisen. Im Gegensatz hierzu steht das Plausibilitätsmaß, welches unabhängig von der Anzahl bekannter Symptombelegungen ermittelt wird.

1.3 Das Interessantheitsmodell

Das Interessantheitsmodell dient zur Steuerung der Zusammenstellung des Folgefragesatzes und wird durch diverse Unterpunkte (z.T. Modelle) gesteuert. Es ermittelt auf Grund der gegebenen Symptome:

1. welche Verdachtsdiagnosen ausreichend interessant sind, um sie unter Einbeziehung folgender Unterpunkte weiterzuverfolgen: • Differentialdiagnose-Baum, • Risikomodell, • Verlaufsmodell der Krankheitsgruppen, • Klinischer Zustand des Patienten, • Häufigkeitsmodell (Häufigkeit der Krankheiten als a priori Information), • diagnosespezifische Assoziationen und symptomorientierte Modelle
2. wie intensiv die einzelnen interessanten Verdachtsdiagnosen unter Einbeziehung folgender Unterpunkte verfolgt werden sollen: • Konfidenzmodell, • Gültigkeitsmodell (die zeitliche Gültigkeit der Symptomwerte wird ermittelt und gegebenenfalls für die nächste Visite erneut angefordert), • Risikomodell (dieses hat auch auf die folgenden Modelle Einfluß), • Kostenmodell (Aufwandsberücksichtigung), • Fundiertheit, • Verlaufsmodell..
3. welche Symptome im aktuellen Stand erhoben werden sollen.

Die Ergebnisse bedingen die Zusammenstellung des nächsten Fragesatzes [Bie 89b].

2 Der generische Modelleditor dargestellt am Beispiel des XPS IKTERUS

Die Unmöglichkeit, bei derart komplexen Modellen die Erfassung des Sachgebietswissens dem Experten ohne Hilfsmittel zu überlassen, führte in unserem Projekt zu der Entwicklung und Implementation eines passenden Akquisitionswerkzeuges. Weiterhin wurde ein Modellierungstool entworfen [Hos 88]. Dieses beinhaltet Wissensakquisitions-, Wissensrepräsentations-, Wissensinferenz- und Wissensverifikationskomponenten. Die Ideen des "generischen Editors für die Erstellung modellgesteuerter Expertensysteme" sollen am Beispiel des IKTERUS vorgestellt werden.

Da der Prototyp IKTERUS aus Projekterfordernissen in TWAICE realisiert wurde, war es notwendig, die Wissenserwerbskomponente so zu erweitern, daß die Möglichkeit besteht, Modellbeschreibungen zu erzeugen, welche zur Wissensakquisition dienen. In der momentanen Entwicklungsstufe wird nur das Sachgebietswissen, erfaßt. Dieses beinhaltet allerdings aufgrund der hohen Aggregierung des Modells bereits wesentliche Informationen bzgl. Unsicherheit, Vagheit und Ausnahmebehandlung. Das Sachgebietswissen wird durch eine Kompilation in die Wissensbasis für die in TWAICE und Prolog realisierte Ausführungseinheit umgesetzt. Diese Ausführungseinheit ist somit eine durch das Sachgebietswissen deklarativ parametrisierte "Diagnosemaschine".

Das Bewertungsmodell des Prototypen IKTERUS ist soweit modelliert und formalisiert, daß Ärzte ihr Wissen in Form von Symptomen und deren Ausprägungen sowie Diagnosen eingeben können. Zu jeder Diagnose wird die Menge der relevanten Symptome erfaßt. Diese können in verschiedene Gruppen (z.B. Klinik, Labor, Anamnese) unterteilt werden. Für diese Gruppen wird das Einflußmodell angegeben . Abhängig vom Einflußmodell werden für die Gruppen die spezifischen Relevanztabellen erhoben. Ferner können die assoziativen Bewertungen (notwendige, hinreichende und ausschließende Bedingungen) in Form von Symptommustern erfaßt werden.

Die Ärzte können die Stützstellen der Normierungsfunktion über die lokalen Bewertungen der Diagnosen angeben. Die benötigten Stützpunkte werden durch ausgewählte Symptommuster, welche vom Arzt bewertet werden, ermittelt (also in einer Art von "Learning by Example" [Die 83]). Damit läßt sich das gesamte Wissen über die Bewertung in deklarativer Weise erfassen.

Die Wissenserwerbskomponente ist so aufgebaut, daß man über wenigstens zwei Ebenen zum eigentlichen Sachgebietswissenseditor gelangt. Auf der ersten Ebene werden die benötigen Stilmittel, z.B. Frames, Regeln etc. vom KE deklariert. Auf der zweiten Ebene wird mit den vor- bzw. selbstdefinierten Stilmitteln das Sachgebietsmodell beschrieben. Geht dies nicht in einem Schritt bzw. ist eine größere Abstraktionstiefe gewünscht, so können beliebig viele Stufen für Deklarationen dieser Art eingeführt werden. In der letzten Stufe dient der Editor dazu, die deklarativen Teile des XPS, nämlich das Sachgebietswissen, zu erfassen. In unserem Beispiel sind dies Symptome und Diagnosen mit entsprechenden Unterstrukturen. Das Ablaufsteuerungswissen und Teile des Handlungswissens liegen im wesentlichen in einem externen Modell (z.B. in TWAICE Methoden), das für eine Klasse von XPS als Rahmen dienen kann, vor.

Bei diesen zweiteiligen Modellen (externe Ausführungseinheit und Editor Modellebene) handelt es sich somit um speziellere - und zwar modellbezogene Systeme - und nicht um einfache Schlußfolgerungsmodelle von Regelsystemen mit Forward- oder Backwardchaining. Durch jedes so operationalisierte mentale Modell, wird ein eigenes Paradigma erzeugt, dieses kann als modellbezogene Shell angesehen werden. Bereits im Entwurf wurde insbesondere berücksichtigt, daß nur Strukturen zur Erfassung bereitgestellt werden müssen. Dies führt dazu, daß das Sachgebietswissen tatsächlich deklarativ erfaßt werden kann. Die Kombination von Sachgebietsmodellbeschreibung, Editor und dem externen Ablaufmodell stellt somit einen modellgestützten, problembezogen Shell dar. Hierbei kann sowohl die ein- oder mehrstufige Sachgebietsmodellbeschreibung als auch das Ablaufmodell generischen Charakter haben.

Im folgenden seien noch einige genersiche Aspekte des von uns entwickelten WAT und des am Beispiel des IKTERUS entwickelten Diagnosemodells genannt:

- Wiederverwendung des Systems als Diagnosemaschine mit Wissenserwerbskomponente und -verarbeitungskomponente z.B. für das "blaue Kind" statt für das "gelbe Kind".
- Wiederverwendung des Sachgebietswissens für ein Lehrsystem indem die Ablaufumgebung geändert wird.
- Wiederverwendung der Grunderfassungsstrukturen des Sachgebietswissens für völlig andere Systeme.

3 Ausblick

Auf der Basis unseres bisher gewonnenen "Know-hows" haben wir für ein an der Universitätsklinik Hamburg geplantes Projekt zwei gekoppelte Zielvorstellungen entwickelt:

- ein in die Klinik integriertes WBS im Bereich der Neugeborenen-Intensivmedizin,
- ein generisches Modellierungswerkzeug, das dem Informatiker in Zusammenarbeit mit Ärzten ermöglicht, Modelle aufzubauen, und anschließend dem Arzt ermöglicht, obengenanntes WBS mit Hilfe dieser Modelle zu erstellen.

Hervorzuheben ist, daß das zu entwicklende Werkzeug nicht auf den Gebrauch in der Neugeborenen-Intensivmedizin beschränkt ist. Vielmehr sollen die gefundenen Modelle in anderen Teilbereichen der Medizin zur Anwendung kommen können, ohne daß Modelle und Werkzeuge neu zu entwickeln sind.

4 Literatur

[Bie 89a] Biedermann, Angela; Müller-Wickop, Jürgen, Ein Konfidenzmodell für die medizinische Diagnostik, Stollmann GmbH Hamburg , Interner Bericht 1989.

[Bie 89b] Biedermann, Müller-Wickop, Jürgen, Modellgesteuerte Datenerhebung, Stollmann GmbH Hamburg, Interner Bericht 1989.

[Buc 85] Buchanan, Bruce G.; Shortliffe, Edward H.; Rule-Based Expert Systems, Addison-Wesley Publishing, California 2. Aufl. May 1985.

[Die 83] Dietterich, Thomas G.; Michalsky, Ryszard S., A Comparative View of Seleted Methods for Learning from Examples in Ryszard Spencer Michalski, Jaime Guillermo Carbonell, Tom Mitchel, Machine Learning, Tioga Publishing Company, Palo Alto 1983.

[Esh 87] Eshelman, L.; Ehret, D.; McDermott, J. and Tan, M., Mole: a tenacious knowledge acquisition tool, in: International Journal of Man-Machine Studies, Vol 26, No. 1 1987, Academic Press, London.

[Ler 86] BMFT Verbundprojekt LERNER, Wissenserwerb und Lernen zum Einsatz von Dienstleitungs-Expertensystemen, Förderungskennzeichen ITW851A9.

[Pup 87] Puppe F. , Diagnostisches Problemlösen mit Expertensystemen. Informatik Fachberichte 148, (1987), Springer-Verlag.

[Hoe 88] Hoseas André; Offermann Michael, Entwurf eines Wissensakquisitionstools, Diplomarbeit Hamburg 1988.

[Off 89a] Offermann, Michael, Problemlösungsparadigmen in der medizinischen Differentialdiagnostik, Stollmann GmbH Hamburg, Interner Bericht 1989.

[Off 89b] Offermann, Michael, Ein generischer Editor für die Modellgestützte Akquisition von Sachgebietsswissen, Stollmann GmbH Hamburg, Interner Bericht 1989.

[Mül 89] Müller-Wickop, Jürgen, Ergebnisse und Aspekte der Validierung eines medizinischen Expertensystems, Stollmann GmbH Hamburg, Interner Bericht 1989.

[Sav 85] Savory, S. Künstliche Intelligenz und Expertensysteme, R. Oldenburg Verlag München, Wien 1985.

TIRS
Ein Transplantations-Informations-Routing-System

M. Wilk[1], E. Keppel[1], T. Wujciak[1], H. Riedl[2], M. Finke[1], T. Schoeppe[3]

[1] IBM Deutschland GmbH, Wissenschaftliches Zentrum Heidelberg,
Tiergartenstr. 15, 6900 Heidelberg
[2] KfH, Kuratorium für Dialyse und Nierentransplantation e.V.,
Emil von Behring - Passage, 6078 Neu-Isenburg
[3] OVID GmbH, Spitzwegstr. 6, 8000 München 70

Zusammenfassung

Vorgestellt wird das Routing-System TIRS, mit dem Daten im Bereich der Transplantationsmedizin zwischen verschiedenen Informationssystemen ausgetauscht werden können. Da diese Systeme sehr unterschiedliche Kodierungsstandards und Kommunikationsprotokolle verwenden, enthält TIRS neben den notwendigen Routing- und Netzüberwachungs-Funktionen ein *Data-Dictionary*, um eine flexible Datenkonvertierung zu ermöglichen, sowie spezielle *Server* für die Kommunikationssteuerung der jeweils angeschlossenen Systeme. Damit steht ein System mit flexiblen Erweiterungsmöglichkeiten zur Verfügung, das ein heterogenes Umfeld berücksichtigt und zudem leicht zu kontrollieren und zu warten ist.

Problemstellung

In der Transplantationsmedizin werden heute computerbasierte Informationssysteme mit sehr unterschiedlichen Aufgaben eingesetzt:

1. Lokale *Krankenhaus-Informationssysteme.* Sie dienen zur Erfassung von administrativen, klinischen und postoperativen Daten von Patienten. Für die deutschen Transplantationszentren wurde hierfür im Auftrag des KfH ein spezielles PC-basiertes Informationssystem, **TIS**, entwickelt [9].

2. *Organvergabesysteme.* Hierfür wurde bei *Eurotransplant* in Leiden (Niederlande) [1] ein verteiltes System, **PIONEER** [2], entwickelt. Es ermöglicht, umfangreiche Patientenwartelisten zu verwalten, um damit verfügbar werdende Spenderorgane mittels Fernzugriffs über weite geographische Entfernungen vermitteln zu können. Über *Datex_P* angeschlossene Transplantationszentren können die Dienste dieses Systems international in Anspruch nehmen.

3. *Forschungssysteme.* Ein Beispiel hierfür ist **TRAINS**, ein verteiltes Informationssystem für das zentrale Sammeln von Transplantationsdaten mit Hilfe eines internationalen Computer-Netzwerkes [3; 4]. TRAINS wird an der Universität Heidelberg, Institut für Transplantations-Immunologie, eingesetzt, um internationale kollaborative Forschungsstudien durchzuführen. Hierbei werden im wesentlichen nur die immunologisch-relevanten Daten gesammelt, sowie ausgewählte postoperative Verlaufsdaten. Die umfangreichste, zur Zeit laufende Studie ist *CTS* (Collaborative Transplant Study), zu der etwa 300 Transplantationszentren in der ganzen Welt beitragen [6; 7; 8].

Die Kliniken sammeln Informationen für all solche Systeme, müssen dazu allerdings oft die gleichen Daten mehrfach erfassen, da eine Vernetzung der Systeme untereinander bisher nicht existiert. Werden die Daten per Telefon oder Post an die jeweiligen Systeme weitergeleitet, ist auch dort nochmals eine Erfassung notwendig. Dieses Verfahren ist arbeitsaufwendig und vor allem sehr fehlerträchtig.

Ein direkter Datenaustausch zwischen den Systemen ist wünschenswert, um den Aufwand der Datenerfassung nur einmal vorzunehmen und eine fehlerfreie Übertragung zu gewährleisten. Allerdings sind die Kodierungsstandards der einzelnen Systeme sehr unterschiedlich. Andere Datenformate, Datentypen, Validierungsregeln und Kodierungen verhindern eine einfache Koppelung der verschiedenen Informationssysteme. Hinzu kommen Schwierigkeiten durch die Verwendung unterschiedlicher Kommunikationsprotokolle und Hardware-Komponenten.

Systembeschreibung

Das Transplantations-Informations-Routing-System **TIRS** [5] wurde entwickelt, um über den zentralen IBM 9370-Rechner des *Transplantations-Datenzentrums* des KfH in Heidelberg

- die 24 deutschen Transplantationszentren
- Eurotransplant, in Leiden,
- die Universität Heidelberg, Institut für Immunologie,

miteinander zu verbinden. Ziel der Vernetzung ist es, einen direkten Datenaustausch zwischen den eingangs beschriebenen, auseinanderliegenden und sehr heterogenen Informationssystemen TIS, PIONEER und TRAINS zu ermöglichen. Abbildung 1 zeigt die Integration der verschiedenen Informationssysteme durch TIRS zu einem Datennetz.

Aufgaben

Folgende Aufgaben werden von TIRS durchgeführt:

1. In den Transplantationskliniken werden über TIS Patientendaten erfaßt, wie zum Beispiel die Registrierung von Spendern und Empfängern, Änderungen von Spender- und Empfängerinformationen oder Daten zum Antikörper-Screening. Diese Informationen werden zu TIRS gesendet, konvertiert und zu PIONEER übermittelt.

2. Ein weiterer Adressat der TIS-Daten ist das Forschungssystem TRAINS, über das die Studie CTS abgewickelt wird.

3. Zurückgesandte Informationen von beiden Systemen (Matching-Reports, Mailbox, Registrierungsbestätigungen, usw.) werden von TIRS verarbeitet und an das betreffende lokale TIS-System weitergegeben.

4. Dringende Nachrichten können von den einzelnen Kliniken über TIRS direkt an andere TIS-Systeme gesendet werden.

Data Dictionary

Die Konvertierung der TIS-Daten in die jeweiligen Formate der Zielsysteme wird über ein zentrales *TIRS Data-Dictionary* gesteuert. Dieses Data-Dictionary ist in einer eigenständigen TIS-Datenbank auf einem PC eingerichtet, der direkt an den TIRS-Rechner angeschlossen ist. Somit steht die ganze Funktionalität von TIS dem Administrator zur Verfügung, um mit viel Flexibilität die Konversionsspezifikationen zu definieren. Hierfür werden für jede Datentransfer-Transaktion zu PIONEER und TRAINS alle *Zielfelder* eingegeben und jeweils ein Rechenformel, bezogen auf TIS-Felder, zugeordnet. Das Data-Dictionary steuert somit die Generierung der Dateien für die Ziel-Systeme, entsprechend der geforderten Formate und Kodierung.

Die Datenbank der lokalen TIS-Systeme wird ebenfalls über das zentrale TIRS Data-Dictionary verwaltet. Erweiterungen und Änderungen werden automatisch an alle angeschlossenen Transplantationszentren verteilt.

Vernetzung

Datex-P (X.25 Protokoll) und RSCS (SNA Protokoll) sind die Kommunikationsmedien zwischen den verschiedenen Systemen. Der Zugang der einzelnen Transplantationszentren von TIS zu TIRS geschieht mittels Terminal-Emulation über Datex-P und wird jeweils vom lokalen TIS gesteuert. Die Kommunikation zu den externen Systemen PIONEER und TRAINS wird von TIRS abgewickelt; PIONEER in Leiden und TIRS in Heidelberg sind über einen internationale Datex-P Leitung auf der Basis von

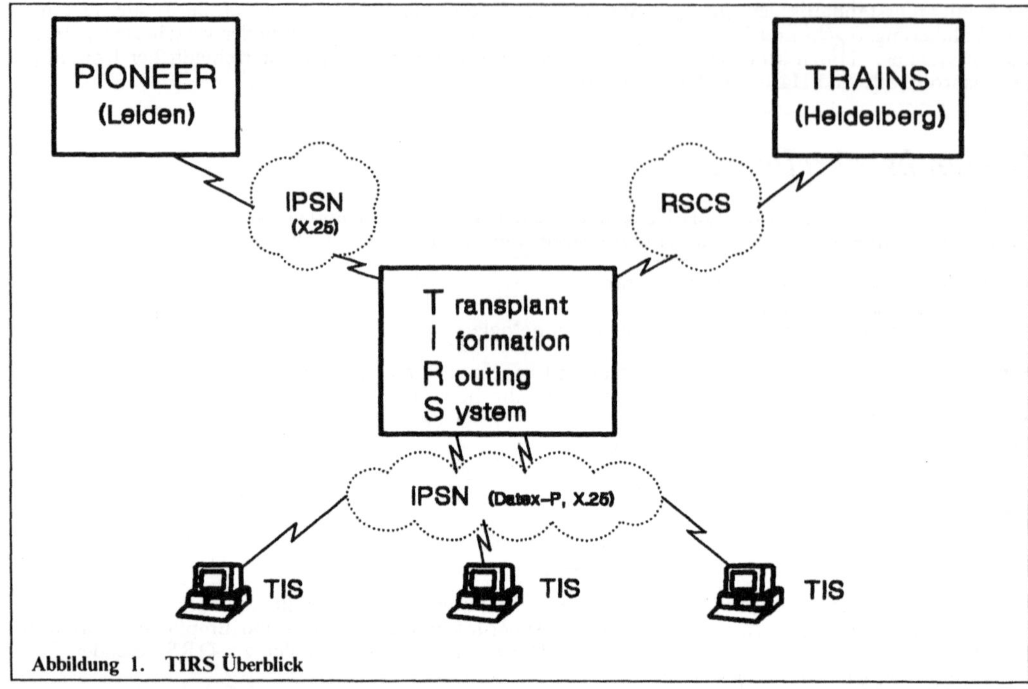

Abbildung 1. TIRS Überblick

KERMIT, eine Datenkommunikations-Software der Columbia University, New York, miteinander verbunden. Der TRAINS-Rechner, ein IBM 4381, konnte direkt über RSCS angeschlossen werden.

Die Implementierung der Verbindung nach Leiden machte eine zusätzliche Softwareerweiterung von KERMIT nötig, da KERMIT unter VM/CMS auf einem IBM-Mainframe eine Kommunikation über Datex-P nicht unterstützt.

Jedes der externen Systeme kommuniziert mit einem eigenen Server in TIRS, der auf die speziellen Parameter (Übertragungsprotokolle, Netzwerkparameter, Transaktionsidentifizierung, usw.) der Anbindung zugeschnitten ist. Dadurch wird es auch möglich, jedes neue beliebige Informationssystems durch hinfügen eines geeignet eingerichteten Servers an TIRS anzuschließen.

Administration

Die Bedienung von TIRS wird von einem Administrator vorgenommen, dem über eine benutzerfreundliche Oberfläche eine Reihe von interaktiven Funktionen angeboten werden:

- Überwachung des störungsfreien Betriebs
- Netzwerk-Administration
- Verwaltung der Systemparameter und Konfigurationsänderungen
- Protokollierung der Transaktionen.

die die Überwachung des Datentransfers die Verwaltung der Systemparameter und die Konfiguration des Systems betreffen.

Backup

Schon bei der Hardware-Konfiguration wurde großer Wert auf ein sicheres Backup-Konzept gelegt. Sämtliche Komponenten sind funktional mehrmals vorhanden, so daß auch bei einem Ausfall von mehreren Geräten der Betrieb innerhalb kurzer Zeit wieder aufgenommen werden kann. Auch softwareseitig sind die Daten mehrfach gesichert. Sämtliche Informationen über den Datentransfer werden ständig zu einem Backup-Rechner gesendet und dort so aufbereitet, daß das System auch bei einem

Head-Crash, verbunden mit einem vollständigen Verlust der Primärdaten, innerhalb von Minuten wieder gestartet werden kann.

Projektstatus

TIRS wurde in Zusammenarbeit vom Kuratorium für Dialyse und Nierentransplantation, der IBM Deutschland GmbH, Wissenschaftliches Zentrum Heidelberg und der OVID GmbH entwickelt und implementiert. Die Entwicklungsarbeiten im Projekt sind abgeschlossen. Die deutschen Transplantationszentren sind seit Anfang 1989 in der Lage, miteinander über TIRS zu kommunizieren. Die Übermittlung von TIS-Daten zur CTS-Studie ist ebenfalls seit Beginn des Jahres möglich. Diese Komponente wird schrittweise in den Routinebetrieb integriert werden. Die Kommunikationskomponente zur Anbindung von PIONEER an TIRS wird zur Zeit noch getestet und wird voraussichtlich bis Ende 89 in Betrieb gehen.

Bezeichnend für ein Projekt in einer heterogenen Hard- und Softwareumgebung war, daß der größere Aufwand auf der kommunikationstechnischen Seite (unterschiedliche Betriebssysteme und Kommunikations-Protokolle) lag und weniger auf der funktionalen (Datenformate und Datenkonvertierung). Heute steht mit TIRS ein System zur Verfügung, das flexible Erweiterungsmöglichkeiten bei einem sehr geringen Wartungsaufwand bietet. Neue Kliniken können problemlos angeschlossen werden; neue Funktionen können durch den modularen Aufbau leicht ergänzt werden.

Literatur

[1] **Eurotransplant Foundation,** *Annual Report 1987,* Eurotransplant, 1988, Leiden

[2] **Eurotransplant Pioneer Project,** *Internal Documentation (Draft),* Clinical Computer Limited, 1988, London

[3] **E. Keppel,** *TRAINS, An Information System for Transplant Data,* in: R. Janßen, G. Opelz (Eds.), Acquisition, Analysis, and Use of Clinical Transplant Data, Proceedings October 1987, Springer-Verlag, 1987

[4] **E. Keppel, K. Mohr, M. Wilk,** *Implementation of a Data Dictionary System to Maintain a Distributed Imformation System for Transplant Data,* in R.Hansen, B.G.Solheim, R.R. O'Moore, F.H.Roger (Eds.): Proc. of the Medical Informatics Europe '88, Oslo, Norway, August 1988, Lecture Notes in Medical Informatics, Springer-Verlag, 1988

[5] **E. Keppel, M. Wilk, T. Wujciak, M. Finke,** *TIRS, CRS Handbuch 1,* KfH, 1989, Neu-Isenburg

[6] **C.O. Koehler, A. Engelmann, E. Keppel, G. Opelz, M. Hennige,** *CTS, Ein Internationales Informationssystem für Nierentransplantationen,* in: C.O. Ehlers and H. Beland (Eds.), Lecture Notes on Medical Informatics, Proceedings of the GMDS 31th Annuary Conference, Göttingen, September 86, Springer-Verlag, 1986

[7] **G. Opelz for the Collaborative Transplant Study:** *The benefit of exchanging donor kidneys among transplant centers,* New England Journal of Medicine 381: 1289-1292, 1988

[8] **G. Opelz, A. Engelmann, H. Mollner, T. Wujciak, E. Keppel, K.H. Mohr, M. Wilk** *Information network in renal transplantation* in Minerva urologica e nefrologica, Vol.41 - N.1, March 1989, Edizioni Minverva Medica, Torino

[9] **TIS-Benutzer-Handbuch,** OVID GmbH, 1989, München

Integration einer datenbasierten Blutglukosesimulation in ein regelbasiertes Expertensystem

M. Kucher, J. Schneider, K. Piwernetz*, R. Engelbrecht, H. Zock, R. Renner*

Institut für Medizinische Informatik und Systemforschung (MEDIS)
Gesellschaft für Strahlen- und Umweltforschung mbH (GSF) München
**Diabetes-Zentrum Städtisches Lehrkrankenhaus München -Bogenhausen*

Zusammenfassung

Bei adäquater Behandlung und Überwachung des Diabetes mellitus können Spätkomplikationen verhindert bzw. zumindest ihr Beginn verzögert und eventuell sogar rückgebildet werden. Es gibt allerdings weder eine für alle Patienten gültige Therapie noch eine über den gesamten Behandlungszeitraum konstante Therapie für einen Patienten. Die Therapie des Diabetes mellitus besteht aus Komponenten wie z.B. Insulin, Ernährung und Lebensführung. Ihr Ziel ist ein möglichst normnaher Verlauf der Blutglukose (BG) über den Tag. Die Werte werden mehrfach täglich gemessen, dokumentiert und dienen so der Therapieanpassung. Ein großes Problem der Behandlung des Diabetes mellitus ist allerdings, dauerhaft eine gute Stoffwechseleinstellung zu erreichen.

Es ist ein Modell aufgebaut worden, das allgemeine Resorptionsfunktionen für Insulin und Broteinheiten für einen Patienten individuell berechnet und daraus den Glukosespiegel ermittelt. Grundlage des Modells sind physiologische Zusammenhänge und Daten der Selbstkontrolle als Eingabewerte für das Modell. Die in der Datenbank über den Patienten gespeicherten Informationen, wie gemessene BG-Werte, Insulindosierung und Kohlen-hydrate in Abhängigkeit von der Zeit, bestimmen den Verlauf der Resorptionsfunktionen. Ziel der Simulation ist es, eine Insulindosis vorzuschlagen, wenn ein zu erreichender BG-Wert angestrebt wird, oder den BG-Verlauf vorherzusagen, wenn die Insulindosis vorgegeben ist.

Die mathematische Modellierung des BG-Verlaufs soll in das regelbasierte Expertensystem DIAMON (DIAbetes MONitor) [7] integriert werden.

1. Einführung

DIAMON kann betrachtet werden als ein erster Schritt zu einem umfangreichen Expertensystem, das Diagnose und Therapie des Diabetes mellitus unterstützt. Zur Zeit bietet DIAMON Unterstützung bei der Therapie insulinabhängiger Diabetiker unter Berücksichtigung von Indikationen und Kontraindikationen verschiedener Insulinregime. DIAMON liefert ein Therapieschema, das die Art der Insulinapplikation (Injektion oder Infusion), die Applikationsfrequenz und die Insulinarten (Normal-/Verzögerungsinsulin) beinhaltet. Das Expertensystem und das Simulationsmodell wurden getrennt entwikkelt, und mit der Integration der BG-Simulation in DIAMON wurde begonnen. Ausgehend von dem Therapievorschlag des regelbasierten Expertensystems und der Simulation sollen individuelle Dosiervorschläge für die Insulintherapie gemacht werden.

2. Modellbeschreibung

2.1 Grundlegende Modellannahmen

Eingabegrößen für das Simulationsmodell sind BG-Werte, Insulindosierungen (Normal- und Verzögerungsinsulin), Kohlenhydratmenge mit Angabe der Resorptionsgeschwindigkeit und Art der Kohlenhydrate (Einteilung in schnell-, mittel- oder langsam -resorbierbar). Zu jeder Messung und jedem Ereignis wird die dazugehörige Zeit erfaßt. Der BG-Verlauf eines Patienten ergibt sich aus der Tageszeit sowie aus mathematischen Funktionen, die im folgenden als Resorptionsfunktionen von Insulin und Kohlenhydrate beschrieben sind.

Bekannt sind allgemeingültige Verläufe der Resorptionsfunktionen für Kohlenhydrate und Insulin. [1,4] Die Resorption der Kohlenhydrate beginnt etwa 10-15 Minuten nach dem Essen; ihre zeitliche Veränderung wird in erster Annäherung durch eine Gaußfunktion bestimmt, mit einem Maximum nach 0.5 - 1.5 Stunden.

Die Insulinresorptionsfunktionen hingegen entsprechen Gamma-Funktionen, wobei das Charakteristische dieser Funktionen das langsame Abflachen nach Erreichen eines Maximums ist. Die Wirkung des Normalinsulins zeigt einen raschen Wirkungseintritt nach etwa 30 Minuten, dosisabhängig wird das Wirkungsmaximum nach zwei bis vier Stunden erreicht, die Wirkungsdauer beträgt drei bis acht Stunden. Die Wirkungsdauer des Verzögerungsinsulins (NPH - Insulin) beträgt im allgemeinen nicht mehr als 16 Stunden. Die Wirkung beginnt nach ca. einer Stunde, das Wirkungsmaximum liegt bei etwa vier bis acht Stunden.

Diese Funktionen wurden zur Berechnung linearisier, so daß Dreiecksfunktionen entstehen.

Von wesentlicher Bedeutung für die Berechnung der BG ist die Insulinbedarfsfunktion. Sie gibt Auskunft über die Insulinempfindlichkeit des menschlichen Körpers; in Abängigkeit von der Tageszeit hat Insulin eine unterschiedliche BG-senkende Wirkung.

2.2 Optimierung

Ziel der Optimierung ist es, den Verlauf dieser allgemeinen Resorptionsfunktionen patientenindividuell zu bestimmen. Aus den Basisinformationen in der Datenbank werden die Zeitpunkte der Wirkungsmaxima und Wirkungsdauer von Kohlenhydraten, Normal- und Verzögerungsinsulin so ermittelt, daß die Fehlerfunktion aus berechneten BG-Werten und realen BG-Werten minimal wird. Für diesen Optimierungsschritt wird das Gradientenverfahren benutzt.

Zur Optimierung werden Daten aus den letzten 2-4 Tagen benötigt. Für jeden Tag wird eine eigenständige Optimierung durchlaufen. Die Ereignisse (Spritzen von Insulin, Kohlenhydrataufnahme) von Tagesbeginn bis zur aktuellen BG-Messung werden verfolgt, wobei Zwischenrechnungen zu den einzelnen Messungen nötig sind, um die Differenzen von realen und kalkulierten BG-Werten für die Fehlerfunktion zu ermitteln. Die sich aus den Optimierungen ergebenden Parametersätze werden dann gemittelt. Ferner ist zu berücksichtigen, daß eine mögliche Insulinwirkung vom Vortag mit in die Berechnung eingehen muß. Die lange Wirkungsdauer des Verzögerungsinsulins macht dies erforderlich.

Aus den berechneten Parametern für die jeweiligen Maxima und Wirkungsdauern lassen sich die Resorptionsfunktionen beschreiben. Mit der Berechnung der Parameter ist die Optimierung abgeschlossen, wenn die Differenz der kalkulierten zu den realen BG-Werten minimal ist.

2.3 Simulation

Im nun folgenden Schritt werden die im Optimierungsalgorithmus ermittelten Parameter benutzt, um bei gegebenen Werten für Insulin und Kohlenhydrate die Entwicklung des BG-Spiegels zu simulieren, oder eine Insulindosierung vorzuschlagen, wenn ein bestimmter BG-Wert erreicht werden soll.

2.3.1 Dosisbestimmung

Soll ausgehend von einem aktuellen BG-Wert ein bestimmter Zielwert erreicht werden, müssen für einen Therapievorschlag noch zusätzliche Informationen bereitgestellt werden. Maßgebend ist, wieviele Kohlenhydrate zugeführt werden und welcher Art diese sind. Es wird dann vom System ein Insulindosisvorschlag errechnet, womit sich der gewünschte BG-Wert erreichen läßt. Die Dosis wird in Abhängigkeit von der Kohlenhydratzufuhr, der Tageszeit, der Differenz vom aktuellen und Soll-BG-Wert und der Restinsulinwirkung vorgeschlagen. Alle Quantifikatoren beruhen auf der Relation zwischen benötigtem Insulin, den BG-Veränderungen und der Kohlenhydratzufuhr.

Bei gegebener Art und Menge der Kohlenhydrate werden prospektiv die Einheiten für Normal- und Verzögerungsinsulin für einen bestimmten Zeitpunkt errechnet, wobei eine Kombination der Insulinarten oder nur eine Insulinart vorgeschlagen werden kann. Zunächst aber müssen die zum aktuellen Zeitpunkt noch vorhandenen Restwirkungen von Insulin und Kohlenhydrate aus vorangegangenen Ereignissen des Tages berücksichtigt werden. Die Resorptionsfunktionen ergeben sich aus den optimierten Parametern und der injizierten Insulinart und -dosis bzw. aus der Art und Menge der Kohlenhydrate. Zusammen mit dem aktuellen Zeitpunkt ist damit die jeweilige Restwirkung definiert. Aus der BG-Veränderung berechnet sich der kalkulierte BG-Wert. Diejenige Insulinkombination, die den BG-Zielwert erreicht, wird als Therapie vorgeschlagen, wobei diese Kombination einem vom Expertensystem DIAMON vorgegebenen Insulinregime angeglichen werden soll.

2.3.2 Trendvorhersage

Ist die Insulindosis vorgegeben, läßt sich aufgrund der vorliegenden Ereignisse der BG-Wert vorhersagen. Auch hier werden die durch den Parametersatz bestimmten Resorptionsfunktionen herangezogen, um ein äquivalentes Wirkungsspektrum der BG-bestimmenden Größen abzubilden.

Anders als bei der Dosisbestimmung liefert dieses Modell keinen Therapievorschlag, es wird lediglich die BG aufgrund vergangener und aktuell getroffener Maßnahmen berechnet. Damit kann beurteilt werden, ob die getroffenen Maßnahmen richtig waren.

In die Berechnung der BG gehen die Werte für Insulin und Kohlenhydrate aus Ereignissen des Tages sowie die zum aktuellen Zeitpunkt verabreichte Dosis bzw. zugeführten Kohlenhydrate ein. Das Ergebnis ist eine Trendvorhersage der BG-Werte für die nächsten Stunden. Mit Hilfe dieses Modells lassen sich Trends erkennen, um möglichen Gefahren durch Fehleinschätzungen der Dosis entgegenzuwirken.

3. Realisierung und Anwendung

Um die Insulindosis für einen zu erreichenden BG-Wert berechnen zu können, geht die Kombination der Insulinarten in Abhängigkeit von der jeweiligen Tageszeit als Eingabegröße in das Simulationsmodell ein. Der Dosisvorschlag für Insulin richtet sich nach dem Insulinregime aus DIAMON.

Eine Kontrollfunktion soll die Qualität dieser Therapie überprüfen. Wird ein normnaher Verlauf der BG-Werte erreicht, so kann die Therapie beibehalten werden. Ist dies nicht der Fall, dann muß das Simulationsmodell hinsichtlich bestimmter Vorannahmen angepaßt und evtl. sogar das Insulinregime geändert werden.

DIAMON und die Simulation basieren auf zwei verschiedenen Wissensarten. Das regelbasierte System DIAMON benutzt das Expertenwissen sowie aktuelle Patientendaten aus Datenbank und Interview. Für die Simulation werden Daten aus der Selbstkontrolle des Patienten extrahiert, um mathematische Funktionen des Modells zu definieren. Bei der Integration der Simulation in das Expertensystem werden die Daten von jeweils einem Patienten benutzt.

Die Simulation kann im Rahmen des Monitoring von BG-Werten, die online vom BG-Messgerät erfaßt werden, eingesetzt werden. Mit Hilfe des Simulationsprogramms lassen sich Trends berechnen, um mögliche Gefahren rechtzeitig erkennen zu können. Watchdogs[*1] können sowohl zur Toleranzprüfung als auch zur Trendbewertung des BG-Verlaufs nützlich sein, um notfalls Warnungen bei zu hohen oder zu niedrigen BG-Werten anzugeben.

Ferner kann das Modell für Schulungszwecke bei Diabetespatienten genutzt werden. Der Patient hat hier die Möglichkeit, das Programm selbständig zu starten und mit verschiedenen Eingaben den BG-Verlauf zu beobachten. Hier kann er erkennen, wie sensibel die Zustandsgröße BG des Systems bei Änderung der Eingangsgrößen reagiert.

Der Verlauf der Resorptionsfunktionen sowie die BG-Werte des aktuellen Tages werden graphisch am Bildschirm ausgegeben, um eine übersichtliche Darstellung und damit verbunden schnellere Erfassung des Simulationsverlaufs zu erzielen.

Die Methode könnte eine quantitative, reproduzierbare Anpassung der Insulindosis erlauben. Dies erlaubt die Beurteilung des Modells und führt zu einer größeren Akzeptanz bei Medizinern.

Diese Arbeit wird im Rahmen des EG-Projekts EURODIABETA unterstützt.

[*1] Watchdog ist hier ein Alarmmeldesystem, das im Hintergrund die Ergebnisse aus der Simulation überprüft.

Literatur:

[1] J.P. Bantle, D.C. Laine, G.W. Castle, J.W. Thomas, B.J. Hoogwerf, F.C. Goetz: Postprandial Glucose and Insulin Response to Meals Containing Different Carbohydrates in Normal and Diabetic Subjects, The New England Journal of Medicine, Vol. 309 No. 1, 7-12

[2] R.N. Bergman, R. Prager, A. Volund, J.M. Olefsky: Equivalence of the Insulin Sensitivity Index in Man Derived by the Minimal Model Method and the Euglycemic Glucose Clamp, J. Clin. Invest., Vol. 79, March 1987, 790-800

[3] C. Cobelli, R.N. Bergman: Carbohydrate Metabolism. Quantitative Physiology and Mathematical Modelling, Chichester, Wiley, 1981

[4] P.A. Crapo, G.R. Reaven, J.Olefsky: Postprandial Plasma-glucose and -insulin Response to Different Complex Carbohydrates, Diabetes, Vol. 26, No.12, 1178-1183

[5] F.F. Harvey, E.R. Carson: Diabeta - An Expert System for the Management of Diabetes, Objektive Medical Decision-Making: System Approach in Disease, ed. D.D. Tsiftsis, Springer-Verlag Berlin,1986, 166-174

[6] D. Jenkins, T. Wolever, R. Taylor, H. Ghafari, A. Jenkins, H. Barker, M. Jenkins: Rate of Digestion of Foods and Postprandial Glycaemia in Normal and Diabetic Subjects, Britisch Medical Journal, 5 July 1980, 14-17

[7] J. Schneider, K. Piwernetz, R. Engelbrecht, R. Renner: DIACONS - A Consultation System to Assist in the Management of Diabetes; DIAMON - An Expert System to Assist in the Therapie of Diabetes in: O. Rienhoff, U. Piccolo, B. Schneider (eds.): Expert Systems and Decision Support in Medicine, Springer, Heidelberg, 1988, 44-49, 575

[8] J. Schrezenmeir, H. Achterberg, J. Bergeler, E. Küstner, W. Stürmer, II.Hutten, J. Beyer: Computer Systems for Insulin Adjustment in Diabetes Mellitus, Proceedings of the First International Symposium on Computer Systems for Insulin Adjustment in Diabetes Melltus, 1985 Panscienta-Verlag, Hedingen, Switzerland, 133-144

ENTSCHEIDUNGSUNTERSTÜTZUNG BEI DER INITIALEN BEHANDLUNG VON THORAXTRAUMEN
DURCH DAS EXPERTENSYSTEM EXAM

J.O. Schmidt[1], D. Stark[2], P. Gärtner[2], J. Adler[2], M.L. Nerlich[1]
[1] Unfallchirurgische Klinik der Medizinischen Hochschule Hannover
[2] Fachbereich Elektrotechnik der Fachhochschule Hannover

Einleitung

Die initiale klinische Behandlung von Thoraxtraumen ist gekennzeichnet

- durch den vital bedrohlichen Zustand des Patienten,
- durch die Vielzahl von okkulten Verletzungsmustern und entsprechenden Diagnosen,
- durch einen extrem hohen Zeitdruck,
- durch den hohen Anspruch an fachärztlicher Beratung.

Aufgrund der beschriebenen Faktoren entsteht häufig eine insuffiziente Primärbehandlung. Es stellt sich die Frage, inwieweit ein wissensbasiertes System bei der Entscheidungsfindung und Diagnostik dieser schwerverletzten Patienten hilfreich sein kann.

Aufbau der Wissensbasis

Das regelbasierte Expertensystem EXAM, Expertensystem für angewandte Medizin, wurde in Zusammenarbeit der Unfallchirurgischen Klinik der Medizinischen Hochschule Hannover mit dem Fachbereich Elektrotechnik der Fachhochschule Hannover auf der Basis der Expertensystem-Shell MED2 entwickelt. EXAM wird zur Diagnostik des Thoraxtraumas eingesetzt. MED2 ist eine von *F. Puppe* in LISP programmierte XPS-Shell, die auf einem IBM-kompatiblen PC-AT mit mindestens 4 MB Hauptspeicher in einer LISP-Umgebung lauffähig ist.[1]

Die wichtigsten Objekte der Wissensbasis sind Symptome bzw. Fragen, Diagnosen und Regeln, die aufgrund der Symptome die Diagnosen bewerten. An weiteren Objekten wurden Therapien, Fragenklassen und Lokalisationen definiert. Jede dieser Objektgruppen ist hierarchisch aufgebaut.

Inferenzstrategie

Vom ersten Kontakt des Arztes mit dem Patienten an werden diagnostische Hypothesen aufgestellt. Diese frühe Generierung von Verdachtsdiagnosen erlaubt das Vorgehen in hypothetisch-deduktiver Weise, d.h. die weiteren Beobachtungen, Befragungen und Untersuchungen erfolgen in Hinblick auf Klärung oder Abgrenzung der aufgestellten Hypothesen. Aus den erhobenen Symptomen und Beob-

---

[1] MED2 ist für Hochschulen und Universitäten zu Forschungszwecken kostenlos verfügbar
z.B. über H.P. Borrmann, INWARE GMBH, Lindenthaler Allee 4, 1000 Berlin 37

achtungen, auch Reaktionen des Patienten auf therapeutische Maßnahmen bringen weitere Informationen, werden die endgültigen Diagnosen abgeleitet.

Die Inferenzstrategie von MED2 orientiert sich an der ärztlichen Vorgehensweise. Sie ist speziell für den Problemtyp "assoziative Diagnostik" entwickelt worden, die Mustererkennung aus Einzelbeobachtungen.

Die erste Phase des diagnostischen Problemlösens ist die Symptomerfassung. Sie findet ausschließlich im Rahmen eines interaktiven Dialoges statt. Die Fragen sind in zwei Ebenen gegliedert, in Fragenklassen, d.h. die Zusammenfassung aller Fragen, die in einem gewissen logischen Zusammenhang stehen, und in Einzelfragen. Zum Beispiel enthält die Fragenklasse Blutbild die Einzelfragen, Leukozytenzahl, Hämoglobingehalt, Hämatokrit, usw. Jede dieser Ebenen ist hierarchisch organisiert.

Die Symptomerfassung besitzt zwei Komponenten, eine passive und eine aktive. Im passiven Teil wählt der Benutzer beantwortbare Fragenklassen und Einzelfragen aus, im aktiven Teil stellt das System selbständig ausgesuchte Fragen. Dies sind entweder Detailfragen zur Spezifizierung von Symptomen, oder - nachdem alle vom Benutzer gewählten Fragen abgearbeitet sind - Fragenklassen, die der weiteren Abklärung von Verdachtsdiagnosen dienen oder eine etablierte Diagnose bezüglich ihres Schweregrades genauer differenzieren.

Die Datenvorverarbeitung besteht im Kern aus qualitativen Beurteilungen und arithmetischen Verknüpfungen von Rohdaten. So wird beispielsweise der Schockindex aus Herzfrequenz und mittlerem Blutdruck errechnet oder Zahleneingaben werden in ein Schema "schlecht mittel gut" umgewandelt.

Der nächste Schritt ist die Verdachtsgenerierung. In kleineren Anwendungsgebieten ist es möglich, alle gespeicherten Diagnosen auf ihre Relevanz hin zu überprüfen. In größeren Anwendungsgebieten ist diese Vorgehensweise jedoch ineffektiv. Aus diesem Grund arbeitet MED2 mit der "Hypothesize-And-Test"-Strategie, die lediglich verdächtigte Diagnosen gezielt weiter überprüft. Dazu werden die möglichen Diagnosen durch Regeln mit Punkten bewertet, aus deren Summe der Grad der Relevanz abgeleitet wird.

Intern wird die Hypothesize-And-Test-Strategie mit einem Working-Memory-Konzept realisiert. Nur Diagnosen, die in dieses Working-Memory aufgenommen wurden, werden weiter überprüft. Um aufgenommen zu werden, muß eine Diagnose entweder die Verdachtspunktzahl ereicht haben, Differentialdiagnose einer im Working-Memory stehenden Diagnose oder Vorgänger einer etablierten Diagnose in der Diagnose-Hierarchie sein.

An die Verdachtsgenerierung schließt sich die Verdachtsüberprüfung an. Der Bewertungsmechanismus von Diagnosen besteht aus Regeln, die eine Assoziation zwischen einem Symptom oder einer Symptomklasse und einer Diagnose ausdrücken. Die Stärke der Assoziation wird mit kategorischen oder probabilistischen Evidenzkriterien zum Ausdruck gebracht. Kategorische Kriterien sichern eine Diagnose, sind für sie notwendig (aber nicht hinreichend) oder schließen sie aus. Probabilistische Kriterien machen eine Diagnose mehr oder weniger wahrscheinlich. Die initiale probabilistische Bewertung der Fragen bzw. Symptome wurde von einem erfahrenen Oberarzt heuristisch vorgenommen. Eine erste Modifikation dieser Punktwerte erfolgte an Hand nachvollzogener Realfälle.

Speziell wird für jede Verdachtsdiagnose die Grundbewertung und die Prädisposition miteinander verrechnet. Die Grundbewertung ist die Summe aus den in Punktzahlen umgesetzten Kategorien der bei dieser Diagnose erwarteten Symptome, die beobachteten Symptome bewerten mit einer positiven Punktzahl, die nicht beobachteten mit einer negativen. Die Prädisposition setzt sich zusammen aus einem Punktwert für die Apriori-Wahrscheinlichkeit, d.h. die statistische Häufigkeit dieser Diagnose im Krankengut, sowie aus den Punkten der verschiedenen Risikofaktoren. Die Über-Additivität einer positiven Prädisposition und Grundbewertung wird durch Multiplikation der Grundbewertung mit einem Faktor > 1 zum Ausdruck gebracht.

Sind für eine Verdachtsdiagnose Differentialdiagnosen angegeben, werden diese systematisch miteinander verglichen. Dabei muß zur Etablierung einer der Differentialdiagnosen ein bestimmter Differenzschwellenwert zur nächsthöchsten Punktzahl überschritten werden.
Die bisher aufgezeigten Schritte von der Symptomerfassung bis zur Differential-Diagnostik werden wiederholt, bis entweder alle nötigen Symptome erfasst worden sind oder die Sitzung durch den Benutzer abgebrochen wird.

Die Ergebnis-Ausgabe erfolgt standardmäßig am Ende des Inferenzprozesses. Sie umfasst die bis zu diesem Zeitpunkt etablierten Diagnosen und die Therapievorschläge. Die Therapien sind nicht direkt an eine Diagnose gekoppelt, sondern es werden in Abhängigkeit von Schweregrad, Typ oder anderen Parametern einer Diagnose Punkte auf einem Punktekonto einer Therapie addiert. Ist eine bestimmte Schwellenpunktzahl erreicht, wird der Therapievorschlag ausgegeben.
Eine in unserem Anwendungsgebiet spezielle Art der Therapien, die Notfall-Therapie, wird nicht erst am Ende der Sitzung sondern sofort nach Etablierung der dazugehörigen Diagnose ausgegeben. Die Indikation für diese Vorgehensweise wird durch ein besonderes Attribut der Therapie-Objekte angezeigt.

Ergebnisse

Die prospektive Testung von EXAM am eigenen Krankengut ist noch nicht abgeschlossen. Die bisherigen Fallzahlen sind zwar zu gering, als daß Sensitivität, Spezifität, positiver oder negativer Vorhersagewert schon präsentiert werden sollten, jedoch sind die bisherigen Ergebnisse vielversprechend.
Diagnosen, wie Aortenruptur, Hämatothorax, Pneumothorax oder Rippenserienfraktur wurden alle vom System richtig erkannt. Seltene Diagnosen, wie beispielsweise eine Lungenvenenruptur, blieben auch nach Eingabe der Symptome völlig unverdächtigt. Die Lungenvenenruptur bereitete allerdings auch dem menschlichen Experten extreme Schwierigkeiten!
EXAM befindet sich also weiterhin in der Tuning-Phase in der klinischen Erprobung, wo die einzelnen Bewertungen der Diagnosen überprüft und verschiedene Objekte ergänzt werden müssen.

Einsatzmöglichkeiten

Die Frage, ob EXAM bei der Entscheidungsfindung und Diagnostik des Thoraxtraumas hilfreich sein kann, darf schon zur Zeit bejaht werden.
Im Vordergrund steht zur Zeit das Nachvollziehen des Entscheidungsprozesses. EXAM ist schon jetzt sehr wirksam bei der präzisen Dokumentation von Thoraxtraumen. Lehrbuchwissen darüber ist reichlich vorhanden, aber der Aspekt "Management des Akuttraumas, welcher Befund führt am schnellsten und sichersten zur Diagnose?" wurde bisher nur in Ansätzen untersucht.
EXAM kann mit seiner Dokumentation auch klären, wie effektiv kosten-, zeit- oder per-

sonalaufwendige Untersuchungen in der Diagnostik sind. Welchen Nutzen hat beispielsweise eine diagnostische Bronchoskopie beim Thoraxtrauma? Der Gesichtspunkt der Kostenanalyse gewinnt gerade in Bezug auf die Wirtschaftlichkeitsuntersuchungen im Gesundheitswesen zunehmend an Bedeutung.

Ein anderer wichtiger Anwendungsbereich ist die Lehre. EXAM kann zur Fall-Simulation bei der Schulung des Trauma-Managements eingesetzt werden. Erweitert um eine Befund-Datenbank mit Einbeziehung von Röntgenbildern kann der Diagnose-Prozess unter Berücksichtigung des Zeitfaktors am Bildschirm simuliert werden.

EXAM ist also ein wichtiges Tool, um den Entscheidungsprozess bei der Diagnostik von Thorax-Traumen näher kennen zu lernen. Wir hoffen, daß es sich in naher Zukunft auch bei der Diagnostik anderer Teilbereiche des Polytraumas bewähren wird.

Literatur

1. Elstein, A.S., Shulman, L.S., Sprafka, S.A.
    Medical Problem Solving
    Harvard University Press, Cambridge, Massachusetts and London, England, 1978

2. Gärtner, P., Adler, J.
    Wissensbasiertes System für die initiale Diagnostik und Therapie.
    Diplomarbeit Fachhochschule Hannover, FB Elektrotechnik, 1988

3. Puppe, F.
    Assoziatives diagnostisches Problemlösen mit dem Expertensystem-Shell MED 2
    Dissertation, Universität Kaiserslautern, FB Informatik, 1986

Entwicklung eines medizinischen Wörterbuches fuer ein wissensbasiertes klinisches Informationssystem

Michel, A., Prokosch, H.U., Dudeck, J.
Institut für Medizinische Informatik, Universität Giessen
Heinrich-Buff-Ring 44

Einleitung

Die Einbindung wissensbasierter Funktionen in moderne Klinikkommuni-
kationssysteme erfordert die Entwicklung neuer Softwarewerkzeuge.
Eines dieser in den letzten Jahren zunehmend als unverzichtbar erkan-
ten Werkzeuge ist das medizinische Wörterbuch (Medical Data Dictionary) /4/. Als Bestandteil des wissensbasierten Informationsnetzes am
Klinikum der Universitaet Gießen (WING) /5/ wurde deshalb das Gießener
Medizinische Data Dictionary (GMDD) entwickelt. Es soll die Integration heterogener Ansätze zur Entscheidungsunterstützung in Kranken-
haus-Informations-Systemen (KIS) unterstutzen. Diese umfassen neben
den in HELP realisierten Alert-Funktionen /6/ auch die interaktive
Diagnoseunterstützung sowie den Zugriff auf Literaturdatenbasen.

Anforderungen an ein medizinisches Wörterbuch

Die Integration heterogener Konzepte zur Entscheidungsunterstützung
setzt ein konsistentes medizinisches Vokabular innerhalb eines KIS
vorraus /1/. Speicherung und Verwaltung dieses Vokabulars werden sinnvollerweise in einem zentralen Softwaremodul zusammengefasst, dem
sogenannten medizinischen Wörterbuch /3/. Dieses sollte folgende Anforderungen erfüllen /1/:

- Vollständigkeit

  Es sollte das Vokabular aller medizinischen Disziplinen, die auf das
  Wörterbuch zurückgreifen, möglichst vollständig erfasst sein.

- Eindeutigkeit

  Eine Bezeichnung innerhalb des Vokabulars sollte nur fuer einen einzigen Term des Wörterbuches stehen.

- Redundanzfreiheit

  Jedes medizinische Konzept sollte nur einmal als Term innerhalb des
  Wörterbuches abgebildet sein.

- Synonymität

  Fuer jede im Wörterbuch verwendete Bezeichnung eines Terms sollten
  synonyme Bezeichnungen vorhanden sein, um die Handhabung des Wörterbuches zu vereinfachen.

- Multiple Klassifikationen

  Jeder Term des Wörterbuches sollte gleichzeitig Bestandteil mehrerer
  dort abgebildeter Klassifikationen sein können, um die Integration
  verschiedener medizinischer Klassifikationen innerhalb desselben
  Wörterbuches zu ermöglichen (z.B. ICD-9, SNOMED).

- Abbildungskonsistenz

  Die Bedeutung eines Terms muss unabhängig von der gerade benutzten Klassifikation bleiben.

- Explizite Relationen

  Die Relationen zwischen verschiedenen Termen sollten explizit innerhalb des Wörterbuches definiert sein.

Von praktischer Relevanz ist ferner die Integration des Wörterbuches in die Softwareumgebung des KIS. Bei der Formulierung von Regeln innerhalb wissensbasierter Anwendungen ist das Wörterbuch vor allem als zentrale Informationsquelle für den Aufbau von Datenbankabfragen wichtig. Es muss daher neben dem medizinischen Vokabular auch alle benötigten Informationen über die Struktur der klinischen Datenbank sowie die zulässigen Verknüpfungen von Datenbankstruktur und -inhalt enthalten. Daher ist eine enge Verzahnung zwischen dem medizinischen Wörterbuch und den verwendeten Datenbank- bzw. Softwareentwicklungstools des KIS anzustreben. Wie bei Cimino et. al. dargelegt /1/, erfüllt keines der im Einsatz befindlichen medizinischen Wörterbücher all diese Forderungen. Es wurde daher versucht, ein auf die Erfordernisse des Giessener KIS abgestimmtes Wörterbuch neu aufzubauen. Hierbei orientierten wir uns, aufbauend auf den Erfahrungen mit dem Wörterbuch des HELP Systems, vor allem an neueren Entwicklungen /1,4,5/.

Struktur des Gießener Medizinischen Data Dictionary (GMDD)

Die Grundlagen bei der Entwicklung des GMDD als Bestandteil des WING-Systems bildeten Erfahrungen, die mit einer dreijährigen Testinstallation des amerikanischen Krankenhausinformationssystems HELP gesammelt werden konnten /2/. Die Anforderungen an das geplante Gießener KIS liessen sich jedoch mit den Werkzeugen des HELP Systems nicht erfüllen, weshalb auch eine Neuentwicklung des medizinischen Wörterbuches erforderlich war. Die festgestellten Einschränkungen des HELP Wörterbuches betrafen vor allem folgende Punkte:

- Nicht verwendbarer Wörterbuchinhalt und zu starke Restriktionen bei der Abbildung medizinischer Konzepte im Wörterbuchkern

  Der medizinische Inhalt des Wörterbuches erwies sich als größtenteils nicht verwendbar, da er sich speziell an den Erfordernissen amerikanischer Kliniken orientiert. Lediglich die im Wörterbuch vorhandene ICD-9-CM konnte nach ihrer Übersetzung verwendet werden. Die Anzahl möglicher Attribute pro Term erwies sich als zu gering. Die Vollständigkeit des Vokabulars ist durch das verwendete Klassifikationsschema beschraenkt (max. 256 Terme pro Hierarchieebene). Dieses bedingt außerdem unerwünschte Redundanzen und inkonsistente Abbildungen der Terme innerhalb des Wörterbuches.

- Beschränkung auf die HELP eigene, hierarchisch organisierte Patiendendatenbank

Im Gegensatz zum HELP Wörterbuch wird der Kern des GMDD durch eine nach dem relationalen Modell strukturierte Datenbank gebildet. Der in ihr gespeicherte Wörterbuchinhalt setzt sich momentan aus ca. 20.000 Termen zusammen. Diese entstammen den verschiedensten Quellen wie z.B. der ICD-9 im Diagnosenbereich, der sog. Roten-Liste auf dem Arzneimittelsektor sowie klinikinternen Klassifikationen wie z.B. im Laborbereich. Hierdurch konnte eine ausreichende Vollständigkeit des medizi-

nischen Vokabulars erreicht werden.
Die Eindeutigkeit des gespeicherten Vokabulars wird durch die Vergabe
von eindeutigen Termbeschreibungen, Termnamen und -nummern weitestge-
hend gewährleistet.
Zur vereinfachten Handhabung des Wörterbuches sind jedem Term mehrere
synonyme Bezeichnungen zugeordnet. Diese werden vom Wörterbuch auf die
eigentliche Termbezeichnung abgebildet. Nur letztere dient der Formulierung von Datenbankabfragen.
Die Integration des Wörterbuches in unterschiedliche Anwendungspro-
programme wird durch die Möglichkeit verschiedener Textrepräsentatio-
nen fuer denselben Term unterstützt.
Die Forderung nach multiplen Klassifikationen bei gleichzeitiger Abbildungskonsistenz der Terme wird durch die Vergabe multipler hierarchischer Codes pro Term erfuellt. Mittels dieser Codes koennen die
Relationen zwischen verschiedenen Termen des Wörterbuches in Form
komplexer Hierarchien explizit dargestellt werden (Abb.1.). Pro Hierarchieebene sind bis zu 32000 Terme möglich.
Neben diesen hierarchischen Relationen gibt es im GMDD auch nichthierarchische Beziehungen zwischen Termen. So hat z.B. der Eintrag für
Fertigarzneimittel die Attribute Wirkstoff und Verordnungsweg, deren
mögliche Werte wiederum dem GMDD entstammen (Abb.1.).

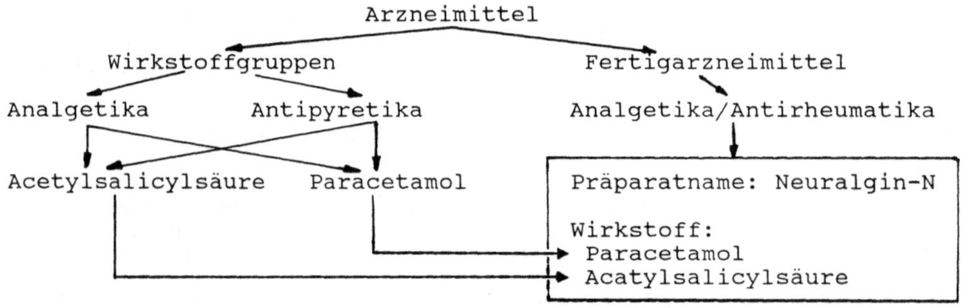

Abb.1.: Multiple hierarchische und nichthierarchische Relationen
im GMDD

Die Verbindung zwischen dem Inhalt des medizinischen Wörterbuches und
den Strukturen der relationalen klinischen Datenbank wird über eine
separate Tabelle hergestellt. In ihr wird fuer jedes Datenbankfeld
festgelegt, welche Terme des Wörterbuches darin abgespeichert werden
dürfen. Die Dateneingabe innerhalb der klinischen Anwendungsprogramme
erfolgt dann größtenteils in Form der Menüauswahl aus der Liste er-
laubter Terme. Zusätzlich existiert noch eine leistungsfähige Klar-
textsuche, die auf den Termbezeichnungen bzw. deren Synonymen basiert.
Die Abspeicherung der gewählten Terme des Wörterbuches innerhalb der
klinischen Datenbank erfolgt in codierter Form (Termnummer bzw. hierarchischer Code). Bei der Datenausgabe wird der Code wieder in die
zugehörige Textrepraesentation zurückverwandelt. Die Abspeicherung der
hierarchischen Codes hat sich besonders für zeitkritische Alerting
Systeme als nützlich erwiesen. Gruppenabfragen wie z.B. Suche nach
allen verordneten schwachen Analgetika bei Wechselwirkungsüberprü-
fungen innerhalb des Arzneimittelverordnungsprogrammes, können dann
effektiv in Form einer Suche mit teilqualifiziertem Schlüssel realisiert werden (Abb.2.).
Um die Entwicklung klinischer Applikationen unter Integration des medizinischen Wörterbuches zu vereinfachen wurde außerdem eine Schnittstelle zwischen dem GMDD und dem im KIS verwendeten Applikationsgene-
rator geschaffen. Sie besteht aus Zugriffsroutinen auf den Inhalt des
Wörterbuches und korrespondierenden Datendefinitionen. Letztere können

ueber die Schnittstelle aus der GMDD Datenbank in das Repository des Applikationsgenerators geladen werden. Dort werden sie in ein vorbereitetes Programmskelett eingebunden, das entprechend der übertragenen Information zu einem klinischen Anwendungsprogramm erweitert wird.

Patienten-Nr.	Verordnungsdatum	Verordneter-Wirkstoff (Code)
11471	1-12-89 9:38	8.1.10.3.
11471	5-12-89 10:20	8.1.2.3.
11471	10-12-89 11:35	8.1.2.1.
11471	12-12-89 9:38	8.1.10.3.

Suche mit teilqualifiziertem Schlüssel nach Code 8.1.2.

Codes: 8.1.2. = schwache Analgetika   8.1.10. = Antibiotika
         8.1.2.1. = Acetylsalicylsäure   8.1.10.3. = Penicillin
         8.1.2.3. = Paracetamol

Abb.2.: Suche mit teilqualifiziertem Schlüssel zur Realisierung einer Gruppenabfrage nach schwachen Analgetika

Ausblick

Die Kernbestandteile des in Giessen entwickelten GMDD befinden sich im Bereich der Labordatenanzeige sowie Diagnosecodierung im Stadium klinischen Einsatzes. Schwerpunkte zukuenftiger Arbeiten liegen in der Erweiterung des Wörterbuchinhaltes fuer neue klinische Bereiche, der automatisierten Datenuebertragung in das Woerterbuch aus existierenden Klassifikationen, sowie der verbesserten Integration des GMDD in die Generierung wissensbasierter Applikationen.

Literatur

[1] Cimino, J.J., Hripcsak, G., Johnson, S.B., Clayton, P.D.
    Designing an Introspective, Multipurpose, Controlled Medical
    Vocabulary, in: Proceedings of the 13th SCAMC, 513-518, 1989.

[2] Dudeck, J., Prokosch, H.U., Sebald, P., Michel, A., Heeg, M.,
    Kornwinkel, R., Fischel, D.: The HELP-System in an European
    Environment. In: Bakker, A.R., Ball, M.J., Scherrer, J.R. and
    Willems, J.L. (eds.), Towards New Hospital Information Systems,
    North-Holland, Amsterdam 1988.

[3] Huff, S.M., Craig, R.B., Gould, B.L., Castagno, D.L., Smilan, R.E.
    Medical Data Dictionary for Decision Support Applications, in:
    Stead W.W. (eds), Proceedings of the 11th SCAMC, 310-317, 1987.

[4] Linnarsson, R., Wigertz, O. The Data Dictionary - A controlled
    Vocabulary for Integrating Clinical Databases and Medical Know-
    ledge Bases, Methods of Information in Medicine 28, 78-85, 1985.

[5] Prokosch, H.U., Dudeck, J., Junghans, G., Michel, A., Sebald, P.
    Aufbau eines wissensbasierten Informationsnetzes am Klinikum in
    Giessen (WING), in: Proceedings der 34. GMDS Jahrestagung, 1989.

[6] Pryor, T.A., Gardner,   R.M., Clayton, P.D., Warner, H.R. The
    HELP System, Journal of Medical Systems 7, 87-102, 1983.

Studie der Europäischen Gemeinschaft zur computer-
unterstützten Diagnose bei akuten Bauchschmerzen

[1] C. Ohmann, [2] M. Kraemer, [2] K. Thon, [1] J. Wickers, [3] H. Sitter,
[4] F.T. de Dombal

[1] Funktionsbereich Theoretische Chirurgie
[2] Klinik für Allgemeine und Unfallchirurgie
Heinrich-Heine-Universität, Moorenstr. 5, 4000 Düsseldorf, FRG

[3] Institut für Theoretische Chirurgie
Philipps-Universität Marburg, Baldingerstr., 3500 Marburg, FRG

[4] Clinical Information Science Unit
University of Leeds, 22 Hyde Terrace, Leeds LS 2 9LN, UK

Akute Bauchschmerzen sind ein häufiges Krankheitsbild mit der Notwendigkeit zur schnellen therapeutischen Entscheidung bei bestimmten Erkrankungen, z.B. einer sofortigen Operation bei Perforation oder diffuser Peritonitis. Spezielle diagnostische Hilfsmittel, wie z.B. Laboruntersuchungen, Röntgen, Ultraschall, sind oft nicht aussagekräftig. Daher resultieren beträchtliche Irrtumsraten bei Diagnosestellung und Operationsindikation. Die Folge sind hohe Perforations- und negative Laparotomieraten (1). Ansätze zur Verbesserung der Diagnosestellung liegen in einer standardisierten Anamneseerhebung und klinischen Untersuchung. Darüberhinaus haben computerunterstützte Diagnosemodelle basierend auf einer großen Datenbank tatsächlicher Fälle ermutigende Ergebnisse gezeigt. In einer multizentrischen Studie an 8 Kliniken in England konnte nachgewiesen werden, daß sich mit computerunterstützter Diagnose die diagnostische Richtigkeit um ca. 20 % verbessern läßt und eine Senkung der Perforationsrate und der Rate negativer Laparotomien um mehr als die Hälfte möglich ist (2). In einer internationalen Studie wird zur Zeit überprüft, ob diese ersten Ergebnisse auch in anderen Ländern und anderen Kliniken reproduzierbar sind, bzw. noch verbessert werden können. Ziel der Studie ist die Erstellung einer qualitativ hochwertigen Datenbank mit einheitlicher Terminologie, die Erfassung von mindestens 10000 Fällen, so daß auch seltenere Krankheiten häufig vertreten sind und die umfassende Evaluierung der computerunterstützten Diagnose für einen zukünftigen Einsatz in der klinischen Routine.

Patienten und Methodik

Die Studie zur computerunterstützten Diagnose bei akuten Bauchschmerzen stellt eine konzertierte Aktion dar, die von der Europäischen Gemeinschaft im Rahmen des dritten Programmes zur Medizin und Gesundheitsforschung gefördert wird (COMAC BME, concerted medical action committee - biomedical engineerring; Projektleiter:

F.T. de Dombal, Koordination für die Bundesrepublik Deutschland: C. Ohmann). An
der Studie nehmen zur Zeit 11 Länder und 37 Zentren teil, in der Bundesrepublik
die Chirurgischen Universitätskliniken Düsseldorf, Köln, Homburg (Saar), Marburg,
sowie die Chirurgischen Kliniken in Frankfurt (Bürgerhospital) und Siegburg (Allge-
meinchirurgische Klinik). Die Studie ist innerhalb der Bundesrepublik als sogenannte
Interventionsstudie organisiert, wobei insgesamt drei Phasen vorgesehen sind.

In der **Phase 1** (Basisphase) wurde vom 1.10.1988 bis zum 31.1.89 die Diagnosestellung in der klinischen Routine untersucht. Dabei wurde das in der jeweiligen Klinik übliche diagnostische Vorgehen beibehalten und lediglich die Diagnosevorhersagen
des Erst- und des Abschlußuntersuchers wurden anhand eines Fragebogens prospektiv erfaßt. Diese Vorhersagen wurden dann mit der endgültigen Diagnose verglichen. In der **Phase 2** (strukturierte Datensammlung), die vom 1.3.89 bis zum
31.8.89 erfolgte, wurde ein standardisierter Fragebogen zur Durchführung und Dokumentation von Anamnese und klinischem Befund eingeführt. Ziel dieser Phase war
die Untersuchung der Diagnosestellung bei standardisierter und strukturierter
Datensammlung. Dabei wurden nur solche Parameter erfaßt, auf denen auch die computerunterstützte Diagnose basiert. In der **Phase 3** (geplant: 1.11.89-30.4.90) wird
die Einführung der computerunterstützten Diagnose erfolgen. Grundlage stellt der in
Phase 2 eingeführte standardisierte Fragebogen dar. Durch den diensthabenden Arzt
werden die mit dem Bogen erfaßten Daten in den Computer eingegeben. Mit Hilfe
eines Computerprogrammes (COMAC-BME abdominal pain survey computer program),
das auf IBM PC-Kompatiblen Computern eingesetzt werden kann und das in MS
Quickbasic [R] geschrieben wurde, wird dann die computerunterstützte Diagnose
durchgeführt. Sie basiert auf dem Unabhängigkeits-Bayes Modell (3) und der Datenbank der Weltorganisation für Gastroenterologie (n=6000). Das Programm wurde
sorgfältig in einer multizentrischen Studie evaluiert (2). An einigen Zentren soll die
Phase 3 als randomisierte kontrollierte klinische Studie durchgeführt werden, wobei
gemäß Randomisierungsschema entweder das Ergebnis der computerunterstützten
Diagnose den Ärzten zur Verfügung gestellt wird oder nicht.

Ergebnisse

Im folgenden werden nur die an der Universität Düsseldorf selbst erhobenen Daten
in ihren Ergebnissen dargestellt. Die Ergebnisse der anderen Zentren bleiben einer
abschließenden Auswertung vorbehalten. In der Phase 1 wurden 191 Patienten mit
akuten Bauchschmerzen behandelt, wovon 120 Patienten in die Studie eingebracht
wurden. Patienten, bei denen der Erfassungsbogen nicht prospektiv angelegt wurde,
deren Diagnose bereits durch auswärtige Diagnostik festlag,sowie Zuweisungen aus
anderen Abteilungen der Universitätskliniken, da auch hier bereits häufig
konsiliarische Diagnosen bekannt waren, wurden nicht berücksichtigt. Von den
ausgewerteten Patienten hatten 55 unspezifische Bauchschmerzen, 15 eine akute

Appendizitis, 12 einen Ileus, 6 eine Nierenkolik, 5 eine Pankreatitis, 5 eine
Gallenwegserkrankung und 22 sonstige Erkrankungen. In Abbildung 1 sind die
Verdachtsdiagnosen des Erstuntersuchers (in der Regel ein Assistenzarzt im 1.-4.
Ausbildungsjahr;vor Röntgen, Ultraschall) der endgültigen Diagnose
gegenübergestellt. Bei 7 Patienten lag diese Diagnosevorhersage nicht vor, sie
wurden sofort vom Abschlußuntersucher aufgenommen und untersucht.

	APP	DIV	ULP	USB	CHO	ILE	PAN	and. (Verdachtsdiagnosen)	
APP	13			1					14
DIV		1							1
ULP			4						4
USB	13		1	27	2	2	1	7	53
CHO		1			1			2	4
ILE		1				7		2	10
PAN						1	2	1	4
and.	3		1	3	1	2	1	7/5	23
Richtigkeit = 62 /113 (55%)									113

Abbildung 1: **Vergleich der Diagnosevorhersage des Erstuntersuchers mit
der Enddiagnose** (Phase 1, Chir. Univ. Klinik Düsseldorf)

APP= Appendizitis, DIV= Divertikulitis, ULP= Ulkusperforation,
USB= unspez. Bauchschmerzen, CHO= Cholezystitis, ILE= Ileus,
PAN= Pankreatitis, and.= sonstige Diagnosen;

Die Richtigkeit der Erstuntersuchervorhersage betrug 55 %. In 26 Fällen wurde eine
schwerwiegende Krankheit vorhergesagt, die sich im nachhinein als nicht so schwerwiegend erwies (= unspezifische Abdominalschmerzen).

Die Diagnose des Abschlußuntersuchers (Facharzt oder Oberarzt) wurde
durchschnittlich eine Stunde nach der Erstuntersucherdiagnose gestellt. Die
Diagnoserichtigkeit des Abschlußuntersuchers (Facharzt oder Oberarzt,nach Röntgen
und Ultraschall) war mit 70 % deutlich besser, allerdings lag nur bei 74 % der
Patienten (n=89) eine Diagnosevorhersage vor. Hier wurde z.B. nur in 12 Fällen bei
tatsächlich unspezifischen Abdominalschmerzen eine schwere Erkrankung (z.B.
Appendizitis, Ileus) vorhergesagt. Bei 6 von 49 operierten Patienten lag kein
entsprechender intraoperativer oder histopathologischer Befund vor (negative
Laparotomie). Bei 5 von 15 Patienten war der Appendix zum Zeitpunkt der Operation
bereits perforiert. Insgesamt wurden 3 schwerwiegende diagnostische Fehler und 2
schwerwiegende therapeutische Fehler in der Phase 1 festgestellt.

	APP DIV ULP USB CHO ILE PAN and. (Verdachtsdiagnosen)								
APP	10	1		2					13
DIV		1							1
ULP			4						4
USB	5		1	27	2	2	1	1	39
CHO					4			1	5
ILE						8			8
PAN				1		1	3		5
and.	1		1	2	1	1	1	5/2	14
Richtigkeit = 62 / 89 (70%)									89

Abbildung 2:   **Vergleich der Diagnose des Abschlußuntersuchers mit
der Enddiagnose** (Phase 1, Chir. Univ. Klinik Düsseldorf)
(siehe Abbildung 1 für Abkürzungen)

Eine erste Zwischenauswertung der Phase 2 (strukturierte Datensammlung) bei 48
Patienten; 20 mit unspezifischen Bauchschmerzen, 5 mit Ileus, 4 mit Appendizitis, 4
mit Divertikulitis, 3 mit Gallenwegserkrankung und 12 mit sonstigen Erkrankungen,
ergab eine diagnostische Richtigkeit des Erstuntersuchers von 58 %. Der größte
Fehleranteil resultierte wiederum aus der Vorhersage schwerwiegender Krankheiten
bei 9 Patienten, die tatsächlich nur unspezifische Bauchschmerzen aufwiesen. Die
Diagnoserichtigkeit des Abschlußuntersuchers war mit 68 % wiederum deutlich besser.
Insgesamt konnten jedoch in der Universitätsklinik Düsseldorf bisher keine Unterschiede in der Richtigkeit der diagnostischen Vorhersagen zwischen Phase 1 und
Phase 2 festgestellt werden. Eine nachträgliche Anwendung der computerunterstützten Diagnose auf diesen Datensatz ergab mit 60 %, eine dem Erstuntersucher vergleichbare Richtigkeit (58 %).

<u>Schlußfolgerungen</u>
Trotz neuer Technologien stellt die Diagnosefindung bei akuten Abdominalschmerzen
immer noch ein schwerwiegendes Problem dar. Die Irrtumsrate des Erstuntersuchers
(45 %), aber auch die des Abschlußuntersuchers (30 %), war in der Basisphase be-
trächtlich, allerdings vergleichbar zu den Ergebnissen verschiedener Studien in der
Literatur (2). Die Perforationsrate (33 %,allerdings bei kleiner Stichprobenzahl) lag
über dem internationalen Durchschnitt. Eine erste Zwischenauswertung ergab keine
Verbesserung der Ergebnisse durch die standardisierte Anamnese und klinische
Untersuchung. Dieses im Widerspruch zur Literatur stehende Ergebnis ist wegen der

kleinen Fallzahl nur ein vorläufiges Resultat. Mögliche negative Einflußfaktoren könnten der Wechsel des ärztlichen Personals zu Beginn der Phase 2, die anfänglich geringe Akzeptanz gegenüber der neuen zeitaufwendigeren Dokumentation und die mangelnde Kooperation einzelner dem Projekt negativ gegenüberstehender Ärzte sein. Eine endgültige Bewertung der standardisierten Dokumentation, aber auch der computerunterstützten Diagnose, ist erst nach Beendigung der Studie möglich.

<u>Literatur</u>

1. de Dombal, F.T.: Diagnose und Operationsindikation bei der
    akuten Appendicitis. Wieviele "Irrtümer" sind unvermeidlich?
    Chirurg <u>50</u>: 291-296 (1979)

2. Adams, I.O., Chan, M., Clifford, P.C., Cooke, W.M., Dallos, V.,
    de Dombal, F.T., Edward, M.H., Hancock, D.M., Hewelts, O.J.,
    McInture, N., Somerville, P.G., Spiegelhalter, D.J., Wellwood, J.,
    Wilson, D.H.: Computer aided diagnosis of acute abdominal pain.
    A multicentre study. Brit.Med.J. <u>293</u>: 800-804 (1986)

3. Ohmann, C., Young, Qin, Künneke, M., Stöltzing, H., Thon, K.,
    Lorenz, W.: Bayes theorem and conditional dependence of symptoms:
    different models applied to data of upper gastriintestinal
    bleeding. Meth.Inf.Med. <u>27</u>: 73-83 (1988)

Simulation von Auswahlverfahren zur Nierentransplantation

Thomas Wujciak
IBM Deutschland GmbH
Wissenschaftliches Zentrum Heidelberg
Tiergartenstr. 15, 6900 Heidelberg

Zusammenfassung

In einem gemeinsamen Forschungsprojekt (TRAINS) der IBM (Wissenschaftliches Zentrum Heidelberg) und der Universität Heidelberg (Institut für Immunologie) wurde eine Simulationsumgebung entwickelt, in der verschiedene Algorithmen zur Empfängerauswahl bei Nierentransplantationen getestet werden können. Neben einem Vergleich von Auswahlalgorithmen, die in Europa und den USA benutzt werden, konnte ein im TRAINS-Projekt entwickeltes Auswahlverfahren in der Simulationsumgebung weiter verbessert werden. Bei der abschließenden Bewertung erzielte dieses Verfahren bei wichtigen Zielkriterien die besten Ergebnisse.

Grundlage für die Simulationsumgebung ist eine Regelbasis, bei der Expertenwissen von Immunologen und Medizinern in einem Regelsystem abgebildet wird. Dieses Regelsystem erfüllt hohe Anforderungen an die Flexibilität in Hinblick auf die Wissensaquisition und Regelgenerierung. Mit dem erfolgreichen Einsatz der Simulationsumgebung wird gezeigt, daß die Simulation als sicheres Instrument zur Vorausbewertung komplexer medizinischer Entscheidungssituationen eingesetzt werden kann.

1. Einführung

Nierentransplantationen sind zu einer routinemäßigen Therapie für Personen mit terminaler Niereninsuffizienz geworden. Unter dem Eindruck einer steigenden Zahl transplantationswilliger Patienten aber stagnierender Spendehäufigkeit [3] wird eine effektive Auswahl von Patienten zur Transplantation immer wichtiger.
Der erwartetet Transplantationserfolg (eine hohe Transplantats- oder Patientenüberlebensrate) ist das Hauptkriterium bei der Auswahl eines wartenden Patienten zur Transplantation. Der Erfolg wird zu einem großen Teil durch das Maß der Übereinstimmung von Gewebsfaktoren (HLA-Typen) bei Spender und Empfänger bestimmt. Neben dem weitgehend subjektiv beurteilten Allgemeinzustand des Patienten und einem Crossmatch-Test (zeigt spontane Abstoßreaktionen) ist deswegen der HLA-Match eine der wichtigsten Grundlagen für die Transplantationsentscheidung.

Kliniken und überregionale Organisationen beziehen in ihren Auswahlalgorithmus weitere Faktoren mit ein, die sowohl medizinischer (Antikörpertiter, Anzahl der Transfusionen,...), als auch sozialer Art (Wartezeit, gleiche Möglichkeiten für unterschiedliche Populationen,...) sein können. Allerdings können die dabei vorhandenen sehr pragmatischen Ansätze für die Empfängerauswahl nicht immer den komplexen Bedingungen gerecht werden. Ein frühes Ziel von TRAINS war, einen Vorschlag für ein Auswahlverfahren zu entwickeln, das alle wichtigen Kriterien im Umfeld einer Transplantation berücksichtigt.
Um schon vor einem Praxiseinsatz verläßliche Aussagen über die Güte eines Auswahlverfahrens machen zu können, wurde eine Simulationsumgebung entwickelt, in der mehrere Tausend Patienten mit einem solchen Verfahren zur Transplantation ausgewählt und die Ergebnisse der darauffolgenden simulierten Transplantationen bewertet werden konnten. Das Verfahren sollte damit getestet, verbessert und mit bereits bestehenden Algorithmen verglichen werden.

Der folgende Abschnitt beschreibt den Aufbau der Simulationsumgebung und die getesteten Auswahlverfahren. In Abschnitt 3 werden die Ergebnisse der verschiedenen Simulationsläufe vorgestellt und bewertet; abschließend wird die gesamte Arbeit unter verschiedenen Aspekten betrachtet.

2. Systembeschreibung

2.1. Simulationsumgebung

Zum Testen eines Auswahlverfahrens wird der gesamte Prozeß von der Ankunft einer Spenderniere bis zur Bewertung des Transplantationserfolgs simuliert. Aus einer vom Programm generierten Warteliste wird nach den Kriterien des jeweiligen Auswahlverfahrens bei Ankunft eines ebenfalls generierten Spenders ein Empfänger zur Transplantation ausgewählt. Der Patient wird von der Warteliste gestrichen und der Erfolg der simulierten Transplantation mit einem multivariaten Prognosemodell geschätzt. Es handelt sich um ein Cox-Regressionsmodell mit 9 Kovariablen [6]. Die Erfolgsrate und die Verteilung aller anderen Parameter können zur abschließenden Bewertung mit einer modifizierten Datenbank-Abfragesprache festgestellt werden.

Um diesen Prozeß durchführen zu können, sind Spender und Empfänger mit einer Reihe von Eigenschaften (statische Parameter) ausgestattet, die im Verlauf der Simulation bekannt sein müssen (HLA-Typ, Blutgruppe, Geschlecht,...). Die Spender werden in einer Ankunftsliste, die potentiellen Nierenempfänger in einer Warteliste geführt. Einige Parameter der Warteliste können sich zeitabhängig ändern und werden deswegen zu bestimmten Simulationszeitpunkten aktualisiert (dynamische Parameter wie Alter, Antikörpertiter, Anzahl der Transfusionen,...).
Eine zentrale Steuerungskomponente übernimmt die Kontrolle der Abläufe in der Simulationsumgebung. Sie koordiniert den Zugriff auf die Regelbasis und verschiedene Funktionskomponenten (Abbildung 1).

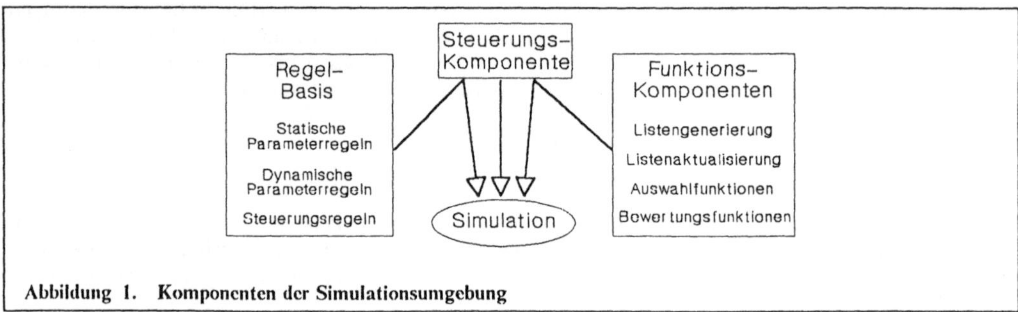

Abbildung 1.   Komponenten der Simulationsumgebung

2.1.1. Funktionskomponenten

Dies sind Prozeduren, die den Listenaufbau, die Listenaktualisierung, das Auswahlverfahren und die Ergebnisbewertung steuern. Prozeduren für das Auswahlverfahren sind zum Beispiel verantwortlich für die Berechnung des HLA-Match, die Simulation des Crossmatch oder die Berechnung der Wahrscheinlichkeit für ein besseres Nierenangebot.

2.1.2. Regelbasis

Die Regeln für das Verhalten der statischen und dynamischen Parameterwerte stammen hauptsächlich aus statistischen Auswertungen der Collaborative Transplant Study (CTS). Diese Studie wurde 1983 von Prof. G. Opelz (Universität Heidelberg) initiiert und enthält mittlerweile die Daten von 70.000 Transplantationen in 38 Ländern in der TRAINS-Datenbank [7]. 1988 sind rund 75% aller weltweiten Transplantation im Rahmen von CTS registriert worden.
Viele Vorgänge und Beziehungen von Parametern, die einen Einfluß auf den Transplantationserfolg haben, lassen sich allerdings nicht nur durch statistische Untersuchungen feststellen. Zur Bewertung von multivariaten Analysen oder zur Auswahl von Einflußfaktoren war die Meinung medizinischer Experten (Immunologen, Transplanteure) entscheidend. Die Abbildung dieses Expertenwissens, insbe-

sondere die Wiedergabe der quantitativen Beziehungen (zeitlich und funktional) von Patientenparametern, kann am geeignetsten in einem Regelsystem vorgenommen werden, das allerdings sehr flexibel in Hinblick auf die Wissensaquisition und Regelgenerierung sein muß.

2.1.3. Regelsystem

Die Simulationsumgebung wird vollständig von der Regelbasis gesteuert, die für die Generierung der Ausgangslisten, das zeitliche Aktualisieren der Listen und das Auswahlverfahren selbst verantwortlich ist. Einige Eigenschaften des Regelsystems werden im folgenden näher beschrieben:

- **Konsistenzprüfung:** Vor Beginn der eigentlichen Regelabarbeitung wird geprüft, ob zyklische Konstruktionen im gesamten Regelkorpus vorhanden sind.
  Beispiel: Parameter A bestimmt Werte von Parameter B, der wiederum (auch über andere Parameter) die Wertegenerierung von Parameter A bestimmt. Diese Situation wird vom System erkannt und bei der Regelgenerierung zurückgewiesen.

- **Regelbewertung:** Existieren für einen Parameter zu einem Zeitpunkt mehrere anwendbare Regeln, so wird die Regel ausgeführt, die in den Regelvoraussetzungen den augenblicklichen Systemzustand am spezifischsten beschreibt. Dieses Vorgehen erfordert den semantischen Vergleich der Regelvoraussetzungen.

- **Verarbeitung von Wahrscheinlichkeits-Werten:** Im Regelsystem können diese Werte unter verschiedenen Gesichtspunkten formuliert werden:
  1. Als Verbalisierung von Begriffen wie „wenig bedeutend" oder „wichtig",
  2. als einfache Entscheidungsgröße im Sinne von $p_1 > p_2$ oder
  3. als reale Wahrscheinlichkeit

  Die Gesamtwahrscheinlichkeit im Aktionsteil einer Regel darf von 1 verschieden sein; in diesen Fall werden die Parameterwerte nach einem besonderen Verfahren ermittelt.

Weitere Aspekt des Regelsystems werden in [10] näher erläutert.

2.2. Auswahlalgorithmus

Folgende Auswahlalgorithmen wurden miteinander verglichen:

1. Zuordnung der Niere nach dem Verfahren von *Eurotransplant*, an dem ungefähr 40 Kliniken in Westeuropa beteiligt sind. Dabei werden hauptsächlich der HLA-Match, die Wartezeit der Patienten und in Ausnahmefällen hochimmunisierte Patienten berücksichtigt [2; 4].

2. Zuordnung der Nieren nach dem Verfahren von *Starzl*, das von ungefähr 30 Kliniken in den USA benutzt wird. Dieser Algorithmus faßt auf relativ pragmatische Weise einige relevante Kriterien wie Wartezeit, Antikörperniveau oder HLA-Match in einem Punktesystem zusammen [9].

3. *Zufällige* Zuordnung der Niere, um Vergleichswerte für den schlechtesten Fall zu erhalten. Die Ergebnisse können als Basiswerte bei der Bewertung der anderen Verfahren angesehen werden.

4. Zuordnung nach dem im *TRAINS*-Projekt entwickelten Verfahren [8]. Dieses Auswahlverfahren versucht mehrere Aspekte einer Transplantation zu berücksichtigen:
   - Die *Erfolgswahrscheinlichkeit* wird nicht nur durch den HLA-Match bestimmt, sondern beruht im TRAINS-Algorithmus auf einem multivariaten Verfahren, das die wichtigsten heute bekannten Einflußfaktoren berücksichtigt.
   - Die *Wahrscheinlichkeit für ein besseres Nierenangebot* wurde als Kriterium für ein Auswahlverfahren erstmals von Barnes und Miettinen [1] vorgeschlagen und in letzter Zeit - allerdings stark modifiziert - wieder von Gilks [5] als Match-Prognostic-Index in die Diskussion eingebracht. Das Verfahren von Barnes und Miettinen wird in abgeänderter Form auch im TRAINS-Algorithmus berücksichtigt.
   - Die *Wartezeit* ist ein wichtiger Ausgleichsfaktor, der abhängig von der Gewichtung eine zu starke Benachteiligung bestimmter Populationen verhindern kann.

   Mit dem Simulationsprogramm konnten mehrere Varianten dieses Auswahlverfahrens mit jeweils verschiedener Gewichtung der drei Teilaspekte getestet werden, um so durch fortlaufende Verfeinerung die Gewichtung hinsichtlich eines mehrdimensionalen Zielsystems zu optimieren.

Alle Auswahlverfahren konnten auf einfache Weise durch Verknüpfung verschiedener vorgefertigter Funktionskomponenten in der Simulationsumgebung eingesetzt werden.

2.3. Simulationsablauf

Mit jedem Auswahlverfahren wurden bis zu zehn Simulationsläufe durchgeführt. Um die Güte der Simulation unter unterschiedlichen Bedingungen zu testen wurden folgende Größen variiert:

1. *Zufallszahlen*, die an mehreren Stellen den Simulationsablauf bestimmen. Bei unterschiedlichen Startzahlen zeigte sich, daß bereits bei 100 Transplantationen und einer Wartelistengröße von 400 Patienten das System bei sonst gleichen Bedingungen stabil blieb.

2. *Wartelistengröße*. Eine unterschiedliche Wartelistengröße zeigt einen Einfluß auf verschiedenen Zielgrößen, der allerdings bei unterschiedlichen Auswahlverfahren in Umfang und Richtung der Abweichung gleich groß ist. Simuliert wurde mit Wartelistengrößen von 2000, 4000 und 8000 Patienten. Transplantiert wurden dabei 800, 1500 oder 3000 Patienten. Zum Vergeich: Pro Jahr werden ungefähr 2000 Nieren über Eurotransplant vergeben.

3. *Populationen*. Eine unterschiedliche Zusammensetzung von Spenderliste oder Warteliste ergab geringfügige Unterschiede bei der Betrachtung einiger Zielgrößen, wirkte sich allerdings - wie die Variation der Wartelistengröße - nicht auf den Vergleich zweier Auswahlalgorithmen unter sonst gleichen Bedingungen aus.

3. Ergebnisse

Die Ergebnisse der simulierten Transplantationen können unter verschiedenen Gesichtspunkten ausgewertet werden. Die Zielfunktion ist dabei nicht eindimensional, sondern läßt sich unter verschiedenen (auch entgegengerichteten) Aspekten betrachten:

- größtmöglicher Erfolg für den Transplantierten (individueller Aspekt). Eine Zielgröße hierfür ist die mittlere Erfolgswahrscheinlichkeit aller transplantierten Patienten nach einem Jahr.

- gerechte Verteilung der Nieren unter den Wartenden (sozialer Aspekt). Als Maßstab wird die mittlere Wartezeit der Patienten der Warteliste und der transplantierten Patienten genommen. Eine Reihe anderer Faktoren, die die Benachteiligung bestimmter Patientengruppen aufzeigen kann, sind mitausgewertet worden (zum Beispiel hochimmunisierte Patienten oder Diabetes-Mellitus-Kranke). Sie werden allerdings hier nicht aufgeführt , weil sich nur geringe Unterschiede beim Vergleich der verschiedenen Verfahren ergaben.

- bester langfristiger „Nutzen" der Niere. Unter diesem Aspekt sollte die Niere demjenigen zugeteilt werden, für den sie langfristig (in diesem Fall für die nächsten 1000 Nierenangebote) das beste Angebot darstellt. Als Zielgrößen wird deswegen die Wahrscheinlichkeit für ein besseres Nierenangebot als die transplantierte Niere gewählt. Dieser Wert sollte möglichst gering sein. Gleichzeitig sollte bei den Nichttransplantierten eine möglichst hohe Wahrscheinlichkeit für ein gutes Nierenangebot vorhanden sein (Wahrscheinlichkeit für 1 oder 0 HLA-Mismatches)

Auswahlverfahren	„nicht transplantiert"		„transplantiert"		
	Wartezeit (Monate)	Wahrscheinlich-keit für ein „gutes" Nierenan-gebot (in %)	Wartezeit (Monate)	Wahrscheinlich-keit für einen besseren Match (in %)	Organ-Überle-bensrate nach ei-nem Jahr (in %)
ZUFALL (1)	22	82	20	90	79
EUROTRANS-PLANT (2)	18	74	27	47	82
STARZL (3)	14	76	30	48	81
TRAINS (4)	14	77	31	19	84

Tabelle 1.   Ergebnis nach 1500 simulierten Transplantationen

Die Tabelle unterscheidet die Ergebnisse von transplantierten und nicht transplantierten Patienten nach Ende des Simulationsprozesses. Es handelt sich um gemittelte Werte aus jeweils zehn unabhängigen Simulationsläufen, in denen ein Zeitraum von drei Jahren simuliert wurde. Die durchschnittliche Wartelistengröße steigt von 2000 Patienten zu Beginn auf etwa 4000 am Ende des dritten Jahres. Die Variablen der Spender und Wartelistenpatienten (Alter, HLA-Typen, Blutgruppe,...) entsprechen den realen Verteilungen dieser Größen im Bereich von Eurotransplant.

Es ergibt sich folgende Bewertung der einzelnen Varianten.

1. Bei der **randomisierten** Zuteilung der Nieren werden zwar die schlechtesten Ergebnisse im Vergleich erreicht. Überraschend ist allerdings das hohe Niveau des Transplantationserfolgs und die geringen Unterschiede zwischen den einzelnen getesteten Varianten bei dieser Zielgröße. Dies zeigt, daß es schwierig wird, allein mit besseren Auswahlverfahren bedeutsame positive Änderungen dieses Wertes zu erreichen.

2. Das Verfahren von **Eurotransplant** liefert relativ schlechte Werte im Vergleich zu den Varianten (3) und (4). Allerdings sind Änderungen an diesem Algorithmus geplant. So besteht bereits die Möglichkeit, den Match Prognostic Index von Gilks errechnen zu lassen. Dies dient zur Zeit nur zur Information und hat noch keine Auswirkungen auf die Auswahlprozedur.

3. Das Verfahren von **Starzl** zeigt sich in den meisten Punkten als das geringfügig bessere der beiden hier präsentierten praktizierten Auswahlalgorithmen. Im Vergleich zu Variante (4) wird allerdings deutlich, daß gerade der langfristige Nutzen einer Niere noch nicht genügend berücksichtigt wird.

4. Die mit (4) gekennzeichneten Werte beziehen sich auf das Auswahlverfahren, das die besten Ergebnisse unter den verschiedenen Varianten des **TRAINS**-Auswahlverfahrens gezeigt hat. Dabei wurde die Erfolgswahrscheinlichkeit mit 40 % und die Wartezeit und die Wahrscheinlichkeit für ein besseres Nierenangebot mit je 30 % bewertet.
Im Vergleich zu Variante (2) ist eine kürzerer Wartezeit für alle Wartelistenpatienten vorhanden (Patienten mit der längeren Wartezeit werden eher transplantiert) und gleichzeitig konnte die gespendete Niere wesentlich ökonomischer verwendet werden (19% der Transplantierten hätte kein besseres Nierenangebot innerhalb eines Jahres erhalten können im Gegensatz zu 47% in Variante (2))

4. Diskussion

Die Ergebnisse der vorgestellten Arbeit sollten unter drei Gesichtspunkten betrachtet werden:

Medizinischer Aspekt: Mit Hilfe der Simulationsumgebung konnte ein Auswahlverfahren entwickelt werden, das unter vielen Gesichtspunkten ein vorzügliches Verhalten zeigt. Andere Vorschläge aus jüngster Zeit (Gilks, Starzl) greifen ähnliche Aspekte auf und sollte in gleicher Weise weiterentwickelt werden.

Informatik-Aspekt: Die Simulation ist eine seit langem bewährte Methode, mit der in Problemsituationen - wie hier beschrieben - zwar sehr aufwendig, aber auch auf sehr akkurate Weise Lösungen gefunden werden können. Um diese Technik optimal nutzen zu können, müssen allerdings heute verwendete Software-Technologien eingesetzt werden:

* Erstellen einer Regelbasis mit Expertenunterstützung
* Bereitstellung eines Regelsystems zur Steuerung der Simulation und zur Definition von Elementen des Regelsystems.
* flexible, fehlertolerante Handhabung der Regeln; bei der Wissensaquisition und Regeldefinition soll größtmögliche Freiheit gegeben sein.
* Graphische Präsentation der Ergebnisse.

Medizininformatischer Aspekt: Dies ist (meines Wissens) die erste Entwicklung einer Simulationsumgebung für das Umfeld *Transplantation*. Es sprechen einige Faktoren auch für die Anwendung dieses Verfahrens auf ähnlich gelagerte Probleme im medizinischen Bereich.

* Im medizinischen Umfeld sind Fehlentscheidungen mit schwerwiegenden Konsequenzen verbunden. Verfahren wie das oben beschriebene Auswahlverfahren können mit Hilfe der Simulation vor dem Einsatz in der Praxis ausgiebig getestet werden.

- Ein Vergleich unterschiedlicher Verfahren ist mit dieser Simulationsumgebung möglich. Damit ist eine objektive Entscheidungsgrundlage gegeben.
- Um Einflußgrößen in einer komplexen Umgebung mit nicht linearen Beziehungen zu bewerten, ist das Simulationsverfahren ein vorzügliches Instrument. Funktionell-analytische Verfahren der Statistik sind nicht in der Lage eine mehrdimensionale Zielfunktion zu erfüllen und dabei gleichzeitig beliebige Verteilungen oder Abhängigkeiten der Ausgangsgrößen zuzulassen.

Unter Berücksichtigung dieser Gesichtspunkte präsentiert sich die Simulation durchaus als ein modernes Verfahren der Wissensverarbeitung, das auch eine größere Beachtung im medizinischen Entscheidungsprozeß verdient.

Literatur

[1] **Barnes B.A., Miettinen O.S.,** *The Search for one HLA- and ABO-Compatible Cadaver Organ for Transplantation,* Transplantation 13: 592-598, 1972.

[2] **Eurotransplant,** *Eurotransplant Manual,* Eurotransplant Foundation, Leiden 1986.

[3] **Eurotransplant,** *Annual Report 1987,* Eurotransplant Foundation, Leiden 1988.

[4] **Grosse-Wilde H., Opelz G.,** *Recommendation of* Arbeitsgemeinschaft für Organtransplanation *for Crossmatch, Antibodyscreening and Kidney Matching Policies,* Eurotransplant Newsletter 46: 5-7, 1987.

[5] **Gilks W.R.,** *Match Prognostic Index,* Transplantation 46: 170f, 1988.

[6] **Hennige M., Köhler C.O., Opelz G.,** *Multivariate Prediction Model of Kidney Transplantation Success Rates,* Transplantation 42: 491-493, 1986.

[7] **Keppel E., Mohr K., Wilk M.,** *Implementation of a Data Dictionary System to Maintain a Distributed Information System for Transplant Data,* in: *Reichertz P.L., Lindberg D.A.B. (eds): Medical Informatics Europe '88,* Springer-Verlag, Heidelberg 1988.

[8] **Janßen R., Reuter R.,** *Donor/Recipient Matching in Kidney Transplantation,* in: *Janßen R., Opelz G. (eds): Acquisition, Analysis and Use of Clinical Transplant Data,* Springer-Verlag, Heidelberg 1987.

[9] **Starzl T.E. et al.,** *A Multifactorial System for Equitable Selection of Cadaver Kidney Recipients,* JAMA 257: 3073-3075, 1987.

[10] **Wujciak T.,** *Simulation of Donor/Recipient Matching in Kidney Transplantation,* IBM HDSC, TN 88.02, Heidelberg 1988.

Bedeutung Multimodaler Benutzerschnittstellen am Beispiel eines Expertensystems in der MRI-Diagnostik

Winfried Graf und Hans-Ulrich Krieger

Fraunhofer-Institut für zerstörungsfreie Prüfverfahren (IzfP)
Hauptabteilung Medizintechnik/Arbeitsgruppe Informatik
Ensheimer Straße 48
6670 St. Ingbert

Deutsches Forschungszentrum für Künstliche Intelligenz GmbH
Betriebsstätte Saarbrücken/Projekt WIP und DISCO
Stuhlsatzenhausweg 3
6600 Saarbrücken

1 Einleitung

Die Diagnostik von Hirntumoren und deren adäquate Behandlung zählt zu den Domänen innerhalb der klinischen Diagnosefindung, die starke interdisziplinäre Fähigkeiten verlangen. Diese Tatsache spiegelt sich darin wider, daß hier Experten unterschiedlichster klinischer Disziplinen wie Internisten, Neurologen, Neuroradiologen, Neurochirurgen, Strahlentherapeuten und Psychiater aufeinandertreffen, deren Wissen jeweils auf einen bestimmten medizinischen Bereich fokussiert ist. Das Benutzerspektrum eines zur Diagnoseunterstützung eingesetzten wissensbasierten Systems läßt sich dann eher *fachspezifisch* als *level-spezifisch* (wie z.B. nach Student, Assistenzarzt und Chefarzt) untergliedern.

Um das Überangebot an Information bewältigen zu können und dem heterogenen medizinischen Benutzerkreis gerecht zu werden, ist eine adäquate *Mensch/Maschine-Kommunikation* in Form *intelligenter Benutzerschnittstellen* von herausragender Bedeutung und bildet somit eine notwendige Bedingung für den Einsatz eines Expertensystems in der klinischen Routine. Ein entsprechendes System muß dazu in Abhängigkeit von medizinischer Zielgruppe und Dialogkontext angemessene Eingabe- bzw. Präsentations-modi auswählen.

Neben der reinen Präsentation von Inferenzergebnissen besteht auf Seiten der Mediziner auch ein starker Bedarf an einer adäquaten *Erklärung* des Schlußfolgerungsprozesses. Da frühere Erklärungskomponenten wie im Beispiel von MYCIN nur die dort verwendeten Produktionsregeln zitierten, wird heute insbesondere in medizinischen Konsultationssystemen immer stärker nach "besseren" Erklärungen verlangt, die speziell auf die individuellen Bedürfnisse und Charakteristika der jeweiligen Benutzer zugeschnitten sind (vgl. Moore & Swartout 1989, Paris et al. 1989).

Im folgenden wollen wir Konzepte zur Realisierung derartiger intelligenter Schnittstellen vorstellen.

2 Ein Expertensystem zur Unterstützung der MRI-Hirndiagnostik

Als *wissensbasiertes Anwendungssystem* für die Demonstration intelligenter Benutzerschnittstellen dient der Prototyp eines Expertensystems zur Unterstützung der *(parameter-selektiven) Kernspintomographie* (vgl. Gersonde et al. 1985). Hierbei beschränken wir uns zunächst auf die Erstellung einer Wissensbasis zur Diagnose von Hirntumoren, da in diesem Bereich vielfältiges und gut strukturiertes Wissen vorliegt. Neben heuristischem und anatomischem Wissen enthält die Wissensbasis auch kausales Wissen über funktionale und pathophysiologische Modelle, Wissen über Bildverarbeitungsverfahren sowie in dieser Domäne verwendetes Alltagswissen.

Der Expertensystem-Kern wird derzeit mittels des von der GMD entwickelten hybriden Expertensystem-Tools *BABYLON* (Christaller et al. 1989) realisiert. Als Gründe, die für eine Wahl von BABYLON sprechen, sind die Integration von vier echten Wissensrepräsentationsformalismen (Frames, Regeln, Logik und Constraints), Portabilität der mit BABYLON erstellten Wissensbasen, Verfügbarkeit des Source-Codes, Offenheit des Gesamtsystems (Erweiterbarkeit, Konfigurierbarkeit, Flexibilität etc.) und Erfahrungen mit BABYLON innerhalb anderer Projekte zu nennen.

3 Multimodale Benutzerschnittstellen

Seit Beginn der achtziger Jahre zielen Ansätze im Bereich 'Intelligenter Benutzerschnittstellen' darauf ab, bisher voneinander unabhängig entwickelte Kommunikationsmodi/-media wie Text, Graphik, Gestik und Animation miteinander zu kombinieren und zu integrieren. In Abhängigkeit von Benutzer, Diskursbereich und Dialogverlauf sollen unterschiedliche Modi/Media sowohl zur Eingabe- als auch zur Ausgabezeit angeboten werden (vgl. etwa Schmaucks 1989, Schmaucks & Reithinger 1988, Sullivan & Tyler 1988).

Wir sprechen im folgenden von einem *multimodalen System*, wenn

(i) die in das System eingegebenen oder vom System ausgegebenen Nachrichten aus einer Integration (Kombination) *verbaler* (geschriebene/gesprochene Sprache) und *non-verbaler* (Graphiken, animierte Graphiken, Gesten, Menüs, Videos etc.) Elemente bestehen und

(ii) bei der Verarbeitung der Nachrichten *syntaktische, semantische* und *pragmatische* Verfahren zur Analyse und Generierung verbaler und non-verbaler Elemente eingesetzt werden.

Multimodale Systeme sind damit wissensbasierte Systeme, die die Pläne und Ziele des Benutzers erkennen und sich seinen Bedürfnissen durch Darbietung multimodaler Ein- und Ausgabemöglichkeiten anpassen. Dies setzt die Existenz expliziter Benutzer- und Diskursmodelle bei der Analyse und Generierung von Äußerungen (im erweiterten Sinne) voraus, aber auch das Vorhandensein weiterer Wissensquellen (vgl. u.a. Wahlster 1988, Kobsa & Wahlster 1989):

- *Benutzermodelle* enthalten Annahmen des Systems über das Wissen (Überzeugungen), die Ziele und die Pläne der jeweiligen Benutzer (es sind individuelle Annahmen über die einzelnen Benutzer. die sich im Laufe eines Dialogs ergeben als auch a priori Annahmen, die von seiner Zielgruppe stammen) - ein Benutzermodell ist letztlich eine (verfeinerte) Instanz eines (medizinischen) *Zielgruppenschemas.*
- *Multimodale Dialogstrategien* dienen zur Steuerung des Dialogs und codieren u.a. Wissen über die Wahl der Eingabemodi. Das *multimodale Dialoggedächtnis* teilt sich in ein sprachliches (Textgedächtnis), visuelles (Bildgedächtnis) und gestisches (Zeigegedächtnis) Dialoggedächtnis auf.
- Der Fokus ist als *multimodaler Fokus* ausgelegt (sprachlich, visuell und gestisch).
- *Präsentationswissen* ist Wissen über die Art, wie intendierte Informationen in einem Kontext am effektivsten wiedergegeben werden können (z.B. Wahl des Ausgabemediums).
- *Allgemeines sprachliches Hintergrundwissen* variiert von Zielgruppe zu Zielgruppe (jede Zielgruppe nutzt einen eigenen, sich zum Teil mit anderen Gruppen überschneidenden Sprachkorpus).
- *Allgemeines gestisches Hintergrundwissen* ist Wissen über die Form, Eindeutigkeit, Genauigkeit, Funktion etc. von Zeigegesten.
- *Allgemeines graphisches Hintergrundwissen* ist Wissen über die Verwendung von speziellen Graphiktechniken und deren Kombination/Integration (Beschreibungen von Ikonen, ihrem Verhalten, graphischen Constraints, etc.) sowie die Realisierung dieser, z.B. durch die Wahl des Bildtyps und der Darstellung (2D bzw. 3D).

Um die fachspezifische Aufteilung zu demonstrieren, sollen verschiedenste Zielgruppen modelliert werden. Bezogen auf einzelne Benutzer kennt das System durch Angabe des Benutzernamens die Zielgruppe und kann aufgrund von *a priori Annahmen* über die verschiedenen Zielgruppen auf intelligente Weise die jeweilige Situatuion antizipieren bzw. startet mit einem schon vorhandenen *individualisierten Zielgruppenschema (Benutzermodell)*. Im Laufe einiger Konsultationen kann sich das so gebildete (evtl. *unvollständige*) Benutzermodell ändern, da sich Vorannahmen über den Benutzer als falsch erweisen können.

Falls die Zielgruppe gänzlich *unbekannt* bleibt, besteht die Aufgabe des Systems darin, im Laufe des Dialogs diese zu bestimmen bzw. geeignet zu korrigieren (vgl. etwa Kass & Finin 1988). Dazu startet das System zu Beginn der ersten Sitzung mit einem Default-Schema, das von den einzelnen Zielgruppenschemata abstrahiert. Aufgabe einer *Reason-Maintenance-Komponente* ist es dann, Annahmen über den Benutzer geeignet zu protokollieren, unvollständiges Wissen zu verwalten und Inkonsistenzen aufzudecken.

Die Aufgabe einer *multimodalen Eingabeschnittstelle* besteht im wesentlichen darin, in Abhängigkeit von medizinischer *Fachgruppe* und *Situation* ganz bestimmte *Eingabemodi* in *spezifischer Ausprägung* einem Benutzer bereitzustellen. Die multimodale Ausgabeschnittstelle wiederum präsentiert die von BABYLON erzeugten Schlußfolgerungen bzw. deren Erklärungen *kontextabhängig* und *multimodal* (eine uniforme

Repräsentationsstruktur dieser Informationen z.B. in Form KL-ONE-artiger Audrücke (Brachmann & Schmolze 1985) wäre hier wünschenswert). Dadurch können Informationen dem Arzt möglichst prägnant und verständlich mitgeteilt und somit ein optimaler Einsatz in der klinischen Routine (z.B. während einer Operations-Sitzung) gewährleistet werden.

Als *Ein-* und *Ausgabemöglichkeiten* sollen folgende Modi, die zum Teil auch kombinierbar sind, zugelassen werden:

- *Geschriebene Sprache* (Text)
- Taktile und umfassende *Zeigegesten* (mittels 'Mouse', 'Data Glove' oder 'Touch Sensitive Screen' bei der Eingabe und visuell/graphisch in der Ausgabe)
- *Graphiken* und *Bilder*
- *Animierte Graphik*
- *Masken*, *Menüs* und *Tabellen*

Verwendung von Graphik und Animation

Für den Bereich der (radiologischen) Hirndiagnostik spielt eine graphische Präsentation von Information eine bedeutende Rolle (vgl. z.B. Höhne 1987). Zur Erstellung eines graphischen Dokuments muß die Graphikplanungskomponente die entsprechenden Bildparameter festlegen. Bei Verwendung von *animierten Darstellungen* sind zusätzlich zeitliche Veränderungen - sowohl der Parameter als auch der zu präsentierenden Information - zu berücksichtigen. Unter Ausnutzung von *graphischem Wissen* kann die graphische Darstellung, d.h. das Arrangement der Objekte im Raum (hier z.B. Hirnstrukturen) automatisch geplant werden. Zur *graphischen Realisierung (Rendering)* werden dann wissensbasiert (medizinische) 3D-Graphikpakete bzw. dedizierte Graphikhardware angesprochen.

Als derzeit wohl beste Möglichkeit zur Erzeugung *realistisch wirkender* Rasterbilder aus räumlichen Daten bietet sich das *Strahlenverfolgungsverfahren (Ray-Tracing)* an, das gewissermaßen einen Kompromiß zwischen Darstellungsqualität und Aufwand darstellt (vgl. Müller 1988). Mit dem *TAAC-1 Application Accelerator* (Sun) steht ein universeller Bildverarbeitungs- und Graphikprozessor zur Verfügung, der neben reiner Geometrie, Bildverarbeitung und Volumen-Darstellungen auch schnelles Ray-Tracing unterstützt. Die bereitgestellte Software umfaßt repräsentative CT- und MRI-Schnitte des Hirns und ermöglicht aus diesen Bildfolgen die Rekonstruktion von 3D-Darstellungen. Hierauf können dann durch wissensbasierte Ansteuerung der Graphikbibliothek spezielle Operationen, wie etwa Drehen, beliebiges Schneiden oder Durchleuchten angewandt werden, um auf diese Weise dem jeweiligen Benutzer eine individuelle Sicht zu bieten. Je nach Siuation können auch animierte Graphiken intendiert sein.

Verwendung von Text

Erst die Verwendung geschriebener Sprache erlaubt eine freie, d.h. natürliche Formulierung von Anfragen bzw. von Befehlen an das System. Damit unterscheidet sie sich von der Beschränktheit und Ausdrucksschwäche einer Kommandosprache oder eines Pop-up-Menüs. Zusätzlich erlaubt nur sie einen Rückbezug auf den bisherigen Dialogkontext. Natürliche Sprache dient etwa dazu, die Lokalisation eines Objektes in einer großen Menge anderer Objekte zu beschreiben, ein vorerwähntes Objekt mittels eines Pronomens zu referenzieren oder komplexe Sachverhalte auszudrücken. So lassen sich die räumlichen Beziehungen der verschiedenen Hirnstrukturen untereinander natürlichsprachlich durch die lokativen Präpositionen "vor", "hinter" etc. beschreiben. Für Fragen der Form *"Was liegt lateral von ... ?"* können dann geeignete *Sichtweisen auf die Objekte* erzeugt werden, d.h. ausgehend von natürlichsprachlichen Beschreibungen räumlicher Relationen zwischen Szenenobjekten sollen *visuelle Vorstellungen* generiert werden.

Im Kontext der Hirndiagnostik nutzt jede medizinische Zielgruppe einen eigenen, sich mit anderen Gruppen überschneidenden Sprachkorpus, der sich besonders in Morphologie und Syntax von der deutschen Standardsprache unterscheidet. Um diese Phänomene zu modellieren, werden existierende Werkzeuge wie etwa der *Morphologiemodul MORPHIX* (Finkler & Neumann 1988) oder die *unifikationsbasierte Grammatikwerkbank D-PATR* (Karttunen 1986) eingesetzt. Bei der Entscheidung für den Textmodus bzw. zum Erstellen von *natürlichsprachlichen Referenztexten* zu bestimmten Graphiken soll ein im Rahmen des WIP-Projektes des DFKI entwickelter *TAG-basierter Textgenerator* verwendet werden. Es soll darüberhinaus die Möglichkeit vorgesehen werden, anhand von *graphischen Beschreibungen* natürlichsprachliche Referenztexte zur Erklärung zu erzeugen.

<u>Verwendung von Zeigegesten</u>

Der Einsatz von *taktilen* und *umfassenden Zeigegesten* in Verbindung mit Text und Graphik vereinfacht und beschleunigt die Bezugnahme auf Objekte der sichtbaren Welt. Im Bereich des Hirns ist insbesondere die Angabe der Lokalisation von Läsionen und Tumoren in einem Bild mittels eines Zeigewerkzeugs interessant. Damit wird dem Arzt eine natürliche und ihm vertraute Arbeitsumgebung simuliert. Die Kombination aus natürlicher Sprache und Gestik auf einem Bild hat gegenüber reiner Sprache eine Vereinfachung der Benutzereingabe zur Folge. Zusätzlich dienen Zeigegesten der Disambiguierung von Referenten, wo natürliche Sprache allein nicht ausreicht.

4 Stand der Realisierung

Wir möchten an dieser Stelle darauf hinweisen, daß sich die derzeitigen Implementationsarbeiten auf die Erstellung des eigentlichen Expertensystem-Kerns konzentrieren, hier insbesondere auf die Erstellung der Wissensbasis (Niggemann 1989). Die Arbeiten im Bereich der multimodalen Schnittstellen befassen sich zur Zeit mit der Akquisition und Repräsentation oben erwähnter Wissensarten.

Literatur

R.J. Brachman & J.G. Schmolze (1985). An Overview of the KL-ONE Knowledge Representation System. Cognitive Science, 9(2), 171-216.

T. Christaller, F. di Primio & A. Voss (Hrsg.) (1989). Die KI-Werkbank Babylon: Eine offene und portable Entwicklungsumgebung für Expertensysteme. Bonn: Addison-Wesley.

W. Finkler & G. Neumann (1988). MORPHIX - A Fast Realization of a Classification-Based Approach to Morphology. IFB 176, 11-19. Berlin: Springer.

K. Gersonde, T. Tolxdorff & L. Felsberg (1985). Identification and Characterization of Tissues by T_2-Selective Whole-Body Proton NMR Imaging. Magnetic Resonance in Medicine 2, 390-401.

K. H. Höhne (1987). 3D-Bildverarbeitung und Computer-Graphik in der Medizin. Informatik-Spektrum 10, 192-204. Berlin: Springer.

L. Karttunen (1986). D-PATR. A Development Environment for Unification-Based Grammars. Stanford: SRI International und Center for the Study of Language and Information.

R. Kass & T. Finin (1988). General User Modelling: A Facility to Support Intelligent Interaction. In: Sullivan & Tyler (1988).

A. Kobsa & W. Wahlster (Hrsg.) (1989). User Models in Dialog Systems. Berlin: Springer.

J.D. Moore & W. R. Swartout (1989). A Reactive Approach to Explanation. Proceedings of the IJCAI-89.

H. Müller (1988). Realistische Computergraphik. IFB 163. Berlin: Springer.

J. Niggemann (1989). Analyse und Repräsentation neuroanatomischen Wissens. Projekt ANATOM, Bericht Nr. 8, Fraunhofer-Gesellschaft, IzfP/Hauptabteilung Medizintechnik.

J.W. Sullivan & S.W. Tyler (Hrsg.) (1988). Proceedings of the Workshop on Architectures for Intelligent Interfaces: Elements and Prototypes.

C.L. Paris, M.R. Wick & W.B. Thompson (1989). The Level of Knowledge coupling in Expert System Explanation. Proceedings of the IJCAI-89.

D. Schmaucks (1989). Die Ambiguität von 'Multimedialität' - oder: Was bedeutet 'multimediale Interaktion'?. Proceedings der GLDV-Jahrestagung ´89.

D. Schmauks & N. Reithinger (1988). Generating Multimodal Output - Conditions, Advantages, and Problems. Proceedings of COLING-88.

W. Wahlster (1988). User and Discourse Models for Multimodal Communication. In: Sullivan & Tyler (1988).

Erste Erfahrungen mit einem PACS-Entry-Level System in der Universitätsklinik Freiburg

U. Timmermann[1], U. Blum[2], B. Wimmer[2], R. Klar[1]

[1]   Institut für Medizinische Biometrie und Medizinische Informatik, Abt. für Medizinische Informatik
(Direktor: Professor Dr. R. Klar) und
[2]   Radiologische Klinik, Abt. Röntgendiagnostik (Direktor: Professor Dr. W. Wenz) der Universität
Freiburg

Einleitung

Neue digitale bildgebende Verfahren und insbesondere Bildverarbeitungssysteme werden eine weitreichende Veränderung in der Logistik von radiologischen Abteilungen zur Folge haben. Es ist sehr wahrscheinlich, daß innerhalb des nächsten Jahrzehnts der größte Teil der medizinischen Bildgebung in digitaler Form (zumindest an Universitätseinrichtungen) vorliegen wird, d.h. Bilder können computerunterstützt angefertigt, gespeichert, übertragen, abgerufen und bearbeitet werden. An unserer Klinik lag der Anteil der Bildgebung in digitaler Form im Jahre 1988 bei 11,3 % (von 188.630 Untersuchungen waren 21.412 digital). In Zukunft wird sich dieses Verhältnis weiter durch die Installation eines Luminiszens-Radiologie-Systems zugunsten der digitalen Bilder signifikant verändern. Mit der Einführung von PACS (Picture Archiving and Communication System) können nun Bilder an einer "Diagnostic Image Workstation" von einem "digitalen Bildarchiv" abgerufen werden. Dies bedeutet, daß der "klassische" Röntgenfilm ersetzt wird und Bilder nicht mehr am Lichtkasten, sondern auf einer Display-Console wiedergegeben werden. Der Umgang mit Bildmaterial und die Arbeitsweise bzw. -bedingungen des Radiologen werden sich folglich tiefgreifend ändern müssen (3).

Das erste, die Organisation in der Radiologie unterstützende EDV-System, ein Radiologisches Informations System (RADOS) ist seit Januar 1988 in unserer Klinik im Einsatz. Im Mai 1988 wurde dann die erste Stufe eines PACS-Modellvorhabens realisiert. Zur Evaluation und zum Sammeln erster Erfahrungen ist ein PACS-Entry-Level System (Siemens AG) in der Abteilung für Röntgendiagnostik installiert worden.

Technische Ausstattung

Dieses System besteht aus einem DRC Host Computer (Diagnostic Reporting Console) und einer Display Console DRC/40 (Abb.). Die Console hat vier 20" schwarz/weiß Monitore, einer Auflösung von 1280 Zeilen mit je 1024 Bildpunkten und einer Bildfrequenz von 60 Hz. Weiterhin ist die Console mit einer alpha-numerischen Tastatur und zur leichten Bedienung mit einer Maus ausgestattet. Der DRC Host Computer besteht aus einem Micro VAX II (Q-Bus) Processor der Firma Digital Equipment Corporation mit 9 MByte Arbeitsspeicher, einem TK 50 Streamertape mit 95 MByte Speicherkapazität und einer 1 GByte Winchester-Magnetplatte. Zur schnellen Bildaufbereitung dient ein 96 MByte Display Cache Memory, das in der Lage ist, 40 Bilder mit einer Auflösung von 512 x 512 Pixel mit je 12 Bit Tiefe zu speichern.

An dieses PACS-Entry-Level System sind online über PACSnet-10 das CT-Gerät SOMATOM DR-H an-geschlossen. Die Bilder des Angiographiearbeitsplatzes POLYTRON können via Magnetbandtransfer über das TK 50 Streamertape eingelesen werden (Abb.). Im ersten Ansatz war ein Thoraxarbeitsplatz TS 57 mit dem Großbildverstärker DS 1000 on -line angebunden, doch war die Qualität der Bilder noch unzureichend.

Deshalb wurde im Juni 1989 das Lumineszens-Radiologie-System DIGISCAN mit Bildbearbeitungsplatz installiert, dessen on-line Anschluß allerdings erst Ende 1989 möglich sein wird. Weiterhin wird zu diesem Zeitpunkt das System um eine Multiformatkamera und um eine Archiveinheit von 2 x 1 GB (Optical Disc) erweitert. Der on-line Anschluß des POLYTRONS ist ebenfalls vorgesehen. Die Übertragung dieser Bilder via TK 50 war zu umständlich, so daß das System primär für die Auswertung der CT-Bilder genutzt wurde.

PACSnet-10 ist ein auf Ethernet / IEEE 802.3 basierendes Netz mit einer Signalrate von 10 Mbit/sek. Das benutzte Medium ist ein 5/8" Koaxialkabel.

Die Zeit, in der das PACS-System für die Nutzung nicht zur Verfügung stand, war mechanisch bzw. durch Systemfehler bedingt. Die aufgetretenen Ausfallzeiten sind in der ersten Entwicklungsstufe tolerabel.

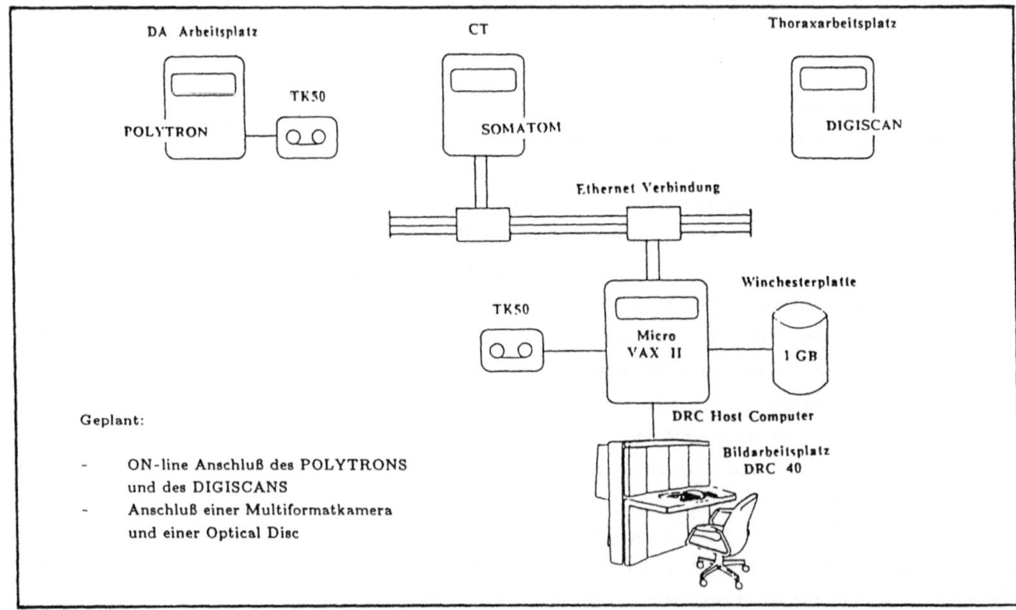

Abb.: Konfiguration des Freiburger "PACS-Entry-Level Systems"

Zielsetzung

Die Integration des PACS-Entry-Level Systems in den Routinebetrieb war in der 1. Stufe nicht geplant, vielmehr sollte das System unter folgenden Aspekten evaluiert werden:

- Leistungsfähigkeit des Datenübermittlungsnetzes
- Praktikabilität der Bedieneroberfläche und nutzerspezifische Anforderungen
- ausreichende Qualität für die Diagnostik
- Auswirkung des digitalen Arbeitsplatzes auf den organisatorischen Ablauf.

Bewertung

Bei unserem PAC-System beträgt die Transaktionszeit für eine Bildübertragung ca. 10 Sekunden für 512^2 Matrix Bilder, wenn auf dem CT-Rechner keine anderen Aktivitäten gefahren werden. Bei Nutzung des

Somatoms für Patientenuntersuchungen und gleichzeitiger Übertragung von Bildsequenzen verzögert sich der Transfer auf ca. 28 sek/Bild. Die Übermittlung einer CT-Untersuchung mit etwa 40 Scans dauert somit zwischen ca. 7 bis 20 Minuten. Da die Bilder in unserer Klinik in der Regel erst später befundet werden, kann man leicht durch organisatorische Maßnahmen sicherstellen, daß keine längeren Wartezeiten durch diese noch langsame Übertragungsgeschwindigkeit für den befundenden Arzt auftreten. Der Abruf der Bilder eines Patienten von der DRC eigenen Winchesterplatte und deren Darstellung auf den Monitoren erfolgt in 4-6 Sekunden, einer Zeitspanne, die für den Routinebetrieb ausreichend ist und keine Arbeits- mehrbelastung für den Bildbetrachter darstellt.

Geändert hat sich für den Radiologen auch der Zugang zum Bildmaterial über eine Patientendatei, sowie die Handhabung der Bilder über das Interaktionselement "Maus". Die Handhabung ist sehr schnell zu erlernen und die Oberfläche ist auch für den ungeübten Nutzer einfach zu bedienen. In einigen Details jedoch sind Verbesserungen möglich. So wäre es z.B. wünschenswert die CT-Bilder in derselben Fenster- und Centereinstellung auf der Konsole abrufen zu können, wie sie auf den Speicher übertragen werden.

PACS bietet in der derzeitigen Konfiguration für die CT-Bildinterpretation Verfahren, um diagnostisch relevante Bildinhalte (bei einer Bildmatrix von 1024 mal 1024), die für die Diagnosestellung hilfreich sind, hervorzuheben:

- Vergrößerung
- Detailausschnitt
- Lupenbetrachtung
- Grauwert- und Kontrastoptimierung durch Fenster- und Centereinstellung, Konturverstärkung usw.
- Verfahren zur Quantifizierung von Objekt- u. Bildparametern (Dichtemessung, Diameter- und Flächenberechnung)
- Bildsequenzierung

Für den Radiologen bietet der letztgenannte Punkt die Möglichkeit (anders als am Lichtkasten) der Zusammenführung von Bildpaaren bzw. Bildsequenzen in einer vom Betrachter gewünschten Folge. Dies erfolgt in einem sogenannten "Scrapbook" oder in der Neukombination eines Patientenfolders. So lassen sich zum Beispiel die CT-Untersuchung eines Gelenks und die anschließend durch EDV berechnete und konstruierte 3D-Darstellung in einem Folder zusammenführen. Diese Funktionen ermöglichen dem Arzt die Diagnose zuverlässig zu erheben und somit die Qualität der Diagnostik zu sichern. Anzumerken ist hier, daß wir den Eindruck der befundenden Ärzte wiedergeben, eine genaue wissenschaftliche Bewertung der neuen Ver- fahren gegenüber den herkömmlichen Röntgenbildern zum Beispiel durch Vergleich von ROC Kurven, steht noch aus und ist geplant.

Der unerfahrene Assistent wird schnell durch die Manipulationsmöglichkeiten, besonders der Kontrastopti- mierung, in seinem Urteil gefestigt. Er kann in einfacher Form die wichtigsten Verfahren der Bildbear- beitung erlernen und belastet damit nicht den Betrieb am bildgebenden Gerät. Wir haben den Eindruck gewonnen, daß das PACS-Entry-Level System im hier beschriebenen Rahmen schon eine wichtige Anforderung, die CT-Befundung in guter Qualität zu gewährleisten, erfüllt.

Ausblick

Prof. Craig, St. Mary's Hospital, London, sagte auf der CAR 89, daß ca. 20% der Röntgenbilder, wenn sie gebraucht werden, nicht in einem angemessenen Zeitraum zur Verfügung stehen. Kann PACS hier eine

Hilfe sein? Wir meinen ja! Allerdings kommt dieser kommunikative Aspekt bei den meisten heutigen PACS Installationen, unserer eingeschlossen, noch nicht genug zum Tragen, da bisher die Bewertung der Funktionalität der Einzelkomponenten im Vordergrund stand. In zweierlei Hinsicht kann ein PACS aber die notwendige Kommunikation eines Krankenhauses entscheidend verbessern.

- Zum einen innerhalb der Radiologie durch die Vernetzung von unterschiedlichen bildgebenden Systemen mit Befundungskonsolen und einem Bildmassenspeicher. Die Folge ist die Aufhebung der örtlichen Gebundenheit, das heißt der Bilduntersucher hat an jeder Display Console unmittelbaren Zugriff zu den Originalbildern. Alle bildgebenden Diagnoseverfahren werden an einem Befundungsplatz zusammengeführt, kein Bild geht verloren, eine schnelle Suche von Bildern ist gewährleistet und die Bilder können nachträglich noch per Computer beliebig bearbeitet werden.
- Zum andern kann PACS die interdisziplinäre Zusammenarbeit zwischen Radiologe und dem bildanfordernden Kollegen intensivieren. Die klinischen Demonstrationen werden verbessert und die zeitgerechte Übermittlung von entscheidenden Bildinformationen ist auch bei Notfällen sichergestellt.

Was wir in Zukunft brauchen, sind PACS Installationen, die diesen kommunikativen Leistungen eines solchen Systems stärker Rechnung tragen. Zum einen wird deshalb an der Universität Freiburg in absehbarer Zeit ein großes PACS Projekt realisiert , zum anderen aber auch um Erfahrungen zu sammeln und Antworten auf noch offene Fragen zu finden.

- Wie ist ein Image Managment System (8) zu entwickeln, daß die in einem "Routine-PACS" auftretenden Datenmengen verarbeiten kann und den schnellen und direkten Zugriff auf alle Bilder für den Nutzer gewährleistet?
- Nach welchen Kriterien werden Vorbefunde und vorhandene Bilder selektiert?
- Wie muß eine funktionierende Schnittstelle PACS - RIS (6) realisiert werden?

Sicher ist, daß die Nutzung von PACS durch unterschiedliche klinische Abteilungen mit dem unmittelbaren Zugang zu den bildgebenden Systemen und dem Bildmassenspeicher, wie schon in den ersten Veröffentlichungen über PACS im klinischen Routinebetrieb berichtet (1,5,7) wird, weitreichende Folgen für die Logistik und den Arbeitslauf in radiologischen Abteilungen hat. Eine besonders wichtige Herausforderung dabei wird die gewandelte Rolle des Radiologen darstellen, wenn Bilder per PACS in großem Umfang aus der radiologischen Fachabteilung heraus übertragen werden. Der oft schwierige interdisziplinäre Dialog kann und wird sich mit Hilfe dieser Systeme intensivieren. Es wird aber auch darauf zu achten seien, daß der Radiologe nicht nur als **"Bildanfertiger"** gesehen wird, sondern daß seine wichtige Rolle als **"Bildinterpretator"** duch die direkte Kommunikation intensiviert wird.
Um dieser möglichen Entwicklung entgegen zu wirken und PACS für den Radiologen interessant zu gestalten, ist die Zusammenführung von Bild- und Textinformation zu realisieren (z.B. Arbeitsplatz mit Text- und Bilddisplay). Der Radiologe muß bei der Bildbetrachtung zur schnellen und sicheren Diagnostik auf Voruntersuchungen und gesicherte Vorbefunde zugreifen können. Notwendig sind hierfür definierte und möglichst standardisierte Schnittstellen zwischen PACS und den in vielen Kliniken, wie auch der unserigen, vorhandenen Radiologischen Informationssystemen (RIS)(4,6).

Angesichts der fortschreitenden Entwicklung der Bildverarbeitungssysteme muß der Radiologe zum einen lernen mit den neuen Möglichkeiten umzugehen und zum anderen aus der angebotenen Technologie Nutzen zu ziehen. Der Herausforderung einer neuen Technologie wie PACS sie darstellt, verbunden mit dem

Praktizieren einer qualitativ hochstehenden "Radiologie", wird deren wichtige Rolle im klinischen Betrieb unterstreichen. Ein PACS wird aber auch nie den erfahrenen Radiologen ersetzen, sondern ihn nur in seiner Arbeit und in der Kommunikation mit dem Kliniker unterstützen können.

Literatur

(1) Cho PS, Huang HK, Tillisch J, Kangarloo H (1988): Clinical evaluation of radiologic picture archiving and communicating system for a coronary care unit. AJR 151: 823-827

(2) Lembke HU, Klar R, Jacob A (1988): Das PACS-Modellvorhaben am Universitätsklinikum Freiburg. Radiologe 28: 209-211

(3) Meyer-Ebrecht D (1988): PACS oder der zukünftige Arbeitsplatz des Radiologen. Radiologe 28: 195-199

(4) Mun SK, Horii S (1988): Digital Imaging Network Systems Project. Progress Report, Department of Radiology, Georgtown University Hospital Washington, USA.

(5) Simone de DN, Kundel HL, Arenson RL et al. (1988): Effect of a digital imaging network on physician behavior in an intensive care unit. Radiology 169: 41-44

(6) Rienhoff O, Greinacher CFC, (1988).: A General PACS - RIS Interface. Lecture Notes in Medical Informatics. Springer Verlag

(7) Taira RK, Mangkovick NJ, Kangarloo H, Huang HK (1988): Design and implementation of picture archiving and communication system (PACS) for pediatric radiology. AJR 150: 1117-1121.

(8) Assmann K, Venema R, Höhne KH (1985): Erweiterung einer Datenbanksprache zur Erzeugung benutzerfreundlicher Bedienoberflächen für eine medizinische Bilddatenbank. In Blazer A, Zoeppritz M (eds): Proc. Datenbanken für Büro, Technik und Wissenschaft. Informatikfachberichte 94, Springer, Berlin: 492-496

Erste Erfahrungen mit einem Pilot-PACS und Ausblicke

B. Wein, W. Speier, G. Alzen, A. Stargardt
Klinik für Radiologische Diagnostik RWTH Aachen

Pauwelsstraße 30, 5100 Aachen, FRG

Seit den 70er Jahren werden immer wieder Forderungen an die technischen Disziplinen gestellt, eine digitale Radiographie zu ermöglichen, in der alle Bereiche der heutigen modernen Röntgendiagnostik eingebunden sind. Dies umfaßt sowohl die Bilderzeugung als auch die möglichst flächendeckende Verteilung und zentrale Archivierung der digitalen Bild-Informationen in einem Krankenhaus. Ein solches PACSystem (**P**icture **A**rchiving and **C**ommunication **S**ystem) soll insbesondere folgende Verbesserungen im Vergleich zum konventionellen Röntgen-System gewährleisten:

* Vermeidung des Verlustes von Original-Filmen
* Vermeidung von Aufnahmewiederholungen wegen teilweise unzureichender Belichtungen
* Verbesserung des Zugriffs auf zentrale und dezentrale Archive
* Beschleunigung des Bildtransfers zur anfordernden Stelle
* Gleichzeitige Bereitstellung der Bilder an verschiedenen Stellen.

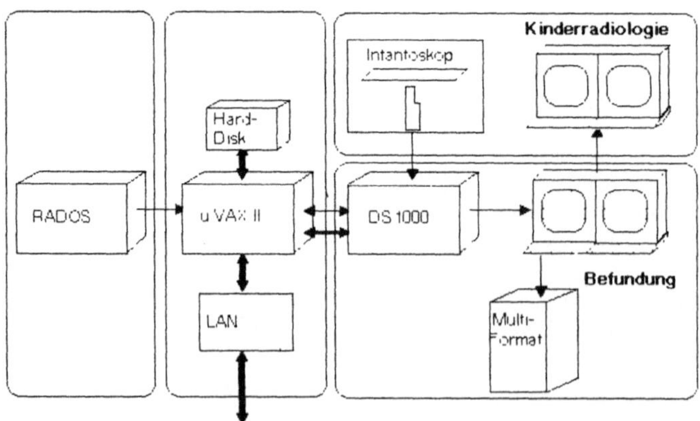

Abbildung 1: Darstellung der Installation des digitalen Röntgengerätes DS1000 (Siemens), der uVAX II. des Radiologie-Informationssystem (RADOS, Philips) und des Anschlusses an das lokale Netzwerk (Lehrstuhl für Meß-technik, Leiter: Prof. Meyer-Ebrecht).

An Hand eines digitalen auf einer Bildverstärker-Fernsehketten-Digitalisierung basierenden Röntgensystems (DS1000, Siemens, Erlangen) sollten Einzelfunktionen eines PACS - Bilderzeugung und Archivierung - getestet werden. Das DS1000 ist mit einem Last Image Hold

Speicher ausgerüstet und kann bis zu 120 Bilder der Größe 1024*1024 mit 8 Bit Grautiefe auf einer Harddisk abspeichern. Der Bildzugriff erfolgt mit einer minimalen Auslesezeit von einer Sekunde. Weiterhin sollten Informationen über die Handhabbarkeit eines digitalen Systems und die Akzeptanz bei Ärzten und technischem Personal gewonnen werden.

Für die Pilotinstallation wurde folgende Konfiguration gewählt (s. Abb.1): DS1000 (Siemens) als digitale Bildquelle mit der Möglichkeit einer Hardcopy auf Multiformatkamera (Siemens), uVAX II (DEC) als Steuer- und Archivierungsrechner (500 MB Harddisk, 90 MB Magnetband), RADOS (Philips) als Radiologie Informationssystem und als Röntgenanlage der Kinderarbeitsplatz Infantoskop (Siemens).

Das gesamte System wird von einem selbst erstellten Programm in FORTRAN verwaltet. Die Ziele der Programmierung waren dabei, das bestehende Patienteninformationssystem in den Datentransfer so einzubeziehen, daß die Patientenstammdaten direkt aus dem Radiologie-Informationssystem RADOS (Philips) übernommen werden können, die Benutzer-Maschinen- Schnittstelle so zu gliedern, daß das Programm und seine Funktionalität stets durchschaubar ist und auch ungeübtem Personal die Bedienung des Gerätes möglich ist. Hierzu war eine Entwicklung innerhalb der Klinik für Radiologische Diagnostik notwendig (1,2).

Im einzelnen ist das Programm für die Verwaltung der folgenden Aufgaben zuständig:
1. Vorbereitung der Untersuchung durch Erfassen der Patientenparameter
2. Steuerung des Röntgenvorganges im DS1000
3. Management des lokalen DS1000-, des uVAX-Harddisk- und des Magnetband-Archives.
4. Verwaltung und Pflege des Systems.
Durch eine hierarchische Struktur wird der Benutzer zu der gewünschten Programmfunktion geführt. Sie ist in jedem der drei dem normalen Benutzer zugänglichen Funktionsbereiche (1-3) gleich. Menü- und Maskentechnik gewährleisten eine rasche Orientierung (s. Abb. 2).

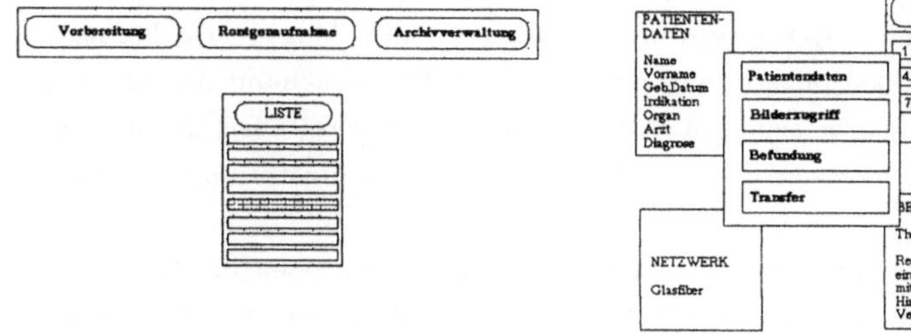
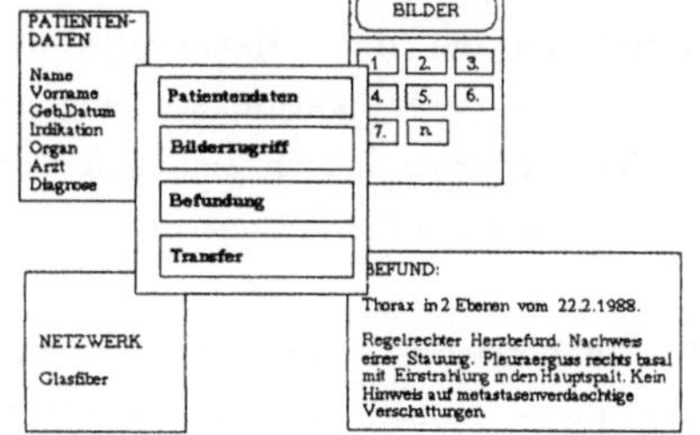

Abbildung 2: Strukturen und Menüleisten des Programms zur Steuerung der digitalen Einrichtung.

In dem Menüpunkt VORBEREITUNG werden die Patienten-bezogenen Daten, die Fragestellung der Untersuchung sowie die Untersuchungsart eingegeben. Es ist hierbei möglich, die Stammdaten des Patienten aus einer Liste auszuwählen, die vom Rados-System über DECnet-Kommunikation der uVAX II mitgeteilt wurde. Die Daten aus dem Vorbereitungsdialog werden in einer Liste der "zu röntgenden Patienten", also der angemeldeten Patienten zugewiesen.

Der Menüpunkt ROENTGENAUFNAHME stellt den weitaus komplexesten dar. Zur Initialisierung des DS1000 werden zunächst die Stammdaten des zu untersuchenden Patienten aus der RÖNTGEN-Liste an das DS1000 weitergegeben. Diese Daten werden automatisch zur Beschriftung und eindeutigen Kennzeichnung der Aufnahmen verwendet (Erfüllung der Dokumentationspflicht der Radiologen). Zusätzlich werden Tagesdatum und Abteilungskennung übermittelt. Nach der Initialisierung werden die vom DS1000 eingehenden Informationen, die den Röntgenvorgang betreffen, ausgewertet und die Röntgenliste aktualisiert. Hierzu wird intern ein Patientendirectory geführt, das auch bei der Befundung stets zugreifbar ist. Auch im Röntgenmenü lassen sich die Funktionen des DS1000 vollständig bedienen, insbesondere lassen sich die Grauwerte der Fenster über eine Window-Level-Technik verändern. Nach Beendigung des Röntgenvorganges werden die Patienten- und Bilddaten in eine Liste der "zu befundenden" Patienten eingebracht, die dann an der Befundungskonsole direkt angeboten wird.

Das BEFUNDUNGS-Menü "ARCHIVVERWALTUNG" gestattet das schnelle Aufsuchen der Bilddaten an Hand der Befundungsliste und der Bilderliste zum ausgewählten Patienten. Zur Befundung lassen sich die Grauwerte auf dem DS1000-Monitor manipulieren und invertieren. Zusätzlich steht ein variables analoges Frequenzfilter zur Kantenanhebung zur Verfügung.

In der **klinischen Routine** werden Durchleuchtungsuntersuchungen in der Kinderradiologie am DS1000 durchgeführt. Hierbei zeigte sich eine ausreichende diagnostische Wertigkeit der DS1000-Aufnahmen bei der Miktionscysturethrographie- und Magendarm-Passage-Untersuchung. Eine weitere Indikationsstellung ist die Kontrolluntersuchung der Stellung bei Frakturen in Gips. Hierbei lassen sich insbesondere auch bei wechselnden Gipsanlagen exakte Stellungskontrollen aufgrund der durchleuchtungsgesteuerten Einstellung erreichen.

Während des Routinebetriebes zeigte sich, daß in manchen Akutsituationen die Geschwindigkeit des Programmes, insbesondere des LOGINS, die schnelle Reaktion des Röntgenarztes nicht unterstützte.

Die Verwendung des DS1000 als Workstation ist nicht sinnvoll, da die gespeicherten Bilder nur sehr langsam (minimal 1/s) aufrufbar und eine Bilddatenmanipulation bei 8 Bit Grauwerteumfang nur begrenzt möglich ist. Die Bildnachbearbeitung ist zudem extrem zeitaufwendig, so daß dieser Arbeitsmehraufwand oft nicht durchgeführt wurde.

Interessant ist die Möglichkeit eines integrierten Befundbildes, das neben dem Bild auch den Befundungstext enthält. Allerdings ist die Erstellung dieses Bildes ebenfalls zu zeitaufwendig, um in der Routine häufiger genutzt zu werden.

Insgesamt läßt sich erkennen, daß den großen Vorteilen des digitalen Sofortbildes, der Einsparung von Zeit bei der Übernahme der Patientendaten aus dem Radiologie-Informationssystem und der Unterstützung der Befundung durch direkte Bildanwahl, folgende dringend verbesserungswürdige Nachteile gegenüberstehen:
-1- Trotz vieler Hilfen und ergonomischer Software ist die Bedienung stark gewöhnungsbedürftig.
-2- Zu langsamer und schwerfälliger Gebrauch der Hard- und Software mit geringen Bildzugriffsgeschwindigkeiten und langwierigen Logins.
-3- Die Koppelung zum Radiologie Informationssystem sollte auch die Befunderstellung durch eine Sekretärin unterstützen.
-4- Es sollte über eine raschere Interaktion als über die Tastatur möglich sein, das Programmpaket zu steuern und die Listenauswahl zu treffen. Hierbei ist insbesondere eine Interaktion über eine Maus oder einen Rollerball erwähnenswert, die die schnelle Auswahl aus Listen unterstützt.

Für zukünftige PACS-Soft- und Hardware dürfen diese Probleme nicht mehr auftreten. Dann jedoch wird der Radiologe und der Kliniker stets die Bilder zur Verfügung haben, die er gerade benötigt.

Literatur:
(1)   S. Schreuder, B. Ludwig (1988): Software-Engineering. CAE Journal 2: 96-102
(2)   F.J. Heeg, S. Schreuder, F. Buscholl (1987): Angewandte Software-Ergonomie. Zeitschr. Arbeitswiss. 41: 101-109

NUKLEARMEDIZINISCHE BILDGEBENDE VERFAHREN,
INTEGRIERT IN EINEM LOKALEN PACS

F. Bitter, D. Hellwig, R. Weller, B.A. Bitter, W.E. Adam
Universität Ulm -Klinikum-, Nuklearmedizin
Robert-Koch-Straße 8, 7900 Ulm

Die Vielzahl der nuklearmedizinischen Geräte hat sich heute im Wesentlichen auf die vielseitig einsetzbare Gammakamera reduziert. Das Spektrum der Untersuchungen reicht von einfachen statischen Szintigrammen bis zu höchst komplizierten Methoden wie bei einer gegateten SPECT-Untersuchung [1]. Unerlässlich ist dabei das nuklearmedizinische Datensystem, welches nach wie vor praktisch nur zur Bilderfassung, -verarbeitung und -dokumentation herangezogen wird. Es handelt sich meistens um Single-User-Systeme eventuell mit Foreground/Background-Betrieb. Sie sind für ihre Aufgaben, der Echzeitbilderfassung und -verarbeitung ausgelegt. Werden mehrere Gammakameras in einer Abteilung verwendet, so wird meistens ein Rechner pro Kamera eingesetzt, was oft zu einer heterogenen DV-Ausstattung führt.

Die weiteren Aufgaben werden entweder offline betrieben wie z.B. die Bildarchivierung auf Floppy oder Magnetband oder aber manuell wie der ganze Komplex der administrativen Arbeiten, welche teils aus Organisationsgründen erforderlich sind, teils aber durch entsprechende Verordnungen wie z.B. die Strahlenschutzverordnung diktiert werden, und nicht zuletzt auch zur Finanzierung unerlässlich sind. Dies sind alles zeitraubende und daher personalintensive Arbeiten. Oft müssen die gleichen Daten mehrfach geschrieben werden, z.B. Adressen oder Patientenstammdaten. Für die Röntgendiagnostik wurden hier spezielle "Radiologische Informationssysteme (RIS) wie RADOS [2] und SIMEDOS [3] entwickelt, während die Belange der Nuklearmedizin unberücksichtigt bleiben.

Wir haben deshalb für unsere neue Klinik, welche 1988 bezogen wurde, ein Gesamtkonzept verwirklicht, das alle Abteilungsaufgaben abdeckt. Bevor unsere Lösung vorgestellt wird, sollen einige Probleme kurz angesprochen werden.

Die nuklearmedizinischen Systeme, welche heute eingesetzt werden, sind geprägt von den einzelnen Herstellern, welche manchmal Markt- oder Bedarfsanalysen machen, meistens aber Berater heranziehen, da keine Standards existieren. Es entstehen so unterschiedlichste klinische Protokolle mit uneinheitlichen Datenformaten. Die Datensysteme verschiedener Hersteller sind nicht kompatibel und nicht vernetzbar. Immer noch ist die Speicherkapazität nicht ausreichend und Redundanz ist selten vorhanden. Die Archivierung der Bilder erfolgt wenn überhaupt dann offline auf Band oder Floppy, was sehr zeitraubend ist und relativ oft zu Datenverlusten führt. Für die Verwaltung administrativer Daten oder der Ergebnisdaten stehen keine Datenbanksysteme zur Verfügung. Werden z.B. Patientenstammdaten von einem KIS auf Papier übernommen, so treten ungefähr 15% Fehler auf bei der Eingabe in die Akquisitionsprogramme. Es muß daher eine durchgängige und einheitliche Patientenidentifikation wenigstens innerhalb der nuklearmedizinschen Abteilung gefordert werden auf der Basis eines EDV-Gesamtkonzeptes. Solche Gesamtskonzepte werden aber von der Industrie bis heute nicht angeboten.

Unter diesen Bedingungen haben wir ein System realisiert, das im folgenden vorgestellt wird. Es basiert auf dem Pflichtenheft [4], welches 1979 aufgestellt wurde. Eine kleine Lösung wurde 1983 installiert [5]. Wir konnten damit Erfahrungen gewinnen und Knowhow aufbauen.

Die Abbildung 1 zeigt die Gesamtkonfiguration. Es werden Rechner der Fa. DEC eingesetzt, eine VAX 8530 und Maxdelta-systeme der Fa. Siemens bestehend aus Micro-

VAX II und mehreren Micro-Delta-Slave-Terminals zur Versorgung der Gammakameras, zur Auswertung, Befundung und Programmierung. Die Digitalisierung von Ultraschallbildern wird mit PC's der AT-Klasse durchgeführt. Die Archivierung der Originalbilder wird auf einmalbeschreibbaren Laserplatten in einer Jukebox für 16 Platten mit je 2 x 1 GByte vorgenommen. Die Rechner sind vernetzt und zu einem lokalen Cluster zusammengefaßt. Ethernet bietet für die Nuklearmedizin eine ausreichende Grundlage.

Da zwei Abteilungsbereiche 6 km voneinander entfernt existieren, soll die heutige Standleitung mit 9600 Baud im Oktober diesen Jahres von einer 2 MBaud-Leitung abgelöst werden und Anfang 1990 durch eine 100 bzw. 144 MBaud-Wahlleitung, sodaß auch die Bildkommunikation schnell erfolgen kann.

In diesem System werden Daten mit Hilfe von ORACLE, einem relationalen Datenbanksystem, verwaltet. Zur Textverarbeitung und Bürokommunikation wird ALL-IN-1 von DEC eingesetzt. Statistische Berechnungen können mit SAS durchgeführt werden. Die Dokumentation erfolgt zentral über Farbdrucker von Calcomp und HP und dezentral über Filmbelichter MicroDot. Texte können zentral über Matrix- und Laserdrucker ausgegeben werden. Zur Bilddokumentation werden in der Nuklearmedizin Farbdrucker eingesetzt. Jedes bildgebende oder bildverarbeitende System kann den Bildschirminhalt zur Dokumentation absenden, welcher dann über eine Warteschlange ausgegeben wird.

Es liegt bereits über ein Jahr Erfahrung mit dem Gesamtsystem vor. Seit 1984 werden administrative Daten gespeichert. Es sind 44.000 Patienten registriert bei denen 107.000 Untersuchungen durchgeführt wurden. Im digitalen Archiv sind 23.000 Studien gespeichert davon 11.000 Radionuklidventrikulogramme. Mit Herzuntersuchungen wurden Erfahrungen gesammelt beim Betrieb des Abteilungssystems. Von 9.000 RNV-Studien wurden gesondert in der Datenbank je 250 Parameter gespeichert.

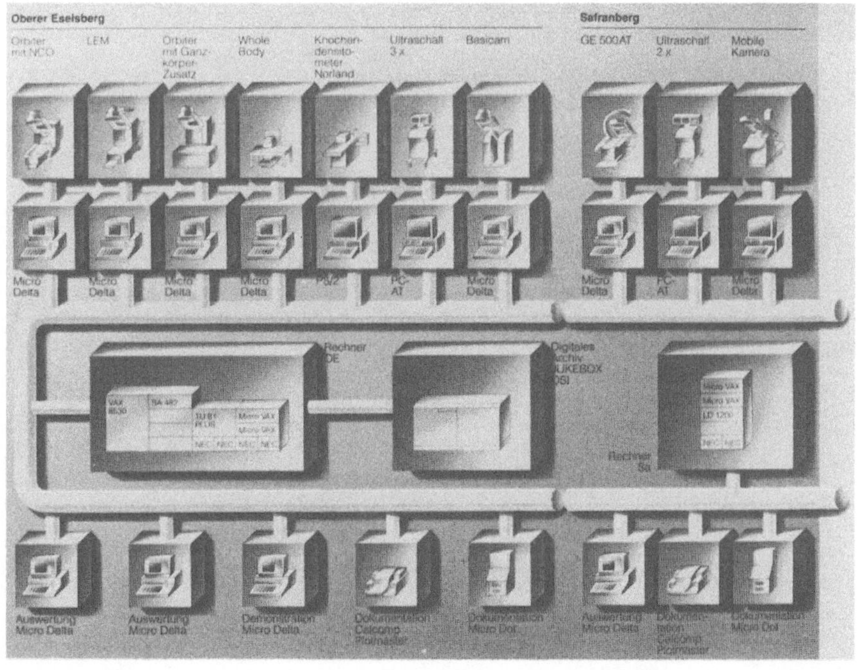

Abbildung 1   Abteilungssystem Universität Ulm, Nuklearmedizin

Eine Anwendungsmöglichkeit [6] soll beispielhaft dargestellt werden:

Es wurden Patienten mit Linksschenkelblock gesucht. Diagnosen waren nicht gespeichert, aber die Phase der Grundfrequenz des linken und rechten Ventrikels. Eine einfache Anfrage erbrachte innerhalb von wenigen Minuten 41 Patienten mit einer Trefferquote von 95% bei einer Phasendifferenz von 36 Grad zwischen linkem und rechtem Ventrikel. Bei nur 18 Grad Phasendifferenz ergaben sich 257 Patienten allerdings nur mit einer Trefferquote von ca. 40%. Auf die gleiche Weise können dann die Patienten identifiziert und ihre Studien bereitgestellt werden.

Es ist kaum abzuschätzen, welcher Aufwand hätte getrieben werden müssen, um diese Patienten aus dem Aktenarchiv herauszufinden.

Abbildung 2 zeigt schematisch die Struktur unseres Systems. Anhand des Datenflusses durch die Abteilung sollen die Zusammenhänge erläutert werden:

Die Patientendaten werden an der Leitstelle über Bildschirmmasken eingegeben. Die Terminvergabe erfolgt, Klebeetiketten werden gedruckt, die Bilder der Voruntersuchungen können bereitgestellt werden, die Akte wird aus dem Archiv geholt. Bestellungen von radioaktivem Material erfolgen, der Eingang wird in der Datenbank registriert. Am Untersuchungstag werden automatisch Arbeitsplatzlisten gedruckt, welche auch in Menueform auf dem Micro-Delta an den Arbeitsplätzen zur Verfügung stehen. Die Patientenidentifikation wird automatisch in die Akquisitionsprogramme übernommen und in die Bilder eingetragen, welche auf Magnetplatte zunächst gespeichert werden. Automatisch werden in der Nacht die neuen Studien im Digitalen Archiv gespeichert. Die Bilddaten werden noch 2 Wochen auf Magnetplatte gehalten und dann automatisch gelöscht. Auswertung und Befundung kann an jedem Datensystem erfolgen, Ergebnisse können ebenfalls automatisch abgelegt werden.

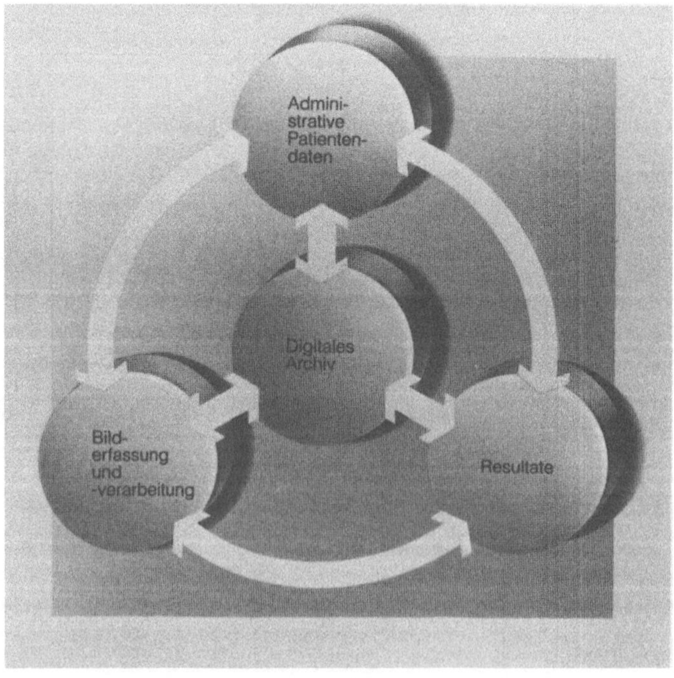

Abbildung 2   Abteilungssystemstruktur

Notwendige Berichte für Erwerbsmeldung rad. Materials, Leistungsstatistik usw. werden zum benötigten Zeitpunkt automatisch erzeugt. Schreibarbeiten entfallen. Die Aufgaben des Personals beschränken sich hier auf Kontrolle und Korrektur von Fehlern.

Befunde werden mit Hilfe der Textverarbeitung innerhalb der Bürokommunikation geschrieben.

Der Zugang zu Studien erfolgt patientenorientiert über die administrativen Daten oder ergebnisorientiert über die gespeicherten Parameter wie in dem Beispiel der Patienten mit Linksschenkelblock.

Patientenstammdaten und allgemein alle administrativen Daten werden über die Datenbank verwaltet, ebenso die Ergebnisdaten. Alle Studien im digitalen Archiv werden mit der Patientenidentifikation und den physikalischen Adressen in der Datenbank geführt, sodaß ein schneller Zugriff möglich ist.

Die Verbindung von Datenbank und den Bildverarbeitungsprogrammen erfolgt über Files, welche von den MEDICL-Programmen als Header und administrativen Vorspann verwendet werden. Nach wie vor setzen wir Fortran zur Programmierung ein. Das High Language Interface zur Datenbank zusammen mit einem Precompiler erlaubt eine bequeme Verbindung. Zu den Dienstprogrammen des Datenbanksystems gehört auch ein Tabellenkalkulationsprogramm, das wiederum Daten zur statistischen Analyse weiterleiten kann. Umgekehrt existiert in SAS eine Prozedur, welche Datenbankabfragen erlaubt.

Alle periodisch wiederkehrenden Vorgänge wie Backups, Reports, Archivierung, Löschen der Magnetplatten usw. werden vollautomatisch im Batch während der Nacht ausgeführt und stören nicht den normalen Betrieb. Bei auftretenden Fehlern werden Meldungen über die Mail-Utility an den zuständigen Betreuer verschickt.

Es handelt sich bei unserem System um einen Prototyp eines nuklearmedizinischen Abteilungssystems. Wir erwarten uns für die Zukunft solche Systeme von der Industrie, sodaß deren Weiterentwicklung sichergestellt ist. Die bisherigen Erfahrungen sind zufriedenstellend.

Referenzen:

[1]   G. Graf, M. Clausen, E. Henze, F. Bitter, W.E. Adam, P. Heidenreich: Schnellverfahren (Flash-SPECT) zur Gewinnung dreidimensionaler Scans der Fourieramplitude und -phase des Herzens mittels der getriggerten Single Photon Emissions Computer Tomographie (GASPECT), NucCompact 20, 1989

[2]   RADOS, Fa. Philips

[3]   SIMEDOS, Fa. Siemens

[4]   W.E. Adam, F. Bitter, H. Ellebruch, A. Huck, P. Kaatsch und R. Weller: Pflichtenheft für nuklearmedizinische Datensysteme, im Auftrag des BMFT, DVM 141, 1979

[5]   F. Bitter, D. Hellwig, R.Weller, H. Wild, W.E.Adam: Experiences with the introduction of an image acquisition, processing, archiving and communication system for routine and research application, in Schmidt, Ell, Britton (Hrsg.), F.K. Schattauer Verlag Stuttgart NewYork, 1986

[6]   E. Henze, P. Hildebrand, D. Hellwig, M. Clausen, R. Weller, D. Wanjura, F. Bitter, W.E. Adam: Regional wall motion abnormalities in LBBB specified by means of the contraction fraction, Journal of Nuclear Medicine 14:241, 1988

<u>ANALOGE SPEICHERUNG MIT DEM PERSONALCOMPUTER - EIN NEUES KOSTENGÜNSTIGES VERFAHREN ZUR ELEKTRONISCHEN ARCHIVIERUNG VON RÖNTGENBILDERN UND ANDEREN ABBILDUNGEN MITTELS PC.</u>

R.INGLIS,M.PANNIKE,A.PANNIKE
KLINIKUM DER J.W.GOETHE UNIVERSITÄT,
UNFALLCHIRURGISCHE KLINIK,
LEITER:PROF.DR.MED.A.PANNIKE
THEODOR STERN KAI 7,
6000 FRANKFURT 70

EINLEITUNG:

DATENSPEICHERUNG UND DATENSCHUTZ SIND DIE IN DER MEDIZIN AKTUELLEN PROBLEME. JEDOCH STELLT HEUTE DIE DATENVERARBEITUNG MITTELS PC DEM UNTERSUCHER NUR DANN NOCH GRENZEN, WENN DIESE DURCH DIE GRÖßE DES SPEICHERMEDIUMS GESETZT WERDEN.
DER INZWISCHEN GESETZLICH VORGESCHRIEBENEN VERPFLICHTUNG ZUR BEFUNDDOKUMENTATION IN ALLEN BEREICHEN DER MEDIZIN(QUALITÄTSSICHERUNG UND FORENSISCHE GRÜNDE) KONNTE TROTZ ERFASSUNG VON KRANKENUNTERLAGEN DURCH MIKROPHOTOGRAFIE UND ANDERE ARCHIVIERUNGSTECHNIKEN BISHER NUR UNZUREICHEND ENTSPROCHEN WERDEN. DIE IN EINZELBEREICHEN EINGEFÜHRTE DOKUMENTATION DURCH VIDEOVERFAHREN ERGABEN EINE IN DER BEFUNDVERWALTUNG NICHT ÜBERSEHBARE FLUT VON EINZELBEFUNDEN, DIE TROTZ DER ELEGANZ DES VERFAHRENS EBENFALLS KEINE ALTERNATIVE DARSTELLTE.

DIE DIGITALISIERUNG VON ABBILDUNGEN UND SPEICHERUNG IM RECHNER MIT ENTSPRECHENDEM VERWALTUNGSPROGRAMM STELLT EINE LÖSUNG DAR. PROPAGIERT WIRD HEUTE DAZU DER EINSATZ VON BILDPLATTEN ODER CD-ROM-DISKS MIT IHREM ERSTAUNLICHEN SPEICHERPLATZ.
DIESER LÖSUNGSANSATZ IST JEDOCH ERST DANN WIRKLICH DISKUTIERBAR, WENN DIE WIEDERBESPIELBAREN CD-SPEICHER VERFÜGBAR SIND.
BIS ZU DIESEM ZEITPUNKT IST EIN AUF PERSONALCOMPUTER BEZOGENES BILDARCHIVIERUNGSSYSTEM, DAS ZUDEM NOCH ENDOSKOPIEBEFUNDE, OPERATIONSABBILDUNGEN, HISTOLOGIEN ETC. SPEICHERN SOLL, NICHT DENKBAR.
MIT DEM STILL-VIDEOVERFAHREN WIRD EIN ANDERES SPEICHERKONZEPT EINGEFÜHRT, DAS DER DIGITALSPEICHERUNG WEGEN DER BESSEREN BILDQUALITÄT BEI GERINGEREM SPEICHERBEDARF ÜBERLEGEN IST.
DIE SPEICHERUNG ERFOLGT HIER AUF SPEZIALDISKETTEN IN FORMAT 2 ZOLL ANALOG. AUF EINER DISKETTE FINDEN 50 ABBILDUNGEN AUSREICHENDER QUALITÄT ODER 25 ABBILDUNGEN SEHR HOHER BILDQUALITÄT PLATZ.
DREISSIG DISKETTEN WERDEN IN EINEM DISKETTENMAGAZIN ZUSAMMENGEFÜHRT UND IM SOG. MULTIDISKRECORDER BEREITGEHALTEN (1500 ABBILDUNGEN).
SEIT DER ERFINDUNG DES VIDEO-STILL-VERFAHRENS WURDE DIESES NEUE VERFAHREN VON DER INDUSTRIE ZUM AUFBAU VON BILDDATENBANKEN VOR ALLEM FÜR PRESSEZWECKE EINGESETZT (AUTOINDUSTRIE).
NACH PRÜFUNG DER ABBILDUNGSQUALITÄT FÜR MEDIZINISCHE ZWECKE (DARSTELLUNG AUF DEM BILDSCHIRM UND QUALITÄT SOG. "HARDCOPIES") WURDEN AN UNSERER KLINIK DIE PROGRAMME FÜR DIE ABLAUFSTEUERUNG DES VERFAHRENS, DIE PERSONALCOMPUTER-GESTEUERTE BEDIENUNG UND DIE BILDKONVERSION ENTWICKELT UND PROGRAMMIERT(MTF-ASKITRON(R)-PHOTOBASE(C).

SYSTEMBESCHREIBUNG:

HARDWARE:
      1. PERSONALCOMPUTER (IBM-KOMPATIBEL, SPEICHER 512KBYTE,
         FARBBILDSCHIRM, MAUSSTEUERUNG
      2. VIDEOCAMERA

      3. MULTIDISKRECORDER UND VIDEOBILDSCHIRM(FARBE)

4. Drucker (Matrixdrucker, Laser- oder Thermotransferdrucker)
5. Zwei serielle und eine bidirektionale parallele Schnittstelle

Software:
1. Datenbanksystem ASKITRON(R)

2. Bilddatenverwaltung ASKITRON(R)-PHOTOBASE(C)

Arbeitsweise des Systems:

Die Bilderfassung erfolgt während einer Untersuchung "on-line" oder bei
Bildmaterial zu einem wählbaren Zeitpunkt über die Videocamera. Anderweitig
vorhandene Abbildungen (Sonografie, CT, Kernspintomografie) können aus diesen
Systemen direkt eingespielt werden.
Die Steuerung des Multidiskrecorders erfolgt werksseitig durch eine
Infrarotfernsteuerung, wie bei Fernsehgeräten üblich. Die Steuerung sämtlicher
Funktionen des Recorders über die Tastatur des PC ist Bestandteil des
Programmoduls PHOTOBASE(C).
Die Darstellung von Abbildungen erfolgt über den Videobildschirm, alphanumerische
Daten werden am Bildschirm des Computers dargestellt. Hier werden außerdem die
einzelnen Programmfunktionen dargestellt, die für die Steuerung erforderlich sind.
Die Ausgabe von "Hardcopies" (Fotografien) für den weiterbehandelnden Arzt wird
ebenfalls über den Rechner gesteuert, die Möglichkeit des rechnerunabhängigen
Betriebs bleibt dabei erhalten, Hardcopies können über einen Thermotransferdrucker
farbig oder über Matrix- oder Laserdrucker einfarbig ausgegeben werden.

Bildqualität der gespeicherten Abbildungen:

Die analog gespeicherten Abbildungen werden auf einem separaten Farbbildschirm
wahlweise als analoges NTSC-Videobild oder digital als RGB-Bild dargestellt. Die
Bildqualität wird außerdem beeinflußt durch die Art der Speicherung. Sowohl die
Speicherung des analogen Halbbildes als auch die des "Vollbildes" (= Datenbestand
beider Video-Halbbilder) ist möglich.
Wird eine Abbildung im Vollbild-Modus gespeichert und als RGB-Bild wiedergegeben,
so ist die Bildqualität (512x512 Pixels mit 8 Bit Speichertiefe) derjenigen
üblicher PACS-Geräte wegen der Farbdarstellung überlegen.
Diese Überlegenheit zeigt sich besonders in der Relation von Bildqualität zu
Speicherplatzverbrauch je Abbildung bezogen auf die Kosten für die Speicherung
einer einzelnen Abbildung!
Bei der Ausgabe der Abbildungen auf dem Thermotransferdrucker in Farbe fällt
zunächst die im Vergleich zu bekannten Photographien mindere Bildqualität auf
(bezogen auf "normale Photos")(Abb.1,2).
Abgesehen von der Tatsache, daß PACS-Systeme eine Ausgabe im Photo-Format in der
Regel vom Konzept her nicht realisieren, ist jedoch anzumerken, daß diese
Hardcopies ausschließlich zur Information des Hausarztes oder im Krankenblatt
vorgesehen sind.
Die qualitativ höherwertige Ausgabe als Diapositiv über automatische Bildbelichter
gesteuert durch den Personal Computer ist jederzeit möglich, bei PACS-Systemen
jedoch bisher noch nicht realisiert.

VERWALTUNG DER ABBILDUNGEN:

NACH DER ÜBERTRAGUNG DER ABBILDUNGEN AUF DIE DISKETTEN UND EINTRAG IN DEN KATALOG DER DATENBANK KÖNNEN PATIENTENBEZOGEN ODER OBJEKTBEZOGEN DIE GEWÜNSCHTEN BILDER VOM RECHNER HERAUSGESUCHT UND AM BILDSCHIRM DARGESTELLT WERDEN. DAMIT ERGIBT SICH NACH ANWAHL ENTSPRECHENDER INDEXFELDER EINMAL DIE DARSTELLUNG VON ABBILDUNGEN BEZOGEN AUF EINEN BESTIMMTEN PATIENTEN ODER DIE AUSWAHL VON BILDDOKUMENTEN NACH THEMENGRUPPEN "PATIENTENÜBERGREIFEND (ORGANSPEZIFISCHE HISTOLOGIE, RÖNTGENAUFNAHMEN GEWÜNSCHTER KÖRPERREGIONEN (KONTRASTMITTELUNTERSUCHUNGEN, SKELETTAUFNAHMEN, NORMALBEFUNDE), ENDOSKOPIE, HANDSKIZZEN U.S.W.)".
MÖGLICH IST DABEI DER VERGLEICH BEISPIELSWEISE VON RÖNTGENAUFNAHMEN EINES KNIEGELENKS MIT DEN KORRESPONDIERENDEN ARTHROSKOPIEBEFUNDEN AM BILDSCHIRM OHNE JEDE WEITERE SUCHEREI.

DATENSICHERHEIT:

WEGEN DER KONZENTRATION PATIENTENBEZOGENER DATEN IN EINEM RECHNERSYSTEM SIND VON HIER ANDERS ALS IN ALLEN EINGEFÜHRTEN DATENBANKEN JETZT DIE ALPHANUMERISCHEN DATEN ZUSAMMEN MIT ABBILDUNGEN AN EINER STELLE ZUSAMMENGEFÜHRT.
FÜR DEN ARZT BEDEUTET DIES: KEINERLEI SUCHEREI NACH VORHANDENEN ABER NICHT VERFÜGBAREN DATEN, DIE IN ANDEREN ARCHIVEN FALSCH ABGELEGT WURDEN.
AUF DER ANDEREN SEITE IST EINE SOLCHE DATENBANK KRITISCH BEZOGEN AUF DIE FORENSISCHE ABER AUCH DIE MEDIZINISCHE DATENSICHERHEIT.
DER FORENSISCHEN KOMPONENTE DIESE PROBLEMS WURDE DADURCH ENTSPROCHEN, DAß DER PC, AUF DEM DAS SYSTEM INSTALLIERT IST, MIT SCHLÜSSELSCHALTER, CODEWORT UND ZUGRIFFSHIERARCHIE ABGESICHERT WURDE UND NICHT IN EIN RECHNERNETZ EINGEBUNDEN IST. DIE MEDIZINISCHE DATENSICHERHEIT WIRD DADURCH ERREICHT, DAß BEI DER ANALOGSPEICHERUNG DER ABBILDUNGEN DIE PATIENTEN- UND OBJEKTBEZOGENEN DATEN IM ANALOGBILD UNVERÄNDERBAR ABGELEGT WERDEN.
NACH DER AUFNAHME EINES BILDES IST DIESES BILD FÜR EINE BILDVERARBEITUNG VERWENDBAR, DIE PATIENTENDATEN KÖNNEN DABEI ABER N I C H T VERÄNDERT WERDEN.
WEGEN DES SCHNELLEREN ZUGRIFFS AUF DIE EINZELBILDER WERDEN DIE PATIENTENDATEN AUßERDEM IN EINEM SPEICHERBAUSTEIN ABGELEGT, DER IM DISKETTENMAGAZIN LOKALISIERT IST. BEI JEDEM WECHSEL DES MAGAZINS WIRD DER INHALT DES SPEICHERBAUSTEINS MIT DEM INHALT JEDER DER DISKETTEN VERGLICHEN UND BEI NICHTÜBEREINSTIMMEN AKTUALISIERT. EIN VERLUST VON DATEN ("KARTEILEICHEN") IST DAMIT NICHT MEHR MÖGLICH.

SYSTEMAUSBAU:

DIE DIGITALE COMPUTERARTHROMETRIE (DCAM) AM PERSONAL-COMPUTER IST DIE NEUEŞTE ENTWICKLUNG DIESES BILDVERARBEITUNGSSYSTEMS. HIER WERDEN ABBILDUNGEN LIFE VON EINER VIDEOCAMERA ODER BEREITS GESPEICHERTE ABBILDUNGEN ODER RÖNTGENAUFNAHMEN ODER SONOGRAFIE-BEFUNDE IN DEN RECHNER ÜBERNOMMEN, DORT BEARBEITET (KANTENANHEBUNG, KONTRASTVERBESSERUNG) UND ANSCHLIEßEND VERMESSEN. ERSTE EINSATZGEBIETE DIESES NEUEN VERFAHRENS SIND WINKELMESSUNGEN AN GELENKEN MIT BANDVERLETZUNGEN UND DEFEKTFLÄCHENVERMESSUNGEN BEI TIBIAKOPFFRAKTUREN.
DIE BILDVERARBEITUNG KANN JE NACH AUFNAHMEMODUS AN SCHWARZ-WEIßEN ABBILDUNGEN, AN FALSCHFARBENBILDERN UND AN ECHTFARBENBILDERN (TRUE-COLOR-MODUS) ERFOLGEN. WEGEN DER STEUERBAREN ZUORDNUNG VON FARBEN ZU GRAUWERTEN HAT SICH DABEI DIE BEARBEITUNG IM FALSCHFARBENMODUS DER BEARBEITUNG DER ECHTFARBENBILDER BEI MESSUNGEN ÜBERLEGEN ERWIESEN. NOCH NICHT REALISIERTE ABER MÖGLICHE EINSATZGEBIETE BESTEHEN IN DER ERMITTLUNG ERFORDERLICHER IMPLANTATE PRÄOPERATIV AM RÖNTGENBILD, OPERATIONSPLANUNG BEI AUSGEDEHNTEN VERLETZUNGEN (FRAKTUREN DER HÜFTGELENKPFANNE) UND MESSUNG DER KNOCHENDICHTE AM RÖNTGENBILD ALS KOSTENGÜNSTIGES, NICHT INVASIVES VERFAHREN GEGENÜBER DER KNOCHENDENSITOMETRIE MITTELS ISOTOPEN.

Die Gesamtverarbeitung und Speicherung der Abbildungen erfolgt on-line; Wartezeiten bei der Bildbearbeitung treten nicht auf.
Nach Abschluß der Bildbearbeitung wird die modifizierte Abbildung wegen des geringeren Speicherplatzes analog auf Diskette zurückgespeichert, wobei das bearbeitete Bild entweder das alte Original ersetzt oder zusätzlich gespeichert werden kann. Auf diese Weise kann auch aus einem Röntgenbild ein "farbiges Röntgenbild" erzeugt werden.
Die Anschaffungskosten für das Gesamtsystem belaufen sich auf 40000 DM; ein Preis, der von ähnlichen Systemen schon deswegen nicht erreicht werden kann, weil sie entweder nur durch Großrechnertechnologie oder sogenannte Workstations realisiert werden können.

Abb. 1

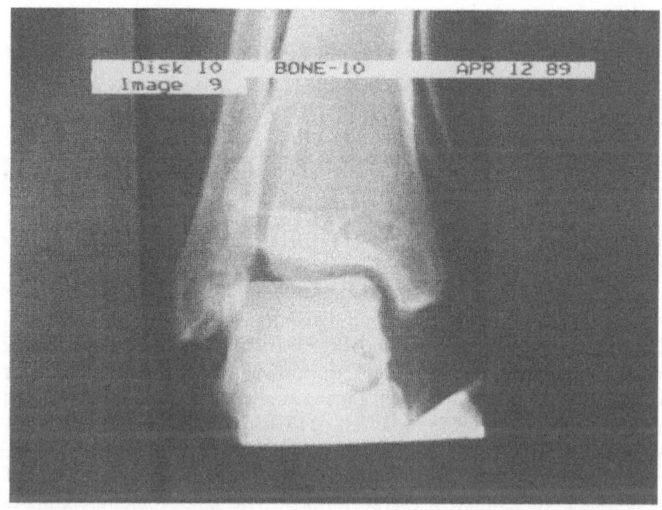

Abb. 2

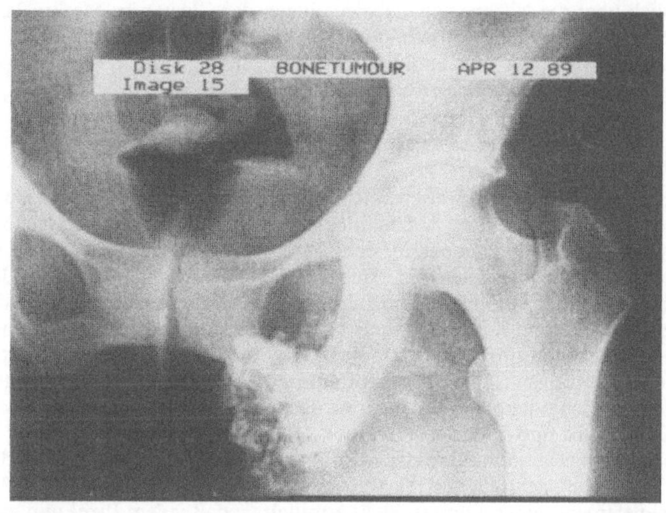

Clusteranalysealgorithmen zur Gewebesegmentierung auf der Basis mehrdimensionaler MR-Parameterhistogramme

[*]Handels H., [*]Hiestermann A., [*]Upmeier F., [*]Tolxdorff T., [+]Bohndorf K., [o]Thron A.

[*]Institut für Medizinische Statistik und Dokumentation

[+]Klinik für Radiologische Diagnostik

[o]Neuroradiologie

Klinikum der RWTH Aachen

Pauwelsstraße, D-5100 Aachen

Zusammenfassung

Die Magnetresonanztomographie (MRT) ist ein relativ neues Verfahren der medizinischen Bildgebung, das vollkommen neuartige Möglichkeiten zur Gewebedifferenzierung und zur Beurteilung pathologischer Prozesse in der In-vivo-Diagnostik eröffnet hat. Durch Verwendung relaxometrischer Meßmethoden und Auswertungsverfahren wird eine Charakterisierung der in jedem Volumenelement einer Körperschicht gemessenen Relaxationsprozesse durch die MR-Parameter T_1, T_2 und ρ erzielt. Zur Unterstützung des Arztes bei der Analyse und Interpretation der mehrdimensionalen MR-Parameterinformationen wurde erstmalig in der medizinischen Bildverarbeitung ein Clusteranalyseverfahren basierend auf mehrdimensionalen MR-Parameterhistogrammen angewendet. Durch das Clusteranalyseverfahren wird das zu einem Schnittbild gehörende mehrdimensionale MR-Parameterhistogramm automatisch in disjunkte Cluster zerlegt und eine Partitionierung des Schnittbildes in verschiedene Gewebesegmente induziert. Durch den nachfolgend angewendeten Clusterverschmelzungsalgorithmus wird eine Verschmelzung der durch die Histogrammanalyse ermittelten Cluster mit ähnlicher Parameterstruktur ermöglicht und eine durch den Arzt visuell kontrollierbare Reduzierung der Clusteranzahl vorgenommen. Die verwendeten Visualisierungstechniken geben einen Überblick über die Nachbarschaftsbeziehungen der Cluster im Merkmalsraum und erlauben zudem eine Darstellung einzelner Gewebestrukturen in Korrelation zur Anatomie. Auf der Basis der extrahierten Clustermittelwerte und -standardabweichungen wird dem Arzt desweiteren eine qualitative Beurteilung biochemischer Gewebezustände ermöglicht.

Einleitung

Die normalerweise in der klinischen Routine verwendeten MR-Bilder visualisieren die in jedem Volumenelement einer Körperschicht zu einem bestimmten Zeitpunkt gemessene Magnetisierung. Die Magnetisierungswerte werden durch mehrere, sich überlagernde Relaxationsprozesse beeinflußt, in denen sich biochemische Gewebeeigenschaften widerspiegeln. Unter Vernachlässigung von Diffusions- und Perfusionseffekten können die Relaxationsprozesse durch die Relaxationszeiten T_1, T_2 und die Spindichte ρ charakterisiert werden. Während die Relaxationszeiten T_1 und T_2 das Relaxationsverhalten der longitudinalen und transversalen Relaxationsprozesse beschreiben, gibt die Spindichte ρ die Dichte der in jedem Volumenelement vorhandenen Kernspins der Wasserstoffatome an. Zur gleichzeitigen meßtechnischen Erfassung der transversalen und longitudinalen Relaxationsprozesse wurde in Zusammenarbeit mit der Klinik für Radiologische Diagnostik eine spezielle Multi-Echo-Sequenz entwickelt [1]. Hierdurch wird eine Beobachtung der Magnetisierungswerte im Gewebe sowohl in der räumlichen als auch in der zeitlichen Dimension ermöglicht. Durch die nachfolgende relaxometrische Analyse werden die MR-Parameter T_1, T_2 und ρ in jedem Volumenelement einer Körperschicht ermittelt, sodaß jedem Pixel nun eine mehrdimensionale MR-Parameterinformation zugeordnet ist. Zur Diagnoseunterstützung und Visualisierung der komplexen, mehrdimensionalen Information wurde erstmalig in der medizinschen Bildverarbeitung ein Clusteranalyseverfahren basierend auf mehrdimensionalen MR-Parameterhistogrammen verwendet und unter Berücksichtigung der speziellen Problemsituation weiterentwickelt.

Histogrammbasierte Clusteranalyseverfahren sind sehr geeignet zur schnellen Clusteranalyse großer Datenmengen und wurden in verschiedenen Varianten bisher vorrangig zur Analyse mehrkanaliger Satellitenaufnahmen (LANDSAT) angewendet [3,4,5]. In der konkreten Problemsituation haben histogrammbasierte Clusteranalyseverfahren gegenüber anderen, standardmäßig verfügbaren Clusteranalyseverfahren den Vorteil, daß bei den in verschiedenen Geweben bzw. MR-Parameterclustern stark unterschiedlich streuenden MR-Parameterwerten die Notwendigkeit zur Definition eines Abstandsmaßes entfällt. Desweiteren ist die histogrammbasierte Clusteranalyse bei bis zu 256x256=65536 zu analysierenden Pixeln ein schnelles und direktes Verfahren zur Analyse der mehrdimensionalen, medizinischen Bilddaten, die die automatische, disjunkte Zerlegung eines Schnittbildes in Bildregionen mit ähnlicher MR-Parameterstruktur ohne a priori Wissen erlaubt.

Histogrammbasierte Clusteranalyse

Zu Beginn des Verfahrens wird ein n-dimensionales Histogramm (n <=3) auf der Basis der im Schnittbild ermittelten T_1, T_2 und ρ-Werte erstellt. Die Streuungen der MR-Parameterwerte innerhalb eines Gewebes führen im Histogramm zu unimodalen Histogrammbergen, die als Approximationen für die zugrunde liegenden Wahrscheinlichkeitsdichten verwendet werden. Die Grundidee der histogrammbasierten Clusteranalyse [3,4,5] besteht darin, ein Cluster als Histogrammberg im n-dimensionalen Histogramm zu interpretieren und die zugehörigen Histogrammtäler zur Abgrenzung verschiedener Cluster zu verwenden. In der vorgestellten Implementierung werden die Histogrammberge ausgehend von den lokalen Maximumzellen solange abgearbeitet bis die zugehörigen Minima bzw. Histogrammtäler algorithmisch ermittelt sind.

Algorithmus: Nach der Generierung des n-dimensionalen Histogramms (n<=3) wird eine geordnete Liste aller Maxima erzeugt. Maxima sind alle diejenigen Histogrammzellen, bei denen die Häufigkeit in allen 2n direkten Nachbarzellen kleiner oder gleich groß ist. Da ein Histogramm eine umso bessere Approximation der zugehörigen Wahrscheinlichkeitsdichte ist, je mehr Merkmalsausprägungen bzw. Pixel zur Verfügung stehen [5], werden die größten, sehr genau analysierbaren Histogrammberge zuerst betrachtet. Der Prozeß der Abarbeitung eines Histogrammberges zur Ermittlung der zughörigen Histogrammtäler wird anhand des Histogrammberges mit Maximum A in einem 2-dimemsionalen Histogrammbeispiel (Fig. 1) näher erläutert. Zu Beginn werden die Maximumzelle und deren direkte Nachbarzellen zum aktuellen Cluster zusammengefaßt. Anschließend werden ausgehend von den Clusterrandzellen alle direkten Nachbarzellen betrachtet, durch die das Cluster noch erweiterbar ist. Eine Nachbarzelle wird zum Cluster hinzugenommen, falls das Gradientenkriterium erfüllt ist, d. h. falls die Häufigkeit in dieser Zelle geringer oder gleich groß wie die Häufigkeit der direkt benachbarten Clusterrandzelle ist. Die Durchlaufstrategie ist in Fig. 1 anhand der Pfeile

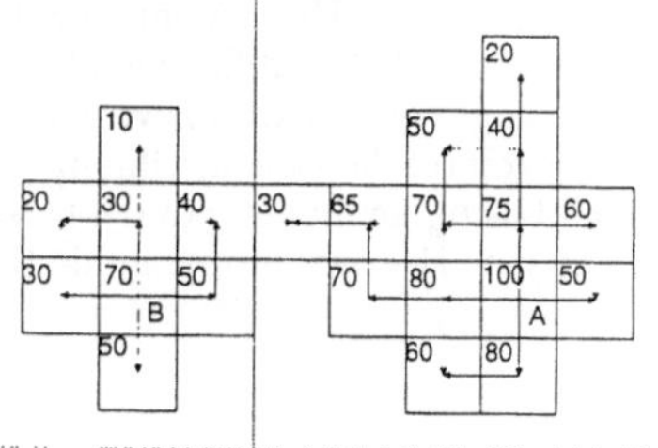
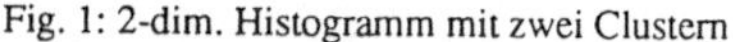

Fig. 1: 2-dim. Histogramm mit zwei Clustern

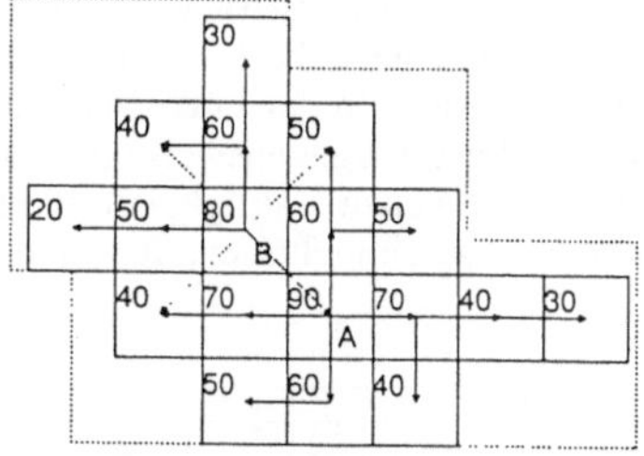

Fig. 2: 2-dim. Histogrammbeispiel zur Clusterzersplitterung

erkennbar. Die durchgezogenen Linien repräsentieren Vergleiche, nach denen eine Zelle zum aktuellen Cluster hinzugenommen wird. Die gestrichelten Linien veranschaulichen Gradiententests, nach denen die betrachtete Histogrammzelle nicht zum Cluster hinzugenommen wird, da sie entweder bereits zum Cluster gehört oder aber das Gradientenkriterium nicht erfüllt ist. Die Randzellen des aktuellen Clusters, an denen das Cluster noch erweiterbar ist, werden in einer linearen Liste gespeichert. Das Cluster wird solange expandiert, bis keine Nachbarzellen mehr zum aktuellen Cluster hinzugenommen werden können und somit die Abarbeitung des Histogrammberges abgeschlossen ist. Nach der Abarbeitung des aktuell betrachteten Clusters werden alle Zellen der Liste der Maxima, die dem abgearbeiteten Cluster zugeordnet sind, in der Liste markiert. Das größte, nicht markierte Element dieser Liste bildet nun ein absolutes Histogrammmaximum des Resthistogramms. Im Beispiel (Fig.1) wird die Histogrammzelle A in der Liste der Maxima markiert und anschließend die Abarbeitung des Clusters mit Maximumzelle B durchgeführt. Das Verfahren wird mehrfach iteriert bis alle Elemente der Maximaliste markiert sind.

Die Beschränkung des Gradiententestes auf die 2n direkten Nachbarzellen (n= Dimension des Histogramms) kann wie in Fig. 2 dargestellt zu einer nicht erwünschten Zersplitterung eines Clusters führen. In Fig.2 ist neben der Histogrammzelle A auch ihre indirekte Nachbarzelle B in der Liste der Maxima zu finden. Diese wird durch den bisher dargestellten Algorithmus nicht wie erwünscht dem zu A gehörenden Cluster zugeordnet, wodurch sich nachfolgend ein zusätzliches Cluster ausbildet. Dieser unerwünschte Effekt wird durch folgende Erweiterung kompensiert. Vor dem Beginn der Abarbeitung eines Clusters wird die betrachtete Maximazelle getestet, ob diese schon abgearbeitete Histogrammzellen als indirekte Nachbarn in der Liste der Maxima besitzt. Dies ist im in Fig.2 gezeigten Beispiel nach der Abarbeitung des Clusters mit Maximum A und vor der Abarbeitung des Clusters mit Maximum B der Fall. Zur Verhinderung der Zersplitterung werden die zu dem Cluster mit dem Maximum B gehörenden Zellen dem schon abgearbeiteten, größeren Cluster mit Maximum A zugeordnet.

Der implementierte Algorithmus zur histogrammbasierten Clusteranalyse ist zur Analyse 1, 2 und 3-dimensionaler Histogramme geeignet. Im Gegensatz zu den zur Analyse von mehrkanaligen Satellitenaufnahmen (LANDSAT) verwendeten Verfahren [3,4,5] wird hier als elementare Histogrammoperation ein Gradiententest verwendet, in dem nur die 2n (n=Dimension des Histogramms) direkten Nachbarn, nicht jedoch auch die indirekten Nachbarn betrachtet werden. Im Zusammenspiel mit der verwendeten Durchlaufstrategie wird hierdurch bei gleichbleibendem Ergebnis eine erhebliche Beschleunigung erzielt, da die Anzahl der elementar, notwendigen Vergleiche von $3^n - 1$ auf 2n reduziert wird (n=Dimension des Histogramms).

Histogrammpyramide

Die in verschiedenen Geweben auftretenden Standardabweichungen der MR-Parameterwerte sind in Abhängigkeit von der Größe der Parameterwerte und der Lage des Gewebes im Bild zum Teil stark unterschiedlich. Dies ist zum einen auf Rausch- und Partialvolumeneffekte zurückzuführen, zum anderen sind experimentelle Störungen wie Magnetfeldinhomogenitäten in den Bildrandbereichen oder Bewegungs- und Flußartefakte hierfür verantwortlich. Insbesondere bei Gewebestrukturen mit stark streuenden Parameterwerten und einer relativ geringen Anzahl von Merkmalsausprägungen bzw. Pixeln tritt bei Anwendung des dargestellten Verfahrens eine Zersplitterung der Cluster in eine Vielzahl von Subclustern auf. Zur Kompensation dieser Effekte wurde das histogrammbasierte Clusteranalyseverfahren durch eine selektiv vorgenommene Histogrammvergröberung erweitert. Hierzu wird das Histogramm im ersten Schritt sehr fein ausgezählt und nur diejenigen Cluster analysiert, deren lokale Maximumzelle größere Häufigkeiten aufweisen als ein vorgebener Schwellwert. Nach Analyse und Extraktion dieser Cluster aus dem Histogramm werden die Histogrammklassen vergröbert und ein neues Histogramm auf der Basis der restlich verbliebenen Pixel ausgezählt und analysiert. In der Praxis hat sich eine Verdoppelung der Histogrammklassen als vorteilhaft erwiesen. Durch diese Vorgehensweise reduziert sich zugleich die Rechenzeit für die Neuauszählung des Histogramms, da die neuen Häufigkeiten direkt aus den vorhergehenden Histogrammhäufigkeiten berechnet werden können. Durch mehrfache Iteration dieses Prozesses bildet sich eine Histogrammpyramide (Fig. 3) aus.

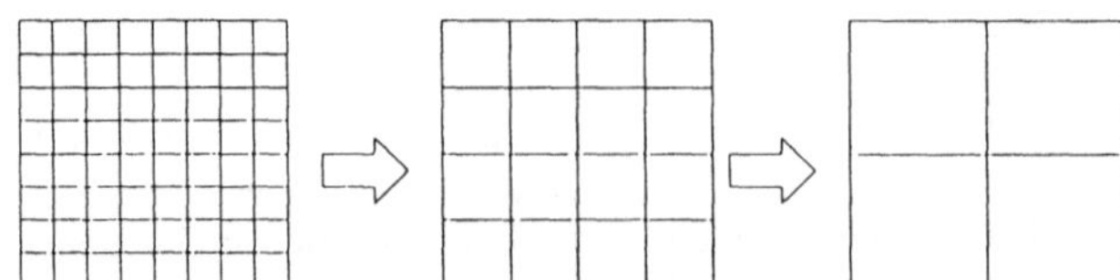

Fig. 3: Graphische Darstellung der sukzessiven Histogrammvergröberung

In jedem Schritt werden nur diejenigen Histogrammcluster betrachtet, deren Maximazelle eine Häufigkeit aufweist, die größer als ein vorgegebener Schwellwert ist. Der Schwellwert wird auf jeder Stufe der Histogrammpyramide abgesenkt. Als Schwellwert wird der 0.1-0.5% Anteil der aktuell im Resthistogramm verbliebenen Pixel verwendet (Default: 0.3%). Durch die Anwendung der Histogrammpyramide wird die Zerstückelung stark streuender Cluster erheblich reduziert, ohne die Analyse und Differenzierung von Geweben mit gering streuenden MR-Parameterwerten zu beeinträchtigen. In Figur 4 ist eine Gewebeklasse mit relativ stark streuenden MR-Parameterwerten am Bildrand dargestellt, die durch Verwendung der Histogrammpyramide als ein Cluster ermittelt wird und die ohne Anwendung dieser Erweiterung des Verfahrens in eine Vielzahl von Subclustern zerfällt. Die nach dem Clusteranalyseverfahren erhaltenen Cluster werden einzeln auf schwarzem Hintergrund und zur anatomischen Korrelation einem Echobild überlagert dargestellt (Fig. 4). Hierdurch wird dem Arzt eine detaillierte Analyse der ermittelten Cluster und der zugehörigen Gewebestrukturen ermöglicht. Die zusätzlich ausgegebenen Mittelwerte und Standardabweichungen der MR-Parameter in dem extrahierten Cluster erlauben zudem eine qualitative Beurteilung der visualiserten Gewebestrukturen.

Clusterverschmelzung

Aus medizinischer Sicht ist es für eine Interpretation und Analyse der extrahierten Cluster häufig wünschenswert, dem Arzt einen Überblick über die Nachbarschaftsbeziehungen der gefundenen Cluster im Merkmalsraum zu geben und eine Verschmelzung von Clustern mit ähnlicher Parameterstruktur zu ermöglichen. Als Ähnlichkeitsmaß wird hierzu die Maximum-Likelihood-Ratio λ verwendet, die schon häufiger zur Beurteilung der Ähnlichkeit zweier benachbarter Regionen in der Bildverarbeitung angewandt wurde [2,6] und direkt auf Merkmalscluster übertragen werden kann.

Seien C1 und C2 zwei Cluster mit N1 und N2 Pixeln und mit den empirischen Standardabweichungen σ_{1p} und σ_{2p} des MR-Parameters P in den zugehörigen Clustern. Das Cluster C3 bilde die Vereinigung der beiden Cluster C1 und C2, wobei N3=N1+N2 die Anzahl der Clusterpixel und σ_{3p} die zugehörige empirische Standardabweichung des Parameters P im Cluster C3 bezeichnet.

$$\lambda_p = \frac{(\sigma_{3p})^{N1 + N2}}{(\sigma_{1p})^{N1} * (\sigma_{2p})^{N2}}$$

Unter der Nullhypothese, daß die Cluster C1 und C2 gleiche Erwartungswerte und gleichen Varianzen aufweisen, nähert sich die Verteilung von $2\ln(\lambda_p)$ asymptotisch einer χ^2-Verteilung mit zwei Freiheitsgraden. Zwei Cluster können verschmolzen werden, falls λ_p für jeden MR-Parameter P kleiner als ein vorgegebener Schwellwert λ_{max} ist. Nach der Verschmelzung werden die einzelnen, verschmolzenen Cluster zur interaktiven Kontrolle in den Bildraum zurücktransformiert und durch verschiedene Farben repräsentiert auf dem Bildschirm ausgegeben (Fig. 5). Zur gleichzeitigen Darstellung aller ermittelten Cluster in einem Bild wird eine spezielle Look-Up-Table verwendet, durch die im Merkmalsraum benachbarte Cluster durch ähnliche Farben dargestellt werden (Fig. 6). Hierdurch erhält der Arzt einen Überblick über die Verteilung der Cluster im Schnittbild und über die Zusammenhänge der Cluster im Merkmalsraum.

Diskussion

Die entwickelten Verfahren und Algorithmen sind auf einer μVAX -Workstation implementiert, wo für eine Analyse eines Schnittbildes mittels der histogrammbasierten Clusteranalyse und der nachfolgenden Clusterverschmelzung nur wenige CPU-Sekunden benötigt werden. Hierdurch wird die interaktive Nutzung der Verfahren ermöglicht und dem Arzt in einfacher Art und Weise die mehrdimensionalen, biochemischen Gewebeinformationen zugänglich gemacht. Die Visualiserung der einzelnen Cluster in Overlay-Display-Technik (Fig. 4, 5) erlaubt eine detaillierte Analyse der erfaßten biochemischen Gewebestrukturen in Korrelation zu anatomischen Strukturen. Die gleichzeitige Ausgabe der zum Cluster gehörenden MR-Parametermittelwerte und -standardabweichungen erlaubt zudem eine qualitative Beurteilung der visualisierten, biochemischen Gewebestruktur. Zur Darstellung der Nachbarschaftsbeziehungen der ermittelten Cluster im Merkmalsraum wird eine spezielle Look-Up-Table verwendet , durch die im Merkmalsraum benachbarte Cluster ähnliche Farben erhalten (Fig. 7). Die entwickelten Algorithmen und Visualisierungstechniken bilden einen wesentlichen Beitrag zur Unterstützung des Arztes bei der Analyse der komplexen MR-Parameterinformationen und können somit als effiziente Werkzeuge zur Erweiterung der Möglichkeiten der medizinischen Diagnostik in der MR-Tomographie verwendet werden.

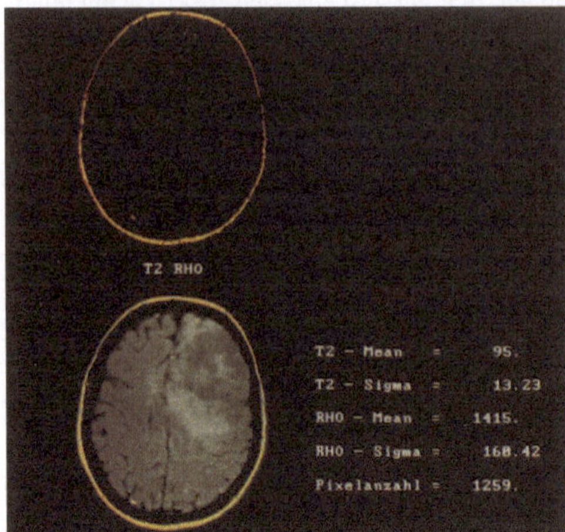

Fig. 4: Gewebeklasse im Bildrandbereich auf schwarzem Hintergrund und in Overlay-Display -Technik sowie Ausgabe der Clustermittelwerte und -standardabweichungen . T1 wurde hier meßtechnisch nicht erfaßt.

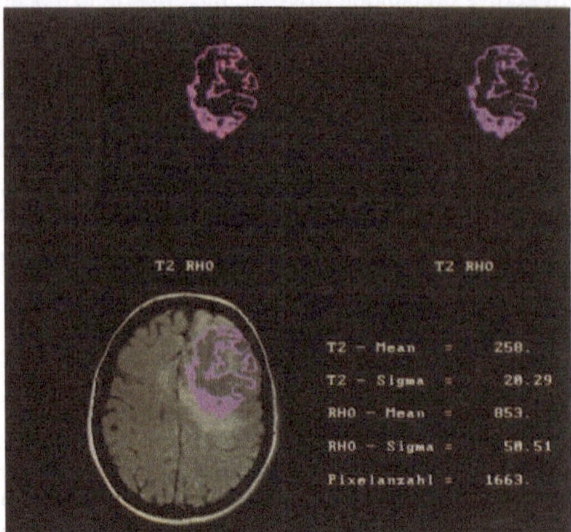

Fig. 5: Verschmelzung zweier Cluster (oben links) zu einem neuen Cluster (oben rechts bzw. unten links) und Ausgabe der der Mittelwerte und Standardabweichungen des neuen Clusters.

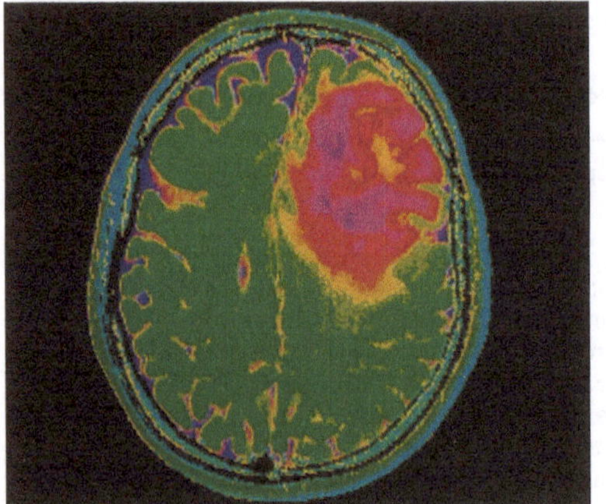

Fig. 6: Farbcodierte Darstellung der ermittelten (ρ, T_2)-Cluster in einem Kopfschnitt mit einem Astrozytom.

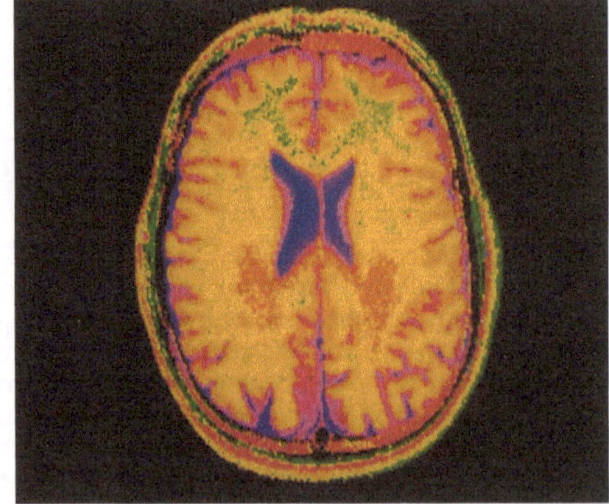

Fig. 7: (ρ, T_1, T_2)-Cluster in einem gesunden, supraorbitalen - Kopfschnitt in farbcodierter Darstellung.

Literatur

1. Eis, M., Handels, H., Bohndorf, K., Drobnitzky, M., Tolxdorff, T., Stargardt:, A. (1989). A New Method for Combined T_1-Measurement and Multi-Exponential T_2-Analysis in Tissue Characterizing MRI. Proceedings of the 8'th Annual Meeting of the Society of Magnetic Resonance in Medicine , 770.

2. Mester, R., Franke, U. (1988). Statistical Model Based Image Segmentation Using Region Growing , Contour Relaxation and Classification. Proceedings of SPIE's Conference on Visual Communication and Image Processing '88 (Vol.1001), Cambridge Mass..

3. Narenda, P., Goldberg, M. (1977). A Non-Parametric Clustering Scheme for LANDSAT, Pattern Recognition, Vol. 9, 207-215.

4. Wharton, S. (1983). A Generalized Histogram Clustering Scheme for Multidimensional Image Data, Pattern Recognition, Vol. 16, No. 2, 193-199.

5. Wharton, S. (1984). An Analysis of the Effects of Sample Size on Classification Performance of a Histogram Based Cluster Analysis Procedure, Pattern Recognition, Vol. 17, No. 2, 239-244.

6. Yakimovsky, Y. (1976). Boundary and Object Detection in Real World Images, Journal of the Ass. Comp. Mach., Vol. 23, No. 4, 599-618.

FEHLERMODELLE FÜR BILDUNSCHÄRFEN BEI DER MAGNETRESONANZTOMOGRAPHISCHEN
ABBILDUNG SICH BEWEGENDER ORGANE

Matthias Drobnitzky
Klinik für Radiologische Diagnostik
RWTH Aachen, D-5100 Aachen

Heutige MR-Bildgebungssysteme benutzen Spin-Warp Techniken /1/, um den für die Bild-
rekonstruktion benötigten vollständigen Rohdatensatz in Repetitionsintervalle aufgeteilt sukzessive aufzunehmen. Typische Meßzeiten von mehreren Sekunden erfordern bei
der Darstellung des schlagenden Herzens die Synchronisation der Rohdatenaufnahme mit
der physiologischen Bewegungsperiode. Dies erreicht man durch Auslösung (Triggerung)
der MR-Scans auf die R-Zacken des während der Untersuchung abgeleiteten Patienten-
EKGs. Das resultierende Bild enthält damit Daten aus hunderten aufeinanderfolgender
Herzschläge. Mit der Wahl geeigneter Trigger-Verzögerungen auf die R-Zacke können
Systole wie auch Diastole des Herzzyklus dargestellt werden. Um einer während der
Untersuchung eventuell ansteigenden Herzfrequenz Rechnung zu tragen, läßt man die
Datenaufnahme nur in einer um ein Sicherheitsintervall von ca. 100-150 msec. zur
nächsten R-Zacke verkürzten Zeitspanne zu. So wird vermieden, daß eine verfrüht ein-
treffende Systole in die Datenaufnahmezeit für enddiastolische Daten fällt (Abb. 1).

Fehlerbetrachtung

Dieses Verfahren der EKG-getriggerten MR-Datenaufnahme ist zur Zeit akzeptierter
klinischer Standard. Es hat jedoch zwei wesentliche Nachteile, deren Analyse die in
der klinischen Routine beobachteten Unterschiede in der Bildqualität von Patient zu
Patient erklären kann:
- aufgrund des triggertechnisch notwendigen Sicherheitsintervalls in Richtung der
  nächstfolgenden R-Zacke lassen sich keine Bilder aus der tiefen Diastole erzeugen.
  Die zum Zwecke von Funktionsuntersuchungen im Kinobetrieb gezeigten Bilder zu unterschiedlichen Herzphasen weisen einen unphysiologischen Sprung gegen Ende der
  Diastole auf. Dieser Effekt variiert von Patient zu Patient und tritt umso stärker
  zu Tage, je unregelmäßiger dessen Herzaktion ist und damit ein umso größeres Sicherheitsintervall nötig macht.
- mit unter der Untersuchungszeit variierender Herzfrequenz ändert sich die RR-Zeit
  (Zeit zwischen zwei aufeinanderfolgenden R-Zacken im EKG). Die Daten für ein früh-
  systolisches Bild werden weiterhin direkt mit dem Eintreffen des Triggers zeitlich
  korrekt aufgenommen, während die Daten für alle weiteren darzustellenden Herzphasen

aufgrund der für sie verbindlichen Triggerverzögerung, die nicht auf eine variierende RR-Zeit reagiert, aus entsprechend unterschiedlichen Herzkontraktionszuständen
aufgenommen werden. Diese zeitlichen Fehlzuordnungen machen sich mit größer werden-
der Verzögerung der Datenauslese auf den Trigger hin, d.h. für diastolische Bilder,
immer stärker in Form von Bildunschärfen bemerkbar. Die Abbildungen 2 und 3 zeigen
am Beispiel eines axialen Schnittes auf der Höhe der Ventrikel, aufgenommen in der
Diastole, stellvertretend gute und schlechte Bildqualität (a). Die zugehörigen Verteilungen der RR-Zeiten (b) verdeutlichen den Unterschied in der Regelmäßigkeit der
Herzaktion während dieser Untersuchungen. Unter der Zugrundelegung dieser Verteilungen ergeben sich in (c) beispielhaft für 4 Bilder, die über den Herzzyklus verteilt sind, für regelmäßige und arrhythmische Herzaktion die Intervalle, über welche
Rohdaten für die Darstellung einer Herzphase verschmiert werden.

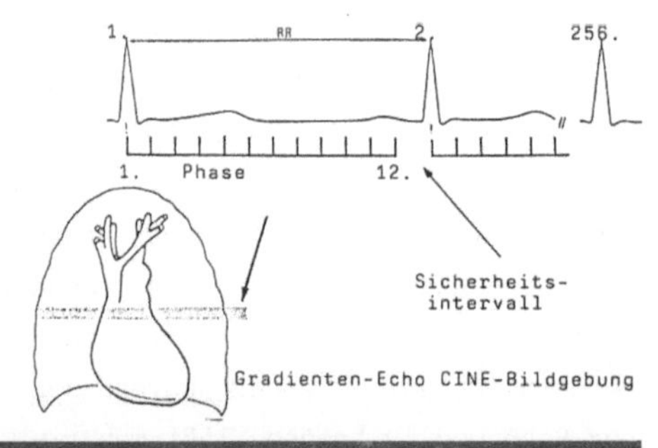

Abb. 1

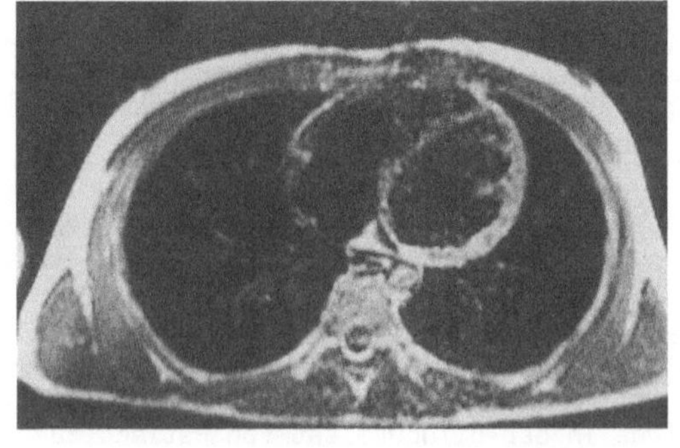

Abb. 2a

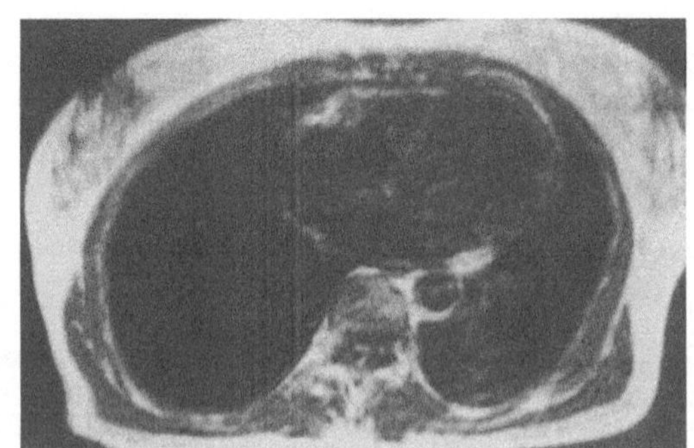

Abb. 3a

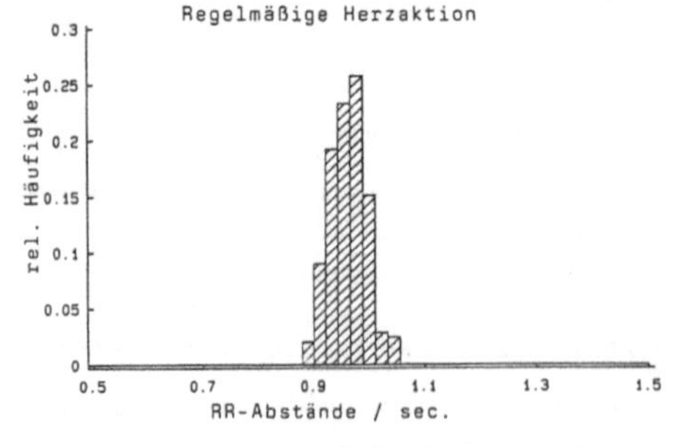

Abb. 2b

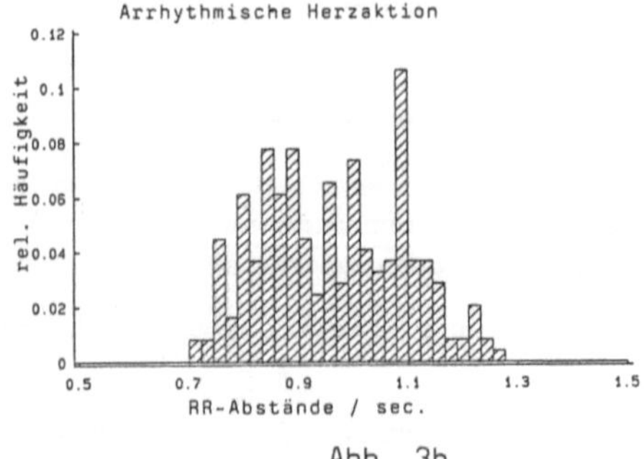

Abb. 3b

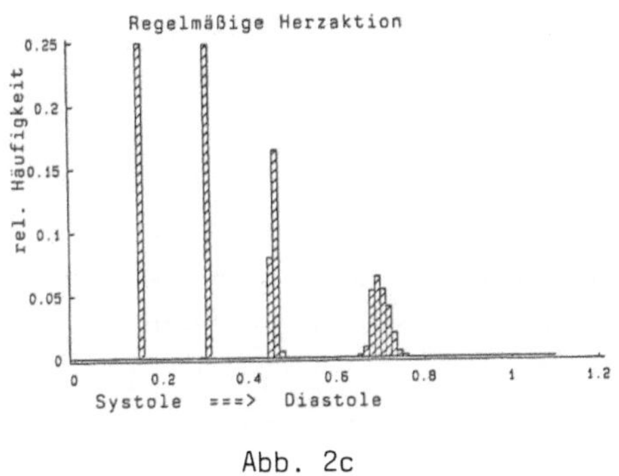

Abb. 2c

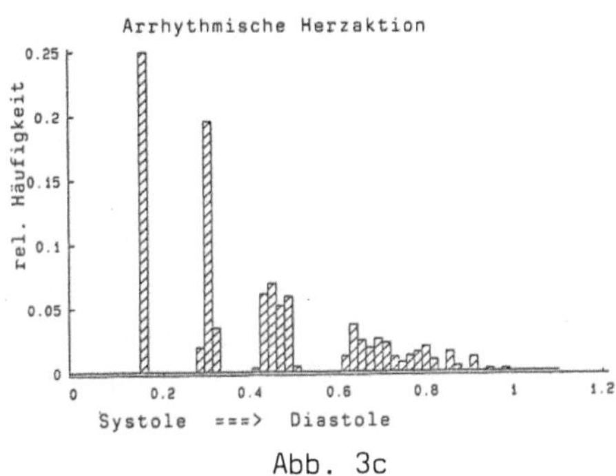

Abb. 3c

Funktionelle Kardiogramme und Retrospektives Gating

Um diese durch die nicht streng periodische Herzaktion bedingten Bildfehler zu vermeiden, entwickelten wir Bildgebungstechniken, bei denen ohne Bezug zur Herzaktion (unge-
triggert) aufgenommene Rohdaten im Nachhinein Herzphasen zugeordnet werden. Dabei
konnte eine dem EKG äquivalente Herzphasenzuordnungsinformation aus Signalvariationen
in 1-dim. Projektionen senkrecht zur Hauptbewegungsrichtung des Herzens extrahiert
werden ("funktionelles Kardiogramm"). Ausgewertet wird dabei der variierende Frequenz-
inhalt des MR-Signals, induziert durch herzaktionsbedingte lokale Protonendichtever-
schiebungen. Mit konventionellen Bildrohdaten zeitlich verschachtelt aufgenommen gestattet diese Technik eine retrospektive Zuordnung von Bildrohdaten zu Herzphasen.
Im Gegensatz zum EKG, welches nur mittelbar mit der Herzkontraktion in Verbindung
steht, läßt sich so der Bewegungszustand des abzubildenden Gewebes selbst, und damit
die Quelle der Bewegungsartefakte, verfolgen (Abb. 4).

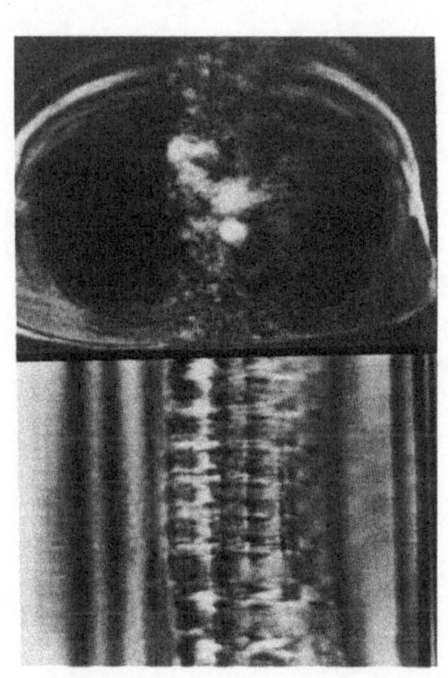

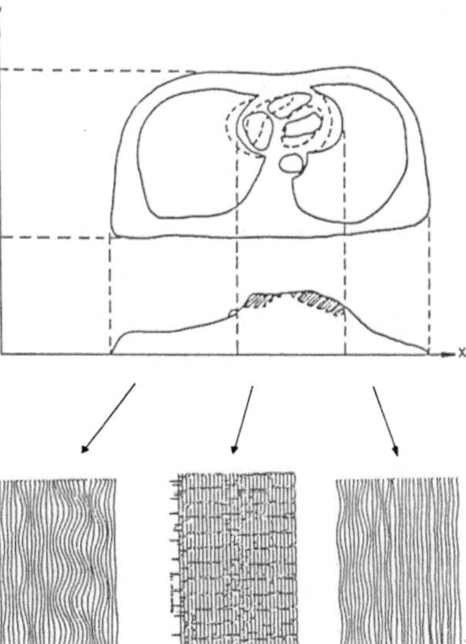

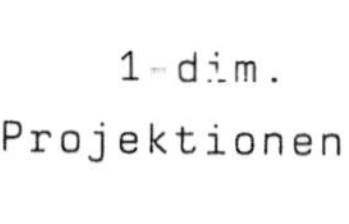

Abb. 4

Resultate und Diskussion

Bildunschärfen bei der MR-tomographischen Darstellung des schlagenden Herzens ließen sich durch zeitliche Fehlzuordnungen von Rohdaten zu Bewegungsphasen erklären. Begründet sind sie in der auf einen Trigger erfolgenden streng regelmäßigen Abtastung der an sich nicht streng periodischen Herzaktion. Abhilfe konnte durch Techniken des Retrospektiven Gatings geschaffen werden, die der lokalen RR-Variation Rechnung tragen /2/. Es gelang, die hierfür nötige Herzphasenzuordnungsinformation aus den Daten selbst zu extrahieren /3,4/. Bei einem Datenumfang äquivalent zu einer festen Anzahl Datenmittelungen bei konventioneller EKG-Triggerung ließ sich die gleiche Bildqualität erzielen. Als Vorteil dieser neuen Technik hat sich, neben dem Wegfall der Notwendigkeit einer zeitraubenden EKG-Plazierung, ihre Unempfindlichkeit gegenüber arrhythmiebedingten Bildunschärfen erwiesen (Abb. 5).

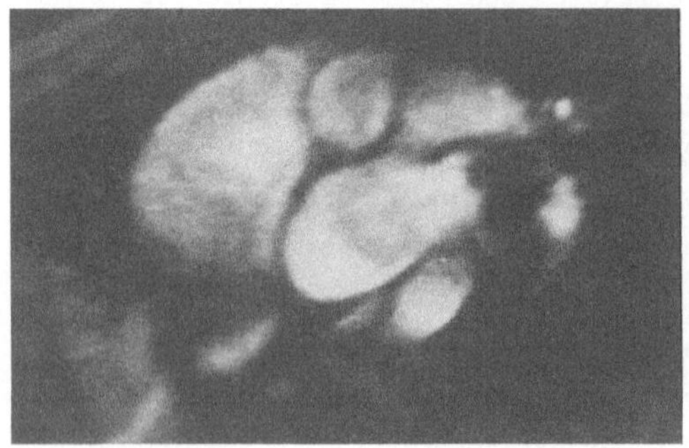

EKG-getriggert   Retrospekt. gegatet (FKG)

Abb. 5

Literatur

/1/ Kumar,A. et al., J.Magn.Reson. 1975;18:69

/2/ Pelc,N. et al., United States Patent 4,710,717; 1987

/3/ Spraggins,T. et al., Soc.Magn.Res.Med. 1988, WIP 104

/4/ Drobnitzky,M. et al., Zentr.Bl.Radiologie 1989;138(9):679,689

Wissensbasierte Bildanalyse auf der Basis von Prädikatenlogik

U. Engelmann, Th. Gerneth, H.P. Meinzer

Deutsches Krebsforschungszentrum Heidelberg
Abteilung Medizinische und Biologische Informatik
(Leiter: Prof. Dr. C.O. Köhler)
Im Neuenheimer Feld 280
D-6900 Heidelberg

Dieser Artikel beschreibt eine Komponente eines Entwicklungssystems für die integrierte Wissensbasierte Bildanalyse (APL_VISION). APL_VISION basiert auf dem Bildanalysesystem APLTREE [SBE89], das um Methoden für die Wissensrepräsentation und -verarbeitung erweitert wurde. APL_VISION enthält Komponenten für semantische Netze, Produktionensysteme und die Prädikatenlogik. Die Funktionen für die Prädikatenlogik (APLPROLOG) werden vorgestellt und anhand eines medizinischen Beispiels werden die Besonderheiten der Wissensbasierten Bildanalyse mit Hilfe der Prädikatenlogik untersucht. Der Einsatz dieses Werkzeugs liegt in der medizinisch/biologischen Forschung, z.B. in der Analyse von CT- oder MR-Schichtserien zur 3-dimensionalen Rekonstruktion von Organen.

1. Einführung und Motivation

Die Erfahrung in der Analyse von digitalen Bildern hat gezeigt, daß zur Analyse und Interpretation von Bildern Wissen verwendet wird. Das Spektrum des Wissens reicht von Wissen über den Bildentstehungsprozeß bis zu Wissen über Eigenschaften von Objekten, die im Bild abgebildet sind. In klassischen Bildanalysesystemen ist das Wissen fest im Analyseprogramm codiert. Das hat den Nachteil, daß nicht bekannt ist, welches Wissen nun tatsächlich im Programm steckt, und daß dieses Wissen nicht modifiziert oder erweitert werden kann. Diese Erkenntnis hat zur Verwendung von Methoden der Wissensrepräsentation und Inferenz aus der Künstlichen Intelligenz geführt [BaB82, Nie85].

Unter einem *Wissensbasierten Bildanalysesystem* wird ein Hard- und Softwaresystem verstanden, das die automatische Generierung einer symbolischen Beschreibung eines Bildes oder einer Bildfolge unter Verwendung explizit repräsentierten problemspezifischen Wissens ermöglicht [Nie87]. Sind dabei alle Methoden in einem Gesamtsystem integriert und können sie ohne Einschränkung im gegenseitigen Aufruf oder in der Reihenfolge ihrer Anwendung verwendet werden, so spricht man von einem *Integrierten Wissensbasierten Bildanalysesystem* [Eng89b].

Ein Schwerpunkt der Arbeit der Abteilung Medizinische und Biologische Informatik des Deutschen Krebsforschungszentrums liegt in der 3-dimensionalen Rekonstruktion und Visualisierung von anatomischen Strukturen [Sch89].

Um anatomische Strukturen überhaupt visualisieren zu können, müssen sie zunächst in den einzelnen Schnittbildern segmentiert werden. Dies setzt unter anderem Wissen über die Aufnahmetechnik, generelles Wissen über Bildverarbeitungsmethoden und Wissen über das zu segmentierende Objekt voraus. Sind die Objekte (z.B. Organe in einer Schichtserie) segmentiert, so sollen sie einzeln gezielt angesprochen werden können, um daraus ein 3-dimensionales Bild zu erzeugen. Beispiele hierfür sind: "Ausblenden von Haut und Schädel, Gehirn semitransparent in rot und den Tumor im Gehirn nicht transparent mit glänzender gelber Oberfläche." Um solche Manipulationen durchführen zu können, muß eine symbolische Repräsentation der Objekte vorhanden sein, die mit den Voxeln des Datenraums verknüpft ist.

Daher wird ein Integriertes Wissensbasiertes Bildanalysesystem für diese Aufgabe benötigt. Da solche Systeme nicht allgemein verfügbar sind, wurde das bestehende Bildanalysesystem APLTREE um Methoden der Wissensrepräsentation und Inferenz erweitert [Eng88].

2. APL_VISION

APL_VISION ist ein Integriertes Wissensbasiertes Bildanalysesystem, das über 1000 Funktionen für die Bildverarbeitung enthält und darüber hinaus verschiedene Methoden der Wissensrepräsentation und -Verarbeitung bereitstellt [SHB89, Eng89c]. Dies sind Funktionen zum Aufbau und zur Verarbeitung von Semantischen Netzwerken (APLNET), ein Produktionssystem (PROSYT), sowie Funktionen für die Prädikatenlogik (APLPROLOG) [Eng89b]. Alle Wissensrepräsentationskomponenten sind vollständig in der Sprache APL2 geschrieben und in diese integriert. Das bedeutet, daß es keine Beschränkungen im Aufruf der Funktionen zur Wissensrepräsentation zu *normalen* APL2-Funktionen gibt. Ferner können die Wissensrepräsentations-Methoden ohne Einschränkung den mächtigen Sprachumfang von APL2 nutzen. Das Vorhandensein mehrerer Repräsentationsmethoden hat den Vorteil, daß für jede Aufgabenstellung die geeignete Methode gewählt werden kann und das Wissen nicht in einen bestimmten Formalismus "gepreßt" werden muß.

3. APLPROLOG

Die grundlegenden Funktionen von APLPROLOG basieren auf Vorschlägen von J. Brown [BRO86], die weiter ausgebaut wurden [Eng89a]. Auf die Realisierung dieser Funktionen in APL2 soll nicht weiter eingegangen werden. Darüber wurde an anderer Stelle berichtet [Eng89b]. Vielmehr sollen die wesentlichen Eigenschaften und Besonderheiten der Programmierung mit diesem Werkzeug dargestellt werden.

APLPROLOG orientiert sich an der Implementation der Prädikatenlogik 1. Ordnung in der Sprache PROLOG, wie sie von Clocksin und Mellish [Clo81] und Schnupp [Spp86] beschrieben werden. Dabei wurden die grundlegenden Mechanismen, wie Resolution, Unifikation und Backtracking ähnlich wie in PROLOG realisiert [Eng89a]. Ein Unterschied zu PROLOG ist die Syntax (vgl. Abb.). Neben der Syntax unterscheidet sich APLPROLOG von PROLOG darin, daß die Listenverarbeitung nicht implementiert wurde. Die Negation und der CUT sind vorhanden. Nicht vorhanden sind Standardprädikate, wie sie in allen PROLOG-Implementationen vorhanden sind. Statt dessen kann in APLPROLOG über das spezielle Prädikat ϕAPL APL-Code ausgeführt werden. Mit Hilfe dieses Prädikates können nicht nur alle Standardprädikate von PROLOG realisiert werden, sondern es kann der gesamte Sprachumfang von APL2 genutzt werden. Dabei können logische Variablen verarbeitet werden (s. Abb.).

Mit Hilfe dieser Schnittstelle zu APL können beliebige APL-Funktionen aus Regeln aufgerufen werden. Allerdings ist bei der Benutzung dieses Builtin-Prädikates Vorsicht geboten, da hierbei logische Variablen überschrieben werden können und das Verhalten des Systems damit nichtmonoton werden kann.

4. Beispiel

Das folgende Beispiel zeigt einen Ausschnitt aus einer Wissensbasis, mit deren Hilfe es möglich ist, in einem MR-Bild Organe zu identifizieren. Ausgangsbasis hierfür ist ein Bild, in dem bereits eine Segmentierung stattgefunden hat. Die segmentierten Objekte sind "gelabelt" und können über ihr Label angesprochen werden. Mit Hilfe dieser kleinen Wissensbasis ist es möglich, die durch Zahlen repräsentierten Objekte im Bild mit Organen zu assoziieren. Hierfür wird anatomisches Wissen über die Organe (z.B. Auge) verwendet. Das anatomische Wissen wird über Geometrie-Regeln (z.B. LIEGT_VORN) mit den Pixeln des Bildes in Zusammenhang gebracht, wobei "normale" APL2-Funktionen aufgerufen werden, um numerische Werte über das Bild und im Bild vorhandene Objekte zu bestimmen.

Die Regel PROVE_EYE definiert, wann ein Objekt (ΔOBJ) eines Bildes (ΔIMAGE) ein Auge ist. In diesem vereinfachten Beispiel heißt dies im Klartext: "Wenn das Objekt vorn im Bild liegt und wenn es relativ zur Bildgröße mittelgroß ist, dann ist es ein Auge. Anderenfalls ist es kein Auge." Wird diese Regel mit der Funktion ASKONE

'PROVE_EYE 5 MR_IMAGE' **ASKONE** 'MR_BASE'

aufgerufen, so wird innerhalb der Regel zunächst geprüft, ob das Objekt Nr. 5 in Bild MR_IMAGE vorn liegt. Die Regel LIEGT_VORN besteht zunächst aus zwei APL-Aufrufen. Der erste bestimmt über die dyadische Funktion GETPOSX die x-Koordinate des Schwerpunkts des Objektes im Bild und weist sie der logischen Variablen ΔPOSX zu. In der zweiten Zeile des Regelrumpfs wird mit Hilfe der monadischen Funktion HEIGHT die Höhe des Bildes bestimmt und der logischen Variablen ΔSIZEX zugewiesen. In der nächsten Zeile wird dieser Wert mit 0.33 multipliziert und schließlich mit der x-Koordinate des Objektes verglichen (Achtung: APL-Ausdrücke werden von rechts nach links abgearbeitet).

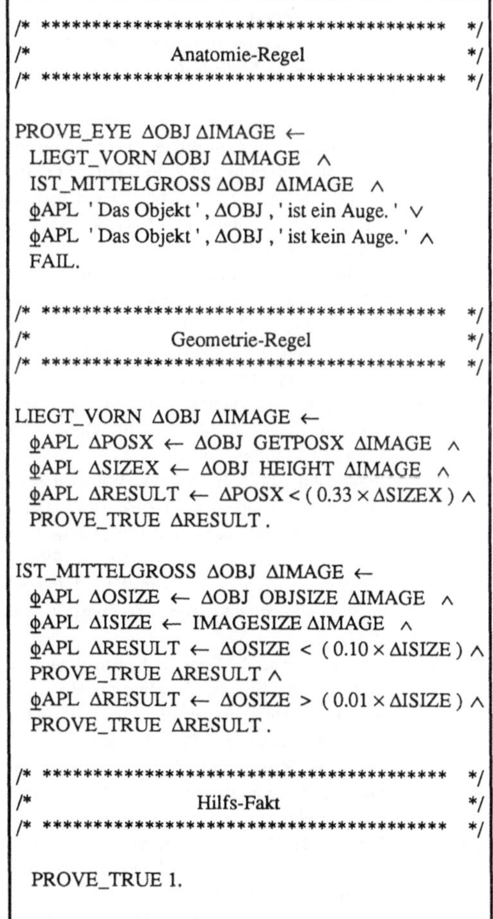

Abb.: APLPROLOG-Wissensbasis

Das Ergebnis dieses logischen Vergleichs (0 oder 1) wird der logischen Variablen ΔRESULT zugewiesen. In der nächsten Zeile wird geprüft, ob das Ergebnis des Vergleichs "1" ist. Falls ΔRESULT den Wert 1 besitzt, wird das Fakt "PROVE_TRUE

1" gefunden und die Regel "LIEGT_VORN" wird damit *wahr*. Nun ist die erste Bedingung der ursprünglichen Regel "PROVE_EYE" erfüllt und es wird auf die gleiche Weise geprüft, ob das Objekt Nr. 5 mittelgroß ist. Ist auch diese Regel *wahr*, so wird die Meldung *"Das Objekt 5 ist ein Auge."* ausgegeben und die gesamte Regel liefert den Wert *wahr*. Läge das Objekt nicht vorn oder wäre es nicht mittelgroß, dann wäre der gesamte erste Teil der Regel bis zum ODER *falsch* und der Teil nach dem ODER würde bearbeitet. Dann würde ausgegeben werden, daß das Objekt kein Auge ist und mit dem Prädikat FAIL würde erreicht, daß die Regel mit dem Wert *falsch* terminiert.

5. Ergebnisse

Das Beispiel, das aus Platzgründen und der Übersicht wegen nur ein sehr vereinfachtes und simples Problem löst, zeigt, wie symbolisches Wissen mit den numerischen Werten verknüpft werden kann.

Um den abstrakten Begriff *Auge* zu definieren, werden zwei abstrakte Begriffe (*liegt vorn, ist mittelgross*) verwendet. Das heißt, diese Definition ist unabhängig von den tatsächlichen Bild- und Objektgrößen. Erst über die Geometrie-Regeln wird der Bezug zu den tatsächlichen numerischen Werten hergestellt. Hier werden mit Hilfe von APL-Funktionen konkrete Größenverhältnisse bestimmt. In der Regel LIEGT_VORN wurde definiert, daß ein Objekt vorn liegt, wenn es im oberen Bilddrittel liegt. Hierbei wurde ausschließlich der Wert 0.33 als Konstante definiert. Die konkreten Werte eines zu untersuchenden Bildes werden über APL-Funktionen bestimmt.

Der Vorteil dieser Strukturierung der Wissensbasis in Anatomie-Regeln und Geometrie-Regeln ist, daß die erste Gruppe Organe in abstrakten Semantischen Begriffen definieren kann, ohne einen konkreten Bezug zu den Zahlen eines Bildes zu haben.

Die Geometrie-Wissensbasis stellt auf allgemeine Art den Zusammenhang zwischen abstrakten Begriffen und konkreten Werten dar. Sie ist ein allgemeiner, problemunabhängiger Baustein, der für viele Anwendungen wieder verwendet werden kann.

Die numerischen Low-Level-Methoden können damit problemunabhängig und allgemeingültig geschrieben werden. Das problemabhängige Wissen kann explizit repräsentiert werden und ist damit auch leicht zu modifizieren und zu erweitern.

Da APLPROLOG vollständig in APL2 integriert ist, müssen die Methoden der Wissensverarbeitung nicht erst am Ende der Low-Level-Verarbeitung, also in der Interpretation der numerischen Ergebnisse, zum Einsatz kommen. Vielmehr ist in allen Phasen der Bildanalyse von der Bildverbesserung über die Segmentierung bis zur Klassifikation und Interpretation die Unterstützung durch wissensbasierte Methoden möglich.

6. Zusammenfassung und Wertung

Es hat sich gezeigt, daß für die Analyse von Bildern mit dem Rechner Wissen notwendig ist. Mit APLPROLOG kann Wissen auf der Basis der Prädikatenlogik 1. Ordnung repräsentiert und verarbeitet werden. Dadurch wird es möglich, die Bildverarbeitungsalgorithmen anwendungsunabhängig zu realisieren und das problemspezifische Wissen explizit zu repräsentieren.

Da alle Funktionen in APL2 programmiert sind und zur Laufzeit interpretiert werden, ist APLPROLOG nicht so schnell wie ein konventionelles PROLOG. Dies wird aber durch die Vorteile, die man gewinnt, wieder wettgemacht. Der Umstieg von Assembler-Programmierung auf höhere Programmiersprachen oder von höheren Programmiersprachen auf Sprachen der 4. Generation hat auch Laufzeitnachteile mit sich gebracht. Diese nimmt man aber gerne in Kauf, wenn dadurch ein Qualitätssprung erreicht wird.

Der wesentliche Vorteil von APLPROLOG ist, daß konventionelle APL2-Funktionen in die Regeln eingebaut werden können. Erst dies erlaubt die Integration von den numerischen Low-Level-Methoden der Bildverarbeitung mit den symbolischen High-Level-Methoden der Prädikatenlogik.

Diese Integration und die starken numerischen Fähigkeiten von APL2 mit seinen über 1000 Funktionen für die Bildanalyse machen die Stärke von APLPROLOG aus.

Literatur

[BaB82] Ballard, D.H, Brown, C.M.: Computer Vision. Englewood Cliffs: Prentice Hall 1982.

[Bro86] Brown, J.A., Eusebi, E., Cook, J., Groner, L.H.: Algorithms for Artificial Intelligence in APL2. Technical Report (TR 03.281) Santa Teresa Laboratory, San Jose, California. May 1986.

[Clo81] Clocksin, W.F., Mellish, C.S.: Programming in PROLOG. Berlin: Springer 1981.

[Eng88] Engelmann, U., Gerneth, Th., Meinzer, H.P.: Eine Entwicklungsumgebung für die wissensbasierte Bildanalyse in APL2. In Rienhoff O., Piccolo, U., Schneider, B. (eds): Expert Systems and Decision Support in Medicine, 541-547. Berlin: Springer 1988.

[Eng89a] Engelmann, U., Gerneth, Th., Meinzer, H.P.: APLPROLOG - Prädikatenlogik in APL2. Heidelberg: DKFZ 1989 (DKFZ, Abteilung Medizinische und Biologische Informatik (MBI): Technical Report Nr. 22/1989).

[Eng89b] Engelmann, U., Gerneth, Th., Meinzer, H.P.: Predicate Logic in APL2. APL Quote Quad (USA) 19 4 (1989) 124-128.

[Eng89c] Engelmann, U.: Integrierte Wissensbasierte Bildanalyse. Heidelberg: DKFZ 1989 (DKFZ, Abteilung Medizinische und Biologische Informatik (MBI): Technical Report Nr. 30/1989).

[Nie87] Niemann, H., Bunke, H.: Künstliche Intelligenz in Bild- und Sprachanalyse. Stuttgart: Teubner 1987.

[SBE89] Scheppelmann, D., Baur, H.J., Engelmann, U., Gerneth, Th., Heyers, V., Meinzer, H.P., Saurbier, F., Schäfer, R., Wolf, Th.: APLTREE - Bildverarbeitung in APL2. Heidelberg: DKFZ 1989 (DKFZ, Abteilung Medizinische und Biologische Informatik (MBI): Technical Report Nr. 24/1989).

[Sch89] Schäfer, R., Heyers, V., Meinzer, H.P.: 3D-Visualisierung von CT- und MR-Bildserien. In diesem Tagungsband.

[Spp86] Schnupp, P.: PROLOG: Einführung in die Programmierpraxis. München: Carl Hanser 1986.

Kognitive Texturparameter in Radiographie und Computertomographie

D. Scheppelmann[1], J. Klemstein[2], H.–P. Meinzer[1]

[1] Deutsches Krebsforschungszentrum
Abt. Medizinische und Biologische Informatik
(Leiter: Prof. Dr. C.O. Köhler)
Im Neuenheimer Feld 280, D–6900 Heidelberg

[2] Neuropathologisches Histologielabor
Nervenklinik Spandau
Griesinger Straße 27–33, D–1000 Berlin

Zusammenfassung

Die zur Zeit existierenden Texturparameter sind für eine wissensbasierte Bildverarbeitung wenig geeignet, da eine direkte Beziehung zu menschlichen Sehempfindungen oder semantischer Bedeutung fehlt. Desweiteren sind die meisten Texturparameter völlig ungeordnet und hochgradig redundant, wodurch eine automatische Auswahl erschwert wird. Das vorgestellte globale Texturmodell zeigt, wie man Texturen in Familien gruppieren kann um die Anbindung an die symbolische Wissensverarbeitung zu erleichtern. Die jeweiligen Texturparameter sind dem menschlichen Eindruck von Textur angepaßt und werden daher als kognitive Texturparameter bezeichnet.

Einleitung

Trotz großem Enthusiasmus der Radiologen und Bildverarbeiter und obwohl die Texturanalyse durch den Computer dem menschlichen Textursehen überlegen ist, bleiben die Erfolge bei der Klassifikation von Röntgenbildern und CTs eher bescheiden [1]. Dies hat im wesentlichen fogende Ursachen:

- Die bisher verwendeten Texturparameter [2] [3] werden den medizinischen Fragestellungen nicht gerecht.

- Bei der Diagnose durch den Menschen spielt die Textur gegenüber der Morphologie eine untergeordnete Rolle.

- Die Texturanalyse ist nicht an die spezielle Morphologie organischer Strukturen angepaßt.

Eine wissensbasierte Bildinterpretation auf der Grundlage solcher Texturparameter ist schwierig anzugehen, da die Sprache der Experten (hier der Mediziner) nicht unmittelbar in Texturparameter übersetzt werden kann. Die Texturanalyse orientiert sich zu sehr an der Frage 'was kann ich rechnen?' und nicht 'was kann ich sehen?'.

Ein weiteres Handikap ist die mangelhafte Gruppierung der Texturparameter. Meist fehlt es an einem Texturmodell sowie an der Semantik der einzelnen Texturparameter [2]. Bei einem KI–System muß man aber davon ausgehen, daß die Klassifikation nicht ausschließlich mit Methoden der Diskriminanzanalyse zu bewerkstelligen ist [4].

Das im folgenden vorgestellte Konzept der kognitiven Texturparameter ist, im Ggs. zu textonalen Modellen, ein globales Texturmodell, das menschlichen Abstraktionen angepaßt ist. Das Modell enthält nur strukturelle Eigenschaften der region of interest (ROI). Morphologische Aspekte und die Skalierung werden ausschließlich über die Form und Größe der verwendeten Masken festgelegt.

Ein Texturmodell

Das Texturmodell teilt die Texturen in sieben grundlegende Klassen ein, die nach dem Grad der Komplexität angeordnet sind. Diese Hierarchie kann von der symbolischen Wissensverarbeitung (KI) genutzt werden, indem man z.B. eine Suche nach isotropen Texturen aufgibt, weil es bereits unmöglich war, amorphe Texturen zu detektieren.

I) Homogene Texturparameter sind die primitivsten, die noch keinerlei Information über die Struktur in einer ROI geben. Sie spiegeln lediglich Effekte wie Helligkeit und Kontrast wieder, die Lage der Pixel zueinander ist irrelevant. Solche Texturen werden vollständig durch das lokale Histogramm beschrieben! Andere Texturparameter wie z.B. die Entropie sind darin implizit enthalten. Die Parametrisierung der lokalen Histogramme kann auf kognitiv vernünftige Weise durch die statistischen Momente [5] erfolgen.

II) Versuchen wir ein wenig Struktur in die Szene zu bringen ohne jedoch irgendwie eine erkennbare Ordnung zu erzeugen, landen wir bei den amorphen Texturen. Stellt man sich die Grauwerte eines solchen Bildes als physikalische Massen vor, so würde diese geringfügige Fluktuation von Grauwerten gegenüber dem homogenen Fall eine Änderung der Massenträgheitsmomente [6] verursachen. Wie die Experimente von Kenneth Laws [5] mit seinen allgemeineren 'spatial moments' zeigen, erweisen sich gerade nur die physikalischen Momente als relevant. Damit ist es also möglich, amorphe Texturen von homogenen zu trennen um sie der weiteren Texturanalyse zu unterziehen.

III) Die nächste Klasse umfaßt die isotropen Texturen, die erste Gesetzmäßigkeiten in ihrer Struktur aufweisen, die z.B. als Funktion des Radius geschrieben werden können, oder die sich in Symmetrien äußern. Die Texturen haben aber noch keine ausgezeichnete Richtung und die entsprechenden Texturparameter sind somit rotationsinvariant.

IV) Bei den anisotropen Texturen hingegen finden wir Vorzugsrichtungen, welche z.B. durch die Eigenwerte des Massenträgheitstensors [6] bestimmt werden können. Sollen auch anisotrope Texturen lageinvariant bestimmt werden, so muß dies explizit eingebaut werden, etwa durch mehrfache Messung unter verschiedenen Winkeln. Über die Vorzugsrichtung hinaus können diese Texturen auch noch eine Orientierung haben, was zu einem unsymmetrischen Verhalten längs der Hauptrichtung führt.

V) Eine weitere Steigerung der Komplexität ist die Einführung von Symmetrien. Das sind zum einen primitive Symmetrien wie Achsen – oder Rotationssymmetrie oder komplexere Symmetrien, die die Regelmäßigkeit der Anordnung der Textone wiederspiegeln. Solche Symmetrien sind im Dreidimensionalen durch die Bravaisgitter [7] beschrieben.

VI) Stimmen zwei Texturen in allen oben aufgeführten Texturklassen überein, kann man sie nur noch durch Analyse der einzelnen Textone unterscheiden. Eine Textur heißt mono-textonal, wenn sie sich durch wiederholte Anordnung nur eines Textons konstruieren läßt.

VII) Demgegenüber stehen die multitextonalen Texturen, die sich nur aus verschiedenartigen Textonen konstruieren lassen. Reicht die Auflösung tatsächlich aus einzelne Textone auszumachen, sind wir vor das Problem gestellt diese zu finden und zu untersuchen. Dies kann einmal durch die mathemathische Morphologie [8] geschehen, aber auch durch eine erneute Suche nach Texturen mit allerdings erheblich verkleinerten Masken. Dies bezeichnet man dann i.a. als Suche nach Mikrotexturen.

Erste Ergebnisse

Ein Beispiel für einen kognitiven Texturparameter sind die (auf Grauwerte abstrahierten) Massenträgheitsmomente, die zur Trennung amorpher von homogenen Texturen dienen. Dabei hat sich gezeigt, daß die 'spatial moments' von Kenneth Laws allein noch kein kognitives Maß darstellen. Erst Summe und Differenz der Eigenwerte des Massenträgheitstensors, der drei 'spatial moments' von Laws enthält, erfüllen Eigenschaften wie Rotationsinvarianz und sind monoton korreliert mit menschlichen Sehempfindungen.

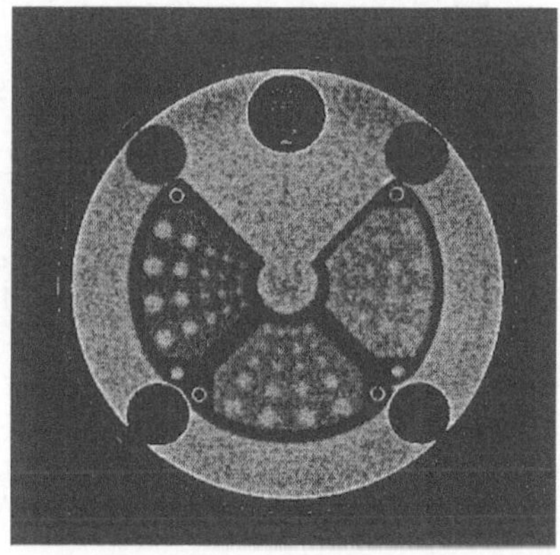

Bild 1   Phantom (CT)

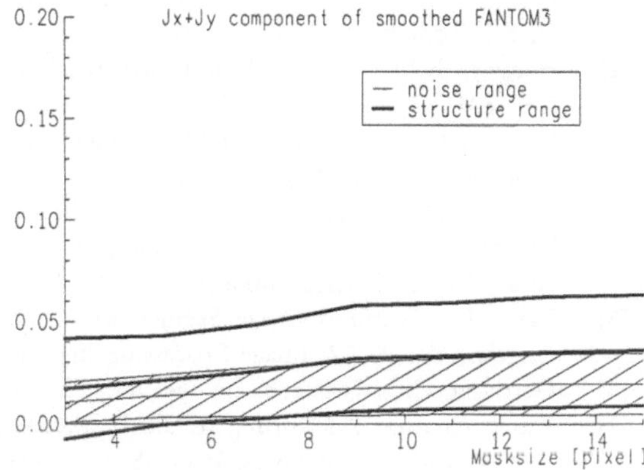

Bild 2   Strukturmaß INERTIA

Bild 1 zeigt das Computertomogramm eines Phantoms. Die eingebrachten Strukturen unterscheiden sich vom umgebenden Material nur noch um wenige Hounsfieldeinheiten und sind auf dem Röntgenabzug nicht mehr vom Rauschen zu unterscheiden. Wie die Verteilung des Strukturmaßes aber zeigt, unterscheidet sich die Textur des Phantoms noch von der des Röntgenrauschens (Bild 2).

Das in diesem Fall investierte Wissen ist lediglich die Annahme, daß das Röntgenrauschen homogener ist als die deterministische Struktur im Phantom. Investiert man weiteres Wissen über die Größe und Form der gesuchten Struktur, läßt sich auch der verrauschte Teil von Bild 1 vollständig segmentieren.

Ausblick

Die Idee der kognitiven Texturparameter hat zum Ziel, sich selbst oder dem Experten die richtigen Fragen zu stellen, die selben Fragen aber auch an das Bild stellen zu können in Form einer Messung eines spezifischen Texturparameters. Die kognitiven Texturparameter stellen somit eine kleine Werkzeugkiste für die Verbindung zwischen symbolischer Wissensverarbeitung und der Texturanalyse dar.

Die zukünftige Arbeit ist die Ableitung weitere kognitiver Texturparameter auch für die komplexeren Texturklassen, sowie die Erprobung an Tomographiebildern. Der schwierigste Schritt wird dann die Formulierung des Expertenwissens (z.B. aus der Histologie) sein. Als letztes ist dann noch die Implementation der Wissensbasis in APLPROLOG [9,10] durchzuführen.

Literatur

[1] Brünner, L.; Gorius, Ch.: Computergestützte Diagnose im Schädelbereich. Diplomarbeit. Fachbereich Informatik, FH Worms, Juni 1986.

[2] Haralik, R.M.: Statistical and Structural Approaches to Texture. Proc. IEEE 67 5 (1979) 786–804.

[3] Van Gool, L.; Dewaele, P.; Oosterlinck, A.: Texture Analysis Anno 1983. In: Comp. Graph. Image Proc. 29 (1985) 336–357.

[4] Gernert, D.: Advanced definitions of similarity and their use in classification and related fields. TU München. In Gaul, W.; Schader, M. (eds.): Classification as a tool of research. North–Holland: Elsevier Science Publisher B.V. 1986.

[5] Laws, K.: Textured Image Segmentation. Technical Report, Jan 1980, USCIPI Report 940. Los Angeles, CA 90007: Image Processing Institute, University of Southern California.

[6] Gerthsen, Ch.; Kneser, H.; Vogel, H.: Physik. Berlin: Springer 1977.

[7] Kittel, Charles: Einführung in die Festkörperphysik (Introduction to solid state physics). 6.Aufl. München u.a.: Oldenburg 1983. ISBN 3–486–32766–6.

[8] Serra, J.: Introduction to Mathematical Morphology. In: Comp. Graph. Image Proc. 35 (1986) 114–128.

[9] Engelmann, U., Gerneth, Th., Meinzer, H.P.: Predicate Logic in APL2. APL Quote Quad (USA) 19 4 (1989) 124–128.

[10] Engelmann, U., Gerneth, Th., Meinzer, H.P.: Wissensbasierte Bildanalyse auf der Basis von Prädikatenlogik. In diesem Tagungsband

3D–Visualisierung von CT– und MR–Bildserien

R. Schäfer, D. Scheppelmann, H. P. Meinzer

Deutsches Krebsforschungszentrum Heidelberg
Abt.: Medizinische und Biologische Informatik
(Leiter: Prof. Dr. C. O. Köhler)

Zusammenfassung

Mit Hilfe von computergestützten 3D–Visualisierungsverfahren, wie der Triangulation [6, 3],
der Cuberille–Methode [7, 8, 9, 4] oder Volume Rendering–Ansätzen [5, 15, 18, 22, 11, 10], lassen
sich aus räumlich assoziierten Tomographiebildserien 3D–Bilder erzeugen. Diese 3D–Bilder
unterstützen den Mediziner bei Diagnosefindung, Therapieplanung und Therapiekontrolle.

In dieser Arbeit wird ein Visualisierungsverfahren vorgestellt, welches auf einem Raytracing–
Ansatz von Kajiya basiert. Dieses Modell wurde medizinischen Anforderungen entsprechend
modifiziert und vereinfacht, so daß sich auch mit relativ geringem Aufwand aussagekräftige
Bilder erzeugen lassen. Das Besondere an diesem Visualisierungsverfahren ist, daß es neben der
Darstellung von Oberflächen auch die Darstellung von Geweben in transparenter Form erlaubt.
Organe lassen sich so in ihrer Umgebung, im Kontext zeigen.

1 Einleitung

Mit der Entwicklung und Einführung von bilderzeugenden Verfahren in der Medizin [12] wurde
die Diagnosefindung, Therapieplanung und Therapiekontrolle in vielen Bereichen wesentlich vereinfacht. Mit Tomographieverfahren – der Computertomographie (CT), der Magnetresonanztomographie (MR) und der Positronenemissionstomographie (PET) – werden Schnittbilder des Körpers
erzeugt. Sie erlauben dem Mediziner einen detaillierten Einblick in die strukturellen und topologischen oder auch physiologischen Gegebenheiten in der Bildebene. Will er sich aber ein Bild der
dreidimensionalen Situation verschaffen, so ist er gezwungen, sich dieses mental aus einer Serie räumlich assoziierter Schnittbilder zu rekonstruieren. Dieser mentale Rekonstruktionsprozeß, der neben
einer Menge Phantasie sehr viel Erfahrung erfordert, ist fehleranfällig und subjektiv.

Seit etwa Mitte der siebziger Jahre arbeitet man an Verfahren, die dem Arzt diesen mentalen
Rekonstruktionsprozeß abnehmen oder zumindest erleichtern soll.
Diese Verfahren bezeichnet man als Visualisierungsverfahren.

2 Visualisierungsverfahren

Man kann grob zwei Visualisierungsverfahren unterscheiden: die oberflächenorientierten und die volumenorientierten Verfahren.

Zu den oberflächenorientierten Verfahren gehört die Triangulation. Hier werden die Konturen der Objekte pro Schicht bestimmt und anschließend mit den Konturen der benachbarten Schichten durch Dreiecke (Triangeln) verbunden. Probleme dieses Verfahrens ergeben sich aus der automatischen Konturfindung und der Verbindung der Konturen, bei der feine Oberflächendetails und -strukturen verloren gehen.
Ebenfalls ein oberflächenorientiertes Verfahren ist die Cubrille-Methode, bei der mit Hilfe einer binären Segmentation die interessierenden Objekte vom Hintergrund getrennt werden. Es ensteht ein Binärraum. Durch eine anschließende Graphensuche wird die Objektoberfläche ermittelt.
Die bei der Cubrille-Methode angewandte binäre Segmentation, eine Trennung über eine Intensitätsschwelle, wird den Eigenschaften von Tomographieaufnahmen jedoch nicht gerecht. Bei diesen Aufnahmen stehen die Intensitätswerte für die gewichtete Integration einer physikalischen Größe in einem kleinen Geweberaum. Setzt sich dieser Raum aus unterschiedlichen Gewebearten zusammen, kann man den resultierenden Intensitätswert nicht mehr eindeutig einem Gewebe zuordnen. Eine binäre Segmentation führt zwangsläufig zu Fehlklassifikationen.

Bei den volumenorientierten Verfahren kann auf die Ermittlung einer expliziten Oberflächenrepresentation verzichtet werden. Das Ergebnisbild wird aus der Representation des Objektes im Voxelraum errechnet. Klassische volumenorientierte Verfahren sind das Back-To-Front sowie das Front-To-Back- Verfahren.

Beim Back- To-Front- Verfahren wird der Voxelraum von betrachterfernen zu betrachternahen Voxeln durchlaufen, und die einzelnen Voxeln werden dem Blickwinkel entsprechend in die Bildebene projiziert.
Beim Front-To-Back Verfahren wird die Abarbeitungsrichtung umgekehrt, wobei darauf zu achten ist, daß betrachternahe Voxel nicht von betrachterfernen Voxeln überschrieben werden.
Diese beiden Verfahren haben den Vorteil, daß sie sich einfach auch in Hardware realisieren lassen. Sie können sowohl bei der Visualisierung von Grauwertvolumen als auch von Binärvolumen benutzt werden. Probleme ergeben sich hier jedoch auch aus der notwendigen Segmentierung.

Ein weiteres volumenorientiertes Verfahren ist das Volume Rendering. Bei diesem Verfahren geht man von selbstleuchtenden Voxeln aus, d.h. jedes Voxel wird als Lichtquelle betrachtet. Probleme bereitet hier die Erzeugung von Schatten. Dies ist nicht mehr implizit im Visualisierungsverfahren enthalten.

Das von uns entwickelte Verfahren zählt zur Gruppe der volumenorientierten Verfahren, bei denen die Berechnung der 3D–Bilder direkt im Bildvolumen erfolgt. Das Bildvolumen wird durch das Übereinanderschichten der Tomographiebilder gewonnen, wobei der Schichtabstand der Aufnahmen nicht größer als 2 mm sein sollte, um Ergebnisse ansprechender Qualität zu gewinnen. Dieses Verfahren ermöglicht es sehr feine Strukturen darzustellen, da auch mit unvollständig segmentierten Grauwertvolumen gearbeitet werden kann. Es erlaubt die Darstellung transparenter Objekte, so daß diese in ihrem Kontext gezeigt werden können. Ein weiterer Vorteil liegt in der Erzeugung von Schatten, die dem Betrachter zusätzliche Informationen liefern. Der Nachteil dieses Verfahrens bestehet in dem hohen Rechenaufwand der hierbei notwendig ist.

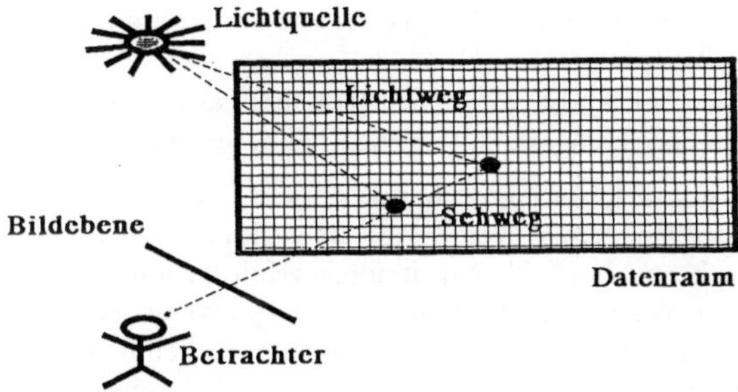

Abbildung 1: Schematische Darstellung des Visualisierungsmodells

3 Volume Visualization

Basis des hier vorgestellten 3D–Visualisierungsverfahrens bildet einen Raytracing–Gleichung von Kajiya [13, 14] zur Visualisierung von Volumendichten.

Kajiya hat dabei ein Beleuchtungsverfahren von Blinn [2], welches dieser zur Visualisierung eines Modells der Saturnringe entwickelt hatte, aufgegriffen und in einen Raytracing–Ansatz eingebettet. Dem Raytracing–Modell liegt dabei folgende Idee zugrunde (siehe auch Abbildung 1): Licht, das von beliebig positionierbaren Lichtquellen stammt, durchwandert strahlenförmig einen kontinuierlichen Dichteraum $\varrho(x, y, z)$ und wird dabei von der vorhandenen Materie geschwächt bzw. gestreut. Ein Teil des reflektierten Lichts wird in Betrachterrichtung abgestrahlt und auf seinem Weg zum Betrachter weiter geschwächt.

Damit das Modell mit einem Computer simuliert werden kann, nimmt man den Low–Albedo–Fall an. Der Albedo–Wert ist ein Maß für die Reflektionsfähigkeit von Materie, er gibt den Anteil der eingestrahlten Lichtintensität an, der reflektiert wird. Im Low–Albedo–Fall wird der Albedo–Wert so klein gewählt, daß bei mehrfachen Reflektionen die Lichtintensität des Lichtstrahls so rapide abnimmt, daß dieser Fall vernachlässigt werden kann. Dadurch wird der Rechenaufwand deutlich reduziert.

Die diskrete Form der Raytracing–Gleichung von Kajiya ist in Gleichung 1 [20] wiedergegeben.

$$B = \tau\omega \sum_{i_s \epsilon N_s} [\sum_{j=1}^{n} L_j \varphi(a_{j,r}) \prod_{i_l \epsilon N_j^{i_s}} \exp^{-\tau\varrho(i_l)\Delta t_l}](1 - \exp^{-\tau\varrho(i_s)\Delta t_l})\Delta t_s \prod_{k \epsilon N_{i_s}} \exp^{-\tau\varrho(k)\Delta t_s} \tag{1}$$

Hierbei besitzen die einzelnen Symbole folgende Bedeutung:

B Resultierende Intensität des Sehstrahls

τ Konstante, die die Geschwindigkeit der Dämpfung des Lichts bestimmt

ω Albedo–Wert

N_s Punkte entlang des Sehwegs

N_{i_s} Punkte auf dem Sehstrahl zwischen Bildebene und dem Punkt i_s

$N_j^{i_s}$ Punkte auf dem Lichtstrahl zwischen Lichtquelle j und Punkt i_s

Δt_s Abtastintervall entlang des Sehwegs

Δt_l Abtastintervall entlang des Lichtwegs

n Anzahl der Lichtquellen

L_i Intensität der Lichtquelle i

φ Phasenfunktion

$a_{i,r}$ Winkel, den der Lichtstrahl der i-ten Lichtquelle und der betrachtete Sehstrahl im Punkt r einschließen

ϱ Funktion, die in Abhängigkeit vom Ort die Dichte beschreibt

Bei der Bestimung von Gleichung 1 wurde insbesondere darauf geachtet, daß von einem Bildpunkt nur maximal soviel Lichtenergie abgestrahlt werden kann, wie auch eingestrahlt wurde.

Mit Gleichung 1 lassen sich sehr gut diffuse Objekte, Objekte ohne präzise Oberflächen visualisieren. Bei anatomischen Strukturen treten aber immer auch "harte" Oberflächen und Gewebeübergänge auf. Ein brauchbares Visualisierungsverfahren muß dieser Tatsache gerecht werden, d.h. es muß in der Lage sein, sowohl diffuse Gewebeübergänge als auch harte Oberflächen darstellen zu können. Dies läßt sich mit Gleichung 1 über eine entsprechende Wahl der Phasenfunktion erreichen. Die Stärke des an einem Raumpunkt zum Betrachter hin reflektierten Lichts wird dabei durch die Richtung und den Betrag des dort vorliegenden Dichtegradienten bestimmt. Die Phasenfunktion berechnet sich so über ein modifiziertes Phongbeleuchtungsmodell [16]:

$$\varphi = \frac{1-S}{6} + S(k_d \vec{N}\vec{L} + k_s(2(\frac{\vec{L}+\vec{V}}{\parallel \vec{L}+\vec{V} \parallel}\vec{N})^2 - 1)^g) \qquad (2)$$

In Gleichung 2 wird implizit davon ausgegangen, daß sämtliche Größen normiert sind.

S Betrag des Dichtegradienten
$\vec{N}$ Gradientenvektor
$\vec{L}$ Vektor auf die Lichtquelle
$\vec{V}$ Vektor auf den Betrachter
k_d Diffuser Reflektionskoeffizient
k_s Spiegelnder Reflektionskocffizient
g Exponent, der Form und Größe der Glanzlichter regelt

Durch diese Phasenfunktion wird sichergestellt, daß bei einem großen Gradientenbetrag das von einem Raumpunkt reflektierte Licht über ein Oberflächenbeleuchtungsmodell bestimmt wird. Die reflektierte Intensität ist richtungsabhängig. Bei einem kleinen Gradientenbetrag wird das reflektierte Licht diffus, ohne Vorzugsrichtung abgestrahlt.

Die Visualisierung nach dem Modell von Gleichung 1 mit beliebiger Wahl der Positionen der Lichtquellen und des Beobachters ist immer noch mit einem extrem hohen Rechen– und damit Zeitaufwand verbunden. Durch gezielte Modellvereinfachungen [20] läßt sich dieser jedoch, ohne die Aussagekraft der Ergebnisse gravierend zu verschlechtern, reduzieren. Die bedeutendste Vereinfachung besteht darin, daß man sowohl die Lichtquellen als auch den Betrachter im Unendlichen positioniert. Dadurch verlaufen die Lichtstrahlen einer Lichtquelle als auch die Sehstrahlen des Betrachters jeweils parallel. Eine perspektivische Darstellung wird dadurch zwar unterbunden, diese ist aber bei der Größe der im medizinischen Bereich betrachteten Strukturen in der Regel zu vernachlässigen.

4 Ergebnisse

Abbildung 2 links zeigt ein Visualisierungsergebnis auf der Basis von 131 transversalen CT–Aufnahmen mit jeweils 256*256 Bildpunkten. Der Schichtabstand der Aufnahmen betrug $1,4\,mm$. Die Strukturauflösung des Verfahrens wird durch die Darstellung von Haaren besonders deutlich.

Abbildung 2 rechts wurde mit den selben Daten wie Abbildung 2 links berechnet, der Dichtebereich wurde jedoch exponentiell gedämpft, wodurch die Weichteile in ihrem Dichtewert stark verkleinert wurden, der Knochen jedoch nahezu seine Dichtewerte behielt. Der Knochen läßt sich

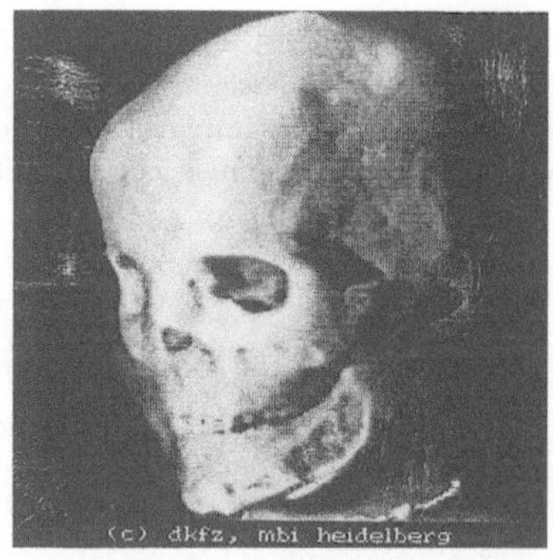
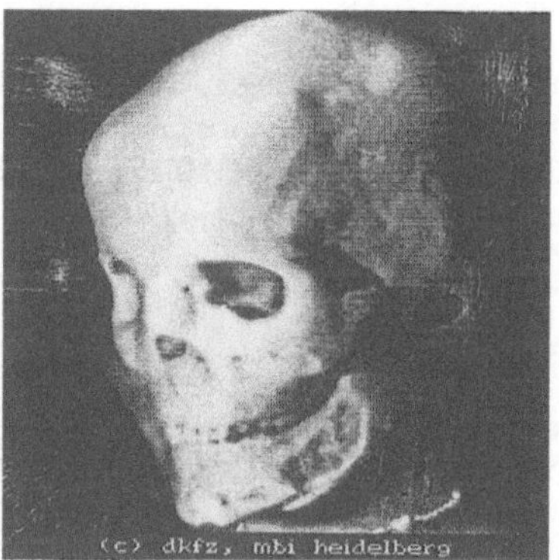

Abbildung 2: links: Kopf eines Mädchens, berechnet aus 131 CT–Aufnahmen; rechts: Schädelknochen im transparenten Weichteilgewebe.

damit in seinem Kontext darstellen. Die Oberflächenstruktur des Knochens wird durch das Visualisierungsverfahren deutlich dargestellt.

Das Gehirn von Abbildung 3 wurde aus 127 sagittalen MR–Aufnahmen mit einer Bildgröße von jeweils 256*256 Bildpunkten berechnet. Im transparenten Gehirn ist deutlich ein Tumor zu erkennen. Diese Darstellung war erst durch eine explizite Segmentierung von Gehirn und Tumor mit entsprechender Zuordnung von Dichtewerten möglich [1, 19].

Die 3D–Visualisierungsergebnisse wurden auf einem IBM Großrechner 3090 Modell 150 mit zusätzlicher Parallelrechnereinheit berechnet. Für die Erzeugung einer 3D–Ansicht aus 130 CT–Aufnahmen mit jeweils 256*256 Bildpunkten wurden auf diesem Rechner etwa 3 CPU–Minuten benötigt.

5   Ausblick

Derzeit wird untersucht, wie das vorgestellte Visualisierungsmodell erweitert werden kann, um farbige Darstellungen zu erzeugen. Das Ziel ist, die Aussagekraft der 3D–Bilder weiter zu verbessern. Es konnten hierbei bereits erste, vielversprechende Erfolge erzielt werden. Große Probleme bestehen jedoch sowohl bei der Farbwahl, die Ergebnisse sollen nicht zu bunt erscheinen, als auch bei der Farbzuordnung, einem typischen Segmentierungsproblem. Es wird geprüft, ob die *Topologische Merkmalskarte* [1, 19], ein konnektionistisches, selbstlernendes Verfahren zur Merkmalsreduktion und

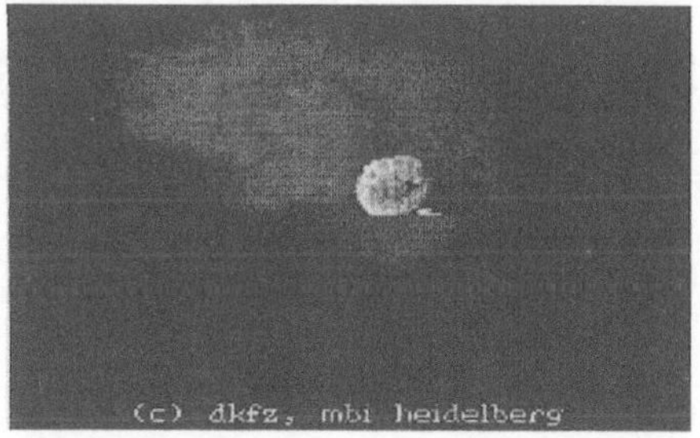

Abbildung 3: Transparentes Gehirn mit einem Tumor. Diese Ansicht wurde aus 127 sagittalen MR–Aufnahmen erzeugt.

Klassifikation, für diese Aufgabe eingesetzt werden kann.

Durch die Entwicklung spezieller Hardware soll der Visualisierungsprozeß entscheidend beschleunigt werden. Ziel ist es Visualisierungszeiten zu erreichen, die bei etwa einer Sekunde liegen. Dem Mediziner soll dadurch die Möglichkeit eröffnet werden, den gescannten Volumenbereich interaktiv zu "durchforsten", um dabei die der Fragestellung adäquate Parametereinstellung zu gewinnen.

Literatur

[1] Bertsch, H.: Die selbstlernende topologische Merkmalskarte zur Bildsegmentierung und Klassifikation. Technical Report 23/1988, Deutsches Krebsforschungszentrum Heidelberg, Abteilung MBI.

[2] Blinn, J.F.: Light Reflection Functions for Simulation of Clouds and Dusty Surfaces. Computer Graphics 16 3(1982) 21–29.

[3] Boissonnat, J.-D.: Shape Reconstruction from Planar Cross Sections. Computer Vision, Graphics, and Image Processing 44 (1988) 1–29.

[4] Chen, L.-S.; Herman, G.T.; Reynolds, R.A.; Udupa, J.K.: Surface Shading in the Cuberille Environment. IEEE CG&A 5 12(1985) 33–61.

[5] Drebin, R.A.; Carpenter, L.; Hanrahan, P.: Volume Rendering. Computer Graphics 22 4(1988) 65–74.

[6] Fuchs, H; Kedem, Z.M.; Uselton, S.P.: Optimal Surface Reconstruction from Planar Contours. CACM 20 (1977) 639–702.

[7] Gordon, D.; Udupa, J.K.: Fast Surface Tracking in Three-Dimensional Binary Images. Computer Vision, Graphics, and Image Processing 45 (1989) 196–214.

[8] Herman, G.T.; Webster, D.: Surfaces of Organs in Discrete Three-Dimensional Spaces. In Herman, G.T.; Natterer, F. (Eds.): Mathematical Aspects of Computerized Tomography, 204–224, Springer, Berlin–Heidelberg–New York–Tokio 1980.

[9] Herman, G.T.; Udupa, J.K.: Display of 3D–Digital Images: Computational Foundations and Medical Applications. IEEE CG&A 3 8(1983) 39–46.

[10] Heyers, V.: Raytracing in Grauwertvoxelräumen zur Visualisierung medizinischer Schichtdaten. Technical Report 20/1988, Deutsches Krebsforschungszentrum Heidelberg, Abteilung MBI.

[11] Höhne, K.H.: 3D–Bildverarbeitung und Computer-Grafik in der Medizin. Informatik Spektrum 10 (1987) 192–204.

[12] Hundt, E.: Verfahren und Systeme der Computertomographie. Informatik Spektrum 8 (1985) 273–282.

[13] Kajiya, J.T.; Von Herzen, B.P.: Ray Tracing Volume Densities. Computer Graphics 18 (1984) 165–173.

[14] Kajiya, J.T.: The Rendering Equation. Computer Graphics 20 (1986) 143–149.

[15] Levoy, M.: Display of Surfaces from Volume Data. IEEE CG&A 8 5(1988) 29–37.

[16] Bui Tuong Phong: Illumination for Computer Generated Pictures. CACM 18 (1975) 311–318.

[17] Porter, T.; Duff, T.: Compositing Digital Images. Computer Graphics 18 (1984) 253–259.

[18] Sabella, P.: A Rendering Algorithm for Visualizing 3D–Scalar Fields. Computer Graphics 22 4(1988) 51–57.

[19] Saurbier, F.: Automatische Segmentierung aus CT- und MR–Bildern mit Hilfe der Topologischen Karte. Technical Report 28/1989, Deutsches Krebsforschungszentrum Heidelberg, Abteilung MBI.

[20] Schäfer, R.: 3D–Visualisierung von Voxelräumen. Technical Report 31/1989, Deutsches Krebsforschungszentrum Heidelberg, Abteilung MBI.

[21] Scheppelmann, D.; Baur, H.J.; Engelmann, U.; Gerneth, Th.; Heyers, V.; Meinzer, H.P.; Saurbier, F.; Schäfer, R.; Wolf, Th.: APLTREE — Bildverarbeitung in APL —. Technical Report 24/1989, Deutsches Krebsforschungszentrum Heidelberg, Abteilung MBI.

[22] Trousset, Y.; Schmitt, F.: Active-Ray Tracing for 3D–Medical Imaging. In Maréchal, G. (Eds.), Eurographics'87, 139–150, North Holland 1987.

Weichteilsegmentation aus CT und MR Schnittserien

F. Saurbier, D. Scheppelmann, H. Bertsch, H. P. Meinzer

Deutsches Krebsforschungszentrum Heidelberg
Abt.: Medizinische und Biologische Informatik
Leiter: Prof. Dr. C. O. Köhler

Zusammenfassung

Ein wichtiger Schritt zur 3D Beleuchtung von CT und MR Schnittserien ist die vorherige Segmentation von Weichteilen. Mit einem im DKFZ entwickelten Raytracing–Verfahren ist es möglich, direkt Grauwerte einer Bildserie zu beleuchten. Auf diese Weise kann man die Haut und Knochen, ohne vorher Segmentationsverfahren anwenden zu müssen, in einer dreidimensionalen Form darstellen.

Eine separate Darstellung von Weichteilen ist aber nicht ohne weiteres möglich. Um in diesem Bereich eine Segmentation zu erreichen wurde die topologische Karte von Teuvo Kohonen eingesetzt. Ein modifizierter Lernprozess, der eine successive Vergrößerung der topologischen Karte beinhaltet, in Verbindung mit geeigneten Merkmalen erlaubt die automatische Segmentation von Weichteilen im 3D Datenraum.

Der Artikel skizziert den Lernprozess und beschreibt die erforderlichen Eigenschaften der Texturparameter (im weitesten Sinne), die eine Objekt Segmentation erlauben.

1 Die Topologische Karte

Die Topologische Merkmalskarte [4, 5] bildet selbständig einen reduzierten und klassifizierten Merkmalsraum aus, der die topologischen Eigenschaften des Eingabemerkmalsraumes beinhaltet. Dazu werden die Merkmalsvektoren mittels der Euklidischen Distanz mit den Kartenvektoren verglichen. Die Zuordnung eines Merkmalsvektors zu einer Kartenposition erfolgt aufgrund der minimalen Distanz zu einem Kartenvektor. In der Lernphase wird der Kartenvektor und seine Umgebung über eine gaußgewichtete und häufigkeitsabhängige Funktion angeglichen. Durch die verwendete Lernumgebung wird eine Clusterbildung der Merkmalsvektoren erreicht.
Über das Ähnlichkeitsmaß kann eine Verbindung von der Karte zum Merkmalsraum gebildet werden, wodurch eine Zuordnung von Objekten eines Bildes zu Kartenpositionen entsteht. Auf diese Weise können bestimmte Bildbereiche segmentiert werden.
Da sich der ursprüngliche Algorithmus von Teuvo Kohonen jedoch als zu schwach konvergierend und damit langsam erwies [1] kam ein modifizierter Lernprozess zum Einsatz (siehe Kapitel 3). Damit ist die Vorraussetzung für eine sanfte Klassifikation, wie sie für die anschließende 3D Darstellung mit dem Raytracing [6, 7, 2] vorteilhaft ist, gegeben.

2 Der Merkmalsraum

Die Klassifizierung der verschiedenen biologischen Objekte in einem Schnittbild ist abhängig von den zur Lernphase verwendeten Eingangsdaten. Zusätzlich zum Grauwertbild können hier lokale Texturmaße und grauwertmorphologische Operatoren [9] Verwendung finden. Das Originalbild enthält die beste räumliche Auflösung und sollte daher eine Merkmalsebene für die Topologische

Karte bilden. Um einen ersten Eindruck von der Verarbeitung der Karte zu gewinnen, wurde zunächst mit Hoch-, Tief- und Bandpaßfiltern ein Merkmalsraum zu einem CT–Bild gebildet und eine Karte berechnet. Das Ergebnis dieser Segmentierung teilte sich in vier Kategorien auf.

- Bildhintergrund; kleinster Dichtewert.

- Knochen; höchster Dichtewert.

- Alle Weichteile; mittlerer Grauwertbereich.

- Kanten.

Die Kanten sind durch die Filterungen entstanden, da aufgrund der verwendeten Maskengrößen in den Übergangsbereichen des Bildes Überschneidungen mit den einzelnen Organen stattfinden, so daß in diesen Bereichen Merkmalsvektoren entstehen, deren Ähnlichkeitsmaß mit keinem der Objekte übereinstimmt. Das in Abbildung 1 dargestellte Beispiel soll dies veranschaulichen. Jede der Zahlenmatrizen bildet eine Merkmalsebene. Der Kantenbereich ist fettgedruckt.

1	1	**1**	**5**	5	5	1	1	**1**	**1**	5	5	1	1	**5**	**5**	5	5
1	1	**1**	**5**	5	5	1	1	**1**	**1**	5	5	1	1	**5**	**5**	5	5
1	1	**1**	**5**	5	5	1	1	**1**	**1**	5	5	1	1	**5**	**5**	5	5

Abbildung 1: Einfluß einer 3 × 3 Maske auf eine Bildkante. Original (links), Minimum (mitte), Maximum (rechts).

Daraus ergibt sich für die beiden Bildobjekte ein Merkmalsvektor von (1 1 1) bzw. (5 5 5). Der Bereich der Kante zwischen diesen Objekten wird durch die Vektoren (1 1 5) und (5 1 5) repräsentiert. Diese 'Kantenvektoren' werden eigenen Kartenpositionen zugeordnet, da sie sich von den Vektoren für Hintergrund, Knochen und Weichteile unterscheiden. Die Weichteile konnten nicht getrennt werden, weil gerade dieser Bereich in CT–Aufnahmen nur durch geringfügige Dichteunterschiede mit vielen Überschneidungen dargestellt wird [3] (siehe Abbildung 2).

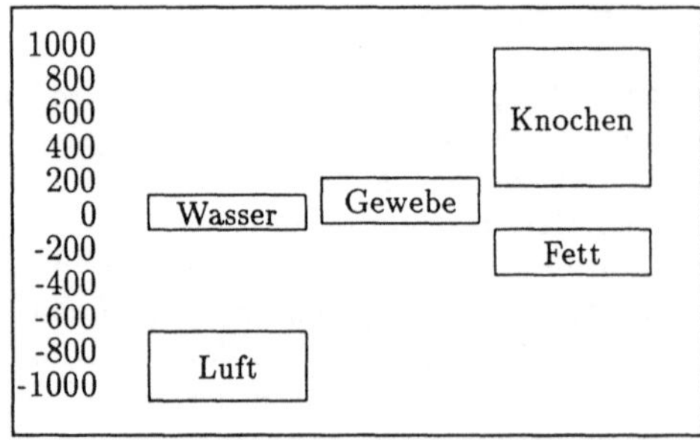

Abbildung 2: Hounsfield Units

Für eine Segmentation ist eine Differenzierung der feinen Dichteunterschiede der Weichteile notwendig. Für den Einsatz der Topologischen Karte müssen Parameter gefunden werden, die auf feine Dichteunterschiede ansprechen, die die Flächigkeit eines Organs in einem Schnittbild erhalten und die zusammengehörige Gebiete möglichst homogen darstellen.
In diesen Forderungen steckt ein Widerspruch. Denn ein Parameter der auf feine Dichteunterschiede reagiert, kann nicht gleichzeitig eine Glättung durchführen, damit eine Region homogen erscheint. Durch den Einsatz mehrerer Merkmalsebenen kann man aber eine Mischung verschiedener Parameter für die Topologische Karte bereitstellen.

- **Grauwertmorphologische Operatoren**; hier konnten die besten Resultate ermittelt werden. Durch grauwertmorphologische Operatoren werden Mengenoperationen für ein Bild bereitgestellt, da ein Bild als Vereinigung und Schnitt von Mengen betrachtet werden kann. Jedes Bildobjekt stellt eine Menge dar. Eine einfache grauwertmorphologische Operation setzt sich aus der Kombination von Erosion (Schnitt aller Mengen) und Dilation (Vereinigung aller Mengen) zusammen [8], wobei für beide Operationen auf einem Grauwertbild die gleiche Maske verwendet wird. Diese Operationen haben größenselektive Wirkung und erhalten vor allem die Flächigkeit und Homogenität der einzelnen Organe.

- **Texturparameter**; Von diesen Parametern erwiesen sich die Entropie und das Maximum der Grauwertverteilung als flächenerhaltende Maße. Varianz und Parameter aus Gradientenoperatoren beschreiben dagegen große Grauwertsprünge (Kanten) und wurden daher ausgeschlossen.

3 Der Lernprozess

Neben den verwendeten Merkmalen für die Bildung eines Merkmalsraumes spielt für das Lernverhalten der topologischen Karte die Lernumgebung, Lernschritte und der Lernfaktor eine wesentliche Rolle. Der Einfluß verschiedener Lernfaktoren wurde bereits von Bertsch [1] dargestellt. Dabei zeigte sich, daß ein Lernfaktor von 1 zu Beginn einer Lernphase den Merkmalsraum gut auf die gesamte Karte abbildet. Dies ist für die Berechnung einer neuen Karte sinnvoll. Je kleiner der Startlernfaktor gewählt wird, desto weniger Kartengebiete zeigten sich von den Eingangsdaten beeinflußt. Ein kleinerer Startlernfaktor kann also für den sanften Angleich einer bereits berechneten Karte an einen etwas veränderten Merkmalsraum verwendet werden.

Als Lernphase wird hier immer der Abschnitt des Lernprozesses bezeichnet, in dem die Größe der Karte und der Lernumgebung unverändert bleiben. Eine Lernphase wiederum besteht aus mehreren Lernschritten. Dabei wird innerhalb einer Lernphase der Lernfaktor, abhängig von der Häufigkeit der Merkmalsvektoren zu den ermittelten Kartenvektoren, von Lernschritt zu Lernschritt individuell für jede Kartenposition verringert. Dadurch wird der Einfluß der besonders oft auftretenden Merkmalsvektoren auf die Karte klein gehalten, so daß keine Verdrängung von selteneren Merkmalsvektoren stattfinden kann. Alle Lernphasen, die zu einer berechneten Karte geführt haben, werden mit dem Begriff Lernprozeß zusammengefaßt.

Nach einer Lernphase erfolgt entweder eine Vergrößerung der Karte, eine Verkleinerung der Lernumgebung oder der gesamte Lernprozeß ist abgeschloßen.

Der Lernprozeß der topologischen Karte ist in mehrere von einander abhängige Lernphasen eingeteilt. Er beginnt mit einer kleinen 3 × 3 Karte. Diese Startkarte wird nach der Hauptkomponententransformation initialisiert. Dadurch wird schon vor dem eigentlichen Lernprozess eine gute Repräsentation des Merkmalsraumes auf dieser, neun Vektoren umfassenden Karte erreicht. Die Qualität der Representation kann durch die Wiederzuweisungsrate geschätzt werden. Diese ist wie folgt definiert:

$$W = \frac{Anzahl\ wiederzugewiesener\ Vektoren}{Anzahl\ aller\ Merkmalsvektoren}$$

Eine Verifikation der Initialisierung der Karte mittels der Wiederzuweisungsrate ergab nach dem ersten Lernschritt einen Wert von über 75%. Bereits nach zehn Lernschritten betrug die Wiederzuweisungrate über 98%. Daraus resultierte für die Wiederzuweisungsrate als Abbruchkriterium folgender Wertebereich:

$$0.97 \quad W < 1$$

Damit war ein geeignetes Maß für den Abbruch einer Lernphase gefunden. Wenn die Wiederzuweisungsrate der Merkmalsvektoren einen angegebenen Wert erreicht oder überschritten hat, kann eine Lernphase des Lernprozesses als abgeschlossen betrachtet werden.

Ist die endgültige Kartengröße eines Lernprozesses noch nicht erreicht, so muß die Karte aus der zuvor abgeschlossenen Lernphase vergrößert werden. Dazu werden durch Vergrößerung neu entstehende Kartenpositionen durch Interpolation mit Werten belegt. Um dabei den Einfluß der Interpolation auf der Karte so gering wie möglich zu halten, wird zwischen zwei Kartenpositionen jeweils eine neue Position berechnet.

Nach einer Vergrößerung der Karte einer abgeschlossenen Lernphase sind zwischen den Ursprungspositionen immer interpolierte Werte vorhanden. Um diese neuen Kartenpositionen möglichst schnell dem Merkmalsraum anzugleichen, wird die Lernumgebung am Anfang der Lernphase vergrößert.

Da bei einer größeren Lernumgebung der Einfluß einer Kartenposition auf ihre Nachbarpunkte zunimmt, sollte gleichzeitig eine Verminderung der angestrebten Wiederzuweisungrate erfolgen. Denn die Veränderung der Umgebung einer Kartenposition führt zu häufigeren Positionswechseln der Merkmalsvektoren. Auf diese Weise kann sichergestellt werden, daß eine Lernphase immer zu einem determinierten Ende findet. Damit sind alle Kriterien erfüllt, die für einen automatischen Lernprozeß benötigt werden.

4 Ergebnisse einer CT–Anwendung

Für die Segmentierung von Weichteilen aus CT–Schnittserien erweist sich der große Wertebereich ($-1000 - +1000$) als störender Faktor für die Toplogische Karte. Da die extremen Dichtesprünge auch ohne eine vorherige Segmentierung mit einem Raytracing Algorithmus gut sichtbar gemacht werden können, wurde für den Lernprozeß einer Karte für die Weichteilsegmentation nur der interessante Wertebereich von -150 bis $+150$ ausgewählt. Das linke Bild in Abb. 3 zeigt den für den Lernprozeß verwendeten Bildausschnitt.

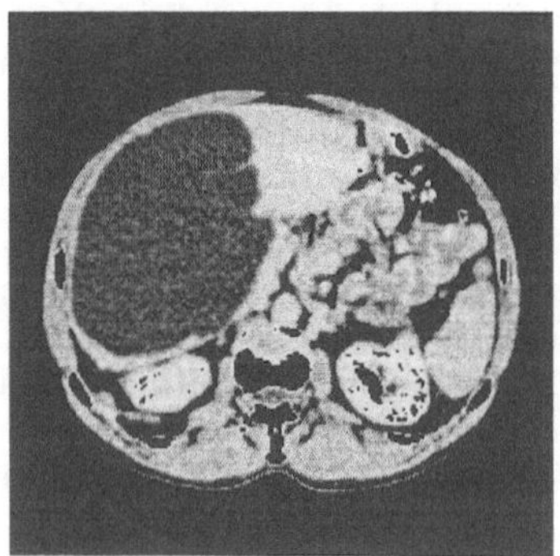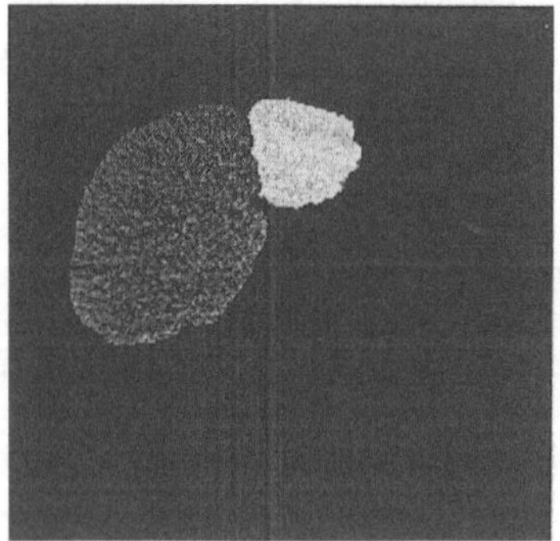

Abbildung 3: Axiales CT Schnittbild des Bauches mit Leber (Wertebereich der Weichteile links) und das Segmentationsergebnis (rechts)

Die berechnete Karte (17×17) wurde nach dem Lernprozess in 36 Gebiete eingeteilt. Die Einteilung erfolgte mit Hilfe der Minimum Distanz Cluster Analyse, wobei als Beurteilungskriterium minimale Varianz innerhalb eines Gebietes und maximale Varianz zwischen den Gebieten gefordert wurde. Mit Hilfe eines Zuordnungsvektors konnten dann die Merkmalsvektoren ermittelt werden, die durch die Kartengebiete repräsentiert wurden. Das rechte Bild in Abb. 3 zeigt als Resultat die Binärmasken für die Leber und eine Zyste.

5 Ausblick

Die Weichteilsegmentierung mittels der topologischen Karte befindet sich zur Zeit im Entwicklungsstadium. Da es sich bei der topologischen Karte um einen parallelen Prozeß handelt, der auf einer herkömmlichen Rechnerarchitektur simuliert wird, sind enorme Rechenzeiten nötig. Daher muß die weitere Entwicklung auf parallele Rechnerkonzepte zielen.

Literatur

[1] Bertsch, H.; Dengler, J.; Meinzer, H.P.: Das selbstlernende System der topologischen Merkmalskarte zur Klassifikation und Bildsegmentierung. Proceedings 10. DAGM-Symposium in Zürich, In Bunke, H., Kübler, O., Stucki, P. (Hrsg.): Mustererkennung 1988, 298-304, Springer, Berlin 1988

[2] Heyers, V., Meinzer, H.P., Saurbier, F., Scheppelmann, D., Schäfer, R.: Minimizing the Data Preparation for 3D Visualization of Medical Image Sequences. Proceedings of the International Symposium CAR '89. In Lemke, H.U., Rhodes, M.L., Jaffe, C.C., Felix, R. (Eds): Computer Assisted Radiology. Springer, Berlin - Heidelberg - New York - London - Paris - Tokyo 1989

[3] Hounsfield, G.N.: Potential uses of more accurate CT absobtion values by filtering. Am. J. Roentgenol. 131 (1978) 103-106.

[4] Kohonen, T.: Clustering, Taxonomy and topological maps of patterns. Proceedings of the 6th Int. Conf. on Pattern Recognition 1982, 114-128. Computer Society Press, Silver Spring, 1982.

[5] Kohonen, T.: Selforganisation and Associative Memory. Springer, Berlin Heidelberg New York Tokyo 1983.

[6] Schäfer, R., Heyers, V., Meinzer, H.P.: 3D-Visualisierung von CT- und MR-Bildserien. Proceedings der 34. Jahrestagung der GMDS, Aachen (in diesem Band)

[7] Meinzer, H.P., Schäfer, R., Heyers, V., Saurbier, F., Scheppelmann, D.: Threedimensional CT and MR Images. In Barber, B., Cao, D., Qin, D., Wagner, G. (Eds): Medinfo '89, Singapore, 409-413, Amsterdam, North-Holland 1989

[8] Schmidt, M., Dengler, J., Holder, S., Meinzer, H.P.: Recognition and Segmentation of Cell Structures of Varying Intensities by Means of Linear and Morphological Filters. Proceedings of Medical Informatics Europe '88. In Reichertz, P.L., Lindberg, D.A.B. (Eds): Lecture Notes in Medical Informatics 35, 553-557, Springer, Berlin - Heidelberg - New York - London - Paris - Tokyo 1988

[9] Serra, J.: Introduction to Mathematical Morphology. Computer Vision, Graphics and Image Processing 35 (1986) 114-128.

3D-Segmentierung von Kernspintomogrammen unter Verwendung eines stochastischen Objektformmodelles

Til Aach, *Herbert Dawid* und *Rudolf Mester*

Institut für Elektrische Nachrichtentechnik, RWTH Aachen
Melatener Str. 23, 5100 Aachen

Einleitung

Die Segmentierung von Schichtbildsätzen stellt den ersten entscheidenden Schritt in einer Kette von Verarbeitungsprozessen dar, an deren Ende die dreidimensionale grafische Darstellung von anatomischen Objekten steht [1],[2]. Ziel der Segmentierung ist die Zerlegung des durch den Schichtbildsatz gebildeten Datenvolumens in homogene Teilvolumina, die zu anatomischen Objekten oder Teilen solcher Objekte korrespondieren (*low-level*-Verarbeitung). Diese Teilvolumina können durch eine nachfolgende wissensbasierte Objekterkennung (*high-level*) zu medizinisch relevanten Objekten gruppiert werden (vgl. für 2 Dimensionen [3]). In weiteren Schritten können auf die so entstandene Datenstruktur Methoden der 3D-Computer Grafik zur Ausgabe und objektorientierten Interaktion angewandt werden.

In einer solchen Verarbeitungskette sollte der dreidimensionale Charakter der durch die Tomogramme gebildeten Volumina bereits im ersten Schritt – also der Segmentierung – berücksichtigt werden. Das hier vorgestellte neue 3D-Segmentierungsverfahren entspricht dieser Forderung durch Verwendung eines dreidimensionalen stochastischen Modelles, welches den typischen Charakter von Objektformen beschreibt. Das Verfahren arbeitet – im Gegensatz zu dem in [4] beschriebenen kantenorientierten Algorithmus – regionenorientiert.

Der Segmentierungsalgorithmus

Die hier vorgeschlagene Methode zur 3D-Segmentierung besteht aus den beiden Teilschritten Objektdetektion und Oberflächenrelaxation. In dem gesamten Datenvolumen – *einer* dreidimensionalen Region – wird zunächst mittels der Objektdetektion nach Inhomogenitäten, d.h. nach *signifikanten* Abweichungen lokal berechneter statistischer Parameter von den entsprechenden globalen Regionenparametern, gesucht [5]. Hierbei gefundene zusammenhängende Mengen von Volumenelementen (Voxeln) bilden vorläufige neue Objekte, deren genauer Oberflächenverlauf durch die anschließende Oberflächenrelaxation ermittelt wird. Die so entstandene Segmentierung (*Partition*) wird nun durch wiederholte Anwendung von Objektdetektion und Oberflächenrelaxation verfeinert, bis keine signifikanten Inhomogenitäten mehr detektiert werden können. Dies ist typischerweise nach ca. 4 Iterationen der Fall (zur Konvergenz vgl.[5]). Objektdetektion, Oberflächenrelaxation sowie das zur Beschreibung der Schichtbildsätze benutzte stochastische Modell werden im folgenden erläutert.

Ein stochastisches Modell für Schichtbildsätze

Das durch den Schichtbildsatz gebildete Volumen wird als ein Ensemble von 3D-Regionen R_n aufgefaßt, wobei die sich aus dem gemessenen MR-Parameter (z.B. T_2) ergebenden Grauwerte y_{ijk} innerhalb jeder dieser Regionen durch einen normalverteilten, örtlich unkorrelierten Zufallsprozess beschrieben werden (vgl. [6]). Die Partition wird durch Zuweisung eines Regionenlabels q_{ijk} zu jedem Voxel (ijk) repräsentiert. Das sich ergebende Labelfeld $Q = \{q_{ijk}\}$ fassen wir – in Verallgemeinerung entsprechender zweidimensionaler Ansätze [7] – als Muster eines dreidimensionalen *Gibbs/Markov*-Zufallsfeldes auf.

Die Objektdetektion

Gegeben sei eine Partition Q für die Schichtbilddaten Y. Hierbei kann es sich z.B. um die nur aus einer Region bestehende Initialsegmentierung handeln, oder um eine während des rekursiven Segmentiervorgangs entstehende Partition. Aufgabe der Objektdetektion ist das Auffinden solcher Bereiche innerhalb jeder Region, in denen die gemessenen Werte wesentlich von ihrer Umgebung abweichen, ohne daß ihnen bereits ein eigenes Segment zugeordnet wurde. Solche 'Inhomogenitäten' sind durch signifikante Abweichungen des lokalen Mittelwertes vom jeweiligen Regionenmittelwert, der aus allen regioneninternen Grauwerten geschätzt wird, gekennzeichnet. Die Vorgehensweise zur Objektdetektion ist wie folgt: Zunächst werden die Grauwerte jeder Region normiert durch

$$e_{ijk} = \frac{y_{ijk} - \hat{m}(R_n)}{\hat{\sigma}(R_n)}$$

Dabei ist R_n die Region, zu der der Gitterpunkt (ijk) gehört, $\hat{m}(R_n)$ und $\hat{\sigma}(R_n)$ sind die ML-Schätzwerte für Regionenmittelwert und Standardabweichung. Unter der Hypothese, daß keine Inhomogenität am Ort (ijk) vorliegt, gehorcht e_{ijk} einer mittelwertfreien Normalverteilung $N(0,1)$ mit Standardabweichung 1. In jedem so transformierten Schichtbild wird nun für jeden Bildpunkt der lokale Mittelwert μ_{ijk} innerhalb eines kleinen gleitenden Fensters der Größe $d \times d$ ermittelt. Liegt am Ort (ijk) keine Inhomogenität vor, so ist μ_{ijk} verteilt nach $N(0, d^{-1})$. Wir wählen nun eine Schwelle t so, daß die Wahrscheinlichkeit $P(|\mu| > t)$ – also das Signifikanzniveau – bei Zugrundelegen der Verteilung $N(0, d^{-1})$ klein ist. Jeder Gitterpunkt (ijk) mit $|\mu(ijk)| > t$ wird als Inhomogenität markiert. Dabei wird eine positive Marke benutzt, falls $\mu > 0$, andernfalls ist die Marke negativ. Die neuen Regionen werden durch zusammenhängende Voxelmengen mit derselben Marke gebildet, welche man durch eine 3D-Connected-Component-Analyse erhält. Anschliessend können die neuen globalen Parameter $\hat{m}$ und $\hat{\sigma}^2$ jeder Region ermittelt werden.

Experimentell ergaben sich mit einem Signifikanzniveau von 10^{-7} bei einer Detektionsfenstergröße von 5×5 Gitterpunkten gute Detektionsergebnisse. Allerdings können dabei die Objektgrenzen nicht genau ermittelt werden (Tiefpaßeffekt). Dies kann durch die anschließende Oberflächenrelaxation soweit, wie Partialvolumeneffekte dies zulassen, kompensiert werden.

Die Oberflächenrelaxation

Die entstandene Partition Q_0 soll nun durch Veränderung des Labels einzelner Gitterpunkte so modifiziert werden, daß sie in bestmöglicher Weise mit den gegebenen Schichtbilddaten Y zusammenpaßt. Die Modifikationen werden dabei auf der Basis des *Maximum a Posteriori* (MAP) Kriteriums vorgenommen, d.h. Q_0 wird modifiziert mit dem Ziel, die a posteriori Verteilungsdichte $p(Q|Y) = const \cdot p(Y|Q) \cdot p(Q)$ zu maximieren [8]. (Diese Vorgehensweise kann hier nur skizziert werden, man vergleiche die äquivalenten Ableitungen für den zweidimensionalen Fall [9],[10]).

Mit den Maximum-Likelihood Schätzwerten $\hat{m}_n$, $\hat{\sigma}_n^2$ für eine Region R_n von N_n Voxeln ergibt sich für die Likelihood der regioneninternen Grauwerte

$$p(y|\hat{m}_n, \hat{\sigma}_n^2) = \left(\sqrt{2\pi\hat{\sigma}_n^2}\right)^{-N_n} \cdot e^{-N_n/2}$$

Damit gilt für $p(Y|Q)$:

$$p(Y|Q) = \prod_{R_n} p(y|\hat{m}_n, \hat{\sigma}_n^2)$$

Der Term $p(Q)$ kann unterschiedliche Auftrittswahrscheinlichkeiten verschiedener Partitionen ausdrücken. Das empirische Vorwissen, daß Objektoberflächen lokal meist relativ glatt verlaufen, und daß isolierte Objekte von wenigen Voxeln Umfang sehr selten sein sollten, kann in diese a

priori Dichte $p(Q)$ durch Verwendung eines dreidimensionalen Gibbs/Markov Zufallsfeldes integriert werden ("Objektformmodell"). Etwas vereinfacht dargestellt, ist dazu die Anzahl derjeniger Paare benachbarter Voxel zu ermitteln, denen jeweils unterschiedliche Label zugeordnet sind, d.h. die an Objekträndern liegen (Randpaare). Diese Anzahl ist umso geringer, je glatter die Oberflächen der vorkommenden Objekte sind (vgl.[9],[10]). Die Verteilungsdichte dieses speziellen Gibbs-Zufallsfeldes lautet:

$$p(Q) = k \cdot exp\{-\sum_{i=1}^{n_R} C_i\}$$

wobei n_R die Anzahl der in der Partition auftretenden Randpaare bezeichnet, und C_i einen jedem der Randpaare zugeordneten positiven Kostenparameter ($C_i \approx 0.5$). Dieser Ausdruck weist das gewünschte Verhalten auf: Je glatter die Oberflächenverläufe in einer Partition Q sind, d.h. je geringer n_R ist, desto größer ist die Wahrscheinlichkeit $p(Q)$ dieser Partition.

Zur Maximierung des Produktes $p(Y|Q) \cdot p(Q)$ wird das Datenvolumen mehrmals durchlaufen. Für jedes am Rand einer Region angetroffene Voxel wird untersucht, ob das Zuschlagen dieses Voxels zu einer seiner Nachbarregionen obigen Audruck erhöht (*Relaxation*). Ist dies der Fall, so erhält dieses Voxel das Label der betreffenden Region ('Relabeln'). Diese Relaxation konvergiert zu einem lokalen Maximum von $p(Y|Q) \cdot p(Q)$.

DIE WEITERVERARBEITUNG

Das beschriebene, rein signalbasiert arbeitende Segmentierungsverfahren wurde auf einen Satz T_2-gewichteter MR-Bilder angewandt (Bild 1). Zur Weiterverarbeitung der entstandenen Regionen ist nun problemspezifisches Vorwissen einzubringen. Aufgrund des stationären Charakters der Regionenprozesse – welcher durch das verwendete Schichtbildmodell bedingt ist – kann zur Weiterverarbeitung ein auf statistischen Kriterien basierendes Klassifikationsverfahren eingesetzt werden.

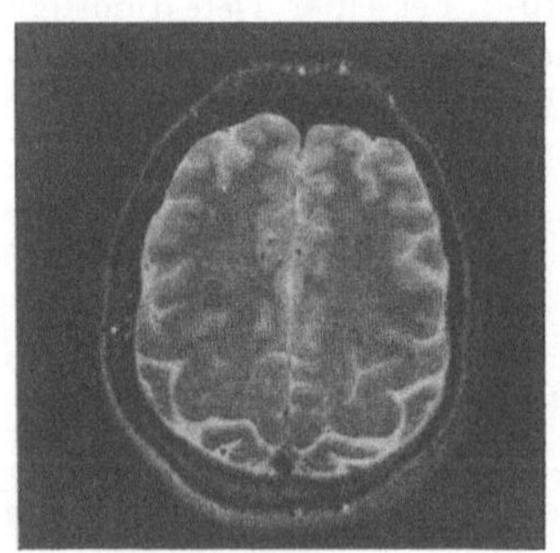

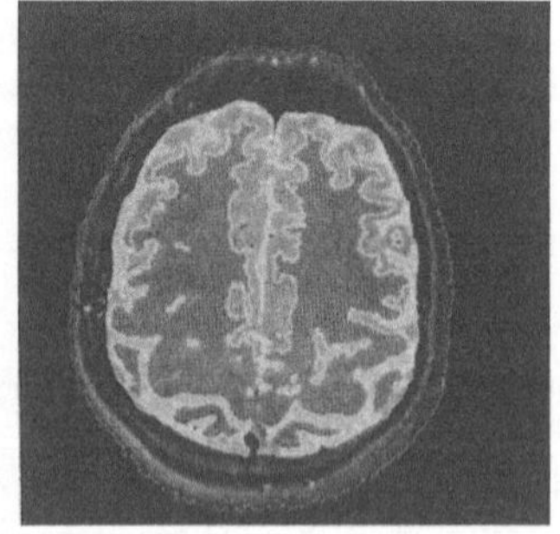

Hierzu wird im folgenden ein Klassifikationsansatz beschrieben, mit dem eine Gruppierung der Regionen nach den Klassen weiße Gehirnmasse, graue Gehirnmasse, CSF, Knochen/Hau und Hintergrund/Luft möglich ist.
Als Trainingssatz für die Dimensionierung des Klassifikators wurden 5 Bilder der MR-Folge herangezogen. Für die in diesen Bildern auftretenden Regionen wurde als Merkmal der Mittelwert der jeweiligen regioneninternen Bilddaten zusam-

Bild 1: Schicht 21 einer Folge von T_2-Gewichtsbildern (Schichtabstand 2mm)

Bild 2: Segmentierungsresultat für die Schicht nach Weiterverarbeitung

men mit der interaktiv festgelegten Klassenzugehörigkeit abgespeichert. Zusätzlich wurden die Auftrittshäufigkeiten $\hat{P}(\omega_i)$ der 5 Klassen $\omega_i, i = 1,\ldots,5$ ermittelt. Aus diesen Daten läßt sich nun ein Klassifikator auf der Basis eines Bayes Multi-Hypothesentests entwickeln ([11] S.41). Durch diesen Entscheidungstest wurden alle in der Partition auftretenden Regionen automatisch einer der obigen Klassen zugeordnet. Hierbei auftretende Fehlzuordnungen können durch Berücksichtigung einfacher Regeln, wie z.B. "Die Gehirnmasse liegt im intrakraniellen Bereich" (vgl.[12]) korrigiert werden.

Die resultierende Partition ist in Bild 2 gezeigt. Eine 3D-Darstellung der Gehirnoberfläche findet sich in Bild 3.

Schlussfolgerungen

Das beschriebene regionenorientierte Segmentierungsverfahren hat sich in Versuchen erheblich robuster als kantenorientierte Verfahren erwiesen, allerdings muß dies mit einem deutlich höheren Rechenaufwand erkauft werden. Eine FORTRAN-Simulation des Segmentierungsverfahrens benötigte auf einer VAX11/750 für die in Bild 3 verwendeten Schichten ca. 5 Tage CPU-Zeit. Durch Ausnutzung der Parallelisierbarkeit des Verfahrens kann der Rechenzeitbedarf aber erheblich gesenkt werden.

In der Nachverarbeitung wurden gute Resultate durch Zusammenfassen der Regionen in 5 Klassen erzielt. Da die MR-Werte innerhalb der Regionen durch stationäre Zufallsprozesse beschrieben werden, kann für diese Gruppierung ein Bayes-Klassifikator eingesetzt werden. Aufgrund der Maschinenparameterabhängigkeit der gemessenen MR-Daten ist der erstellte Klassifikator nur zur Klassifikation von weiteren T_2-gewichteten MR-Schichtbildsätzen geeignet, die mit den gleichen Maschinenparametern (T_R,T_E, etc.) aufgenommen werden wie die vorliegende Folge. Das Klassifikationsprinzip ist aber allgemein einsetzbar. Durch einen umfangreicheren Trainingssatz und weitere Merkmale sind hier Verbesserungen möglich.

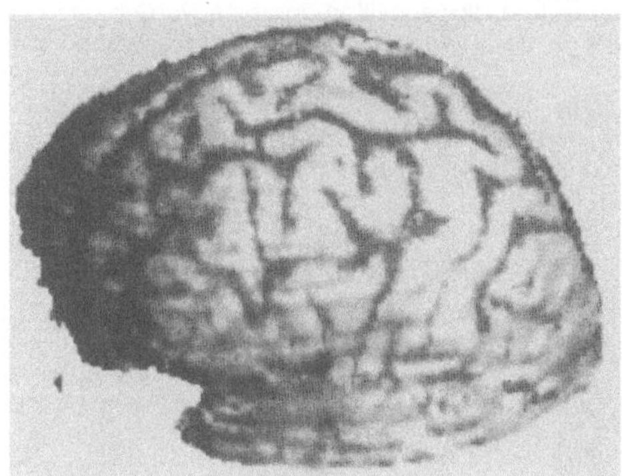

Bild 3: 3D-Ansicht der Gehirnoberfläche, errechnet aus 45 Schichten.

Die Original-Schichtbildfolge wurde uns freundlicherweise von Mitarbeitern des Institutes für Medizinische Statistik und Dokumentation, RWTH Aachen, zur Verfügung gestellt.

Literatur:

[1] M.W. Engelhorn: *Interactive 3D Computer Graphics in Medical Imaging*. 6. Aachener Symposium für Signaltheorie, Informatik-Fachberichte 153, D. Meyer-Ebrecht (Hrsg.), S.16–27 (1987)

[2] K.H. Höhne: *3D-Bildverarbeitung und Computer-Graphik in der Medizin*. Informatik-Spektrum 10: S.192–204 (1987).

[3] W. Menhardt: *Ein Ansatz für die Interpretation von MR-Bildern*. Mustererkennung 1986, Informatik-Fachberichte 125, G. Hartmann (Hrsg.), S.250–254.

[4] M. Bomans, M. Riemer, U. Tiede, K.H. Höhne: *3D-Segmentation von Kernspintomogrammen*. Mustererkennung 1987, Informatik-Fachberichte 149, E. Paulus (Hrsg.), S.231–235.

[5] T. Aach, U. Franke, R. Mester: *Top-Down Image Segmentation using Object Detection and Contour Relaxation*. Proc. IEEE 1989 International Conf. on Acoustics, Speech, and Signal Processing (ICASSP-89), S.1703–1706.

[6] R. Mester, U. Franke, T. Aach: *Progress in modelling natural images*. ITG-Fachtagung "Stochastische Modelle und Methoden in der Informationstechnik", ITG-Fachbericht 107, S.29–34 (1989).

[7] H. Derin, W.S. Cole: *Segmentation of textured images using Gibbs random fields*. Computer Vision, Graphics, and Image Processing, vol. 35, S.72–98 (1986).

[8] C.W. Therrien: *An estimation-theoretic approach to terrain image segmentation*. Computer Vision, Graphics, and Image Processing, vol. 22, S.313–326 (1983).

[9] R. Mester, U. Franke, T. Aach: *Segmentation of image pairs and sequences by contour relaxation*. Mustererkennung 1988, Informatik-Fachberichte 180, S.104–110.

[10] R. Mester: *Regionenorientierte Bildsegmentierung unter Verwendung stochastischer Bildmodelle*. Fortschrittsberichte VDI Reihe 10 Nr. 106 (1989).

[11] C.W. Therrien: *Decision, estimation, and classification*. John Wiley & Sons (1989).

[12] W. Menhardt: *Bildanalyse und ikonische Fuzzy Sets*. KI 1/89, S.4–10 (März 1989).

Methoden der dreidimensionalen Rekonstruktion und Darstellung in Orthopädie und Traumatologie

K.-H. Englmeier, A. Wieber, S. J. Pöppl, K. A. Milachowski*

GSF – Institut für Medizinische Informatik und Systemforschung, Ingolstädter Landstr. 1, 8042 Neuherberg

*Orthopädische Klinik und Poliklinik, Klinikum Grosshadern der Ludwig–Maximilians–Universität München, Marchioninistr. 15, 8000 München 70

Einleitung: Die bildliche Erfassung von Teilvolmen des menschlichen Körpers erfolgt durch die diskrete Folge zweidimensionaler Bildmatrizen in einem vorgogobenen Abstand. Die dazu verwendeten – heute nahezu klassischen – Verfahren zur Bilderzeugung der Röntgencomputer– und Ultraschalltomographie wurden dazu in ihrer Auflösung erheblich verbessert und erweitert. Hinzu kam in der Diagnostik von Weichteilgeweben die Kernspintomographie.

Durch die sukzessive Betrachtung der einzelnen Serienbilder (Abb. 1) erhält der Mediziner Informationen über die räumliche Gestalt von Organen und Skeletteilen, sowie deren pathologischer Veränderungen. Je komplizierter jedoch die Struktur der abgebildeten Organe und Knochen, um so schwerer fällt es dem Betrachter, die dreidimensionale Szene mental zu rekonstruieren.

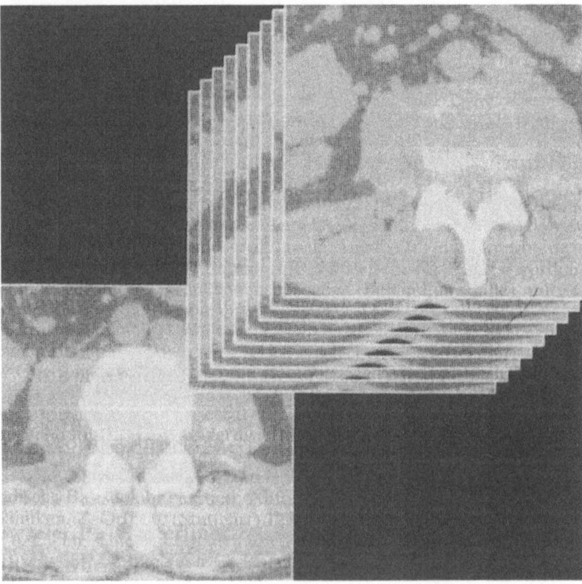

Abb. 1: Präsentation der CT–Schnittbildsequenz der Lendenwirbelsäule

Mit Hilfe der rechnergestützten Rekonstruktion von Schnittbildern durch die Szene in verschiedenen Richtungen sowie der pseudo–3–dimensionalen Darstellung kann daher der Mediziner in der Diagnosefindung und Therapieplanung ganz wesentlich unterstützt werden. Prinzipiell existieren dazu verschiedene Objektrepräsentationen, die sich folgendermaßen einteilen lassen /1/:

- Wireframe
- oberflächenorientiert
    = Beschreibung durch eine Menge von Polygonen
    = Beschreibung durch die Gleichung einer algebraischen Oberfläche
    = Beschreibung durch Freiformflächen
- volumenorientiert

Während die Rekonstruktion von Schnittebenen durch die 3-dimensionale Szene bereits auf dem Steuerungsrechner des CT-Gerätes verfügbar ist (s. Abb. 2) und relativ leicht nach Interpolation der Schnittbilder durchzuführen ist, benötigen die oberflächenorientierten Darstellungsverfahren eine Vorverarbeitung der Bilddaten im Sinne einer Filterung, Segmentierung und Konturdefinition, damit die Daten in entsprechender Form für die Darstellung der 3-dimensionalen Szene zur Verfügung gestellt werden.
Im folgenden wird dazu ein Verfahren vorgestellt, das aus den CT-Bildern teilweise automatisch die Konturen der knöchernen Strukturen ermittelt und nach Oberflächenberechnung eine dreidimensionale Darstellung ermöglicht. Beispiele aus der Orthopädie und Traumatologie werden gezeigt.

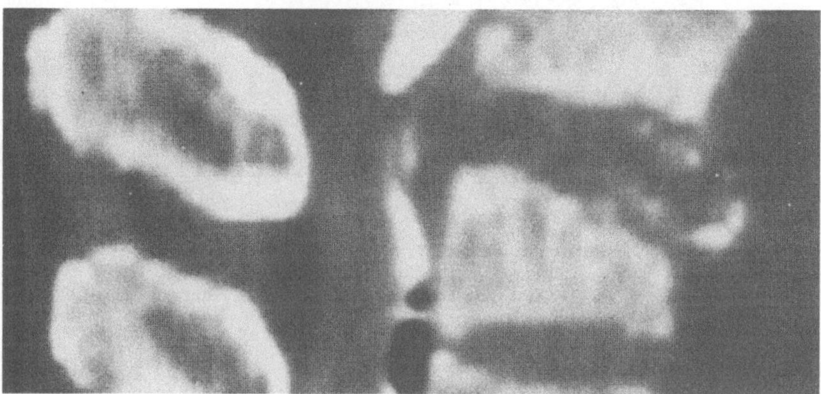

Abb. 2: Rekonstruktion einer lateralen Schnittebene durch das Tomogramm der Lendenwirbelsäule mit Wirbelfraktur

Methode: Nach Übertragung der komprimierten CT-Bildsequenzen zum Vektorrechner CONVEX C 210 werden diese in ihr ursprüngliches Format (in der Regel 256*256 bzw. 512*512 Bildpunkte, Grauwerttiefe 12 Bit) transformiert. Ein automatischer Segmentierungs- und Konturfindungsprozeß extrahiert aus den CT-Bildern die Eingangsdaten für die Oberflächenberechnung der knöchernen Strukturen. Am Farbmonitor erfolgt die Überlagerung der gefundenen Konturen und des Originalbildes, so daß im nächsten Verarbeitungsschritt falsch erkannte Konturen eliminiert und korrigiert werden können (s. Abb. 3).

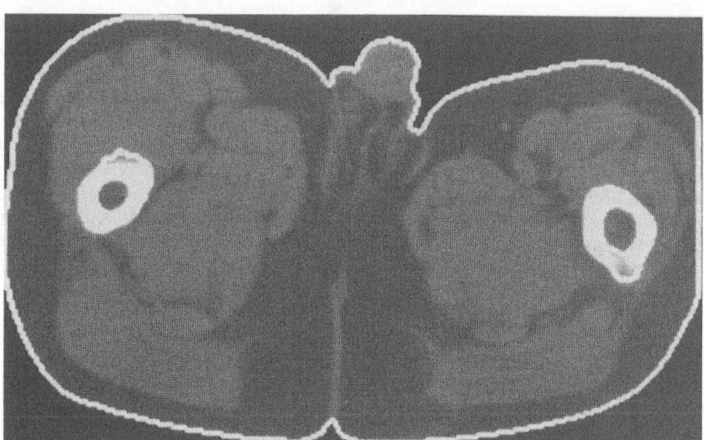

Abb. 3: Axiales CT-Bild der Oberschenkel mit Überlagerung der Ergebnisse des Konturdetektors

Eine gängige Methode, die nach Berechnung der Konturen zur Visualisierung führt, ist nach der Triangulation die sogenannte Wireframe-Darstellung (s. Abb. 4). Durch die Triangulation werden aus den Konturloops Gruppen von jeweils drei Punkten gebildet, die als Eckpunkte von Dreiecken eine Objektoberfläche repräsentieren können. Dabei kann der Triangulationsvorgang in zwei Phasen unterteilt werden; in der ersten Phase wird die Entscheidung getroffen, welcher Konturloop in geometrischer Beziehung mit einem Konturloop des benachbarten Levels steht, so daß eine Oberflächenverbindung mittels Dreiecken stattfinden kann. Dieser hauptsächlich automatisch ablaufende Prozeß erfordert jedoch bei sogenannten Konturbifurkationen einen manuellen Eingriff. In der zweiten Phase werden die Punkte zweier Loops unterschiedlicher Ebenen und gleichem Richtungssinn so verbunden, daß die Optimierungsbedingung der Minimierung der dabei entstehenden Fläche erfüllt ist /6/. Das Ergebnis der Triangulation ist eine Objektrepräsentation durch die Beschreibung der Oberfläche mit Hilfe von Polygonzügen.

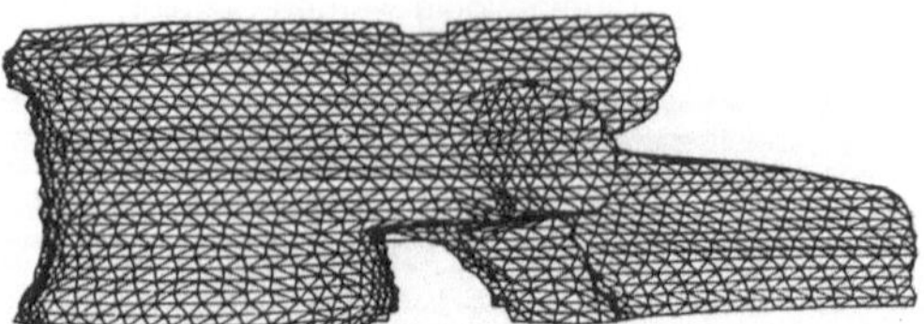

Abb. 4: Triangulationsmodell eines Lendenwirbels aus 30 CT-Bildern aus lateraler Ansicht

Diese Objektrepräsentation kann am einfachsten als ein Wireframe, das lediglich Punktverbindungen beinhaltet, dargestellt werden. Ein Wireframe kann jedoch keinen realistischen Eindruck der Szene erzeugen, auch wenn die Abbildung mit Hilfe von Hidden Line Removal Algorithmen erzeugt wird. Auch die Darstellung verschiedener, sich überlappender Objekte gelingt damit nicht. Hierfür eignen sich Methoden, die mit geometrischen Transformationen, Licht- und Schattierungsmethoden auf der Basis der durch die Triangulation entstandenen Datenstruktur Bilder der dreidimensionalen Szene synthetisieren. Dazu werden die darzustellenden Objekte mit folgenden Attributen ausgestattet, die dann modifiziert und der Szene entsprechend angepaßt werden können /1/:

- Lage
- Orientierung
- Größe
- Form
- Farbe
- Transparenz
- Reflexion
- Textur

Lage, Orientierung und Größe werden durch die Translation, Rotation und Skalierung, also geometrische Koordinatentransformationen, modifiziert, die wiederum in einer sogenannten Koordinatentransformations-matrix zusammengefaßt werden.
Die **Form** der Objekte resultiert aus ihrer Beschreibung. Hier wurde die Annäherung der Oberfläche durch Dreiecke gewählt. Andere Möglichkeiten sind, die Oberfläche durch Freiformflächen (Bezier Kurven, B-Splines, β-Splines) zu gestalten oder Volumenmodelle (Octrees, Superquadrics etc) anzuwenden.
Der Einsatz von **Farbe** (RGB-System mit insgesamt 24 Bit) erlaubt die Unterscheidung der Objekte aus der dreidimensionalen Szene und die realistischere Gestaltung der Abbildung. **Transparenz** als Objekteigenschaft gestattet, ineinander liegende Objekte zu präsentieren. Eine sehr einfache Modellannahme zur Transparenz verwendet lediglich einen Parameter t, der die Quantität der Lichtdurchlässigkeit beschreibt. 1 repräsentiert dabei ein völlig transparentes Objekt, 0 eine lichtundurchlässige Oberfläche:

$$P = t * B + (1-t) * C$$

mit   P = Farbe des zu berechnenden Pixels
             B = Farbe des hinter der transparenten Fläche liegenden Objektes
             C = Farbe des transparenten Objektes
             t = Transmissions-Faktor

Die Berechnung der Farben **P**, **B** und **C** resultiert aus dem verwendeten Gouraud Schattierungsverfahren und dem Phong Beleuchtungsmodell, das die **Reflexion** der Oberfläche berücksichtigt. Die Berechnung des beleuchteten und schattierten Modells ist in folgende Einzelschritte unterteilt: Zuerst werden die Farbwerte an den Eckpunkten des aktuellen Dreicks bestimmt. Um die Farbwerte innerhalb des Dreiecks zu berechnen, erfolgt die Anwendung des Gouraud-Schattierungsverfahrens /3/, mit dessen Hilfe aus den Farbwerten an den Eckpunkten die Intensitäten innerhalb des Dreiecks linear interpoliert werden (s. Abb.5). Die Verwendung des Phong Beleuchtungsmodells /4/ führt zu folgender Gleichung /6/:

$$I = I_e + I_a + I_d + I_s$$

mit I = Intensität
  I_e = Anteil des emittierten Lichtes
  I_a = Reflexionsanteil des indirekten Lichtes
  I_d = Reflexionsanteil des gestreuten Lichtes
  I_s = spiegelnde Reflexion

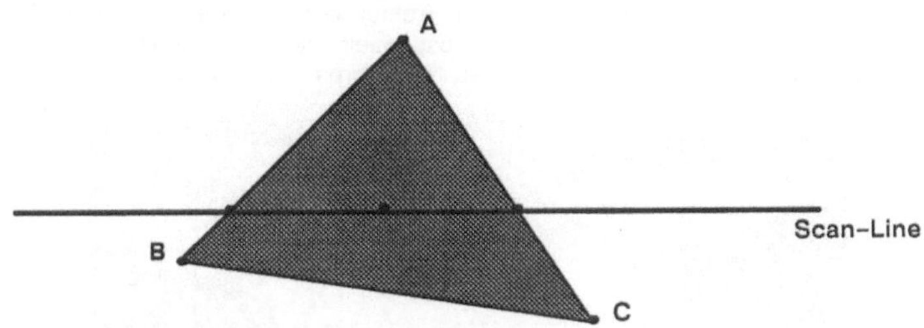

Abb. 5: Berechnung der Farbwerte mit Hilfe des Gouraud–Shading–Verfahrens entlang der aktuellen Scan–Line (aus /2/)

Das Ergebnis dieser Gleichung ist die Intensität der jeweiligen Farbe (rot, grün, blau) entlang der Polygonseiten; die Intensitätsberechnung innerhalb des Polygons erfolgt mittels linearer Intensitätsinterpolation (Gouraud– Shading) /3/. Durch diese Vorgehensweise entsteht ein pseudodreidimensionales Bild der Szene mit kontinuierlichen Farbübergängen zu benachbarten Dreiecken (im Gegensatz zum sogenannten Flat–Shading, das die Polygone mit einer konstant bleibenden Farbe ausfüllt).

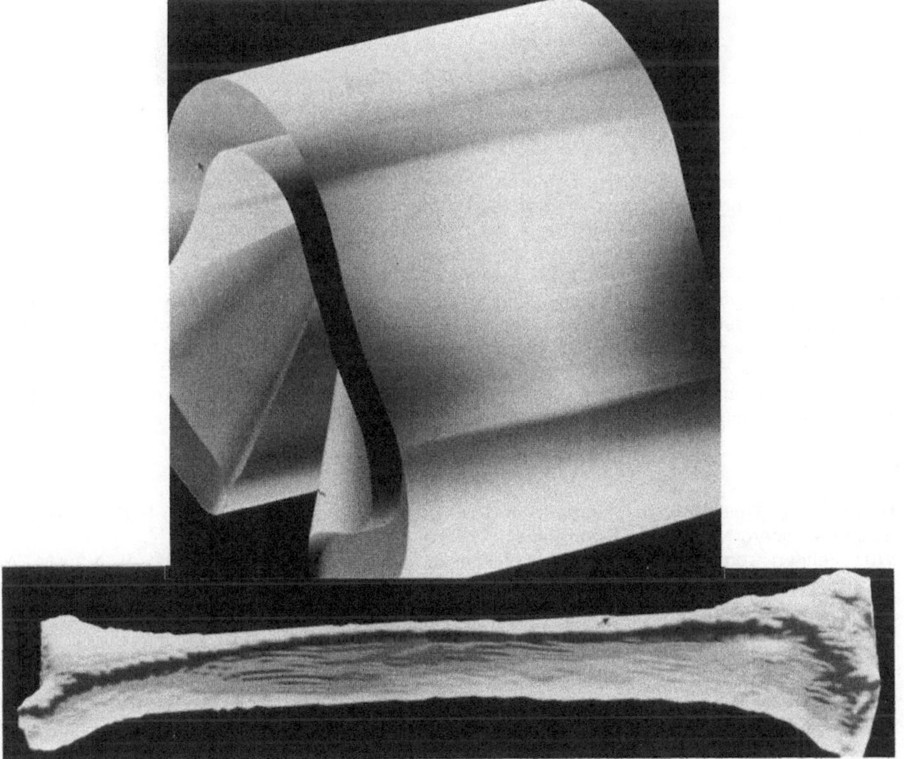

Abb. 6: Pseudo-3–dimensionale Darstellung eines Unterschenkels, sowie eine Detailaufnahme des anatomisch adaptierten Marknagels nach Rekonstruktion und Auswertung der Geometrie des Markraumes

Anwendungsbeispiele: Die Anwendung dreidimensionaler Visualisierungstechniken in der Medizin erhält heute einen zunehmenden Stellenwert. Einerseits gelingt damit eine Verbesserung der Therapieplanung, wie es etwa durch die individuelle Konstruktion von Hüftgelenksprothesen mit Hilfe segmentierter CT–Schichten zur Erhöhung des Formschlusses gezeigt werden kann. Ein weiteres Beispiel ist die Formberechnung von Marknägeln zur intramedullären Osteosynthese mit erhöhter Kontaktzone (s. Abb. 6).
Andererseits unterstützen dreidimensionale Darstellungen den Mediziner bereits in der Diagnostik erheblich, wenn eine mentale Rekonstruktion dreidimensionaler Szenen aufgrund ihrer Komplexität nur erschwert erfolgen kann. Dies zeigt sich insbesondere bei Tumoren und Frakturen im Wirbelsäulenbereich, denn hier eine präoperative Planung für das chirurgische Vorgehen essentiell ist. Als Beispiel ist in Abbildung 7 eine dreidimensionale Darstellung der Wirbelsäule und eines Neurinoms mit einem "sanduhrartigem" Wachstum gezeigt.

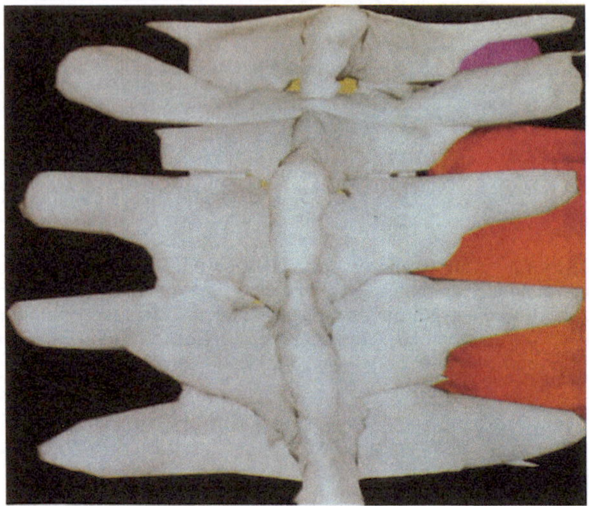

Abb. 7: Darstellung der Brustwirbelsäule (weiß) aus dorsaler Sicht mit Aorta (rot) und Neurinom (violett) und Spinalkanal (gelb)

Diskussion: Die dreidimensionale Darstellung menschlicher Organe und Skelettteile gewinnt in der Medizin nicht nur aus didaktischen Gründen eine zunehmende Bedeutung. Verstärkt wird sie sowohl zur Diagnosestellung als auch zur Therapieplanung herangezogen. Dabei zeigt sich, daß je nach Darstellungsverfahren und Bildmaterial problemadaptierte Vorverarbeitungsstrategien zur Datenaufbereitung gewählt werden müssen.
Es wurde ein oberflächenorientiertes Verfahren, das sich auf die Ergebnisse der Objektsegmentierung und Konturfindung stützt, vorgestellt. Oberflächenorientierte Verfahren erlauben den Einsatz von Graphik Workstations, die in der Regel 120.000 Dreiecke pro Sekunde mit Gouraud–Schattierung verarbeiten. Vorteilhaft ist zudem die Extraktion geometrischer Daten aus dem Bildmaterial, wodurch die Visualisierung von Therapieplänen (Strahlentherapie und Endoprothesenplanung) in Kombination mit den Skelettstrukturen gelingt. Nachteilig wirken sich bei der Modellgenerierung die interaktiven Eingriffe aus, die nötig sind, wenn keine eindeutige Zuordnung getroffen werden kann, welche Konturen mit Dreiecken zu verbinden sind.

Literatur:

/1/: **N. Magnenat-Thalmann, D. Thalmann:** Image Synthesis Theory and Practice, Springer Verlag, Tokyo Berlin Heidelberg New York London Paris, (1987)

/2/: **W.D. Fellner:** ComputerGraphik, Reihe Informatik, Ed.: K.H. Böhling, U. Kulisch, H. Maurer, Wissenschaftsverlag, Mannheim Wien Zürich, (1988)

/3/: **H. Gouraud:** Continuous Shading of Curved Surfaces, IEEE Transactions on Computers, Vol. C–20, No. 6, 623–629, (1971)

/4/: **B.T. Phong:** Illumination for Computer Generated Pictures, Communications of the ACM, 6, Vol. 18, (1975)

/5/: **W.A. Newman, R.F. Sproull:** Principles of Interactive Computer Graphics, McGraw–Hill, New York (1979)

/6/: **H.N. Christiansen, M.B. Stephenson:** Movie.byu – a General Purpose Computer Graphics System, Proc. of the Symposium on Application of Computer Methods in Engineering, University of Southern California, Los Angeles, 759–769, (1977)

Oberschenkels mit bildanalytischen Methoden morphometrisch ausgewertet wird und die dadurch gewonnenen Daten zu einer computergestützten Konstruktion von Prothesen herangezogen werden. Dazu werden die komprimierten CT-Bilder zunächst zu einem CONVEX-C-210- Computer – ein Vektorrechner der Minisupercomputerklasse mit hoher Verarbeitungsgeschwindigkeit – übertragen. Nach Dekompression der CT-Bilder müssen im ersten Verarbeitungsschritt die Rohkonturen der knöchernen Strukturen automatisch definiert werden. Dies geschieht am einfachsten durch Schwellwertalgorithmen nach der in Abb. 1 dargestellten Dichteverteilung in Houndsfield-Units /7/. Resultat dieses Prozesses ist ein Binärbild, das die Regionen der knöchernen Anteile aber auch Störungen, wie etwa Ein- und Ausbuchtungen der segmentierten Flächen enthält. Zur Elimination der Störanteile folgt die Anwendung der sogenannten OPENING-Funktion /8/, d. h. durch die nacheinanderfolgende Anwendung eines Erosions- und Dilatationsprozesses werden kleine Störungen eliminiert, die eigentliche Flächengestalt jedoch nicht verändert. Nach Anwendung eines Gradientenoperators und Konturdetektors erhält man dann die Konturdaten der zu approximierenden Oberflächen.

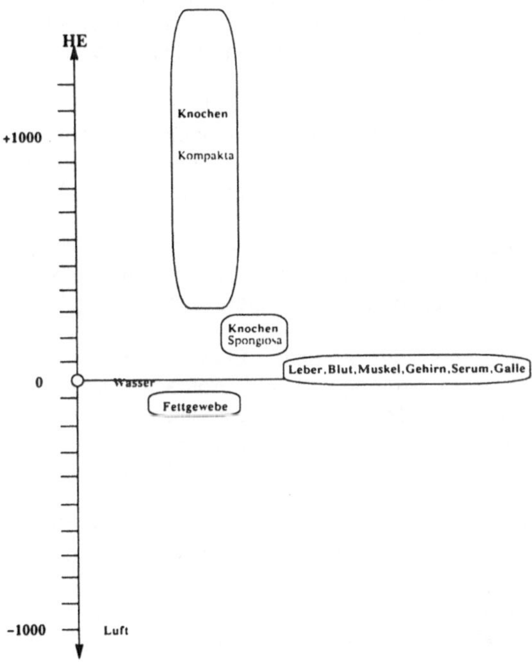

Abb 1:   Zuordnung der Dichtewerte (HU) zu morph. Strukturen

Dieser automatische Kontursucheprozeß liefert aber im Bereich des Femurkopfes und des Acetabulums nicht immer korrekte Ergebnisse. Das heißt, knöcherne Objekte, die sehr nahe aneinander liegen (z. B. bei Gelenkspalten) oder Übergänge von Spongiosa zum Markraum werden vom Konturdetektor inkorrekt definiert. Im Rahmen eines manuellen Eingriffs können mausgesteuert diese falschen Konturen gelöscht und mittels Stützstelleneingabe und Splineinterpolation korrigiert werden.
Nach Verarbeitung des gesamten Computertomogramms liegen die x-, y- und z-Koordinaten der interessierenden Bereiche als sogenannte Kontur-Files vor. Während nun das Kontur-File des

Computergestützte anatomische Hüftgelenksprothesenentwicklung mit segmentierten CT-Schichten

K.-H. Englmeier, A. Wieber, S. J. Pöppl, K. A. Milachowski*

GSF – Institut für Medizinische Informatik und Systemforschung, Ingolstädter Landstr. 1, 8042 Neuherberg

*Orthopädische Klinik und Poliklinik, Klinikum Grosshadern der Ludwig-Maximilians-Universität München, Marchioninistr. 15, 8000 München 70

Einleitung: Fremdmaterialien zum Ersatz zerstörter Knochen wurden erstmals von Azteken verwendet, welche Pinienhölzer implantierten. Petronius benutzte als erster 1565 ein Metallimplantat aus Gold zur Deckung eines Gaumendefektes. Auf Grund hoher Infektionsraten und ungeeigneten Materialien blieb jedoch bis zum vorigen Jahrhundert das künstliche Gelenk ein Einzelfall.

In der hüftprothetischen Behandlung begann die Entwicklung mit dem Versuch, den Kontakt zwischen den inkongruenten Gelenkflächen durch Zwischenlegen natürlicher oder künstlicher Abstandshalter zu verhindern. So dienten dazu zwischen 1910 und 1949 u. a. Schweineblasen, Haut- und Fettgewebe, aber auch Glas, Kunststoff oder rostfreier Stahl (z. B.: Hüftkappenprothese nach Smith-Petersen 1939 /1/).

Jedoch brachte erst die von MOORE /2/ 1950 eingeführte, zementlos implantierbare Endoprothese aus Metall entscheidende Verbesserungen, denn bei großem Hüftkopf, kurzem Schenkelhals sind bei guten Pfannenverhältnissen ausgezeichnete Langzeitergebnisse nachgewiesen.

Seitdem zeichnete sich eine rasante und vielschichtige Entwicklung in der Hüftgelenksendoprothetik ab. Daraus resultiert heute ein Angebot von Prothesen, das sowohl neue Materialien als auch vielseitige Formen und Oberflächengestaltungsmethoden berücksichtigt. Mit dem Ziel, auch dem jüngeren, an schwerer Hüfterkrankung leidenden Patienten zu einer dauerhaften Therapie zu verhelfen, begann die Neuentwicklung zementloser Totalendoprothesen des Hüftgelenkes. Gemeinsames Prinzip dieser Prothesen ist die primäre Verblockung der Prothesenteile im Knochen durch Oberflächenvergrösserung (z. B. /3/, /4/). Dies führte auch zu dem Bestreben, anatomisch angepasste Prothesen zu konstruieren, d. h. für das rechte und linke Bein entsprechend der Antekurvation eine maßstabsgerechte Prothese anzufertigen (z. B.: PCA-Prothese). Darüberhinaus ermöglichen heute Auswertungsverfahren von Röntgen- und Computertomographie-Bildern der Hüftgelenke eine noch feinere Anpassung der Prothese an die individuellen anatomischen Gegebenheiten /5/, /6/.

Basiert die Konstruktionsmethode auf der morphometrischen Auswertung von Röntgen-CT's, so sind aus Gründen des großen Datenvolumens computergestützte Verfahren so weit wie möglich zu automatisieren.

Im folgenden wird nun ein Verfahren vorgestellt, das nach teilautomatischer Konturdetektion der Knochenstrukturen einerseits die Konstruktion einer Prothese unter Berücksichtigung der individuellen Verhältnisse ermöglicht, andererseits die visuelle Qualitätskontrolle durch pseudo-3-dimensionale Darstellungen des Knochens in Kombination mit der errechneten Prothese unterstützt.

Methode: Für die bewegungs- und belastungsstabile Verankerung einer Hüftprothese ist gerade bei jungen Patienten oder bei besonderen Problemfällen auf einen guten Formschluß zu achten. Dieser kann erreicht werden, indem eine Röntgencomputertomographie des Hüftgelenkes und

Markraumes zur Konstruktion des Prothesenschaftes herangezogen wird, dienen die Koordinaten des Femurs und des Beckens der späteren visuellen Qualitätskontrolle mittels pseudo-3-dimensionaler Darstellung. Aus den Konturen des Femurköchers und des Markraumes werden zunächst mit Hilfe zweidimensionaler Cardinal Splines 3. Ordnung geglättete Konturen berechnet. Aus der Menge der somit ermittelten Schichtkonturen läßt sich im dreidimensionalen Raum nochmals eine geglättete Oberfläche approximieren. Daraus werden dann die Informationen über den individuell geformten Prothesenschaft gewonnen.

Da diese Informationen in Form von dreidimensionalen Punktkoordinaten ermittelt werden, erlaubt es das implementierte System mittels variabler Parametereinabe den Punktabstand den Erfordernissen des Formschlusses entsprechend variabel zu gestalten (s. Abb. 2).

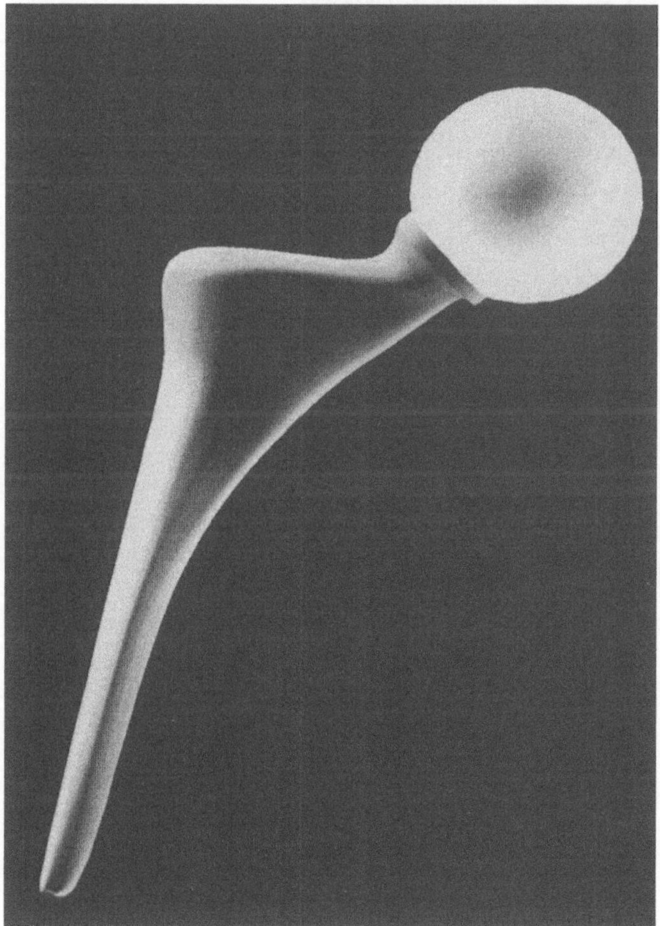

Abb. 2:   Pseudo-3-dimensionale Darstellung der konstruierten Prothese

Für die visuelle Qualitätskontrolle des Formschlusses des konstruierten Prothesenschaftes werden pseudo-3-dimensionale Darstellungen des Hüftgelenkes und des Implantates errechnet. Dies geschieht im einfachsten Fall durch die Verbindung der einzelnen Konturloops entlang der z-Achse durch Dreiecke (sog. Wireframe-Konstruktion). Zu beachten sind dabei

Konturbifurkationen, bei denen unter Umständen eine interaktive Zuordnung der Konturloops notwendig ist. Nach Übertragung der sortierten Koordinatenfiles vom CONVEX-Rechner an die Graphik-Workstation SILICON GRAPHICS IRIS 4D/70 GT erfolgt dort die menügesteuerte pseudo-dreidimensionale Darstellung des Beckens mit der implantierten Prothese unter Verwendung des Phong-Beleuchtungsverfahrens /9/ und der Gouraud Schattierungsmethode /10/. Das System gestattet den Einsatz von bis zu acht virtuellen Farb-Lichtquellen und bietet die Möglichkeit der Wiedergabe von transparenten Oberflächen. Abbildung 3 zeigt als Ergebnis dieses Darstellungsverfahrens ein Hueftgelenk mit "implantierter" Prothese.

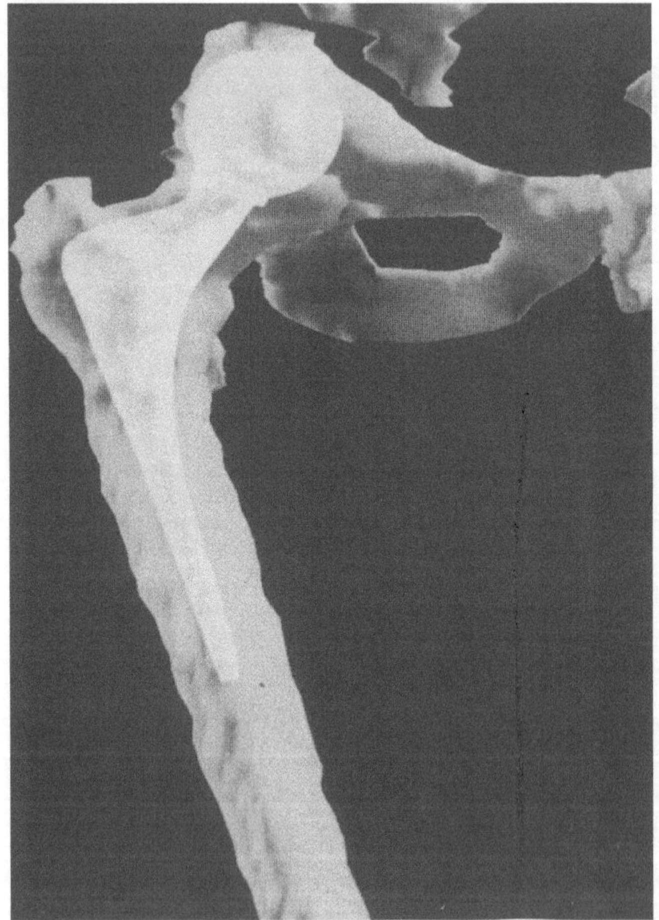

Abb. 3: Pseudo-3-dimensionale Darstellung der konstruierten Prothese mit dem Hüftgelenk

Diskussion: Es wurde ein computergestütztes Verfahren vorgestellt, das nach morphometrischer Auswertung von Röntgen-Computertomographien des Beckens Konturdaten des Markraumes und des Femurs zur Verfügung stellt, die entweder zur Konstruktion eines anatomisch angepaßten Prothesenschaftes verwendet werden können, aber auch die sich anschließende visuelle Qualitätskontrolle durch pseudo-3-dimensionale Darstellungen unterstützen. Die dabei ablaufenden Rechenprozesse wurden zum großen Teil automatisiert. Interaktive Manipulationen an den automatisch definierten Konturen sind hauptsächlich im Bereich des Hüftkopfes und an den Übergängen von Spongiosa und Markraum notwendig. Dies hat aber auch den Vorteil, daß bereits bei der Konturdefinition im CT-Bild die Lage des Prothesenschaftes festgelegt wird und damit beispielsweise auf eine pathologisch schwach ausgebildete Corticalis Rücksicht genommen werden kann.

Auch die Anwendung des Oberflächenmodells und nicht des in der Literatur für medizinische Zwecke häufig beschriebenen Voxel-Modells zeigt hier seine Vorteile: Einerseits werden sowohl für die Datenpräsentation, als auch für die Approximation des Prothesenschaftes die gleichen Konturdaten verwendet, wodurch die Darstellungen des Beckens und des konstruierten Schaftes schnell miteinander kombiniert werden können. Andererseits stehen damit auch die Konstruktionsdaten in einer Form zur Verfügung, die leicht in einen für CNC-Maschinen interpretierbaren Modus zu transformieren sind.

Literatur:

/1/:   *Smith-Peterson M. N.*: Evolution of Mould Arthroplasty of the Hip Joint, J. Bone Jt. Surg. 30-B, (1948), 59

/2/   *Moore A. T.*: The Self-Locking Metal Hip Prosthesis, J. Bone Jt. Surg. 39-A, (1957), 811

/3/   *Matzen P. F.*: Möglichkeiten der plastischen Wiederherstellung zerstörter und versteifter Gelenke, Leopoldina 3, (1965), 10

/4/   *Mittlmeier H.*: Gewebsreaktionen bei der Allo-Arthroplastik des Hüftgelenkes, Langenbecks Arch. Klin. Chir., 306, (1964), 163

/5/   *Dahmen G., Heise U.*: Alloplastischer Beckenteilersatz mit Hüftgelenk und proximalem Femur, Z. Orthop 123, (1965), 265

/6/   *HERAMED-CAT:* The Personal Cementless Hip Stem With Computer-fit According to G. *Aldinger*, Catalogue of W. C. Heraeus GmbH

/7/   *Gonzalez R. C., Wintz P.*: Digital Image Processing, Addison-Wesley-Publishing Company, Amsterdam – Sidney – Singapore – Tokyo – Madrid, (1987)

/8/   *Serra J.*: Image Analysis and Mathematical Morphology, Vol. 1, Academic Press, London – San Diego – New York – Berkeley – Boston – Sydney – Tokyo, (1988)

/9/   *Phong B. T.*: Illumination for Computer Generated picturess, Communications of the ACM, 6, Vol. 18, (1975)

/10/   *Gouraud H.*: Continuous Shading of Curved Surfaces, IEEE Transactions on Computers, Vol C-20, No. 6, (1971), 623-629

Band 37: Bernd Page, Methoden der Modellbildung in der Gesundheitssystemforschung. X, 378 Seiten. 1982.

Band 38: Arztgeheimnis – Datenbanken – Datenschutz. Arbeitstagung, Bad Homburg, 1982. Herausgegeben von P. L. Reichertz und W. Kilian. VIII, 224 Seiten. 1982.

Band 39: Ausbildung in der Medizinischen Informatik. Proceedings, 1982. Herausgegeben von P. L. Reichertz und P. Koeppe. VIII, 248 Seiten. 1982.

Band 40: Methoden der Statistik und Informatik in Epidemiologie und Diagnostik. Proceedings, 1982. Herausgegeben von J. Berger und K. H. Höhne. XI, 451 Seiten. 1983.

Band 41: G. Heinrich, Bildverarbeitung von Computer-Tomogrammen zur Unterstützung der neuroradiologischen Diagnostik. VIII, 203 Seiten. 1983.

Band 42: K. Boehnke, Der Einfluß verschiedener Stichprobencharakteristika auf die Effizienz der parametrischen und nichtparametrischen Varianzanalyse. II, 6, 173 Seiten. 1983.

Band 43: W. Rehpenning, Multivariate Datenbeurteilung. IX, 89 Seiten. 1983.

Band 44: B. Camphausen, Auswirkungen demographischer Prozesse auf die Berufe und die Kosten im Gesundheitswesen. XII, 292 Seiten. 1983.

Band 45: W. Lordieck, P. L. Reichertz, Die EDV in den Krankenhäusern der Bundesrepublik Deutschland. XV, 190 Seiten. 1983.

Band 46: K. Heidenberger, Strategische Analyse der sekundären Hypertonieprävention. VII, 274 Seiten. 1983.

Band 47: H.-J. Seelos, Computerunterstützte Screeninganamese. IX, 221 Seiten. 1983.

Band 48: H. E. Wichmann, Regulationsmodelle und ihre Anwendung auf die Blutbildung. XVIII, 303 Seiten. 1984.

Band 49: D. Hölzel, G. Schubert-Fritschle, Ch. Thieme, Klinikübergreifende Tumorverlaufsdokumentation. XI, 269 Seiten. 1984.

Band 50: Der Beitrag der Informationsverarbeitung zum Fortschritt der Medizin. 28. Jahrestagung der GMDS, Heidelberg, September 1983. Herausgegeben von C. O. Köhler, P. Tautu und G. Wagner. XI, 668 Seiten. 1984.

Band 51: L. Gutjahr, G. Ferber, Neurographische Normalwerte. XI, 322 Seiten. 1984.

Band 52: Systemanalyse biologischer Prozesse, 1. Ebernburger Gespräch. Herausgegeben von D. P. F. Möller. IX, 226 Seiten. 1984.

Band 53: W. Köpcke, Zwischenauswertungen und vorzeitiger Abbruch von Therapiestudien. V, 197 Seiten. 1984.

Band 54: W. Grothe, Ein Informationssystem für die Geburtshilfe, VIII, 240 Seiten. 1984.

Band 55: K. Vanselow, D. Proppe, Grundlagen der quantitativen Röntgen-Bildauswertung. VII, 280 Seiten. 1984.

Band 56: Strukturen und Prozesse – Neue Ansätze in der Biometrie. Proceedings, 1982. Herausgegeben von R. Repges und Th. Tolxdorff. V, 138 Seiten. 1984.

Band 57: H. Ackermann, Mehrdimensionale nichtparametrische Normbereiche. VI, 128 Seiten. 1984.

Band 58: Krankendaten, Krankheitsregister, Datenschutz. 29. Jahrestagung der GMDS, Frankfurt, Oktober 1984. Herausgegeben von K. Abt, W. Giere und B. Leiber. VI, 566 Seiten. 1985.

Band 59: WAMIS Wiener Allgemeines Medizinisches Informations-System. Herausgegeben von G. Grabner. X, 367 Seiten. 1985.

Band 60: Neuere Verfahren der nichtparametrischen Statistik. Proceedings, 1985. Herausgegeben von G. Ch. Pflug. V, 129 Seiten. 1985.

Band 61: Von Gesundheitsstatistiken zu Gesundheitsinformation. Herausgegeben von E. Schach. XIV, 300 Seiten. 1985.

Band 62: Prognose– und Entscheidungsfindung in der Medizin. Proceedings, 1985. Herausgegeben von H. J. Jesdinsky und H. J. Trampisch. VIII, 524 Seiten. 1985.

Band 63: H. J. Trampisch, Zuordnungsprobleme in der Medizin: Anwendung des Lokationsmodells. VIII, 121 Seiten. 1986.

Band 64: Perspektiven der Informationsverarbeitung in der Medizin. Kritische Synopse der Nutzung der Informatik in der Medizin. Proceedings. Herausgegeben von C. Th. Ehlers und H. Beland. XIV, 529 Seiten. 1986.

Band 65: Methodische Aspekte in der Umweltepidemiologie. Proceedings. Herausgegeben von H.-E. Wichmann. VIII, 160 Seiten. 1986.

Band 66: Th. Tolxdorff, Ein neues Software–System (RAMSES) zur Verarbeitung NMR–spektroskopischer Daten in der bildgebenden medizinischen Diagnostik. V, 141 Seiten. 1987.

Band 67: W. Lehmacher, Verlaufskurven und Crossover. IV, 176 Seiten. 1987.

Band 68: H.-K. Selbmann, K. Dietz (Hrsg.), Medizinische Informationsverarbeitung und Epidemiologie im Dienste der Gesundheit. Proceedings, 1987. XI, 384 Seiten. 1988.

Band 69: H. Letzel, Passivrauchen und Lungenkrebs. VI, 208 Seiten. 1988.

Band 70: P. Bauer, G. Hommel, E. Sonnemann (Hrsg.), Multiple Hypothesenprüfung, Multiple Hypotheses Testing. IX, 234 Seiten. 1988.

Band 71: G. Giani, R. Repges (Hrsg.), Biometrie und Informatik – neue Wege zur Erkenntnisgewinnung in der Medizin. Proceedings, 1989. X, 301 Seiten. 1990.